A. Bauer, J. Beer

Aufbauwissen PFLEGE
Pädiatrie

Zur Reihe
Aufbauwissen PFLEGE
gehören

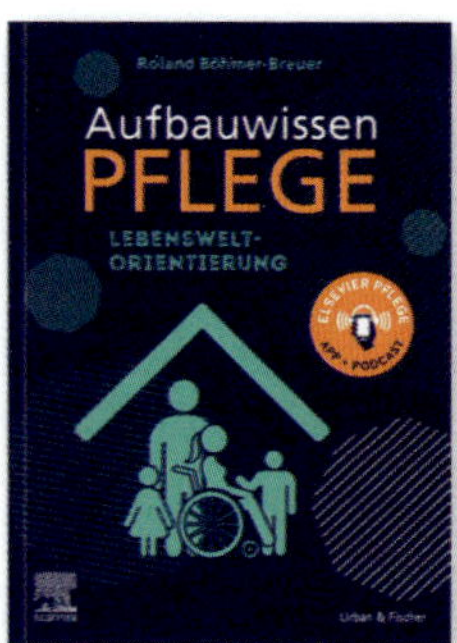

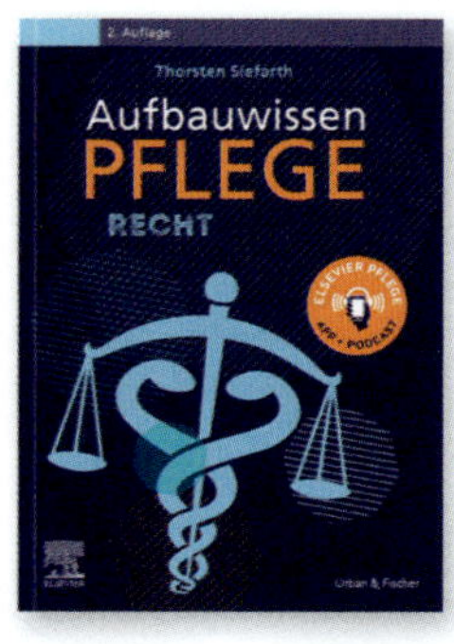

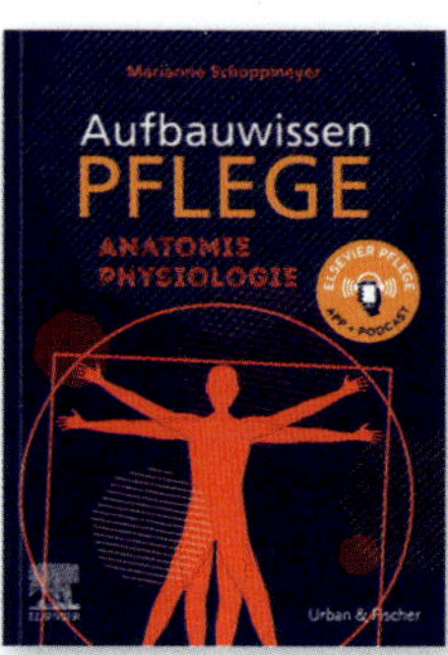

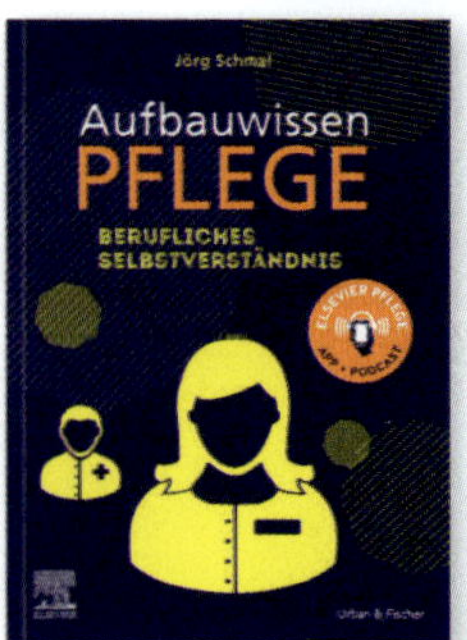

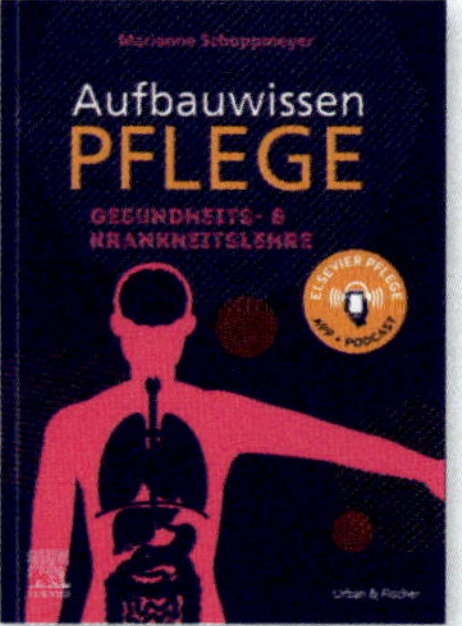

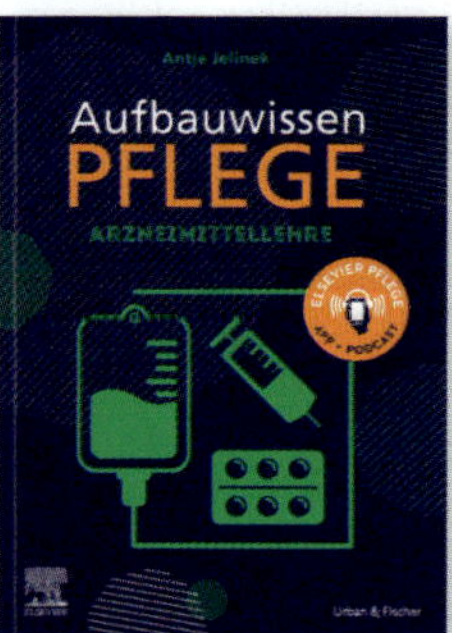

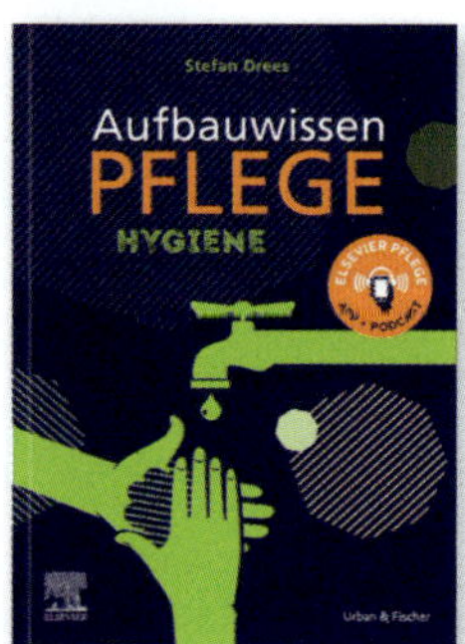

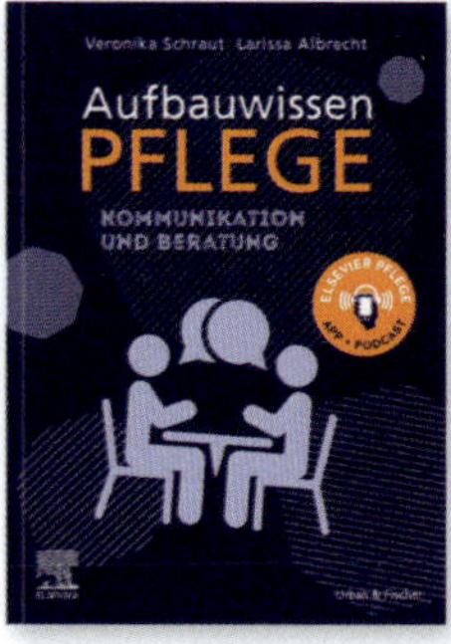

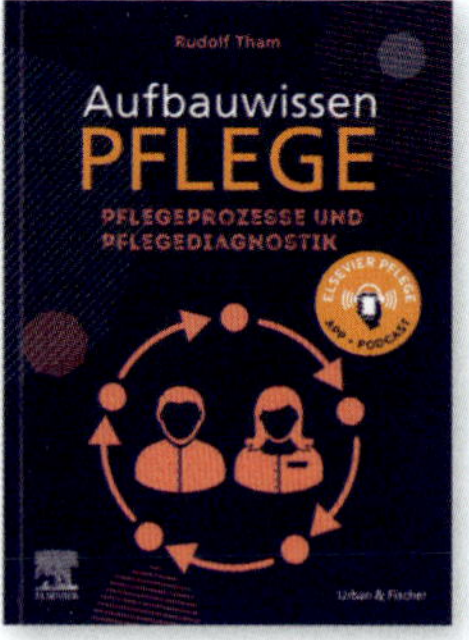

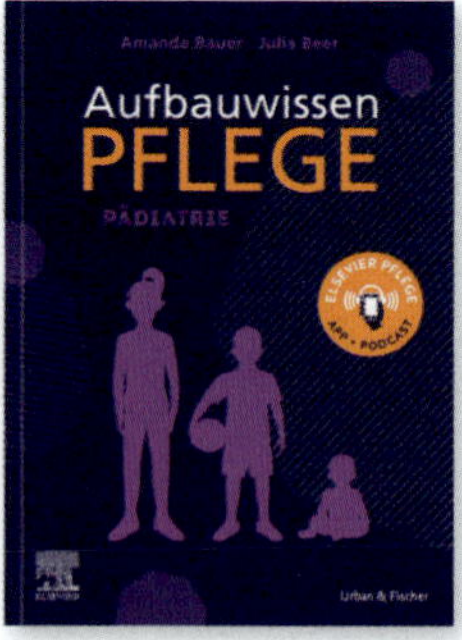

Amanda Bauer, Julia Beer

Aufbauwissen PFLEGE Pädiatrie

1. Auflage

Basierend auf Texten von: Dr. Anne Feydt-Schmidt, Hamburg

Unter Mitarbeit von: Dr. Catharina Neumann, Regensburg

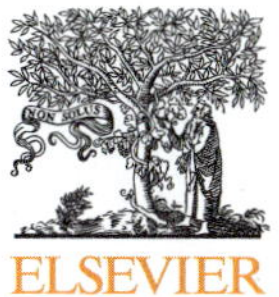

Elsevier GmbH, Bernhard-Wicki-Str. 5, 80636 München, Deutschland
Wir freuen uns über Ihr Feedback und Ihre Anregungen an kundendienst@elsevier.com

ISBN 978-3-437-28536-3
eISBN 978-3-437-05175-2

1. Auflage 2023

Wichtiger Hinweis
Die medizinischen Wissenschaften unterliegen einem sehr schnellen Wissenszuwachs. Der stetige Wandel von Methoden, Wirkstoffen und Erkenntnissen ist allen an diesem Werk Beteiligten bewusst. Sowohl der Verlag als auch die Autorinnen und Autoren und alle, die an der Entstehung dieses Werkes beteiligt waren, haben große Sorgfalt darauf verwandt, dass die Angaben zu Methoden, Anweisungen, Produkten, Anwendungen oder Konzepten dem aktuellen Wissensstand zum Zeitpunkt der Fertigstellung des Werkes entsprechen.
Der Verlag kann jedoch keine Gewähr für Angaben zu Dosierung und Applikationsformen übernehmen. Es sollte stets eine unabhängige und sorgfältige Überprüfung von Diagnosen und Arzneimitteldosierungen sowie möglicher Kontraindikationen erfolgen. Jede Dosierung oder Applikation liegt in der Verantwortung der Anwenderin oder des Anwenders. Die Elsevier GmbH, die Autorinnen und Autoren und alle, die an der Entstehung des Werkes mitgewirkt haben, können keinerlei Haftung in Bezug auf jegliche Verletzung und/oder Schäden an Personen oder Eigentum, im Rahmen von Produkthaftung, Fahrlässigkeit oder anderweitig übernehmen.

Für die Vollständigkeit und Auswahl der aufgeführten Medikamente übernimmt der Verlag keine Gewähr.
Geschützte Warennamen (Warenzeichen) werden in der Regel besonders kenntlich gemacht (®). Aus dem Fehlen eines solchen Hinweises kann jedoch nicht automatisch geschlossen werden, dass es sich um einen freien Warennamen handelt. Im Bedarfsfall bei Übersetzungen: Hinweise zu Diagnose und Therapie können sich von den in Deutschland üblichen Standards unterscheiden. Achtung: Die bei den genannten Arzneimitteln angegebenen Dosierungen und Anwendungshinweise können von der deutschen Zulassung abweichen.

Bibliografische Information der Deutschen Nationalbibliothek
Die Deutsche Nationalbibliothek verzeichnet diese Publikation in der Deutschen Nationalbibliografie; detaillierte bibliografische Daten sind im Internet über https://www.dnb.de abrufbar.

23 24 25 26 27 5 4 3 2 1

In ihren Veröffentlichungen verfolgt die Elsevier GmbH das Ziel, genderneutrale Formulierungen für Personengruppen zu verwenden. Um jedoch den Textfluss nicht zu stören sowie die gestalterische Freiheit nicht einzuschränken, wurden bisweilen Kompromisse eingegangen. Selbstverständlich sind **immer alle Geschlechter** gemeint.

Planung: Martina Lauster, München
Projektmanagement: Karin Kühnel, München
Redaktion: Ulrike Frühwald, Hamburg
Bildrechteklärung: Lisa Neulinger, München
Herstellung: Der Buchmacher, Arthur Lenner, Windach
Satz: Thomson Digital, Noida/Indien
Druck und Bindung: Drukarnia Dimograf Sp. z o. o., Bielsko-Biała/Polen

Umschlaggestaltung: Zero Werbeagentur GmbH, München
Umschlagherstellung: SpieszDesign, Neu-Ulm
Titelbilder: © shutterstock

Aktuelle Informationen finden Sie im Internet unter **www.elsevier.de**

Vorwort

Das vorliegende Lehrbuch befasst sich kompakt und übersichtlich mit Erkrankungen, die im Kindes- und Jugendalter auftreten, sowie mit der pflegerischen Versorgung dieser besonderen Patientengruppe. Mit diesem Grundlagenwissen werden Krankheiten und Entscheidungen in der Versorgung von Kindern und Jugendlichen besser verstanden.

Zielgruppe dieses Buchs sind Auszubildende der generalistischen Pflegeausbildung, Pflegestudierende und Pflegefachpersonen, die ihr Fachwissen im Schwerpunkt Pädiatrie vertiefen möchten.

Die generalistische Pflegeausbildung und die damit verbundenen Veränderungen erfordern eine neue Ausrichtung der Lehrbücher. Um den Anforderungen der Exemplarität und des Theorie-Praxis-Transfers gerecht zu werden und Lernende und Interessierte bei der Qualifizierung zu unterstützen, werden im vorliegenden Lehrbuch relevante Praxistipps sowie praxisnahe Fallbeispiele zur Verfügung gestellt. Damit das erlernte Wissen überprüft werden kann, finden sich am Ende jedes Kapitels Wiederholungsfragen. Darüber hinaus bietet das Lehrbuch mithilfe konkreter Lernsituationen eine Unterstützung zur Vorbereitung auf schriftliche Prüfungen in der berufsfachschulischen oder hochschulischen Pflegeausbildung.

Wir bedanken uns bei den Mitarbeiterinnen des Elsevier Verlags Martina Lauster, Karin Kühnel und unserer Redakteurin Ulrike Frühwald. Außerdem möchten wir Catharina Neumann für die Fachexpertise und die freundliche Unterstützung bei der Entstehung dieses Buchs danken.

Wir wünschen Ihnen viel Freude mit diesem Lehrbuch!

Regensburg, im Frühling 2023
Amanda Bauer und Julia Beer

Hinweise für Leserinnen und Leser

In diesem Buch haben wir uns um genderneutrale Formulierungen bemüht. Um den Textfluss sowie die gestalterische Freiheit nicht zu stören, wurden bisweilen Kompromisse eingegangen. Selbstverständlich sind **immer alle Geschlechter** angesprochen.

Berufsbezeichnung für Pflegende

Nach dem Pflegeberufegesetz (PflBG) 2019/20 beenden Auszubildende in der generalistischen Pflege ihre Ausbildung mit der geschützten Bezeichnung Pflegefachfrau und Pflegefachmann.

Diese Berufsbezeichnungen sind für die Lesbarkeit eher umständlich und lang. Daher wird in der Regel von Pflegefachpersonen oder Pflegenden gesprochen. Gemeint sind hiermit stets die Personen, die eine dreijährige Ausbildung absolviert und das Recht erworben haben, eine der oben genannten Berufsbezeichnungen zu tragen. Die Auszubildenden in diesen Berufen werden ebenfalls einbezogen, wenngleich sie viele Pflegetätigkeiten erst nach Abschluss der Ausbildung eigenverantwortlich ausführen dürfen.

Im allgemeinen Sprachgebrauch werden auch Angehörige als „Pflegende“ bezeichnet, z. B. wenn sie einen pflegebedürftigen Verwandten zu Hause betreuen. Um hier eine Unterscheidung zu treffen, werden pflegende Angehörige stets als „Angehörige“ und nicht als „Pflegende“ bezeichnet.

Farbleitsystem der Kästen

Kästen in verschiedenen Farben heben unterschiedliche Informationen hervor, sodass eine gute Orientierung über den zu erwartenden Inhalt möglich ist:

Überblick

Einführungskasten nennt die Lernziele in Anlehnung an die Kompetenzbereiche:

Welche Inhalte werden im folgenden Kapitel behandelt und für welche Situation brauche ich dieses Wissen?

Definition

Kurze und prägnante Erklärung wichtiger Fachbegriffe.
Was bedeutet das?

Checkliste/Merke/Tipp

Checklisten und Eselbrücken helfen dabei, sich Inhalte gut zu merken.

Praxistipp

Tipp zur Umsetzung aus der Praxis.
Wie setze ich das im beruflichen Alltag um?

Kritischer Blick

Inhalte werden aus unterschiedlichen Positionen dargestellt und ermöglichen somit, Dinge kritisch zu hinterfragen, zu reflektieren und auf andere Situationen zu übertragen.
Was ist meine Meinung dazu? Wie würde ich entscheiden?

Vorsicht/Notfall

Warnhinweise und Hinweise auf vermeidbare Fehler.
Wo muss ich aufpassen?
Erstmaßnahmen bei häufigen Notfällen.
Was mache ich bei einem Notfall?

Fallbeispiel/Erläuterung zum Fallbeispiel

Fallbeispiele aus unterschiedlichen Altersgruppen und verschiedenen Berufsfeldern – Klinik, Pflegeeinrichtung, ambulante Pflege – stellen authentisch den Bezug zum beruflichen Alltag her und zeigen die Anwendung im Berufsfeld auf.

Wiederholungsaufgaben/Reflexion

Fragen am Ende jedes Kapitels dienen zur Überprüfung der gelernten Inhalte.
Was habe ich mir gemerkt? Was weiß ich noch nicht? Was sollte ich noch mal wiederholen?

Kapitel Lernsituationen

Das letzte Kapitel **Lernsituationen** dient der konkreten Vorbereitung auf Prüfungen:
- Erläuterungen zu den verschiedenen Prüfungen
- Beispielhafte Lernsituationen für die Zwischen-, Abschluss- und Bachelorprüfung mit Aufgaben
- Lösungsvorschläge.

Fehler gefunden?

An unsere Inhalte haben wir sehr hohe Ansprüche. Trotz aller Sorgfalt kann es jedoch passieren, dass sich ein Fehler einschleicht oder fachlich-inhaltliche Aktualisierungen notwendig geworden sind.
Sobald ein relevanter Fehler entdeckt wird, stellen wir eine Korrektur zur Verfügung. Mit diesem QR-Code gelingt der schnelle Zugriff.

https://else4.de/978-3-437-28536-3

Wir sind dankbar für jeden Hinweis, der uns hilft, dieses Werk zu verbessern. Bitte richten Sie Ihre Anregungen, Lob und Kritik an folgende E-Mail-Adresse: kundendienst@elsevier.com

Abkürzungen

®	Handelsname
↑	erhöht, ansteigend
↓	verringert, abfallend
→	daraus folgt
A. (Aa.)	Arteria(e)
AABR	Automated Auditory Brainstem Response
ACC	Acetylcystein
ACTH	adrenocorticotropes Hormon
AF	Atemfrequenz
AFP	α-Fetoprotein
ADHS	Aufmerksamkeitsdefizit- und Hyperaktivitätssyndrom
AGS	adrenogenitales Syndrom
Aids	Acquired Immune Deficiency Syndrome
ALL	akute lymphatische Leukämie
ALS	Advanced Life Support
AML	akute myeloische Leukämie
ANA	antinukleäre Antikörper
ANS	Atemnotsyndrom
AR-Nahrung	Anti-Reflux-Nahrung
AS	Aortenstenose
ASD	Atriumseptumdefekt (Vorhofseptumdefekt); Allgemeiner Sozialer Dienst
ASS	Acetylsalicylsäure; Autismus-Spektrum-Störung
ATNR	asymmetrischer tonischer Nackenreflex
AVSD	atrioventikulärer Septumdefekt
BE	Basenexzess (Basenabweichung)
BEEK	Blasenekstrophie-Epispadie-Komplex
BGA	Blutgasanalyse
BLS	Basic Life Support
BMD	Muskeldystrophie Becker-Kiener
BMI	Body-Mass-Index
BNS	Blitz-Nick-Salaam, West-Syndrom
BPD	bronchopulmonale Dysplasie
BPO	Benzylperoxid
BRUE	Brief Resolved Unexplained Event (kurzes, abgeschlossenes, ungeklärtes Ereignis
BSG	Blutkörperchensenkungsgeschwindigkeit
BZ	Blutzucker(spiegel)
CED	chronisch-entzündliche Darmerkrankung
CF	cystische Fibrose
CFTR	Cystic Fibrosis Transmembrane Conductance Regulator
CGM	Continous Glucose Monitoring (kontinuierliche Blutzuckermessung)
CK	Kreatinkinase (Enzym)
CMT	Charcot-Marie-Tooth-Neuropathie
CMV	Zytomegalie-Virus
CO_2	Kohlendioxid
CP	Zerebralparese
CPAP	Continous Positive Airway Pressure
CRP	C-reaktives Protein
CT	Computertomografie
CTG	Kardiotokografie/-gramm
d	Tag
DMD	Muskeldystrophie Typ Duchenne
DNA	Deoxyribonucleic Acid (Desoxyribonukleinsäure)
DNCG	Dinatriumcromoglicinsäure
DSD	Disorders/Differences of Sex Development (Störung der Geschlechtsentwicklung)
dsDNA-AK	Antikörper gegen Doppelstrang-DNA
EBV	Epstein-Barr-Virus (Pfeiffer-Drüsenfieber)
Echo	Echokardiografie/-gramm
E. coli	Escherichia coli
EEG	Elektroenzephalografie/-gramm
EHEC	enterohämorrhagische Escherichia coli
EKG	Elektrokardiografie/-gramm
EMG	Elektromyografie/-gramm
EPH	Edema (Ödem), Proteinurie, Hypertension (Bluthochdruck)
ERC	European Resuscitation Council
ERCP	endoskopische retrograde Cholangiopankreatikografie
ESIN	elastisch-stabile intramedulläre Nagelung
FFP	Fresh Frozen Plasma
FG	Frühgeborenes
fl	Femtoliter (1 Billiardstelliter)
fT3	freies Trijodthyronin
fT4	freies Thyroxin
GCS	Clasgow Coma Scale
GCT	Glucose Challenge Test
GFR	glomeruläre Filtrationsrate
GN	Glomerulonephritis
GÖR	gastroösophagealer Reflux

GRC	German Resuscitation Council (Deutscher Rat für Wiederbelebung)
H^+	Wasserstoff
HCO_3^-	Hydrogenkarbonat (Bikarbonat)
H_2O	Wasser
H_2CO_3	Kohlensäure
HA	hypoallergen
HAV	Hepatitis-A-Virus
HB	Hepatitis B
Hb	Hämoglobin
HbA	adultes Hämoglobin
HbF	fetales Hämoglobin
HBV	Hepatitis-B-Virus
HCV	Hepatitis-C-Virus
HF	Herzfrequenz
HFMK	Hand-Fuß-Mund-Krankheit
HiB	Haemophilus influenzae Typ B
HIV	Human Immunodeficiency Virus (humanes Immundefizienz-Virus)
Hk	Hämatokrit
HKS	hyperkinetische Störungen
HLA	humanes Leukozyten-Antigen
HMSN	hereditäre motorische und sensible Neuropathie
HNO	Hals-Nasen-Ohren(-Heilkunde)
HPV	humanes Papillomavirus
HSV	Herpes-simplex-Virus
HUS	hämolytisch-urämisches Syndrom
HWI	Harnwegsinfektion
HWS	Halswirbelsäule
IA	idiopathische Arthritis
ICP	infantile Zerebralparese
IDDM	insulinabhängiger Diabetes mellitus
IE	internationale Einheit
IgA	Immunglobuline der Klasse A
IgE	Immunglobuline der Klasse E
IgG	Immunglobuline der Klasse G
IgM	Immunglobuline der Klasse M
IL	Interleukin
i. m.	intramuskulär
IMC	Intermediate Care (Überwachungsstation)
INR	International Normalized Ratio (Thromboplastinzeit)
IQ	Intelligenzquotient
ISTA	Isthmusstenose der Aorta (Aortenisthmusstenose)
ITP	immunthrombozytopenische Purpura
i.v.	intravenös (in die Vene)
J	Joule
JIA	juvenile idiopathische Arthritis
JME	juvenile myoklonische Epilepsie
K^+	Kalium
kg	Kilogramm
KG	Körpergewicht
KMT	Knochenmarktransplantation
KOF	Körperoberfläche
LDH	Laktatdehydrogenase (Enzym)
Lj.	Lebensjahr(e)
MCV	mittleres korpuskuläres Volumen
MCH	mittlerer korpuskulärer Hämoglobingehalt
MCHC	mittlere korpuskuläre Hämoglobinkonzentration
MCU	Miktionszystourethrogramm
MEN	multiple endokrine Neoplasien
MER	Muskeleigenreflexe
Min.	Minute
µl	Mikroliter (1 Millionstelliter)
MMC	Meningomyelozele
mmHg	Millimeter Quecksilbersäule (Einheit für Druck)
MMR	Masern, Mumps, Röteln
MRT	Magnetresonanztomografie/-gramm (Kernspintomografie)
MTS	medizinische Thromboseprophylaxestrümpfe
MTX	Methotrexat
Na^+	Natrium
NaCl	Natriumchlorid (Kochsalz)
NEC	nekrotisierende Enterokolitis
NIDDM	nicht insulinabhängiger Diabetes mellitus
NG	Neugeborenes
NLG	Nervenleitgeschwindigkeit
NS	nephrotisches Syndrom
NSAR	nicht steroidale Antirheumatika
O_2	chemisches Zeichen für Sauerstoff
ÖGD	Ösophagogastroduodenoskopie
oGTT	oraler Glukosetoleranztest
OP	Operation
pCO_2	Kohlendioxid-Partialdruck
PCR	Polymerasekettenreaktion
PDA	persistierender Ductus arteriosus Botalli, Periduralanästhesie
PEG	perkutan-endoskopische Gastrostomie
PEEP	Positive End-Expiratory Pressure (Überdruckbeatmung)
PflAPrV	Ausbildungs- und Prüfungsverordnung für die Pflegeberufe
PFO	persistierendes Foramen ovale
pg	Pikogramm (= 1 Billionstelgramm)
pGCS	Pediatric Glasgow Coma Scale

PKU	Phenylketonurie
PS	Pulmonalstenose
PTH	Parathormon
PTT	partielle Thromboplastinzeit
RDS	Respiratory Distress Syndrome
RF	rheumatisches Fieber
Rh	Rhesusfaktor
RKI	Robert Koch-Institut
RNA	Ribonucleic Acid (Ribonukleinsäure)
ROP	Frühgeborenenretinopathie (Retinopathy of Prematurity)
RR	Blutdruck nach Riva-Rocci
RS-Virus	Respiratory Syncytial Virus
s.c.	subkutan
SCIT	subkutane Immuntherapie
SCORAD	SCORing Atopic Dermatitis (Neurodermitis-Assessment)
Sek.	Sekunde(n)
SIDS	Sudden Infant Death Syndrome (plötzlicher Kindstod)
SIT	spezifische Immuntherapie
SLE	systemischer Lupus erythematodes
SLIT	sublinguale Immuntherapie
SMA	spinale Muskelatrophie
Sm-AK	Smith-Antigen-Antikörper
SSW	Schwangerschaftswoche
Std.	Stunde(n)
STIKO	Ständige Impfkommission am Robert Koch-Institut
STNR	symmetrischer tonischer Nackenreflex
T3	Trijodthyronin
T4	Thyroxin
TcB	transkutane Bilirubinbestimmung
TEOAE	transitorisch evozierte otoakustische Emissionen
TGA	Transposition der großen Arterien
TOF	Tetralogy of Fallot (Fallot-Tetralogie)
TSH	thyroideastimulierendes Hormon
TZ	Thrombinzeit
U1 –U10	1. bis 10. Vorsorgeuntersuchung
UCN	Ureterozystoneostomie
V. (Vv.)	Vena(e)
V. a.	Verdacht auf
VA-Shunt	ventrikuloatrialer Shunt
VATERL	Vertebral, Anal, Cardial, Tracheal, Esophageal (die Speiseröhre betreffend) Limbs (Glieder)
VP-Shunt	ventrikuloperitonealer Shunt
VSD	Ventrikelseptumdefekt
VUR	vesikoureteraler Reflux
Z. n.	Zustand nach
ZNS	Zentralnervensystem

Abbildungsnachweis

Der Verweis auf die jeweilige Abbildungsquelle befindet sich bei allen Abbildungen im Werk am Ende des Legendentextes in eckigen Klammern.

A300 - 106 Henriette Rintelen, Velbert, in Verbindung mit der Reihe Klinik- und Praxisleitfaden. Urban & Fischer

A300-157 Susanne Adler, Lübeck, in Verbindung mit der Reihe Klinik- und Praxisleitfaden. Elsevier/Urban & Fischer

E387-002 Zitelli, B. J./Davis, H. W.: Atlas of Pediatric Physical Diagnosis. Elsevier/Mosby, 8. Aufl. 2023

E473-005 Paller, A. S./Mancini, A. J.: Hurwitz Clinical Pediatric Dermatology: A Textbook of Skin Disorders of Childhood and Adolescence. Elsevier, 5. Aufl. 2016

E486-002 Aminoff M, Daroff R. Encyclopedia of the Neurological Sciences, 2nd edition. Elsevier, 2014

E503 Kliegman, R. M. et al.: Nelson Textbook of Pediatrics, 18th Edition. Saunders, 2007

E696 Eichenfield, Frieden, Zaenglein, Mathes, Esterly: NEONATAL DERMATOLOGY, 2nd. Ed. 2008, Saunders Elsevier

E722-002 Huether, S./et al.: Understanding Pathophysiology ANZ. Elsevier, 3. Aufl. 2019.

E792-002 Coté, C./Anderson, B./Lerman, J.: A Practice of Anesthesia for Infants and Children. Elsevier, 6. Aufl. 2019.

E881-002 Philip M. Buttaravoli/et al.: Minor Emergencies, Fourth Edition. Elsevier, 2022

E939-002 Habif, M./ et al.: Skin Disease. Elsevier. 4. Aufl. 2018

E1139 Tom Lissauer: Illustrated Textbook of Paediatrics. 6th Edition. Elsevier, 2022

F222 Kouzi-Koliakos, K./ et al.: Prebypass histological and ultrastructural evaluation of the long saphenous vein as a predictor of early graft failure. In: Cardiovascular Pathology. Volume 15, Issue 6, Pages 336-346. Elsevier, 2006.

F781-041 Patrick Van de Voorde, P.; Turner, M.N.; Djakow, J. et al. Lebensrettende Maßnahmen bei Kindern („Paediatric Life Support, PLS"). Leitlinien des European Resuscitation Council 2021 Notfall Rettungsmed (2021) www.springermedizin.de/link/10.1007/s10049-021-00887-9

G013 Brinster, N. K./et al.: Dermatopathology: High-Yield Pathology. Elsevier/Saunders, 2011.

G039 Duderstadt, K.: Pediatric Physical Examination. Elsevier/Mosby, 1. Aufl. 2006

G089 Loukas, M. et al: Grays Anatomy Review. Elsevier/Churchill Livingstone, 1. Aufl. 2009.

G091 Mcintosh; N.: Forfar and Arneil's Textbook of Pediatrics. Elsevier/Churchill Livingstone, 7. Aufl. 2008

G161 Wilson, J.: Infection Control in Clinical Practice, Elsevier/Bailliere Tindall, 3rd ed. 2006

G175 Hobel, C.J.: Hacker and Moore's Essentials of Obstetrics and Gynecology. Elsevier/Saunders, 5. Aufl. 2008.

G223 NAEMT (National Association of Emergency Medical Technicians): PHTLS Prehospital Trauma Life Support, 7th ed. 2011, Elsevier/Mosby

G292/L157 Waugh, A./Grant, A.: Ross et Wilson; anatomie et physiologie normales et pathologiques. 978-2-294-71454-2 Elsevier/Masson, 11. Aufl. 2011/ Susanne Adler, Lübeck

G293/L157 Baxter, G.M./Weston, M.J./Allan, P.L.: Clinical Ultrasound, 2-Volume Set: Expert Consult: Online and Print. 3. A. 2011, Elsevier Churchill Livingstone/ Susanne Adler, Lübeck

G476-002 Davis, Karen/et al.: Mosby's Pharmacy Technician: Principles and Practice. Elsevier Mosby, 6. Aufl., 2022.

G550-003 Zitelli, B. J. et al.: Zitelli and Davis' Atlas of Pediatric Physical Diagnosis, 8th Edition. Elsevier 2023

G613-003 Rogers, Julia L.: McCance & Huether's Pathophysiology: The Biologic Basis for Disease in Adults and Children, Elsevier Mosby, 9. Aufl. 2022

G759-002 Lissauer, T./Carrol, W.: Illustrated Textbook of Pediatrics. Elsevier, 6. Aufl. 2022

G764-002 Kliegman/ et al.: Nelson Textbook of Pediatrics, 21st ed., Elsevier Saunders 2020

Abbildungsnachweis

G802-002	Lambert, S.: Taylor and Hoyt‘s Pediatric Ophthalmology and Strabismus. Elsevier, 6. Aufl. 2023
G879-002	Schmittenbecher, P. P.: Pädiatrische Chirurgie. Elsevier/Urban & Fischer, 2. Aufl. 2021
J747	Thomas Engbert, Design&Kommunikation, Kronsgaard
J787	Colourbox.com
K115	Andreas Walle, Hamburg
K183	Eckhard Weimer, Würselen
L106	Henriette Rintelen, Velbert
L138	Martha Kosthorst, Borken
L141	Stefan Elsberger, Planegg
L143	Heike Hübner, Berlin
L141	Stefan Elsberger, Planegg
L143	Heike Hübner, Berlin
L157	Susanne Adler, Lübeck
L190	Gerda Raichle, Ulm
L231	Stefan Dangl, München
L234	Helmut Holtermann, Dannenberg
L238	Sonja Klebe, Großhelfendorf
L255	Irina Kart, Berlin
M174	Rassner G [Hrsg.]: Dermatologie: Lehrbuch und Atlas. 4. Aufl . Urban & Schwarzenberg, München 1992
M328	Bechtold
O530	Prof. Dr. med. Dr. sci. nat. Christoph Klein, München
O624	Prof. Dr. med. Walter Weder, Zürich
P551	Dr. Robert Welp, Münster
R132	Classen, M./et al.: Innere Medizin. Elsevier/Urban & Fischer Verlag, 5. Aufl. 2004.
R190-005	Michalk, D./Schönau, E.: Differenzialdiagnose Pädiatrie. Elsevier/Urban & Fischer, 5. Aufl. 2021.
R232	Mayatepek, E.: Pädiatrie. Elsevier/ Urban & Fischer, 1. Aufl. 2007.
R285	Böcker, W. et al.: Pathologie. Elsevier/ Urban & Fischer, 5. Aufl. 2012.
R394	Kretz. F.-J.: Das Kinder Notfall Intensiv Buch, 3. Auflage, Elsevier Verlag, Urban &Fischer Verlag, 2010 ISBN 9783437219818, DOI https://doi.org/10.1016/B978-3-437-21981-8.X0001-0
T409	Fotosammlung des Dr. von Haunerschen Kinderspitals, München
T1297	Forschungsdepartment Kinderernährung (FKE) Klinik für Kinder- und Jugendmedizin, Bochum
W867-005	© ÄZQ, BÄK, KBV und AWMF 2020 (Quelle: Nationale VersorgungsLeitlinie Asthma – Langfassung, 4. Auflage. Version 1. 2020. AWMF-Register-Nr.: nvl-002) DOI: 10.6101/AZQ/000469
X315-003	© ÄZQ, BÄK, KBV und AWMF 2018, Nationale VersorgungsLeitlinie Asthma, Langfassung, 3. Auflage, 2018, Version 1

Glossar

Abdomen	Bauch, Unterleib
Abduktion	Wegführen, Spreizen, Abspreizen eines Körperteils von der Körpermitte weg
absorbieren	aufnehmen
Adduktion	Heranführen eines Körperteils zur Körpermitte hin
Adipositas	Fettsucht, starkes Übergewicht
aerob	mit Sauerstoff
afferent	zum Zentrum hinführend
Alkalose	Anstieg des Blut-pH-Werts über den Normbereich (> 7,44); Basenüberladung
Aminosäure	Grundmolekül der Eiweiße
anaerob	ohne Sauerstoff
anal	den Anus betreffend
Analgetikum	Schmerzmittel
Anastomose	operativ hergestellte Verbindung
Antiemetika	Arzneimittel gegen Übelkeit
Antigen	alle Moleküle, die vom Immunsystem über dessen Rezeptoren erkannt werden
Antigenität	Fähigkeit eines Antigens, eine Immunantwort auszulösen
Antikörper	vom Abwehrsystem als Antwort auf ein Antigen produzierter, strukturell passender Abwehrstoff (Eiweißkörper), Immunglobulin
Anurie	fehlende Urinausscheidung, < 100 ml / 24 h
Aorta	Körperschlagader
Apnoe	Atemstillstand
Apoplex	Schlaganfall
Arrhythmie	Herzrhythmusstörungen mit unregelmäßigem Puls
Arteriosklerose	„Gefäßverkalkung“
Asepsis	Keimfreiheit
Aspiration	Eindringen von Material (z. B. Speichel, Nahrung) in die Atemwege bis unter die Glottis (Stimmritze)
Atelektase	Belüftungsdefizit eines Lungenabschnitts
Ätiologie	Ursache(n) einer Erkrankung
Auskultation	Abhören des Körpers, typischerweise mit dem Stethoskop
autonom	selbstständig
Azidose	Abfall des Blut-pH-Werts unter den Normbereich (< 7,36); Säureüberladung
benigne	gutartig
Biopsie	Entnahme und Untersuchung von Gewebe
Bradykardie	verlangsamte Herzfrequenz
Bradypnoe	pathologisch verlangsamte Atmung
bulbär	bezogen auf die Medulla oblangata, die auch als Bulbus medullae spinalis bezeichnet wird

Cave	Vorsicht, Achtung
CFTR	**C**ystic **F**ibrosis **T**ransmembrane Conductance **R**egulator, ein integrales Membranprotein, welches als Chloridkanal fungiert
Chromosom	Träger von Erbinformation
Degranulation	Form der Exozytose mit Ausschüttung von Sekreten aus der Zelle
Dehydratation	Verminderung des Körperwassers
Dekubitus	Druckgeschwür
dexter, dextra	rechts
Diarrhö	Durchfall
Diastole	Entspannungs- und Füllungsphase des Herzens
distal	von der Körpermitte entfernt liegend
Diurese	(physiol.) Harnausscheidung
DNA	(engl. Abk. für Desoxyribonukleinsäure, kurz DNS) Erbsubstanz
dorsal	den Rücken betreffen, Lagebezeichnung: zur Rückseite des Körpers oder Organes hin
Dyspnoe	Atemnot
efferent	vom Zentrum wegführend
Einsekunden-kapazität	Volumen, das bei max. Ausatmung innerhalb einer Sekunde ausgeatmet wird, Messwert bei Lungenfunktionsprüfung
Elektrolyt	(gelöstes) Körpermineral, z. B. Natrium oder Kalium
endogen	im Körper selbst entstehend
exogen	von außen
Exsikkose	Austrocknung des Körpers aufgrund von Flüssigkeitsmangel
Extension	Streckung
fixieren	befestigen
Flexion	Beugung
gastrointestinal	den Magen-Darm-Trakt betreffend
Gen	Erbanlage
genital	zu den Geschlechtsorganen gehörend
Hämatom	Bluterguss
Hemiparese	Halbseitenschwäche
Hemiplegie	Halbseitenlähmung
hormonal	das innersekretorische System betreffend
Hyperglykämie	zu hoher Blutzucker
Hyperthyreose	Überfunktion der Schilddrüse
Hypertonie	zu hoher Blutdruck
Hyperventilation	über den Bedarf gesteigerte Lungenbelüftung
Hypoglykämie	zu niedriger Blutzucker
Hypophyse	Hirnanhangdrüse
Hypothalamus	wichtiger Abschnitt des Zwischenhirns
Hypothyreose	Unterfunktion der Schilddrüse
Hypotonie	zu niedriger Blutdruck
idiopathisch	ohne erkennbare Ursache, unbekannter Ursache

Ileus	Darmverschluss
Immunität	erworbene Abwehrkraft gegen Krankheitserreger
Indikation	Kriterium, bei dessen Vorliegen ein bestimmtes Verfahren zu wählen ist
Infektion	Eindringen, Verbleiben und anschließende Vermehrung von pathogenen Lebewesen (z. B. Bakterien, Viren) in einem Organismus
Infektionszeichen	Hinweise auf eine Infektion: Schwellung, Schmerz, Rötung und Überwärmung
injizieren	einspritzen
Inkontinenz	Unvermögen, Stuhl oder Harn zurückzuhalten
Insuffizienz	unzureichende Funktionstüchtigkeit
Intertrigo	Wundsein in Hautfalten
Intoxikation	Vergiftung
intrazellulär	innerhalb der Zellen
ischämisch	nicht ausreichend durchblutet
Joule	Einheit für Energie – sowohl bei der Berechnung von Nahrungsmitteln (4,1 Joule = 1 kcal [Kilo-Kalorie]) als auch in der Elektrizitätslehre
Kapillare	kleinste Gefäße, z. B. Blutkapillare
kardiovaskulär	das Herz-Kreislauf-System betreffend
Karzinom	bösartiger epithelialer Tumor (Krebserkrankung)
kaudal	Richtung Fuß
Keratolyse	Ablösung von Hornzellen aus der Hornschicht der Haut
Koma	Form einer quantitativen Bewusstseinsstörung. In diesem Zustand kann der Mensch nicht geweckt werden
Kompensation	Ausgleich
komprimieren	zusammenpressen
konstitutionell	durch Anlage bedingt, die Konstitution betreffend
kranial	Richtung Kopf
latent	verborgen, ohne Symptome
lateral	seitwärts
Laxanzien	Abführmittel
LDH	Laktatdehydrogenase, Enzym, u. a. in Leber und Muskel
Lordose	bauchwärts konvexe Krümmung der Wirbelsäule
maligne	bösartig
manifest	offenbar, erkennbar; Gegenteil von latent
medial	in der Mitte gelegen, mittelwärts
Membran	dünne Scheidewand
Miktion	Wasserlassen
Morbus	Krankheit (Abk. M.)
motorisch	die Bewegung betreffend
Neoplasie	bösartige Neubildung
nerval	durch das Nervensystem vermittelt
Noxe	Schadstoff
Nykturie	vermehrtes nächtliches Wasserlassen

Obstipation	Verstopfung
oral	den Mund betreffend, durch den Mund
Ösophagus	Speiseröhre
Pankreas	Bauspeicheldrüse
Parasympathikus	„entspannungs-" und regenerationsorientierter Teil des vegetativen Nervensystems
Parenchym	Organfunktionsgewebe
parenteral	unter Umgehung des Magen-Darm-Trakts
pathologisch	„krankhaft", unphysiologisch
PCR	Polymerase Chain Reaction, Polymerasekettenreaktion, Laborverfahren
Periost	Knochenhaut
persistierend	bestehend
physiologisch	„normal", nicht krankhaft, beim gesunden Menschen auftretend
plantar	die Sohlenfläche des Fußes betreffend
Pneumonie	Lungenentzündung
Polyradikulitis	entzündliche Erkrankung des Nervensystems, die mehrere Nervenwurzeln betrifft
pontin	den Pons betreffend, Bereich im Hirnstamm, die Brücke
Prävention	Vorbeugung
primär	erstrangig, auch ursprünglich, ohne andere Ursachen
Prognose	zu erwartender Krankheitsverlauf
prophylaktisch	gegen eine Erkrankung vorbeugend
Propriozeption	die Wahrnehmung des Körpers im Raum
Protein	Eiweiß
proximal	zur Körpermitte hin
pulmonal	die Lunge betreffend
Punktion	Einstechen
pyrogen	Fieber erzeugend
reflektorisch	auf dem Reflexwege
rektal	den Mastdarm betreffend
Respiration	Atmung
Rezeptor	„Empfänger" für bestimmte Reize oder Stoffe
Rezidiv	Rückfall
RR	Blutdruck nach Riva-Rocci
Sekretion	Ausscheidung
sekundär	an zweiter Stelle, nachfolgend, als Folge einer Erkrankung
Sensibilität	Fähigkeit zur Wahrnehmung, Fühlen
sensorisch	die Sinne betreffend, empfindungsfähig
Sepsis	Blutvergiftung
sinister, sinistra	links
somatisch	körperlich
spinal	das Rückenmark betreffen
Sputum	Auswurf

Stammzellen	Zellen, die keine oder nur eine geringe Differenzierung aufweisen und damit noch nicht auf ihre Funktion im späteren Organismus festgelegt sind
subkutan	unter die Haut (z. B. Injektion)
sublingual	unter der Zunge
subperiostal	unter dem Periost, der Knochenhaut
superfizial	oberflächlich, zur Körperoberfläche hin
superior	oberer
Supination	Auswärtsdrehung
Sympathikus	Teil des vegetativen Nervensystems, der die Aktionsfähigkeit erhöht
Symptom	Krankheitszeichen
Syndrom	Symptomenkomplex, Gruppe von Krankheitszeichen
Synkope	kurz andauernder Bewusstseinsverlust
systemisch	den ganzen Organismus betreffen
Systole	Anspannungsphase des Herzens. Bei der Systole wird das Blut aus der rechten und linken Herzkammer (Ventrikel) herausgepresst
Tachykardie	beschleunigte Herzfrequenz
Tachypnoe	gesteigerte bzw. überhöhte Atemfrequenz
taktil	den Tastsinn betreffend
teratogen	Fehlbildungen hervorrufend
Thorax	Brustkorb
Thrombose	Gefäßerkrankung. Es bildet sich ein Blutgerinnsel (Thrombus) in einem Blutgefäß
Toxin	Gift
Tracheotomie	Luftröhrenschnitt
Trauma	Verletzung, Wunde
Tumor	Geschwulst, Wucherung, Schwellung
Ulkus	Geschwür
vegetativ	das autonome (vegetative) Nervensystem betreffend
ventral	bauchwärts, vorn
vestibulär	das Vestibulum betreffend, bezogen auf das Gleichgewichtsorgan
Vestibularorgan	Gleichgewichtsorgan
viszeral	die Eingeweide betreffend
zerebral	das Gehirn betreffend
Zyanose	bläuliche Verfärbung der Haut infolge von Sauerstoffmangel im Blut

Inhaltsverzeichnis

1 Wachstum und Entwicklung

Überblick

Dieses Kapitel befasst sich mit dem Beginn des menschlichen Lebens. Es wird erklärt, wie die Befruchtung einer Eizelle durch den männlichen Samen geschieht und welche Entwicklungsstadien die Zellen anschließend durchlaufen (► 1.1). Mit regelmäßigen Schwangerschaftsvorsorgen wird der Fortschritt der Schwangerschaft begleitet (► 1.2–1.3.3) und darüber informiert, welche Komplikationen und Fehlbildungen auftreten können.
Über die kindliche Entwicklung informieren die Kapitel ► 1.4, ► 1.5 und ► 1.6. Ein weiteres Thema ist die Ernährung – von Geburt an über das erste Lebensjahr hinaus bis ins Kinder- und Jugendalter (► 1.7).
Vorsorgeuntersuchungen geben Aufschluss darüber, ob die kindliche Entwicklung altersgerecht erfolgt (► 1.8).
Zudem werden folgende Fragen in diesem Kapitel beantwortet:
- Was versteht man unter pränataler Entwicklung? (► 1.1)
- Welche Infektionskrankheiten in der Schwangerschaft können das ungeborene Kind gefährden? (► 1.3.1)
- Ab wann beginnt die körperliche Entwicklung zum Erwachsenen? (► 1.4.3)
- Wann bricht der erste Milchzahn durch? (► 1.4.3)

1.1 Pränatale Entwicklung

Definition

Pränatal
Vor der Geburt.

Blastozyste
Nach Abschluss der Befruchtung entstehendes frühes embryonales Entwicklungsstadium.

Eine reguläre Schwangerschaft dauert 40 Wochen (± 10 Tage) bzw. 10 Monate zu 28 Tagen und kann in drei Phasen eingeteilt werden:
- Entwicklung der Blastozyste
- Embryonalentwicklung
- Fetalentwicklung

1.1.1 Entwicklung der Blastozyste

Diese Phase umfasst den Zeitraum von der Befruchtung der Eizelle bis zur Einnistung in der Gebärmutter *(Nidation)* und dauert etwa 15 Tage (► Abb. 1.1).

Befruchtung

Der weibliche Zyklus dauert im Durchschnitt 28 Tage (± 5 Tage). Jeden Monat reift ein befruchtungsfähiges Ei heran. In der Mitte des Zyklus kommt es zum **Eisprung** *(Ovulation)*. Die Lebensdauer und damit die Befruchtungsfähigkeit der Eizelle beträgt nur 6–24 Stunden, die der Spermien bis zu 5 Tage. Daher ist auch eine Befruchtung noch möglich, wenn die Ovulation erst einige Tage nach dem letzten Geschlechtsverkehr stattfindet.
Die **Befruchtung** *(Konzeption)* findet im eierstocknahen, relativ weiten Ende des Eileiters (Tube) statt. Die Kerne der beiden Keimzellen verschmelzen miteinander, und die erste Zelle des neuen Organismus, die Zygote, entsteht.

Eiwanderung

In den nächsten 3 Tagen wandert die Zygote durch den Eileiter zur Gebärmutter *(Uterus)*. Unterwegs teilen sich die Zelle und ihre Tochterzellen mehrfach. Am Ende der Tubenpassage ist das 32-Zell-Stadium erreicht. Der Keim wird gemäß seinem Aussehen als Morula (*lat.* Maulbeere) bezeichnet. Diese Zellen, die noch völlig identisch sind, differenzieren sich erst mit der nächsten Teilung. Die resultierende Blastozyste besteht aus zwei Schichten:
- Äußerer Zellschicht, **Trophoblast,** aus dem die Plazenta hervorgeht, und
- Innerer Zellschicht, **Embryoblast,** aus dem sich der Embryo entwickelt.

Einnistung

Etwa am 6. Entwicklungstag setzt sich die Blastozyste an der Uterusschleimhaut fest, und die

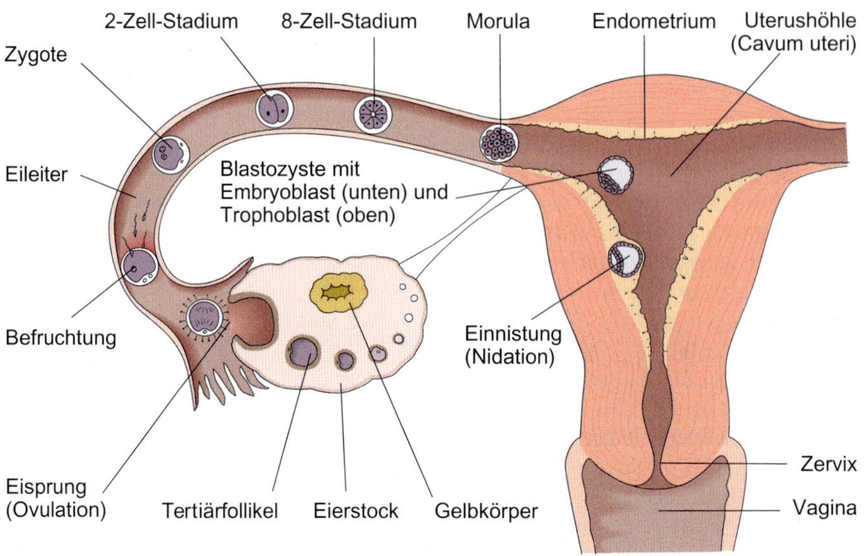

Abb. 1.1 Entwicklung des Keims von der Ovulation bis zur Nidation. [L190]

Nidation (Einnistung) beginnt. Manchmal tritt hier eine Nidationsblutung auf. Der Trophoblast bildet zahlreiche Zotten. Damit dringt er bis zum 15. Tag der Schwangerschaft vollständig in die Gebärmutterschleimhaut ein.

1.1.2 Embryonalentwicklung

Definition

Embryo

Ungeborenes Kind von der Befruchtung bis zum Ende des 3. Schwangerschaftsmonats.

Die **Embryonalentwicklung** beginnt im Anschluss an die Nidation und dauert bis zum Ende der 8. Schwangerschaftswoche (SSW). Vereinfacht werden häufig die ersten 3 Monate der Schwangerschaft als Embryonalperiode angegeben. In dieser Zeit findet die **Organogenese** statt, d.h., sämtliche Organsysteme werden angelegt (► Abb. 1.2).
Störungen in dieser Entwicklungsphase können zum Fruchttod oder zu Organfehlbildungen führen – das sogenannte Alles-oder-nichts-Prinzip (► 1.3.4).

1.1.3 Fetalentwicklung

Definition

Fetus

Ungeborenes Kind ab dem 4. Schwangerschaftsmonat bis zur Geburt.

In der **Fetalphase,** die von der 9. SSW bis zur Geburt dauert, wachsen die zuvor angelegten Organe und nehmen teilweise bereits ihre Funktion auf.
Die **Fetalentwicklung** kann beurteilt werden, indem man sonografisch die Scheitel-Steiß-Länge oder die Scheitel-Fersen-Länge misst. Das regelrechte Längenwachstum des Fetus geht aus ► Tab. 1.1 hervor.

1.2 Schwangerenvorsorge

Mittels der **Vorsorgeuntersuchungen** nach der Mutterschaftsrichtlinie sollen mögliche Gefahren für Leben und Gesundheit von Mutter und Kind in der Schwangerschaft und nach der Entbindung abgewendet und Gesundheitsstörungen erkannt und behandelt werden.

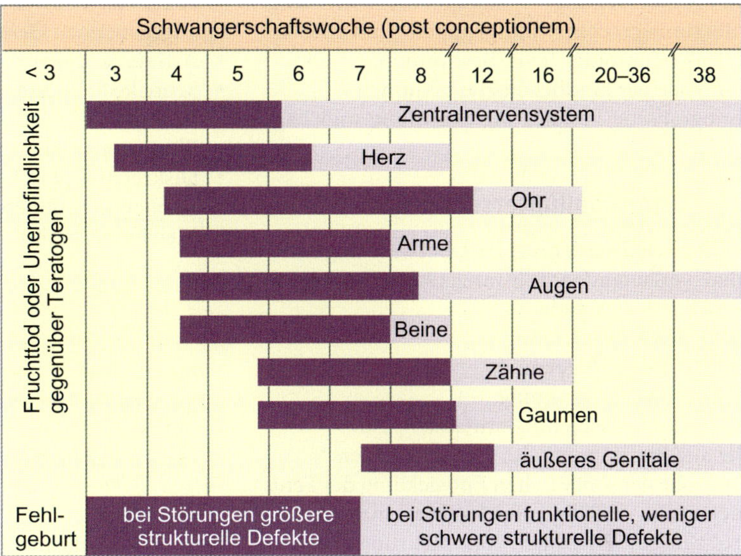

Abb. 1.2 Kritische Phasen der vorgeburtlichen menschlichen Entwicklung. [L190]

Tab. 1.1 Fetalentwicklung (Mittelwerte).

Alter	Scheitel-Fersen-Länge	Faustregel für das Längenwachstum	Gewicht	Besonderheiten
3 Monate	9 cm	Monat	15 g	
4 Monate	16 cm	Monat	100 g	• Geschlecht ist im Ultraschall erkennbar
5 Monate	25 cm	Monat	300 g	• Mutter nimmt erste Kindsbewegungen wahr • Herztöne sind hörbar
6 Monate	30 cm	Monat × 5	600 g	
7 Monate	35 cm	Monat × 5	1.200 g	
8 Monate	40 cm	Monat × 5	2.000 g	
9 Monate	45 cm	Monat × 5	2.500 g	
10 Monate	50 cm	Monat × 5	3.400 g	

Die Untersuchungen und Beratungen der Schwangeren erfolgen in der Regel alle 4 Wochen, in den letzten beiden Monaten der Schwangerschaft alle 2 Wochen. Die erste Untersuchung sollte sobald wie möglich nach Feststellung der Schwangerschaft erfolgen. Die Schwangere erhält einen Mutterpass. Darin werden alle Untersuchungen vermerkt. Rechtzeitig vor der Entbindung erfolgen eine Vorstellung der Schwangeren in der von ihr gewählten Entbindungsklinik und die Suche nach einer Hebamme.

1.2.1 Untersuchungen

Bei einer **Vorsorgeuntersuchung** werden durchgeführt:

- (Schwangerschafts-)Anamnese
- Gynäkologische Untersuchung mit Kontrolle des Uterusstands
- Blutdruckmessung
- Feststellung des Körpergewichts
- Untersuchung des Mittelstrahlurins (► 7.1.2) auf Eiweiß, Zucker und Sediment, ggf. bakteriologische Untersuchungen

- Laboruntersuchung: Hämoglobinbestimmung, Infektionsscreening, Blutgruppen- und Rhesusfaktorbestimmung, TSH-Bestimmung
- Kontrolle der kindlichen Herzaktionen
- Sonografische Feststellung der Maße und Lage des Kindes

1.2.2 Ultraschalluntersuchungen

Das **Ultraschallscreening** zu Überwachung einer normal verlaufenden Schwangerschaft erfolgt in regelmäßigen Abständen:
- 9.–12. SSW: 1. Screening
- 19–22. SSW: 2. Screening
- 29–32. SSW: 3. Screening

Jedes Ultraschallscreening umfasst:
- Genaue Bestimmung des Gestationsalters
- Kontrolle der somatischen Entwicklung des Fetus
- Suche nach auffälligen fetalen Merkmalen
- Frühzeitiges Erkennen von Mehrlingsschwangerschaften
- Kontrolle des Fruchtwassers

1.2.3 Screening auf Schwangerschaftsdiabetes

Allen Schwangeren, die nicht bereits an einem Diabetes mellitus erkrankt sind, soll ein **Screening auf Schwangerschaftsdiabetes** (*Gestationsdiabetes,* ▸ 1.3.2) angeboten werden:
- Zwischen 24. und 28. SSW **Glucose Challenge Test (GCT):** Bestimmung der Plasmaglukosekonzentration eine Stunde nach oraler Gabe von 75 g Glukoselösung (unabhängig vom Zeitpunkt der letzten Mahlzeit, nicht nüchtern)
- Bei Blutzuckerwerten ≥ 135 mg/dl (≥ 7,5 mmol/l) Durchführung eines **oralen Glukosetoleranztests (oGTT)** mit 75 g Glukoselösung nach Einhaltung von mindestens 8 Stunden Nahrungskarenz (▸ 16.1.1)
- Bei erhöhten Werten zusätzlich Betreuung der Schwangeren durch einen Diabetologen

1.2.4 Risikoschwangerschaften

Bei **Risikoschwangerschaften** besteht aufgrund der Vorgeschichte oder erhobener Befunde ein erhöhtes Risiko für Leben und Gesundheit von Mutter oder Kind, z. B.:
- Fortgeschrittenes Alter der Mutter
- Schwere Allgemeinerkrankungen der Mutter, z. B. Herzfehler, Schilddrüsenerkrankungen, Epilepsie, Diabetes mellitus
- Z. n. Frühgeburten oder Komplikationen bei vorangegangenen Geburten
- Arterielle Hypertonie in der Schwangerschaft
- Schnelle Schwangerschaftsabfolge
- Wiederholte Sectio caesarea (Kaiserschnitt)
- Blutgruppen-Inkompatibilität (▸ 1.3.3)
- Diskrepanz zwischen Uterus- und Kindsgröße
- Drohende Frühgeburt
- Mehrlinge; pathologische Kindslagen

Definition

Sectio (caesarea)

(Kaiserschnitt)
Operation im Rahmen der Geburtshilfe mit Eröffnung des Uterus durch einen Schnitt im unteren Mittelbauch, z. B. bei Gefährdung von Mutter oder Kind.

Bei der Versorgung von Risikoschwangerschaften sind häufig Vorsorgeuntersuchungen in kürzeren Abständen mit zusätzlichen Ultraschalluntersuchungen durch eine Gynäkologin notwendig. Häufig wird die Geburt in einem speziellen Perinatalzentrum geplant.

1.2.5 Weitere Laboruntersuchungen

- Syphilis-(Lues-)Test (▸ 1.3.1)
- HIV-Test (▸ 1.3.1)
- Bestimmung der Blutgruppe und des Rh-Faktors D (▸ 1.3.3)
- Antikörpersuchtest zur Bestimmung weiterer Blutgruppenmerkmale bzw. Antigene
- Röteln-Antikörpernachweis (▸ 1.3.1, ▸ 14.2.3)
- Bestimmung des Hepatitis-B-Antigens nach der 32. SSW zum Ausschluss einer Hepatitis B (▸ 1.3.1)
- Weitere serologische Untersuchungen: Toxoplasmose, Zytomegalie (▸ 1.3.1)
- Ggf. Fruchtwasseruntersuchungen

Kritischer Blick

Pro und Contra: Wunschsectio *(Primärsectio)*

Pro

- Bei Erstgebärenden über 35 Jahren oder unter 18 Jahren und bei Mehrgebärdenden über 40 Jahren können altersbedingte Geburtsrisiken minimiert werden, ebenso ist das Risiko einer späteren Inkontinenz und einer Beckenbodenschwäche geringer.

- Viele Frauen haben Angst vor einem Dammriss und den damit verbundenen Schmerzen oder auch vor Wehenschmerzen im Allgemeinen. Dem wird mit der Primärsectio entgegengewirkt.
- Das Risiko für den Fötus, Geburtsverletzungen zu erleiden, ist gering.
- Unter Umständen spielt auch die Planbarkeit der Entbindung eine Rolle.

Contra:

- Das Risiko, bei der nächsten Schwangerschaft eine Fehl- oder Totgeburt, einen Uterusriss oder eine Placenta praevia (Verlegung des Muttermunds) zu erleiden, ist für die Schwangere erhöht.
- Wenn die Primärsectio zu früh angesetzt wird, können Atemprobleme beim Neugeborenen auftreten.
- Durch den fehlenden Geburtsstress ergeben sich mehr Anpassungsstörungen, da die Hormonausschüttung fehlt. So haben per Primärsectio entbundene Neugeborene eher Schwierigkeiten mit der Blutzucker- und der Temperaturregulierung als auf natürlichem Weg Geborene.
- Wichtige Bakterien aus dem Geburtskanal werden nicht auf das Neugeborene übertragen, wodurch sich für dieses das Risiko, im Lauf des Lebens an Adipositas oder Asthma zu erkranken, erhöht.

1.3 Störung der Embryonal- und Fetalentwicklung

Embryopathie

Physikalische und chemische Einflüsse sowie Erkrankungen der Mutter können die Organogenese (► 1.1.2) beeinträchtigen. Diese Einflüsse werden als **teratogene Noxen** bezeichnet. In der Embryonalperiode führen diese zum intrauterinen Fruchttod bzw. zu umschriebenen oder komplexen Fehlbildungen, die als **Embryopathien** bezeichnet werden. Die Lokalisation und die Ausprägung der resultierenden Embryopathien sind abhängig von:

- Zeitpunkt der Schädigung
- Art der teratogenen Noxe
- Intensität der teratogenen Noxe

Vor der 3. SSW gilt das Alles-oder-nichts-Prinzip: Teratogene Einflüsse führen entweder zum Frühabort oder sie hinterlassen keine bleibenden Schäden und die Schwangerschaft entwickelt sich regelrecht weiter.

Fetopathie

Fetopathien entstehen ab der 9. SSW durch Infektionen, Blutgruppenunverträglichkeit, Plazentainsuffizienz oder chemische Einflüsse. Sie führen zu:

- Verzögertem Wachstum
- Gestörter Differenzierung
- Entzündlichen Veränderungen
- Fehlgeburt, Totgeburt oder Frühgeburt (► 3.7)

In manchen Fällen ist es schwierig, klar zu definieren, ob eine Embryo- oder Fetopathie bzw. eine embryofetale Schädigung vorliegt.

Schädigende Einflüsse

Zahlreiche **physikalische, chemische und biologische Noxen** sowie Erkrankungen der Mutter in der Schwangerschaft können die Frucht schädigen:

- Physikalische Noxen, insbesondere (Röntgen-)Strahlen
- Chemische Noxen wie Medikamente, Alkohol und Nikotin
- Pränatale Infektionen (► 1.3.1)
- Mütterliche Stoffwechselstörungen (► 1.3.2)
- Blutgruppen- und Rhesusunverträglichkeiten (► 1.3.3)

1.3.1 Infektionskrankheiten in der Schwangerschaft

Röteln

Definition

Titer

Maß für die Konzentration eines Antikörpers, Antigens oder Erregers im Blut.

Eine pränatale Rötelninfektion führt zu einer **Rötelnembryopathie** (► 14.2.3). Daher wird der Rötelntiter bei Schwangeren immer bestimmt, auch nach erfolgter Impfung.

Zytomegalie

Das zur Gruppe der Herpesviren zählende **Zytomegalievirus (CMV)** ist sehr weit verbreitet. Sehr häufig verläuft eine CMV-Infektion stumm oder geht mit grippeähnlichen Symptomen einher. Die Zytomegalie ist die häufigste prä- und perinatale (vor und während der Geburt stattfindende) Infektion. Bei der Ersterkrankung der Mutter in der Schwangerschaft kann das Virus über die Plazenta *(diaplazentar)*, bei der Geburt oder durch die Muttermilch übertragen werden.

Definition

Trimenon

Schwangerschaftsdrittel. Der Schwangerschaftsverlauf wird in drei Abschnitte zu 3 Monaten eingeteilt: erstes, zweites, drittes Trimenon.

Im ersten Trimenon führt die Infektion überwiegend zum Abort. Später kommt es zur Fetopathie mit:

- Geistiger Retardierung
- Frühgeburtlichkeit
- Hörschäden

Daher wird besonders auf Hörscreening, augenärztliche und entwicklungsneurologische Kontrollen Wert gelegt.

Perinatale CMV-Infektionen verursachen:

- Pneumonie (► 4.5)
- Leber- und Milzvergrößerung *(Hepatosplenomegalie)*
- Sepsis

Sie werden mittels einer sechswöchigen Therapie mit Ganciclovir intravenös behandelt.

Toxoplasmose

Die **Toxoplasmose** wird durch das Protozoon Toxoplasma gondii hervorgerufen, einen bei Menschen und Tieren weit verbreiteten Parasiten, der durch rohes Fleisch oder den Katzenkot übertragen wird. Die Toxoplasmose verläuft häufig asymptomatisch und hinterlässt eine lebenslange Immunität.

Bei ca. 50 % der Frauen im gebärfähigen Alter zeigen Antikörper im Serum eine durchgemachte Infektion an (Fley et al. 2019). Infiziert sich eine noch nicht immune Frau in der Schwangerschaft mit Toxoplasmen, so können diese ab der 16. SSW diaplazentar übertragen werden, ohne bei der Mutter Symptome zu verursachen. Folge ist im ersten Schwangerschaftsdrittel ggf. ein Abort oder eine schwere Fetopathie vor allem mit:

- Intrazerebralen Verkalkungen
- Hydrozephalus durch entzündlichen Verschluss der Liquorwege (► 9.3)
- Leber- und Milzvergrößerung *(Hepatosplenomegalie)*
- Entzündung der Netz- und Aderhaut *(Chorioretinitis)*

Lassen sich im Rahmen der Schwangerenvorsorge (► 1.2.5) keine Antikörper nachweisen, sollen Schwangere rohes Fleisch und den Kontakt mit Katzen meiden. Bei einer Infektion in der Schwangerschaft erfolgt eine Therapie mit dem Antibiotikum Spiramycin bis zum Ende der 15. SSW. Ab der 16. SSW wird eine Kombinationstherapie mit Sulfadiazin und Pyrimethamin sowie Folsäure durchgeführt.

Syphilis

Im Blut finden sich serologische Hinweise auf eine aktive **Syphilis** *(Lues)*, die durch Treponema pallidum hervorgerufen wird. Der Erreger wird über Schmierinfektion bei engem Körperkontakt oder Sexualkontakt übertragen. In der Regel werden die Bakterien erst ab dem 4. Schwangerschaftsmonat diaplazentar auf den Fetus übertragen. Somit verhindert eine vorher durchgeführte Blutuntersuchung (► 1.2.5) und ggf. eine Penicillinbehandlung in den meisten Fällen eine kongenitale Lues. Unbehandelt enden 30–40 % der Schwangerschaften mit intrauterinem Fruchttod (RKI 2018). Lebend geborene infizierte Säuglinge sind im Anfangsstadium meist erscheinungsfrei, erst nach 2–12 Wochen kommt es zu folgenden Frühzeichen:

- Haut- und Schleimhautveränderungen
- Pneumonie (► 4.5)
- Meningitis (► 9.6), die einen Hydrozephalus (► 9.3) begünstigt
- Osteomyelitis (► 13.3.1)
- Krampfanfälle (► 9.4)
- Taubheit

Nach Jahren auftretende Spätzeichen wie Sattelnase, tonnenförmige Schneidezähne und Skelettdeformitäten kommen wegen der Penicillintherapie des Säuglings nur noch selten vor.

Hepatitis B

Das **Hepatitis-B-Virus (HBV,** ► 6.6.3) wird erst bei der Geburt auf das Kind übertragen. Bei 90 % der Neugeborenen und Säuglinge mit einer Hepatitis B sind chronische Krankheitsverläufe zu verzeichnen (Fley et al. 2019), bei Erwachsenen nur in 10 % der Fälle (Muntau 2018). Eine chronische Hepatitis B birgt die Gefahr einer Leberzirrhose, die wiederum zu einem Leberkarzinom führen kann. Um eine Hepatitis B beim Neugeborenen zu verhindern, wird es unmittelbar nach der Geburt aktiv und passiv geimpft (► 14.4). Geimpfte Neugeborene dürfen von der Mutter gestillt werden.

HIV

Risiken

Bei einer **HIV-Infektion** der Mutter besteht ein Infektionsrisiko für das Kind. Es besteht ein Übertragungsrisiko, wenn die HIV-positive Mutter in der Schwangerschaft nicht behandelt wird. Die Übertragungswege sind:
- Diaplazentar
- Bei der Geburt durch Blut- und Schleimhautkontakt
- Durch die Muttermilch

Prophylaxe

Das Ansteckungsrisiko für das Kind kann auf minimiert werden durch:
- Eine kombinierte antiretrovirale Therapie der Mutter in der Schwangerschaft
- Eine Schnittentbindung in der 36. oder 37. SSW
- Einen Stillverzicht und die Ernährung des Kindes mit Formelmilch

Diagnostik

Die Infektion des Kindes lässt sich durch Virusnachweis (Antigennachweis) im Blut sichern. Ein Antikörpernachweis spricht zunächst nur dafür, dass mütterliche Antikörper über die Plazenta auf das Kind übertragen wurden (Leihimmunität), nicht aber für eine aktive Infektion. Die Mutter muss der Testung auf HIV zustimmen.

Klinik

Die kindliche HIV-Infektion unterscheidet sich von der des Erwachsenen: Das infizierte Neugeborene ist häufig ohne klinische Symptome. Ein kleiner Teil der infizierten Kinder entwickelt das Krankheitsbild **Aids** im Alter von 2 bis 3 Jahren, ebenso sind auch asymptomatische Verläufe bis zum 10. Lebensjahr beobachtet worden.
Die ersten klinischen Symptome sind häufig unspezifisch:
- Vergrößerung von Lymphknoten, Leber, Milz sowie Ohrspeicheldrüse *(Parotis)*
- Hautveränderungen im Rahmen einer akuten Dermatitis mit Ekzemen (▶ 19.4.2)
- Häufige Infekte der oberen Atemwege (▶ 4.3)

Im weiteren Verlauf treten mit Zunahme des Immundefekts weitere Krankheitszeichen auf, z. B.:
- Persistierendes Fieber
- Schwere bakterielle Infektionen (▶ 14.3)
- Mundsoor mit einer Dauer > 2 Monate (▶ 12.5.1)
- Virusinfektionen wie CMV, HSV, Varizellen, Herpes zoster (▶ 14.2)
- Blutbildveränderungen mit Anämie (▶ 15.2.1), Leukopenie (▶ 15.3), Thrombopenie (▶ 15.4.3)
- Herzerkrankungen, Nierenerkrankungen, Magen-Darm-Erkrankungen

Beim **Vollbild** der Aids-Erkrankung bei Kindern stehen weiterhin die Infektionen im Vordergrund, maligne Tumoren wie Karposi-Sarkom und Lymphome treten eher selten auf.

Therapie und Prognose

Die Behandlung HIV-positiver Kinder sollte in spezialisierten Zentren erfolgen und neben der medizinischen auch die psychosoziale Betreuung umfassen. Bisher ist keine kausale Therapie bekannt. Infizierte Kinder profitieren von einer antiretroviralen Therapie. Dadurch werden sie erst später symptomatisch, und ihre Lebenserwartung erhöht sich deutlich. Impfungen stellen eine wichtige infektionsvorbeugende Maßnahme dar. Zur symptomatischen Therapie zählen vor allem die Therapie mit Antibiotika und die Gabe von Immunglobulinen bei Infektionskrankheiten.

1.3.2 Diabetes mellitus der Mutter

Der Diabetes mellitus (▶ 16.1.1) ist die häufigste Stoffwechselerkrankung in der Schwangerschaft:
- Knapp ein Prozent aller Schwangeren hat einen Diabetes (BZgA 2022).
- 6,8 % aller Schwangeren entwickeln einen Schwangerschaftsdiabetes (Reitzle et al. 2021), den sog. **Gestationsdiabetes,** der sich in den meisten Fällen nach der Entbindung zurückbildet. Er gilt aber als möglicher Vorbote eines späteren Typ-2-Diabetes.

Der mütterliche Diabetes mellitus stellt auch heute noch ein wesentliches Risiko für Schwangerschaft, Geburt und Neugeborenenperiode dar. Dies kann durch optimale Einstellung des Blutzuckerspiegels der werdenden Mutter gemindert werden.

Kindliche Komplikationen

- **Embryopathia diabetica:** Aus ungeklärter Ursache treten bei Kindern diabetischer Mütter dreimal mehr Fehlbildungen innerer Organe auf (z. B. angeborene Herzfehler) als in der Durchschnittsbevölkerung.
- **Fetopathia diabetica:** Die Hyperglykämie (hoher Blutzuckerspiegel) ist ein Gefäßrisikofaktor und kann zu einer Plazentainsuffizienz führen mit der Gefahr
  - einer Fehl- oder Frühgeburt (▶ 3.7),
  - einer Asphyxie (▶ 3.3),

  - eines kaudalen Regressionssyndroms (Fehlbildung der unteren Körperhälfte),
  - einer Dystrophie (► 3.2).
- **Makrosomie:** Ist der Blutzuckerspiegel der Schwangeren schlecht eingestellt, passiert Glukose die Plazenta ungehindert, und das intrauterine Zuckerangebot ist hoch. Das Kind wird groß und schwer *(makrosom)*, wodurch es zu geburtshilflichen Komplikationen kommen kann.

Auch **postnatal** (nach der Geburt) können Komplikationen auftreten:

- Infolge der intrauterinen Hyperglykämie produziert das Kind vermehrt Insulin. Dieses aber hemmt in den kindlichen Alveolen die Bildung von Surfactant, das wiederum deren Kollaps verhindert. Bei Surfactantmangel kann es beim Neugeborenen zum **Atemnotsyndrom** (► 3.8.2) kommen.
- Da das Zuckerangebot postnatal reduziert ist, neigen Neugeborene zu **Hypoglykämien** (► 16.1.1), auf die das Gehirn empfindlich und im schlimmsten Fall mit Krampfanfällen reagiert.

Diese Faktoren tragen zu einer erhöhten perinatalen Mortalität bei Kindern diabetischer Mütter bei.

Pflege

Neugeborene von diabetischen Müttern benötigen besondere Aufmerksamkeit. Ziel der pflegerischen Versorgung ist, dass die typischen Symptome einer Hypoglykämie frühzeitig erkannt werden, die Neugeborenen nach einem festgelegten Standard eine Blutglukosebestimmung erhalten und regelmäßig Nahrung in Form von häufigem Anlegen oder Formelmilch (► 1.7.2) angeboten bekommen. Typische Symptome einer Hypoglykämie sind:

- Zittrigkeit und Irritabilität
- Störungen in der Atemregulation in Form von Apnoen oder Tachypnoen (► 4.1.2)
- Hypotonien
- Trinkschwäche
- Auffälligkeiten beim Schreien bis hin zu zerebralen Krampfanfällen (► 9.4)

Vorsicht

Die Symptome sistieren rasch nach der Zufuhr von Glukose, die Gefahr einer späteren **zerebralen Störung** ist aber trotzdem vorhanden.

Grundsätzlich können Neugeborene von diabetischen Müttern auf der Entbindungsstation bei der Mutter bleiben, sofern die Überwachung und ggf. rasche Therapie der Neugeborenen gesichert sind.

Geburtshilfliche Komplikationen

Eine **länger bestehende Hyperglykämie** beim Fetus führt zu einer gesteigerten Urinproduktion und damit zu einer gesteigerten Fruchtwassermenge *(Polyhydramnion)*. Damit besteht die Gefahr eines vorzeitigen Blasensprungs mit nachfolgend aufsteigender Infektion. Außerdem wird durch das Polyhydramnion und das makrosome Kind der Uterus überdehnt, sodass es zu Wehenschwäche, Lageanomalien und Nabelschnurkomplikationen kommen kann.

Diagnostik und Therapie

- Es erfolgt ein Screening auf Schwangerschaftsdiabetes (► 1.2.3).
- Bei Blutzuckerwerten der Schwangeren oberhalb der Normgrenzen wird eine Therapie mit Diät und ggf. Insulingaben eingeleitet. Ziel ist eine Einstellung des Blutzuckers auf < 120 mg/dl (1 Std. postprandial [nach dem Essen]) eingestellt.
- Die Schwangerschaft wird engmaschig überwacht und bei Hinweisen auf eine kindliche Gefährdung ggf. vorzeitig per Kaiserschnitt beendet.
- Auch ohne Hinweise auf eine kindliche Gefährdung gilt die Empfehlung, die Geburt in der 39.–40. SSW einzuleiten.
- Das Neugeborene muss aufmerksam und gründlich untersucht und überwacht werden; eventuell werden Glukoseinfusionen und andere symptomatische oder diagnostische Maßnahmen erforderlich.

1.3.3 Blutgruppenunverträglichkeit

Pathophysiologische Grundlagen

Definition

Blutgruppe

Oberflächeneigenschaft der Erythrozyten, die aus den Merkmalen der vorhandenen oder fehlenden Antigene A und B auf diesen resultieren. Es ergeben sich die Hauptblutgruppen A, B, AB und 0.

Die Blutgruppeneigenschaften sind an der Erythrozytenoberfläche verankert. Es gibt viele **Blutgruppeneigenschaften,** zu den bekanntesten zählen das AB0-System und der **Rhesusfaktor** (kurz: Rh-Faktor oder D). Menschen, bei denen sich der Rhesusfaktor nachweisen lässt, sind Rhesus-positiv (Rh^+), Menschen ohne Rhesusfaktor sind Rhesus-negativ (Rh^-).
Neben den Blutgruppenantigenen A oder B lassen sich im Serum **Antikörper** gegen fremde Blutgruppeneigenschaft nachweisen, z. B. hat ein Mensch mit der Blutgruppe A Antikörper gegen die Blutgruppe B. Die Antikörper gegen A und B (kurz: Anti-A und Anti-B) gehören zu den Immunglobulinen der Klasse M (IgM, ▸ 18.1) und sind auch ohne vorherigen Kontakt zu Fremdblut im Serum vorhanden.

Fallbeispiel

Marita sucht den Durchblick

Marita Meyerhöfer ist Auszubildende im zweiten Ausbildungsdrittel und auf einer Wöchnerinnenstation eingesetzt. Zufällig hört sie, wie sich zwei Pflegefachfrauen über die Rhesusinkompatibilität unterhalten, was bei ihr einige Fragen aufwirft.
Sie wendet sich damit an die Pflegefachfrau Renate Bierwinkl, die seit Jahren als Praxisanleiterin tätig ist. Diese erklärt Marita, was es mit der Rhesusinkompatibilität auf sich hat und warum diese bei der zweiten und weiteren Schwangerschaften gefährlich sein kann.

Das **Rhesussystem** weist folgende Unterschiede zum AB0-System auf:

- Ein rhesusnegativer Mensch produziert erst dann Antikörper gegen den Rhesusfaktor (Anti-D), wenn er mit diesem Kontakt hatte.
- Anti-D gehören zu den Immunglobulinen der Klasse G (IgG, ▸ 18.1). IgG sind deutlich kleiner als IgM und damit plazentagängig. Somit kommt der Rhesusunverträglichkeit eine viel größere Bedeutung zu als der AB0-Unverträglichkeit.

Da der Rh-Faktor dominant vererbt wird, kann eine Rhesus-negative Frau ein Rhesus-positives Kind von einem Rh-positiven Mann erwarten. In der ersten Schwangerschaft sind keine Komplikationen zu erwarten. Bei der Geburt oder einer Fehlgeburt können kindliche Erythrozyten ins mütterliche Blut gelangen und damit die Anti-D-Produktion veranlassen. Bei einer weiteren Schwangerschaft mit einem Rh-positiven Kind gelangen die nach der ersten Geburt gebildeten Antikörper über die Plazenta ins kindliche Blut und zerstören die Erythrozyten *(Hämolyse).* Es kommt zum **Morbus haemolyticus fetalis,** der zum intrauterinen Fruchttod führen kann. Wenn das Kind überlebt, ist es schwer geschädigt und leidet an einem **Morbus haemolyticus neonatorum.**

Merke

Rhesusfaktor

Besonderheiten

- Antikörperproduktion erst nach Antigenkontakt
- Plazentagängige Antikörper

Rhesus-Inkompatibilität

- Blutgruppenkonstellation: Mutter Rh^-, Kind Rh^+
- (Fehl-)Geburt → Bildung mütterlicher Antikörper
- Zweite Schwangerschaft: Zerstörung der kindlichen Erythrozyten durch plazentagängige Antikörper

Erläuterungen zum Fallbeispiel

Marita sucht den Durchblick

„Wenn die Mutter Rh^- ist, das Kind aber Rh^+, dann ist dies bei der ersten Schwangerschaft in der Regel kein Problem", erklärt Frau Bierwinkl. „Doch weil das Immunsystem der Mutter nach Schwangerschaft und Geburt auch Antikörper gegen den Rhesusfaktor bildet, können diese bei einer erneuten Schwangerschaft das ungeborene Kind gefährden, indem sie dessen Erythrozyten angreifen. Dies kann zu schweren Schädigungen oder sogar zum Absterben des Fetus führen. Daher muss immer sowohl der Rhesusfaktor der Mutter als auch der des Kindes festgestellt werden, um ggf. eine Anti-D-Prophylaxe durchzuführen."
Marita zieht den Umkehrschluss: „Also, nur wenn die beiden Faktoren unentdeckt zusammenkommen, kann das Ergebnis schwerwiegend sein?" Frau Bierwinkl nickt.

Klinik

Durch die Hämolyse kommt es zu einer schweren Anämie mit Leber- und Milzvergrößerung sowie ausgeprägten generalisierten Ödemen *(Hydrops).* Massenhaft anfallendes Bilirubin aus den untergegangenen Erythrozyten führt in den ersten Lebensstunden zu einem rasch zunehmenden **Ikterus** mit den daraus resultierenden Komplikationen, z. B. Kernikterus (▸ 3.5).

Therapie

Zwei Therapieoptionen stehen in Abhängigkeit von den Bilirubinwerten zur Verfügung:

- Fototherapie (► 3.5)
- Postnatale Austauschtransfusion

Prophylaxe

Die **Anti-D-Prophylaxe** ist die entscheidende Maßnahme, um eine Hämolyse beim Kind zu verhindern. Rhesus-negative Frauen erhalten Anti-D-Immunglobuline in allen Situationen, in denen sie Kontakt zu Rhesus-positiven Erythrozyten gehabt haben könnten. Dadurch werden die „fremden" Erythrozyten beseitigt und das Immunsystem wird nicht angeregt, selbst Anti-D und Gedächtniszellen zu bilden.
Die Anti-D-Prophylaxe bei Rhesus-negativen Frauen erfolgt:

- Prophylaktisch in der 28. SSW
- Nach der Geburt eines Rhesus-positiven Kindes
- Nach Eingriffen in der Schwangerschaft wie Fruchtwasseruntersuchung (*Amniozentese*, ► 2.1.1)
- Nach Fehlgeburt, Bauchhöhlenschwangerschaft oder Schwangerschaftsabbruch
- Bei Blutungen in der Schwangerschaft

Die verabreichten Immunglobuline werden bis zur nächsten Schwangerschaft abgebaut und können keinen Schaden anrichten.

1.3.4 Fehlbildungsmuster

Einzelfehlbildungen

- **Agenesie:** Ein Organ fehlt, da es in der Embryonalphase (► 1.1.2) nie angelegt wurde, z. B. Nierenagenesie.
- **Aplasie:** Ein Organ fehlt, da sich die Organanlage, die noch rudimentär zu erkennen ist, nicht weiterentwickelte, z. B. Gonadenaplasie bei Turner-Syndrom (► 2.1.1), hier sind anstelle der Ovarien nur bindegewebige Stränge zu erkennen.
- **Atresie:** Sonderform einer Aplasie, bei der Eingänge, Lichtungen bzw. Mündungen von Hohlorganen fehlen, z. B. Ösophagusatresie (► 6.2.1).
- **Hypoplasie:** Ein Organ oder Körperteil ist wegen eines vorzeitigen Wachstumsstillstands abnorm klein, z. B. Nierenhypoplasie (► 7.2.1).
- **Stenose:** Sonderform einer Hypoplasie, bei der Eingänge, Lichtungen bzw. Mündungen von Hohlorganen abnorm eng sind, z. B. Aortenisthmusstenose (► 5.2.3), Pylorusstenose (► 6.3.2).
- **Dysplasie:** Ein Gewebe oder Organ ist fehlentwickelt und unzureichend differenziert, z. B. angeborene Hüftgelenksdysplasie (► 13.4).
- **Dysrhaphie:** Spaltbildung infolge gestörter Vereinigung embryonaler Verwachsungslinien. Wichtigstes Beispiel sind die Neuralrohrdefekte, zu denen die Spina bifida (► 9.1) zählt.

Mehrfachfehlbildungen

- **Syndrom:** Fehlbildungsmuster, das auf eine einzige Störung zurückzuführen ist, z. B. Trisomie 21 (► 2.1.1), Gregg-Syndrom (► 14.2.3).
- **Sequenz:** Fehlbildungsmuster, das als Kettenreaktion infolge einer einzigen Entwicklungsstörung entstanden ist, z. B. Meningomyelozelensequenz (neurologische Ausfälle → muskuläre Dysbalance → Klumpfüße; Spina bifida, ► 9.1).
- **Assoziation:** Überzufällig häufiges Zusammentreffen von Fehlbildungen, das nach heutigem Wissensstand nicht als Syndrom oder Sequenz klassifizierbar ist, z. B. VACTERL-Assoziation mit vertebralen Defekten, Analatresie, kardialen Defekten, Fehlbildung der Trachea oder Ösophagus, renaler Dysplasie und Extremitätenanomalien.

1.4 Körperliche Entwicklung

1.4.1 Alters- und Entwicklungsstufen

► Tab. 1.2 fasst die Alters- und Entwicklungsstufen zusammen, die in der Pädiatrie unterschieden werden. Außerdem sind folgende Altersbegriffe gebräuchlich:

- **Chronologisches Alter** bezeichnet das Lebensalter zum Zeitpunkt der Beurteilung.
- Das **Gestationsalter** ist der seit der Konzeption verstrichene Zeitraum während einer Schwangerschaft. Es wird in Schwangerschaftswochen (SSW) angegeben, beim Frühgeborenen wird in Wochen bis zum Erreichen des errechneten Termins, sprich 40. SSW, weitergezählt.
- Das **Entwicklungsalter** orientiert sich an den Fähigkeiten des Kindes und gibt den tatsächlichen Entwicklungsstand an.

1.4.2 Gewichts-, Längen- und Schädelwachstum

Somatogramme und Perzentilenkurven

Um die körperliche Entwicklung des Kindes beurteilen zu können und mögliche Störungen rechtzeitig zu registrieren, werden bei jeder Vorsorgeuntersuchung (► 1.8) folgende Messgrößen erfasst:

- Körpergewicht
- Körpergröße
- Kopfumfang

Tab. 1.2 Alters- und Entwicklungsstufen.

Altersstufe	Definition bzw. Dauer
Neugeborenenperiode	1.–4. Lebenswoche
Säuglingsalter	1. Lebensjahr
Kleinkindalter	2.–6. Lebensjahr
Frühes Schulalter	6.–10. Lebensjahr
Pubertät	Zeitraum vom ersten Auftreten der sekundären Geschlechtsmerkmale bis zur Geschlechtsreife • Mädchen: Beginn mit 8–14 Jahren, Abschluss mit 14–18 Jahren • Jungen: Beginn mit 10–15 Jahren, Abschluss mit 16–20 Jahren
Adoleszenz	Zeitlich nicht einheitlich definierter Lebensabschnitt zwischen Beginn bzw. Ende der Pubertät und dem Abschluss des Körperwachstums; Dauer bis etwa 20. Lebensjahr

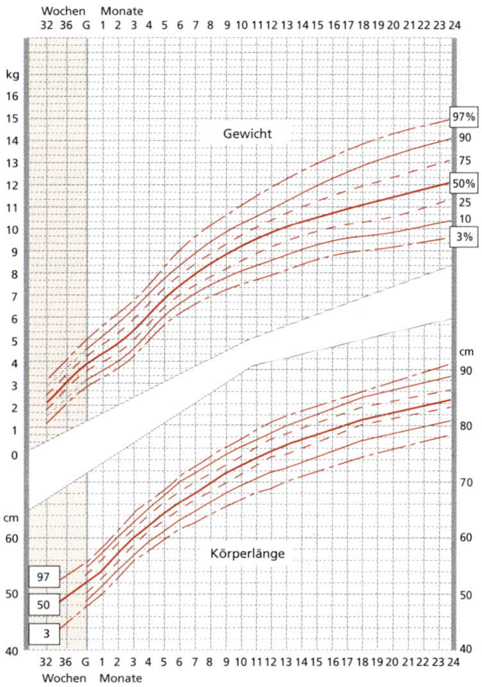

Abb. 1.3 Beispielsomatogramm für ein Mädchen bis zum 4. Lebensjahr. [L157]

Die ermittelten Werte werden in **Somatogramme** (► Abb. 1.3) eingetragen und mit altersentsprechenden Normwerten verglichen.

Definition

Perzentile

Statistische Größe, die die Position eines Werts, z. B. Körpergewicht und -größe, mit anderen Werten eines Kollektivs vergleicht.

Die Somatogramme wurden durch die Vermessung zahlreicher gesunder Kinder erstellt und dienen der Beurteilung der Entwicklung eines Kindes im Vergleich zu einem Normkollektiv. Innerhalb der Somatogramme kann mithilfe von **Perzentilenkurven** der Prozentrang ermittelt werden.

Merke

Beurteilung der Größenentwicklung

Die aktuelle Körpergröße eines Kindes liegt auf der 60. Perzentile. Das bedeutet, dass 60 % aller gesunden Kinder gleich groß oder kleiner und 40 % der Kinder größer sind.

Weiterhin gibt es Somatogramme zur Beurteilung des Kopfumfangs und des Body-Mass-Index (► 20.5.3). Die Vergleichswerte richten sich hierbei immer nach bestimmten Bevölkerungsgruppen und sind daher geschlechts- und populationsspezifisch. Für türkischstämmige Jungen/Mädchen gibt es beispielsweise eigene Somatogramme, die anhand der Vermessung türkischer gesunder Kinder erstellt wurden.

Merke

Abklärungsbedürftige Befunde

- Definitionsgemäß liegt zwischen der 3. und 97. Perzentile der Normbereich. Abweichungen nach oben bzw. unten müssen ärztlich abgeklärt werden.
- Üblicherweise verlaufen das normale Größenwachstum und die Gewichtszunahme parallel zu den Perzentilenkurven. Weicht die Entwicklung von diesem Verlauf ab, d. h., die Perzentilenkurven werden gekreuzt, so ist auch hier eine Abklärung dringend erforderlich.

Gewichtszunahme

Das durchschnittliche **Geburtsgewicht** eines gesunden Neugeborenen beträgt 3.400 g, der Normbereich liegt zwischen 2.500 und 4.600 g. Diese Werte entsprechen der 3.–97. Perzentile. In den ersten 4 Lebenstagen kommt es zu einer physiologischen Gewichtsabnahme, die bis zu 10 % des Geburtsgewichts betragen kann und nach etwa 10 Tagen wieder ausgeglichen sein sollte. Durch die anschließende tägliche **Gewichtszunahme** wird das Geburtsgewicht bis zum

- 5. Lebensmonat verdoppelt,
- Ende des 1. Lebensjahrs verdreifacht (etwa 10 kg),
- 6. Lebensjahr versechsfacht (etwa 20 kg),
- 9. Lebensjahr verneunfacht (etwa 30 kg),
- 12. Lebensjahr verzwölffacht (etwa 40 kg).

Praxistipp

Überproportionale Gewichtsabnahme

Bei der Überschreitung der physiologischen Gewichtsabnahme nach der Geburt ist zu prüfen, ob bei gestillten Kindern die Menge der gebildeten Muttermilch ausreichend ist oder ein Stillproblem vorliegt. Gegebenenfalls kann auch ein Ikterus (► 3.6) vorliegen, der zur Trinkschwäche führt.

Längenwachstum

Die durchschnittliche **Körperlänge** eines gesunden **Neugeborenen**beträgt 50 cm. Die Werte liegen zwischen 45 und 56 cm. Das entspricht der 3.–97. Perzentile. Die Länge beträgt mit

- 1 Jahr ca. 75 cm,
- 4 Jahren ca. 100 cm,
- 12 Jahren ca. 150 cm.

Merke

Bedeutung von Körperlänge und -gewicht

Bei Kindern sind Körpergewicht und Körperlänge die **wichtigsten Parameter** für ein physiologisches Gedeihen. Abweichungen von der Norm können auf eine Erkrankung hinweisen und müssen abgeklärt werden.

Die mittlere **Endgröße** beträgt bei Mädchen 166 cm und bei Jungen 178 cm. Auch die Wachstumsraten weisen individuelle Schwankungen auf. Grundsätzlich gilt, dass die Wachstumsraten in den ersten beiden Lebensjahren und in der Pubertät am höchsten sind (Wachstumsschub).

Akzeleration

Seit der Mitte des 19. Jahrhunderts wird beobachtet, dass Kinder von Generation zu Generation und in allen Altersphasen tendenziell größer werden. Die Erwachsenengröße nimmt pro Jahrzehnt um 1–1,5 cm zu. Dieser positive Wachstumstrend wird auf verbesserte Lebensbedingungen zurückgeführt. Außerdem hat sich das Tempo der körperlichen Entwicklung beschleunigt *(Akzeleration).* Dies zeigt sich im zeitigeren Pubertätsbeginn.

Schädelwachstum

Der durchschnittliche **Kopfumfang** beträgt bei einem gesunden männlichen Neugeborenen 35 cm (3.–97. Perzentile: 33–37 cm). Am Ende des ersten Lebensjahrs haben Jungen durchschnittlich einen Kopfumfang von 47 cm. Der Kopfumfang eines 16-jährigen Jungen beträgt ca. 56 cm. Der Kopfumfang bei Mädchen ist etwa 1–2 cm kleiner.

Da das **Schädelwachstum** wird vor allem durch das Gehirnwachstum beeinflusst, wird der Kopfumfang regelmäßig bestimmt, um Rückschlüsse auf die Entwicklung des Gehirns ziehen zu können. Ein geringer Kopfumfang bzw. ein verlangsamtes Schädelwachstum weist auf eine Entwicklungsstörung des Gehirns *(Mikrozephalie)* hin. Abweichungen nach oben können Ausdruck eines Hydrozephalus sein (► 9.3).

1.4.3 Entwicklung bestimmter Organsysteme

Knochenwachstum

Bis auf die Schädelknochen und die Schlüsselbeine entstehen alle Knochen durch chondrale Ossifikation (Verknöcherung), d. h., sie gehen aus Knorpelgewebe hervor.

Definition

Epiphysenfuge

(Wachstumsfuge)
Knorpelschicht zwischen Diaphyse und Epiphyse bei langen Röhrenknochen (Längenwachstumsschicht).

Zahl, Form und Größe von Knochenkernen und der Grad des knöchernen Verschlusses der Epiphysenfuge unterliegen während der Entwicklung einem charakteristischen Wandel. Die Knochenreife des Kindes lässt sich durch eine Röntgenuntersuchung der linken Hand leicht erfassen.

Das **Knochenalter** wird bestimmt, indem man die Aufnahmen mit alters- und geschlechtsgleichen Bildern vergleicht. Mit diesem Wert lassen sich Wachstumsstörungen oder -verzögerungen beurteilen. Das Knochenalter sollte nur etwa 1 Jahr vom tatsächlichen Alter abweichen.
Die Knochen und ihre Epiphysenfugen haben unterschiedliche Wachstumspotenziale und -geschwindigkeiten. Das Knochenwachstum der unteren Extremität endet mit dem Schluss der Epiphysenfugen der Tibia zwischen dem 19. und 21. Lebensjahr. Die Wachstumsfugen von Humerus und Radius verknöchern zwischen dem 20. und 25. Lebensjahr.

Zahnentwicklung

Milchgebiss

Der erste Zahn erscheint durchschnittlich im 6. Lebensmonat. Mit 2½ Jahren sind gewöhnlich alle **20 Milchzähne** vorhanden, nämlich im Ober- und im Unterkiefer jeweils:

- 4 Schneidezähne
- 2 Eckzähne
- 2 Prämolaren
- 2 Molaren

Vor dem **Zahndurchbruch** ist das Zahnfleisch gerötet und geschwollen, sodass einige Kinder Schmerzen haben, unruhig sind, Diarrhö haben und manchmal sogar fiebern. Meist zeigt sich eine Hypersalivation (vermehrter Speichelfluss). Die Schmerzen werden gelindert, wenn das Kind auf einen stumpfen festen Gegenstand oder auf entsprechende Kühlringe beißen kann. ▸ Abb. 1.4 zeigt die Reihenfolge und die Variationsbreite des Zahndurchbruchs.

Praxistipp

Kariesprophylaxe

Die Kariesprophylaxe (Vorbeugung der Zahnfäule) beginnt, sobald der erste Milchzahn durchgebrochen ist, und umfasst:

- Zahnpflege
- Reduktion des Zuckergehalts in der Nahrung
- Härtung der (Milch-)Zähne durch Fluoride (▸ 3.1.4)

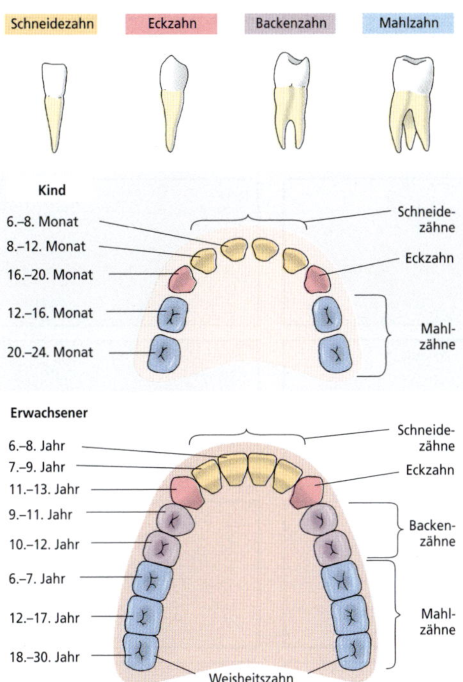

Abb. 1.4 Die Durchbruchszeiten der Zähne im Milch- und Erwachsenengebiss. [L190]

Mögliche Ursachen für einen **verzögerten Zahndurchbruch** sind neben einer harmlosen konstitutionellen Entwicklungsverzögerung:

- Schwere Ernährungsstörungen
- Rachitis (▸ 13.2)
- Angeborene Hypothyreose (▸ 17.1.1)
- Trisomie 21 (▸ 2.1.1)
- Speicherkrankheiten

Erwachsenengebiss

Das **bleibende Gebiss** mit seinen 32 Zähnen entwickelt sich ab dem 6. Lebensjahr (▸ Abb. 1.4). Meist ist der Zahnwechsel mit dem 12. Lebensjahr abgeschlossen. Das bleibende Gebiss besteht aus

- 4 Schneidezähnen
- 2 Eckzähnen
- 4 Prämolaren
- 6 Molaren

jeweils im Ober- und im Unterkiefer.

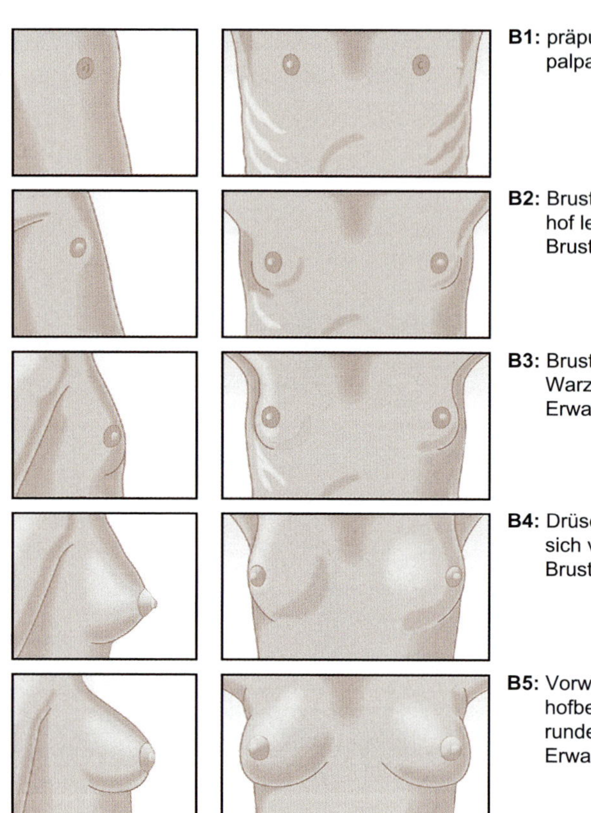

Abb. 1.5 Pubertätsstadien nach Tanner – Mädchen (Brustentwicklung). [G175]

Pubertätsentwicklung

Während der **Pubertät** entwickeln sich Mädchen und Jungen unter dem Einfluss von Geschlechtshormonen zu geschlechtsreifen Frauen und Männern. Die Hormonproduktion wird durch den Hypothalamus und die Hypophyse als übergeordnete Zentren reguliert, wobei bisher noch unklar ist, wie dieser Prozess in Gang kommt. Die **Stadien der Pubertätsentwicklung** nach Tanner bei Mädchen zeigen ▸ Abb. 1.5 und ▸ Abb. 1.6.

- **Thelarche:** Unter Östrogeneinfluss beginnt die Brustentwicklung mit etwa 9–13 Jahren.
- **Pubarche:** Androgene werden von der Nebennierenrinde gebildet und veranlassen ca. 6 Monate später das Wachstum der ersten Schamhaare.
- **Menarche:** Mit etwa 12–14 Jahren tritt die erste Monatsblutung auf.

Bei **Jungen** ist die Hodenvergrößerung > 3 ml das erste Pubertätszeichen, das mit ca. 10–14 Jahren auftritt (▸ Abb. 1.7). Durch den ausgeprägten Androgeneinfluss entwickeln sich der Penis, die typische Sekundärbehaarung sowie Knochen und Muskulatur. Außerdem kommt es zum Stimmbruch.

Der zeitliche Pubertätsablauf kann erheblich variieren. Abklärungsbedürftig sind:

- **Pubertas praecox:** Sekundäre Geschlechtsmerkmale treten bei Mädchen vor dem 8. Lebensjahr bzw. bei Jungen vor dem 10. Lebensjahr auf.
- **Pubertas tarda:** Bis zum 14. Lebensjahr sind noch keine sekundären Geschlechtsmerkmale aufgetreten.

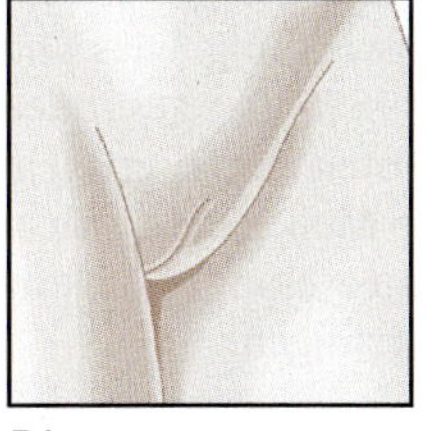
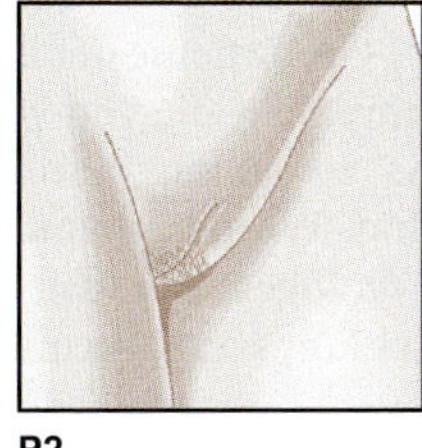
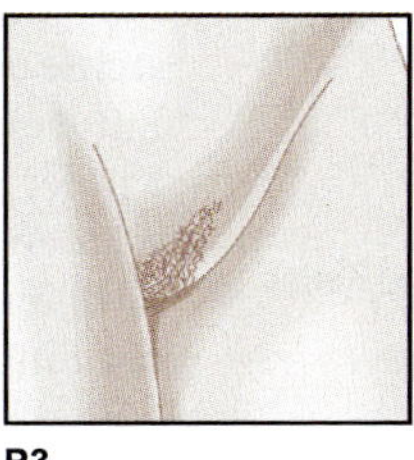
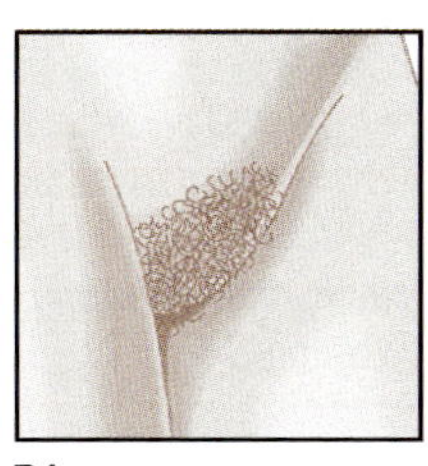
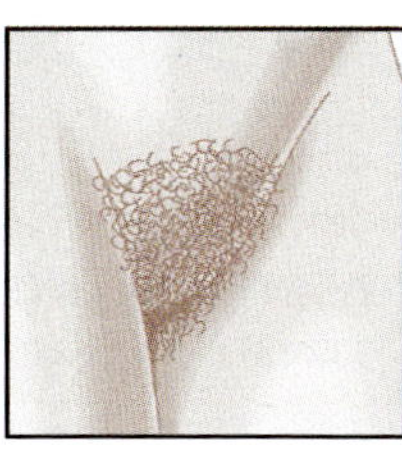

P1: präpuberal, keine Behaarung
P2: wenige glatte oder leicht gekräuselte Schamhaare, leicht pigmentiert, an den Labia majora
P3: Schamhaare kräftiger, dunkler, umschriebene Ausdehnung
P4: Erwachsenenbehaarung, horizontale Begrenzung nach oben, Übergang auf Oberschenkel möglich
P5: Behaarung entlang der Linea alba nach oben

Abb. 1.6 Pubertätsstadien nach Tanner – Mädchen (Pubesbehaarung). [G175]

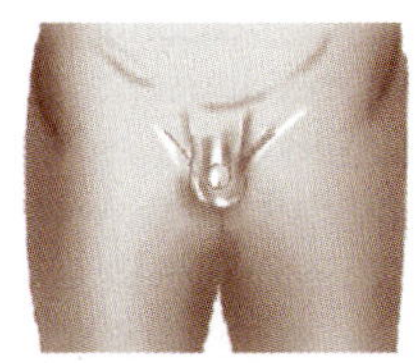

G1: präpuberal, Penis, Skrotum und Testis wie in der frühen Kindheit

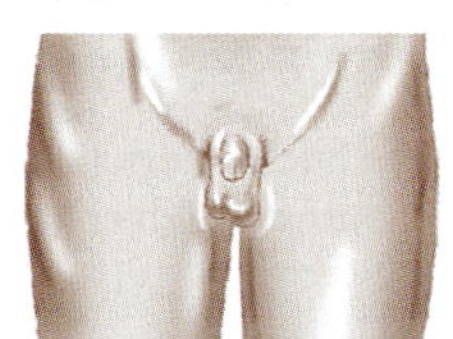

G2: Skrotum, Testis vergrößert, Scrotalhaut verändert

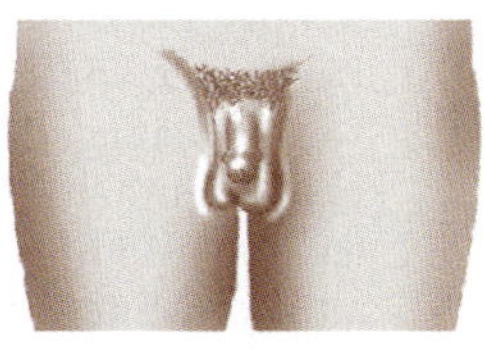

G3: Wachstum von Skrotum und Testis, Penis nimmt an Länge, weniger an Umfang zu

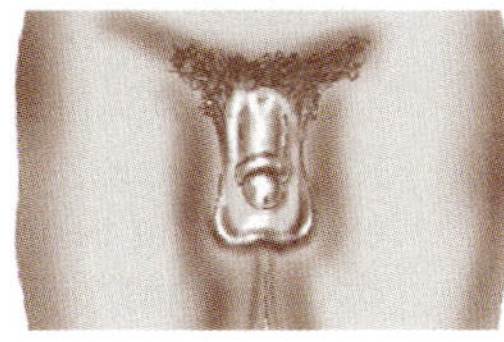

G4: Penislänge und Umfang haben zugenommen, deutliche Glanskontur, weiteres Wachstum von Skrotum und Testis

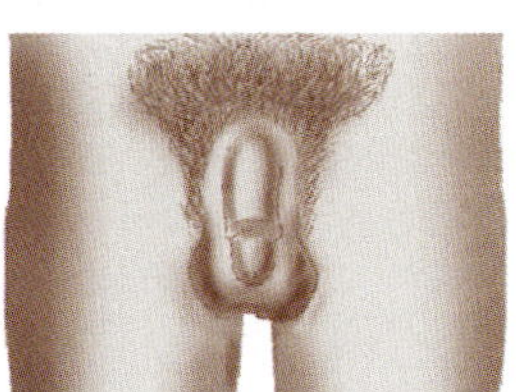

G5: voll entwickeltes Genitale

Abb. 1.7 Pubertätsstadien nach Tanner – Jungen. [G039]

1.5 Sensomotorische Entwicklung

Definition

Sensomotorik

Zusammenspiel von Reizaufnahme *(Sensorik)* und Reizantwort in Form von Bewegung *(Motorik)*.

Die **Reifung des zentralen Nervensystems (ZNS)** in den ersten Lebensjahren ist eine Voraussetzung für die motorische Entwicklung des Kindes:

- Die Anzahl der Nervenzellen (graue Substanz) und der Myelinscheiden (weiße Substanz) verdoppelt sich etwa bis zum 10. Lebensjahr. Das Schädelwachstum ist durch die Größenzunahme des Gehirns bedingt.
- Die Nervenzellen gehen nach der Geburt zahlreiche Verbindungen ein, d. h., die Synapsendichte nimmt zu.
- Folglich werden auch vermehrt Neurotransmitter produziert. Dabei werden zunächst erregende, dann hemmende synaptische Überträgerstoffe gebildet.

Diese Veränderungen ermöglichen u. a. die motorische Entwicklung sowie Wahrnehmungen sensorischer, propriozeptiver und vestibulärer Art. Durch zahlreiche Sinneseindrücke wird die kindliche Neugier geweckt, die letzten Endes der Motor der sensomotorischen Entwicklung ist.

Neben der Reifung des ZNS und der damit verbundenen Wahrnehmung ist die motorische Entwicklung von zahlreichen **Umweltfaktoren** abhängig, z. B. von

- motivierenden Reizen wie Spielzeug oder Alltagsgegenständen, welches das Kind greifen oder durch Fortbewegung erreichen möchte,
- Möglichkeiten, motorische Erfahrungen zu sammeln,
- kulturellen Einflüssen.

So wird deutlich, dass die in ► Tab. 1.3 aufgeführten Stufen der idealen motorischen Entwicklung nur Richtwerte darstellen können. Es gibt eine große Variationsbreite hinsichtlich der Qualität sowie der Quantität motorischer Fähigkeiten. Daher bedarf es großer Erfahrung, pathologische Entwicklungsauffälligkeiten frühzeitig zu erkennen und rechtzeitig die Indikation zur Therapie zu stellen.

Eine diagnostische Hilfe bieten die sog. **Meilensteine** oder Grenzsteine der Entwicklung. Dies sind Entwicklungsziele, die von 90–95 % aller gesunden Kinder bis zu einem bestimmten Alter erreicht worden sind. Werden mehrere Meilensteine nicht oder nur verzögert erreicht, muss eine Abklärung der Entwicklungsverzögerung erfolgen.

1.6 Entwicklung der Kommunikation

1.6.1 Sprachentwicklung

Das **Sprachverständnis** geht dem Sprechenlernen voraus. Daher sind wesentliche Voraussetzungen für eine regelrechte Sprachentwicklung:

- Hörfähigkeit des Kindes, die bereits intrauterin vorhanden ist
- Zuwendung, verbunden mit einem Angebot an menschlichen Stimmen
- Altersentsprechende sensomotorische Entwicklung

In ► Tab. 1.4 sind die Kriterien für eine normale Sprachentwicklung zusammengefasst, die jedoch eine große Spannbreite aufweisen.

1.6.2 Psychosoziales Verhalten

Die Kriterien für ein altersentsprechendes **Sozial- und Spielverhalten** gehen aus ► Tab. 1.5 hervor.

Pflege

Bei der stationären Aufnahme des Kindes werden Parameter wie Gewicht, Länge und Kopfumfang routinemäßig erfasst. Bei einem längeren Krankenhausaufenthalt lassen sich Verlaufskurven erstellen, um sie mit entsprechenden Tabellen über eine altersgerechte Entwicklung zu vergleichen. Durch das Erstgespräch mit den Eltern (je nach Alter auch mit dem Kind) kann eine genaue Anamnese erstellt werden. Schon bei der Kontaktaufnahme mit dem Kind können die Pflegefachpersonen die Sprachentwicklung beurteilen. Außerdem werden durch Beobachtung des Sozial- und Spielverhaltens Abweichungen frühzeitig erkannt. Wichtig sind die Dokumentation mit geeigneten Pflegeassessments und richtiger Pflegeplanung und die Rücksprache mit dem zuständigen Kinderarzt.

Tab. 1.3 Richtwerte der idealen motorischen Entwicklung.

Alter	Motorische Fähigkeiten	Handfunktion
6 Wochen	• Bauchlage: Unterarmstütz • Rückenlage: Fechterstellung	• Handgreifreflex
3 Monate	• Symmetrischer Ellenbogenstütz • Stabile Rückenlage • Hält Kopf in Mittelstellung	• Hand-Hand-Koordination • Hand-Mund-Augen-Koordination • Beginnendes ulnares Greifen
4½ Monate	• Einzelellenbogenstütz	
5–5½ Monate	• Handwurzelstütz	• Radiales Greifen über die Mittellinie • Transferiert Gegenstände von einer Hand in die andere
6 Monate	• Symmetrischer Handstütz • Dreht sich von Rückenlage in Bauchlage	• Hand-Fuß-Koordination • Handgreifreflex erlischt
7½ Monate	• Einzelhandstütz • Kreisrutschen • Schräger Sitz • Dreht sich von Bauchlage in Rückenlage	• Hand-Fuß-Mund-Koordination
8 Monate	• Robbt • Vierfüßlerstand	
9 Monate	• Langsitz • Krabbelt	• Opposition des Daumens • Pinzettengriff
10½ Monate	• Zieht sich in den Stand hoch • Seitliche Schritte	• Zangengriff • Blättert Seiten in Bilderbuch um
12 Monate	• Macht erste Schritte	• Steckt Gegenstände ineinander • Zeichnet Punkte oder flüchtige Striche auf Papier
2 Jahre	• Rennt • Hockt sich zum Spielen hin und steht freihändig auf	• Isst selbstständig mit einem Löffel • Hält eine Tasse und trinkt aus ihr • Malt eine runde Spirale • Schraubt Deckel auf und zu
3 Jahre	• Hüpft auf beiden Beinen • Steht auf einem Bein • Steigt Treppen im Wechselschritt mit Festhalten hinauf • Fährt Dreirad	• Benutzt eine Gabel • Zieht ein Kleidungsstück an oder aus • Wickelt ein Bonbon aus • Zeichnet einen geschlossenen Kreis
4 Jahre	• Hüpft auf einem Bein • Schießt einen Ball	• Schneidet mit der Schere • Kann Knopfverschlüsse leicht schließen • Zeichnet Menschen
5 Jahre	• Steigt Treppen im Wechselschritt hinab • Balanciert auf einer Linie	• Zieht sich selbstständig an • Säubert sich alleine auf der Toilette
6 Jahre	• Hüpft im Wechselschritt • Fährt Fahrrad	• Schreibt eigenen Namen in Druckbuchstaben • Kann einen Ball fangen

Tab. 1.4 Sprachentwicklung.

Alter	Kriterien für normale Sprachentwicklung
Bis 7. Woche	Spontane Artikulation von Kehllauten
6. Woche bis 6. Monat	Erste Lallperiode mit Lippenschlusslauten
6.–9. Monat	• Zweite Lallperiode mit R-Ketten, Silbenketten und Silbenverdopplung • Jauchzt vor Vergnügen und protestiert durch Laute
8.–9. Monat	• Erstes Sprachverständnis: unterbricht Tätigkeit, wenn es seinen Namen hört, reagiert auf Lob und Verbote („Nein!") • Ahmt Tonfolgen nach
9.–12. Monat	• Bildet erste Wörter • Benennt bekannte Gegenstände
13.–15. Monat	• Versteht die Bezeichnung von Körperteilen
15.–18. Monat	• Einwortsätze • Gebraucht Wörter, um Wünsche zu äußern
18.–24. Monat	• Zweiwortsätze • Ungeformte Mehrwortsätze • Stellt erste Fragen
2 Jahre	• Versteht zusammenhängende Sätze • Nennt sich selbst beim Namen • Gebraucht mindestens 20 Wörter sinngemäß
3 Jahre	• Geformte Mehrwortsätze • Benutzt Personalpronomen richtig • Benutzt Singular und Plural richtig
4 Jahre	• Erzählt Erlebnisse • Kann sich mit anderen unterhalten • Gebraucht ca. 1.500 Wörter
5 Jahre	• Spricht so gut wie fehlerfrei • Zählt bis 10 • Fragt nach Wortbedeutungen

1.7 Ernährung

Zu keinem anderen Zeitpunkt ist die **Ernährung** von größerer biologischer Bedeutung als in der Säuglingsperiode. Das enorme Körperwachstum mit Verdopplung des Körpergewichts in nur 5 Monaten sowie die rasante Differenzierung sämtlicher Organsysteme bedingen einen hohen Energie- und Substratbedarf. So benötigt ein Säugling verglichen mit einem Erwachsenen pro kg Körpergewicht fast die dreifache Energiemenge. Da die noch unreifen Nieren den Urin nicht ausreichend konzentrieren können, ist auch der Flüssigkeitsbedarf in den ersten Lebensmonaten relativ hoch.

1.7.1 Nährstoffbedarf

Definition

Nährstoffe

Von Organismen zur Ernährung aufgenommene Stoffe. Bei der menschlichen Ernährung unterscheidet man Makro- (Kohlenhydrate, Fette, Proteine) und Mikronährstoffe (Vitamine, Mineralstoffe).

(Kilo)Kalorie/(Kilo)Joule

Maßeinheiten für den Energiegehalt von Lebensmitteln. Die Angabe in Kilokalorien *(kcal)* ist veraltet, aber im Alltag gebräuchlicher als die Angabe in Kilojoule *(kJ).*

In ► Tab. 1.6 ist der durchschnittliche Tagesbedarf an Flüssigkeit, Kalorien und Nährstoffen von der Geburt bis zum Erwachsenenalter aufgeführt. Bei den angegebenen Mengen handelt es sich um Richtwerte für gesunde Kinder. Aus ► Tab. 1.7 geht der zusätzliche Energie- und Proteinbedarf bei Unterernährung und verschiedenen Erkrankungen hervor.

1.7.2 Ernährung im 1. Lebensjahr

Der **Nahrungsbedarf** des jungen Säuglings (► Abb. 1.8) kann gedeckt werden durch:

- Ernährung mit Muttermilch
- Ernährung mit Säuglingsanfangs- und Folgenahrungen, die auf Kuhmilchbasis industriell hergestellt werden

Tab. 1.5 Kriterien für altersentsprechendes Sozial- und Spielverhalten.

Alter	Sozialverhalten	Spielverhalten
6 Wochen	Antwortet mit einem Lächeln, wenn es angelächelt wird	Fixiert und verfolgt Gegenstände in seinem Gesichtsfeld
3 Monate	• Lächelt spontan • Freut sich über Zuwendung	Schaut sich die eigenen Finger an und spielt mit ihnen
6 Monate	Unterscheidet zwischen bekannten und fremden Personen	• Greift nach Gegenständen • Transferiert sie von einer Hand in die andere
9 Monate	Fremdelt	Untersucht Gegenstände intensiv mit Händen, Mund und Augen
12 Monate	• Zeigt Zuneigung gegenüber vertrauten Personen • Macht „Winke-Winke"	• Schüttelt Gegenstände • Klopft und wirft mit Gegenständen
18 Monate	• Möchte dauernde Aufmerksamkeit von erwachsenen Bezugspersonen • Zeigt Skepsis gegenüber Gleichaltrigen	• Spielt alleine • Versteckt Gegenstände und holt sie wieder • Räumt Dinge ein und aus • Untersucht intensiv die Umgebung
2 Jahre	• Verteidigt seinen „Besitz" • Versucht, sich durchzusetzen	• Spielt neben anderen • Imitiert alltägliche Handlungen der Erwachsenen
3 Jahre	Teilt nach Aufforderung mit anderen	• Spielt mit anderen • Rollenspiel • Illusionsspiel („So tun, als ob")
4 Jahre	Sucht Kooperation und Freundschaft mit Gleichaltrigen	• Spielt gut mit anderen Kindern • Sucht Freundschaften • Einfaches konstruktives Spiel
5 Jahre	Kooperiert mit Spielgefährten	• Aufwendiges und ausdauerndes konstruktives Spiel • Hält sich meist an Spielregeln • Versteht „gewinnen" und „verlieren"

Tab. 1.6 Tagesbedarf an Flüssigkeit, Kalorien und Nährstoffen bezogen auf das Körpergewicht.

Alter	Flüssigkeit ml/kg	Energie kcal/kg	Proteine g/kg	Kohlenhydratanteil an Gesamtenergie	Fettanteil an Gesamtenergie
1.–3. Monat	150–180	115	2,2	40 %	45–50 %
4.–12. Monat	100–150	105	1,6	40–50 %	35–40 %
2. Jahr	80–120	100	1,2	40–50 %	30–35 %
3.–5. Jahr	80–100	90	1,2	40–50 %	30–35 %
6.–10. Jahr	60–80	85	1,1	40–50 %	30–35 %
11.–14. Jahr	50–70	• w: 50 • m: 60	1,0	40–50 %	30–35 %
15.–19. Jahr	40–50	• w: 40 • m: 45	0,9	50–55 %	30–35 %
Erwachsene	30–40	• w: 30 • m: 40	0,8	60 %	25 %

Tab. 1.7 Zusätzlicher Energie- und Proteinbedarf.

Indikation	Energiebedarf	Proteinbedarf
Unterernährung	+ 10–100 %	+ 200–300 %
Fieber pro Grad über 37,5 °C	+ 12 %	+ 50–80 %
Herzinsuffizienz	+ 15–25 %	+ 150–200 %
Mukoviszidose	+ 15–25 %	+ 150–200 %
Große Operationen, Polytrauma	+ 20–30 %	+ 150–300 %
Verbrennungen	+ 70–100 %	+ 200–300 %

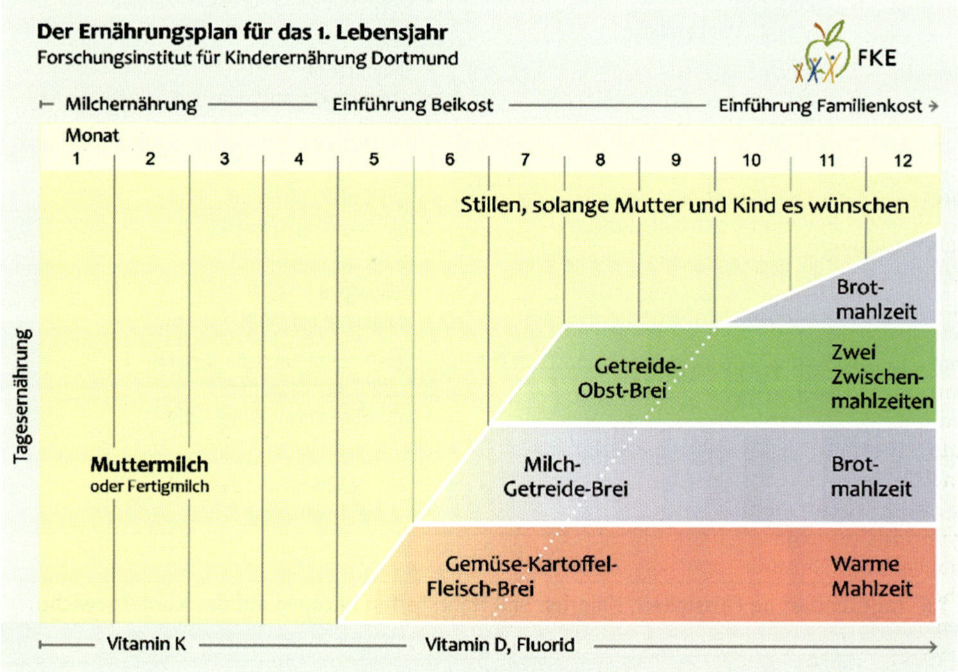

Abb. 1.8 Ernährungsplan im 1. Lebensjahr [T1297].

Stillen

Milchbildung

Bereits in der Schwangerschaft wächst und differenziert sich die Brustdrüse unter dem Einfluss der Hormone Östrogen und Progesteron, deren Spiegel nach der Entbindung abfällt. Infolge einsetzender Wehentätigkeit und verringerter Östrogenspiegel wird vom Hypophysenvorderlappen das Hormon Prolaktin freigesetzt, das die **Milchbildung** in der Brustdrüse anregt. Durch das Anlegen des Kindes wird die Milchbildung gefördert, da der Saugreiz die Prolaktin- und Oxytocinausschüttung stimuliert. Oxytocin ist ein Hormon des Hypophysenhinterlappens, das den Milchfluss sowie die Kontraktion und damit die Rückbildung der Gebärmutter bewirkt.

Die Zusammensetzung der Muttermilch ist an den Nährstoffbedarf des Säuglings angepasst und ändert sich im Laufe der Stillzeit:

- In den ersten 5 Tagen nach der Geburt bildet die Brustdrüse eine gelbliche Vormilch, das **Kolostrum,** das sich durch einen hohen Gehalt an Proteinen, Immunglobulinen (Antikörpern) und Leukozyten auszeichnet.

- Nach der **Übergangsmilch** wird etwa ab dem 15. Tag die **reife Frauenmilch** mit einem geringeren Protein- und einem höheren Fett- sowie Kohlenhydratanteil produziert. Das Milchvolumen nimmt in den ersten Wochen ebenfalls zu.

Vorteile

Vorzüge der Muttermilch sind die gute Verdaulichkeit sowie der Schutz vor Infektionen und Allergien (▸ Kap. 19):

- Der Eiweißgehalt der Kuhmilch ist dreimal so hoch wie der der Muttermilch. Es handelt sich dabei jedoch hauptsächlich um Kasein, ein Protein, das vom Säugling nicht verwertet werden kann, sondern im Magen grobflockig gerinnt und daher schwer verdaulich ist. Außerdem enthält Muttermilch die fettspaltende Lipase, die in der pasteurisierten Kuhmilch fehlt, sodass das Fett der Kuhmilchpräparate schlechter genutzt werden kann. Bei Frühgeborenen oder jungen Säuglingen können Durchfälle im Sinne von Fettstühlen (▸ 6.4.2) resultieren.
- Junge Säuglinge mit ihrem funktionell noch unreifen Immunsystem werden durch das Stillen wirksam vor Infektionen geschützt, da die Muttermilch abwehraktive Substanzen wie Leukozyten und Antikörper enthält. So haben gestillte Kinder eine fünfmal geringere Infektionsrate als formelmilchernährte Säuglinge.

In den ersten Lebenstagen kann es wegen des noch geringen Milchvolumens zu einer deutlicheren postnatalen Gewichtsabnahme kommen als bei „Flaschenkindern", durch die ein gesundes Neugeborenes jedoch nicht gefährdet ist, solange die Gewichtsabnahme nicht > 10 % des Körpergewichts übersteigt. Frühgeborene (▸ 3.7), dystrophe und kranke Neugeborene (▸ 3.2) und Kinder diabetischer Mütter (▸ 1.3.2) müssen zusätzliche Nahrung erhalten.

Da der Vitamin K-, Vitamin D- und Fluoridgehalt der Muttermilch zu gering ist, sollten alle Säuglinge eine entsprechende Prophylaxe erhalten (▸ 3.1.4).

Merke

Einfluss des Stillens auf die Mutter-Kind-Beziehung

Eine gute Mutter-Kind-Beziehung ist **nicht** vom Stillen abhängig. Zuwendung und Aufmerksamkeit lassen „Flaschenkinder" eine ebenso gute Beziehung zu ihren Bezugspersonen aufbauen wie gestillte Säuglinge. Das Stillen ist eine zweiseitige Angelegenheit, die für Mutter und Kind befriedigend sein muss. Kommen Mutter oder Kind damit nicht gut zurecht, kann eine Ernährung mit der Flasche eine gute Lösung sein.

Kritischer Blick

Pro und Contra: Muttermilchernährung

Pro:

- Muttermilch ist besser verdaulich, ebenso gewährt sie einen Nestschutz gegen bestimmte Erkrankungen.
- Eine Prävention von Allergien und Adipositas ist ebenfalls gegeben.
- Praktische Vorteile sind Verfügbarkeit und finanzielle Aspekte. Muttermilch ist prinzipiell stets applizierbar verfügbar, und abgesehen von den Ausgaben für etwaige Stillutensilien sind mit einer Muttermilchernährung keine Kosten verbunden.

Contra:

- Bei Muttermilchernährung besteht eine stärkere postnatale Gewichtsabnahme (physiologische Gewichtsabnahme), dadurch ggf. auch ein stärkerer und verlängerter Neugeborenenikterus.
- Eine mögliche Übertragung mütterlicher Infektionen wie HIV oder Hepatitis B ist gegeben sowie eine Belastung mit von der Mutter aufgenommenen Drogen, Medikamenten oder Umweltschadstoffen.

Wägt man Pro und Contra gegeneinander ab, so ist die Muttermilch bis zum 6. Lebensmonat als Regelernährung zu empfehlen. Ab dem 4.–6. Lebensmonat gewährleistet eine reine Muttermilchernährung jedoch keine ausreichende Nährstoffzufuhr, daher ist ab diesem Alter die Gabe von Beikost notwendig.

Kontraindikationen

- HIV-Infektion der Mutter (▸ 1.3.1)
- Therapie der Mutter mit Medikamenten wie Antibiotika, Psychopharmaka und Beruhigungsmitteln, die in die Muttermilch übergehen und den kindlichen Organismus beeinträchtigen können
- Mütterlicher Drogenabusus

- Schwere Erkrankungen der Mutter, z. B. Krebserkrankung oder Zustand nach einem Unfall
- Bestimmte Stoffwechselerkrankungen des Kindes, z. B. Galaktosämie (► 16.1.2) oder Phenylketonurie (► 16.4.1)

Stilltechnik

- Erfahrene Hebammen oder Pflegende leiten die Wöchnerin an und beraten bei Stillproblemen.
- Das Neugeborene sollte innerhalb der 1. Stunde nach der Geburt angelegt werden.
- Die Stillhäufigkeit bestimmt das Kind selbst. Die Intervalle liegen in der Regel zwischen 2 und 5 Stunden, können jedoch stark variieren.
- Durch regelmäßiges Wiegen wird kontrolliert, ob das Kind ausreichend Muttermilch aufnimmt und verstoffwechselt.
- Die Stuhlgangsfrequenz (bis zu 10-mal täglich oder bis zu 10 Tage kein Stuhlgang) und die Farbe (gelblich bis dunkelgrün) gestillter Kinder können hierbei stark variieren.

Säuglingsanfangs- und Folgenahrungen

Für nicht gestillte oder teilgestillte Säuglinge stehen industriell hergestellte Muttermilchersatznahrungen zur Verfügung. **Säuglingsanfangsnahrungen** decken allein den Bedarf des Säuglings in den ersten 4–6 Monaten. Aufgrund der Zusammensetzung werden Pre-Nahrungen von 1er-Nahrungen unterschieden:

- **Pre-Nahrungen** auf Kuhmilchbasis enthalten ausschließlich Lactose als Kohlenhydrat-Bestandteil.
- **1er-Nahrungen** sind Stärke und ggf. auch Maltodextrin zugesetzt.

Folgenahrungen (2er-Nahrungen) stellen nach dem 6. Lebensmonat den flüssigen Milchanteil einer gemischten Kost dar. Sie unterscheiden sich im höheren Protein- und Mineralstoffgehalt von Anfangsnahrungen und sorgen für eine länger anhaltende Sättigung beim Säugling.

Weiterhin gibt es Proteinteilhydrolysate. Sie werden als **HA(hypo-allergene)-Nahrungen** bezeichnet und liegen ebenfalls als Pre-, 1er- und 2er-Nahrung vor. In diesen Spezialmilchnahrungen sind die Kuhmilchproteine aufgespalten, wodurch die Antigenität dieser Nahrungen deutlich sinkt. Bei einer 4- bis 6-monatigen ausschließlichen Ernährung mit HA-Nahrung kann, ähnlich wie beim Stillen, die Häufigkeit einer allergischen Erkrankung bei Kindern mit positiver Familienanamnese gesenkt werden.

Sojanahrungen stellen eine Alternative bei nicht gestillten Kindern zu Muttermilchersatznahrungen auf Kuhmilchbasis und bei Galaktosämie oder Laktoseintoleranz dar. Sie sollten dagegen weder zur Prävention noch zur Therapie von Kindern mit Kuhmilchproteinallergie im 1. Lebensjahr verwendet werden, da ein Drittel der Kinder eine kombinierte Kuhmilch- und Sojaeiweißallergie entwickelt.

Zu therapeutischen Zwecken gibt es **Hydrolysatnahrungen** *(Semielementardiäten)* und **Elementardiäten.** In diesen Spezialnahrungen liegen die Proteine als kleinere Aminosäureketten (Semielementardiät) oder als reine Aminosäuren (Elementardiät) vor. Durch die Spaltung des Kuhmilcheiweißes in Aminosäureketten und reine Aminosäuren reduziert sich die Antigenität des Eiweißes deutlich bzw. verliert sich. Dies ermöglicht den Einsatz der Hydrolysatnahrungen im Rahmen von Nahrungsmittelallergien (► 19.4.1), z. B. bei der Kuhmilcheiweißallergie.

Beikost

Als **Beikost** bezeichnet man alle Nahrungsmittel, die das Kind zusätzlich zur Milch erhält. Schrittweise werden ab dem 5.–6. Monat Milchnahrungen durch Beikost ersetzt:

- Zunächst eine Breimahlzeit in Form eines Gemüse-Kartoffel-Fleisch-Breis.
- Im Abstand von ca. 4 Wochen folgt der Milch-Getreide-(Obst)-Brei und anschließend als dritte Breimahlzeit ein milchfreier Getreide-Obst-Brei.
- Weiterhin sollte die Beikost durch einen Esslöffel Öl, z. B. Rapsöl, Maiskeimöl oder Sonnenblumenöl, mit reichlich ungesättigten Fettsäuren angereichert werden. Die Fette sind u. a. für die Gehirnentwicklung wichtig, Gläschenkost ist zu fettarm. Zur besseren Aufnahme des Eisens aus der Nahrung sollte dem Gemüse-Kartoffel-Fleisch-Brei etwas Vitamin C aus Obstsaft oder Obstgläschen beigesetzt oder als Nachspeise gefüttert werden.
- Zur **Allergieprävention** bei entsprechend belasteter Familienanamnese sollten einzelne Nahrungsmittel nacheinander eingeführt werden. Insgesamt brauchen Kinder im 1. Lebensjahr kein großes Sortiment an unterschiedlichen Nahrungsmitteln. Gerade Kinder mit einem erhöhten Allergierisiko sollten nicht mehr als zehn verschiedene Nahrungsmittel im 1. Lebensjahr erhalten.

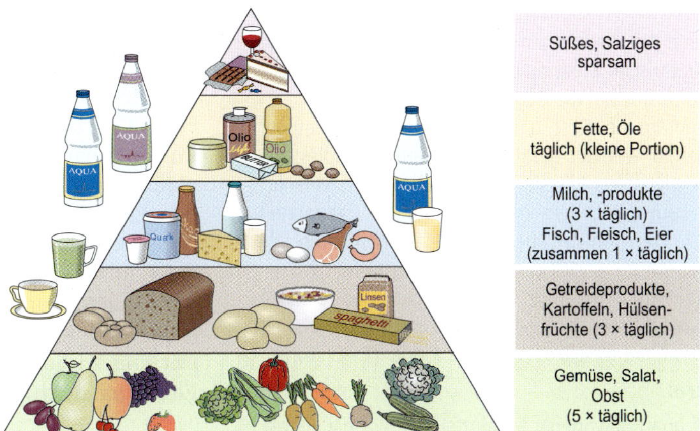

Abb. 1.9 Nahrungsmittelpyramide. [L190]

Kinder akzeptieren die Beikost sehr unterschiedlich. Die Kostpläne sollten dem Kind angepasst werden und nicht umgekehrt. Mit beginnender Zahnentwicklung können auch festere Speisen wie Brot und Obststücke angeboten werden, sodass ab Ende des 1. Lebensjahrs allmählich zu angepasster Erwachsenenkost übergegangen werden kann.

1.7.3 Ernährung von Kindern und Jugendlichen

Die **Ernährung von Kindern** ab dem 1. Lebensjahr und **Jugendlichen** sollte sich nach dem Konzept der optimierten Mischkost richten. Entsprechend der Nahrungsmittelpyramide (► Abb. 1.9) werden dabei

- pflanzliche Lebensmittel und Getränke reichlich,
- tierische Lebensmittel mäßig,
- fett- und zuckerreiche Lebensmittel

sparsam verwendet.

Weiterhin sind stark gesalzene bzw. gewürzte Speisen, Nüsse oder Kerne mit Aspirationsmöglichkeit sowie selbstverständlich Alkohol und Koffein zu vermeiden.

Vegetarische und vegane Ernährung

Man unterscheidet drei Formen der teilweise oder ganz auf Tierprodukte verzichtenden Ernährung:

- **Ovo-lakto-vegetarisch:** Ernährung ohne Fleisch und Fisch, aber mit Ei- und Milch(produkten)
- **Laktovegetarisch:** Ernährung ohne Fleisch, Fisch, Eiern, aber mit Milch(produkten)
- **Vegan:** Ernährung ohne jegliche tierischen Produkte

Meist basiert eine vegetarische oder vegane auf ethischen Motiven, sei es, dass sich Jugendliche bewusst für diese Ernährungsform entscheiden oder vegetarisch oder vegan lebende Eltern auch ihre Kinder nur mit bestimmten oder gänzlich ohne tierische Produkte ernähren. Grundsätzlich besteht bei diesen Ernährungsformen im Kindes- und Jugendalter die erhöhte Gefahr eines Nährstoffmangels, der die Entwicklung und Gesundheit des Kindes gefährden kann. Insbesondere gilt das für die vegane Ernährung, die deshalb für Kinder **nicht** empfohlen wird (DGE 2020).

Bei einer **ovo-lakto-vegetarischen Ernährung** sollte auf folgende Aspekte geachtet werden:

- Nährstoffreich sind Gemüse, Obst, Hülsenfrüchte (z. B. Kichererbsen, Sojaprodukte wie Tofu), Nüsse und Vollkornprodukte.
- Einem Mangel an Eiweißen, wichtigen Vitaminen und Mineralstoffen kann durch regelmäßigen Verzehr von Milchprodukten und Eiern entgegengewirkt werden.
- Einem Eisenmangel beugen Hafer und Hirse, eine Vitamin-C-Mangel Orangen(saft), Paprika und Äpfel vor.
- Eine sorgfältige Beobachtung auf Nährstoffmangel wie Wachstumsverzögerungen (► 1.4.2) ist geboten.

Kritischer Blick

Pro und Contra: Vegetarische Ernährung im Kindesalter

Prinzipiell gibt es keine medizinischen Einwände gegen eine vegetarische Ernährung von Kindern und Jugendlichen, wenn auf eine ausgewogene Kost mit ausreichender Nährstoffzufuhr geachtet wird.

Pro:

- Durch den Verzicht auf Fleisch und ggf. Fisch ist eine vegetarische Ernährung kostengünstiger und wirkt sich positiv auf die CO_2-Bilanz aus.
- Vegetarische Kost enthält in der Regel weniger Energie, weniger gesättigte Fettsäuren, Cholesterin und tierisches Eiweiß, die sich übermäßig verzehrt im Lauf des Lebens nachteilig auf die Gesundheit auswirken können, aber mehr gesundheitsfördernde Ballaststoffe und sekundäre Pflanzenstoffe.
- Vegetarisch ernährte Kinder zeigen eine größere Vorliebe für ein gesundes Ernährungsmuster als mit optimierter Mischkost ernährte Kinder (DGE 2020).

Contra:

- Bei unausgewogener Ernährung besteht die Gefahr von Mangelerscheinungen, vor allem aufgrund von einem Mangel an Vitamin D_2, Eisen, Zink und langkettigen n-3-Fettsäuren (Alexy, Keller, Straub 2019).

Pflege

Für Kinder bedeutet ein Krankenhausaufenthalt meist eine Umstellung der Ernährung und ungewohntes Essen. Aufgabe der Pflegenden ist es, sich einen Überblick über die Ernährungsgewohnheiten im Elternhaus zu verschaffen. Spricht medizinisch nichts dagegen, sollte die Ernährung mit dem Kind, den Eltern und der Krankenhausküche abgesprochen werden. Es besteht vielfach die Möglichkeit, die Mahlzeiten nach den individuellen Bedürfnissen der Kinder zusammenzustellen. Auch bei der Säuglings- und Kleinkindernährung sollten die Eltern mit einbezogen werden. Oft gibt es Gründe, warum Eltern gerade eine ganz bestimmte Nahrung geben.

1.8 Vorsorgeuntersuchungen

Es besteht für jedes Kind ein **gesetzlicher Anspruch** auf regelmäßige **Vorsorgeuntersuchungen,** um Krankheiten bzw. Entwicklungsstörungen oder -verzögerungen rechtzeitig zu bemerken und zu behandeln, bevor sich bleibende Schäden einstellen. Momentan sind elf Vorsorgeuntersuchungen (U1–U9) bis zur Einschulung vorgesehen, die Jugendgesundheitsuntersuchung (J1) beendet mit ca. 13 Jahren das Vorsorgeprogramm. Die erhobenen Befunde samt Körpermaßen werden im **Kinderuntersuchungsheft** („Gelben Heft“) dokumentiert und in Perzentilen eingetragen.

Tab. 1.8 Vorsorgeprogramm.

U	Zeitraum	Schwerpunkte
U1	1. Lebenstag (unmittelbar postnatal)	• Apgar-Schema (► 3.1.3) • Reifezeichen (► 3.1.3), Maße und Gewicht (► 3.1.1) • Hinweise auf Geburtsverletzungen (► 3.4) oder Fehlbildungen (► 1.3.4) • Vitamin-K-Gabe (► 3.1.4)
U2	3.–10. Lebenstag	• Neugeborenen-Basisuntersuchung mit Neugeborenenreflexen (► 3.1.3) • Hinweise auf Geburtsverletzungen oder Fehlbildungen • Hinweise auf Hüftgelenksdysplasie (► 13.4), Sonografie (spätestens bei U3) • Muskeltonus und Spontanmotorik • Stoffwechselscreening (► 3.1.3) • Hörscreening • Vitamin-K-Gabe • Flourid- und evtl. Jodidgabe (► 3.1.4)
U3	4.–5. Lebenswoche	• Körperliche Entwicklung (► 1.4.2) • Reflexstatus (► 3.1.3) • Psychomotorische Entwicklung (► 1.5, ► 1.6.2) • Hüftgelenkssonografie • Vitamin-K-Gabe

Tab. 1.8 Vorsorgeprogramm. *(Forts.)*

U	Zeitraum	Schwerpunkte
U4	3.–4. Lebensmonat	• Körperliche und psychomotorische Entwicklung • Impfungen
U5	6.–7. Lebensmonat	• Körperliche und psychomotorische Entwicklung • Impfungen (► 14.4.3)
U6	10.–12. Lebensmonat	• Körperliche und psychomotorische Entwicklung • Sprachentwicklung (► 1.6.1) • Evtl. Impfungen
U7	21.–24. Lebensmonat	• Körperliche Entwicklung • Gangbild, Fuß- und Beindeformitäten • Sprach- und Sozialentwicklung • Sauberkeitsentwicklung • Sinnesorgane • Evtl. Impfungen
U7a	34.–36. Lebensmonat	• Körperliche Entwicklung • Allergische Erkrankungen • Sozialisations- und Verhaltensstörungen • Übergewicht (► 1.4.2, ► 20.5.3) • Sprachentwicklungsstörungen • Zahn-, Mund-, Kieferanomalien
U8	46.–48. Lebensmonat	• Körperliche Entwicklung • Koordination • Sprach- und Sozialentwicklung • Sinnesorgane: differenzierte Hör- und Sehprüfung • Urinstatus
U9	60.–64. Lebensmonat	• Körperliche Entwicklung • Zahnstatus • Koordination und Feinmotorik • Sprachverständnis • Verhaltensauffälligkeiten • Feststellen der Schulreife • Evtl. Impfungen
U10*	7–8 Jahre	• Schulleistungsstörungen • Sozialisations- und Verhaltensstörungen • Zahn-, Mund-, Kieferanomalien • Medienverhalten • Bewegungs- und Sportförderung • Unfall-, Gewalt- und Suchtprävention • Allergieprävention und Ernährungsberatung • Medien- und Schulberatung • UV-Beratung
U11*	9–10 Jahre	
J1	10–14 Jahre	• Körperliche Entwicklung • Orthopädische Probleme • Sexuelle Entwicklung • Soziale Probleme • Suchtprävention
J2*	16–17 Jahre	

* Bislang keine verbindliche Leistung der gesetzlichen Krankenversicherung.

Mittlerweile gibt es drei weitere Vorsorgeuntersuchungen: Die U10 im 7.–8. Lebensjahr und die U11 im 9.–10. Lebensjahr, damit die große Lücke zwischen der U9 und der J1 geschlossen wird, sowie die J2 im 16.–18. Lebensjahr als Abschluss des kinder- und jugendärztlichen Vorsorgeprogramms (▶ Tab. 1.8). Immer mehr gesetzliche Krankenversicherungen übernehmen die Kosten hierfür im Rahmen von speziellen Kinder- und Jugendarztprogrammen, private Versicherungen erstatten in der Regel die Kosten.

Wiederholungsfragen

1. Erklären Sie die Embryonalphase.
2. Wann werden die Ultraschallscreening-Untersuchungen in der Schwangerschaft durchgeführt?
3. Welche Infektionskrankheiten können in der Schwangerschaft oder bei der Geburt von der Mutter auf das Kind übertragen werden?
4. Wie kann eine HIV-Infektion von der Mutter auf das Kind übertragen werden?
5. Zu welchen Komplikationen beim Kind kann es kommen, wenn eine Schwangere einen Diabetes mellitus hat?
6. Wann erfolgt eine Anti-D-Prophylaxe bei Rhesus-negativen Frauen?
7. Welche Befunde bei der Beurteilung der körperlichen Entwicklung sind abklärungsbedürftig?
8. Beschreiben Sie den Entwicklungsstand der Sprache eines Dreijährigen.
9. Welche Vorteile hat das Stillen?
10. Wie setzt sich die optimierte Mischkost im Kindesalter zusammen?

LITERATUR

Alexy U, Keller M, Straub S. Vegetarische oder vegane Ernährung in der Kindheit – Was ist zu beachten? Kinder- und Jugendarzt. 2019; 19(5): 240–245. Aus: www.kinderaerzte-im-netz.de/media/5dc3fd69b49d38579b587fa5/source/vegetarische_vegane_ernaehrung-pdf..pdf (letzter Zugriff: 30.10.2022).

Apothekenumschau. Was passiert bei einem Kaiserschnitt (Sectio)? 2019. Aus: www.apotheken-umschau.de/familie/schwangerschaft/geburt/was-passiert-bei-einem-kaiserschnitt-sectio-791403.html (letzter Zugriff: 30.1.2023).

AWMF – Arbeitsgemeinschaft der Wissenschaftlichen Medizinischen Fachgesellschaften. Deutsch-Österreichische Leitlinie zur HIV-Therapie in der Schwangerschaft und bei HIV-exponierten Neugeborenen. s2k-Leitlinie. 2020. Aus: https://register.awmf.org/assets/guidelines/055-002l_S2k_HIV-Therapie-Schwangerschaft-und-HIV-exponierten_Neugeborenen_2020-10_01.pdf (letzter Zugriff: 5.5.2023).

Barmer Internetredaktion. Risikoschwangerschaft: besondere Betreuung für Mutter und Kind. 2022 Aus: www.barmer.de/gesundheit-verstehen/schwangerschaft/gesunde-schwangerschaft/risikoschwangerschaft-1054858 (letzter Zugriff: 30.1.2023).

BZgA – Bundeszentrale für gesundheitliche Aufklärung. Diabetes und Schwangerschaft. 2022 Aus: www.familienplanung.de/schwangerschaft/beschwerden-und-krankheiten/schwanger-mit-einer-chronischen-erkrankung/diabetes-und-schwangerschaft (letzter Zugriff: 5.5.2023).

DGE – Deutsche Gesellschaft für Ernährung e.V. Vegan, vegetarisch, Mischkost: nur geringe Unterschiede in der Nährstoffversorgung bei Kindern und Jugendlichen. Ergebnisse der VeChi-Youth-Studie im 14. DGE-Ernährungsbericht. DGE aktuell 29/2020. Aus: www.dge.de/presse/pm/vegan-vegetarisch-mischkost-nur-geringe-unterschiede-in-der-naehrstoffversorgung-bei-kindern-und-jugendlichen (letzter Zugriff: 30.10.2022).

Fley G. Pädiatrische Versorgung. In: Fley G, Schneider F (Hrsg.). PflegeHeute. Pädiatrische Pflege. München: Elsevier, 2019. S. 14–36.

Frauenärzte im Netz. Kindliche und Mütterliche Entwicklung in den Schwangerschaftsdritteln. 2018. Aus: www.frauenaerzte-im-netz.de/schwangerschaft-geburt/schwangerschaft/schwangerschaftsdrittel (letzter Zugriff: 30.1.2023).

G-BA Gemeinsamer Bundesausschuss. Kinderuntersuchungsheft. Berlin: 2022. Aus: www.g-ba.de/downloads/17-98-4160/2022-04-21_GBA_Kinderuntersuchungsheft_Web_WZ-PW.pdf (letzter Zugriff: 30.10.2022).

IQWiG – Institut für Qualität und Wirtschaftlichkeit im Gesundheitswesen. Wie funktioniert das Gebiss? 2023. In: www.gesundheitsinformation.de/wie-funktioniert-das-gebiss.html (letzter Zugriff: 30.2.2023).

Kassenzahnärztliche Vereinigung, Zahnärztekammer Hamburg. Milchzähne. Was Eltern für gesunde Milchzähne ihrer Kinder tun können. Aus: www.zahnaerzte-hh.de/patientenportal-der-hamburger-zahnaerzte/wissen/fachinformationen-von-a-z/milchzaehne/?L=1 (letzter Zugriff: 30.1.2023).

Menche N. Knochen, Gelenke und Muskeln. In: Menche N. (Hrsg.). Biologie, Anatomie, Physiologie. 9. Auflage. München: Elsevier, 2020. S. 74–91.

Muntau AC. Pädiatrie hoch 2. München: Elsevier, 2018.

Reitzle L et al. Gestationsdiabetes in Deutschland: Zeitliche Entwicklung von Screeningquote und Prävalenz. Journal of Health Monitoring. 2021; 6(2): 3–19. Aus: www.rki.de/DE/Content/Gesundheitsmonitoring/Gesundheitsberichterstattung/GBEDownloadsJ/Focus/JoHM_02_2021_Schwangerschaftsdiabetes.pdf?__blob=publicationFile#:~:text=Die Prävalenz eines dokumentierten GDM,das 51.318 Frauen mit GDM (letzter Zugriff: 5.5.2023).

RKI–Robert Koch-Institut. Syphilis. RKI-Ratgeber. 2020. Aus: www.rki.de/DE/Content/Infekt/EpidBull/Merkblaetter/Ratgeber_Syphilis.html (letzter Zugriff: 20.2.2022)

2 Genetik

Überblick

Da genetische Störungen schwerwiegende Erkrankungen wie das Pätau-Syndrom (► 2.1.1) auslösen können, ist es für Pflegefachpersonen wichtig, die Grundlagen der Genetik sowie häufige genetisch bedingte Erkrankungen und deren Vererbung zu verstehen. Nach Bearbeitung dieses Kapitels lassen sich u. a. folgende Fragen beantworten:

- Was sind numerische Chromosomenaberrationen? (► 2.1)
- Was ist eine Amniozentese und wann wird sie durchgeführt? (► 2.1.1)
- Nach welchem Prinzip funktioniert die autosomal-dominante Vererbung? (► 2.2.1)

Definition

Genetik

Teilgebiet der Biologie, das sich mit der Weitergabe von Merkmalen von einer Generation an die nächste beschäftigt. Gene bestimmen, wie ein Organismus aussieht, sich verhält und sich vermehrt.

DNA

(Desoxyribonukleinsäure)
Zellbestandteil, der Träger der Erbinformation und Grundlage der Vererbung ist.

2.1 Chromosomal bedingte Erkrankungen

Definition

Chromosom

Erbkörperchen aus aufgewickelter Desoxyribonukleinsäure im Zellkern. Eine Zelle enthält 23 Chromosomenpaare.

Chromosomale Krankheiten werden durch lichtmikroskopisch erkennbare Veränderungen *(Aberrationen)* des normalen Chromosomensatzes ausgelöst. **Chromosomenaberrationen** ereignen sich beim Menschen während der Bildung von Ei- bzw. Samenzelle ausgesprochen häufig. So enden schätzungsweise 10 % aller diagnostizierten Schwangerschaften mit einer Fehlgeburt, die durch eine chromosomale Störung hervorgerufen wurde (Muntau 2018). Doch nicht jede Chromosomenaberration führt zu einer Fehlgeburt, sodass eines von 200 Neugeborenen eine chromosomal bedingte Erkrankung aufweist (Muntau 2018).

Weicht dabei die Anzahl der Chromosomen vom normalen Chromosomensatz ab, liegt eine **numerische** Chromosomenaberration (► 2.1.1) vor. **Strukturelle** Chromosomenaberrationen (► 2.1.2) entstehen durch Veränderungen oder Brüche an einem oder mehreren Chromosomen.

Pathophysiologische Grundlagen

Die Anzahl der Chromosomen pro Zellkern, der sog. Chromosomensatz, ist speziesspezifisch und zahlenkonstant. Alle menschlichen Körperzellen weisen 46 Chromosomen auf. Man spricht von einem **diploiden Chromosomensatz,** da beide Geschlechter **23 Chromosomenpaare** besitzen. Diese werden unterteilt in

- **22 autosomale Chromosomenpaare** (kurz: *Autosomen*) und
- **1 Geschlechts- oder gonosomales Chromosomenpaar** (kurz: *Gonosomen*): In männlichen Zellen liegen ein großes X-Chromosom und ein kleines Y-Chromosom vor, während sich in weiblichen Zellen zwei X-Chromosomen nachweisen lassen.

Bei der Bildung der **Geschlechts- oder Keimzellen** (Ei- bzw. Samenzelle) kommt es zu einer besonderen Form der Zellteilung, zur **Meiose,** bei der der diploide Chromosomensatz auf eine **haploide** (halbierte) **Zahl** reduziert wird. Man bezeichnet deshalb die Meiose auch als Reduktionsteilung, ohne die sich der Chromosomensatz bei jeder Befruchtung verdoppeln würde. Bei der Befruchtung verschmelzen die Kerne der Geschlechtszellen, sodass wieder ein diploider Chromosomensatz entsteht.

Pflege

Kinder mit chromosomal bedingten Erkrankungen werden individuell nach Erkrankung und Symptomen gepflegt. Sie benötigen in jedem Fall besondere Aufmerksamkeit. Die Pflegenden versuchen, sich in die Persönlichkeit, Fähigkeiten, Gewohnheiten und Bedürfnisse des Kindes hineinzuversetzen. Durch individuelles, liebevolles und geduldiges Erklären kann den Kindern ein Teil ihrer Angst genommen werden. Der Zusammenarbeit mit den Eltern kommt bei diesen Kindern eine besondere Bedeutung zu. Die Pflegenden helfen den Kindern, ihre Selbstständigkeit auch im Krankenhaus zu erhalten und nicht bereits Erlerntes wieder zu verlernen. Durch eine gute interdisziplinäre Zusammenarbeit sowie durch Gespräche mit den Eltern und erfahrenen Pflegefachpersonen kann noch unerfahrenen Pflegenden die Angst und Unsicherheit im Umgang mit beeinträchtigten Kindern genommen werden.

2.1.1 Numerische Chromosomenaberrationen

Numerische Chromosomenaberrationen zeichnen sich durch eine abweichende Anzahl von Chromosomen aus. Bei der Reduktionsteilung, der Meiose, trennt sich ein Chromosomenpaar nicht *(Non-Disjunction)*, sodass die abweichende Chromosomenanzahl auf die Tochterzellen fehlverteilt werden. Non-Disjunctions treten mit zunehmendem Alter der Mutter häufiger auf.

- Liegt nach der Befruchtung ein Chromosom nur in einfacher Form vor, spricht man von einer **Monosomie.** Monosomien der Autosomen sind mit dem Leben nicht vereinbar.
- Bei einer **Trisomie** ist ein bestimmtes Chromosom dreifach vorhanden.

Bei den numerischen Chromosomenaberrationen wird zwischen Fehlverteilungen der gonosomalen und der autosomalen Chromosomen unterschieden.

Fehlverteilung der Gonosomen

- **Ullrich-Turner-Syndrom (kurz: Turner-Syndrom):** Einzige lebensfähige Monosomie mit dem Chromosomensatz 45, X (► Abb. 2.1, ► Tab. 2.1)
- **Klinefelter-Syndrom:** Chromosomensatz 47, XXY (► Tab. 2.1)

Fehlverteilung der Autosomen

Das Fehlen eines autosomalen Chromosoms ist mit dem Leben nicht vereinbar. Klinisch relevante Krankheitsbilder, bei denen ein überzähliges Chromosom vorliegt, sind:

- Trisomie 13 (► Tab. 2.1)
- Trisomie 18 (► Tab. 2.1)
- Trisomie 21 (► Tab. 2.1)

Trisomie 21

Die **Trisomie 21** (*Downsyndrom*) kommt bei einem von 700 Lebendgeborenen vor und ist damit die häufigste numerische Chromosomenaberration. Nur 20 % der Kinder mit einem überschüssigen Chromosom 21 sind lebensfähig, in 60 % der Fälle endet die Schwangerschaft mit einem Spontanabort, in 20 % mit einer Totgeburt (Duba et al. 2019).

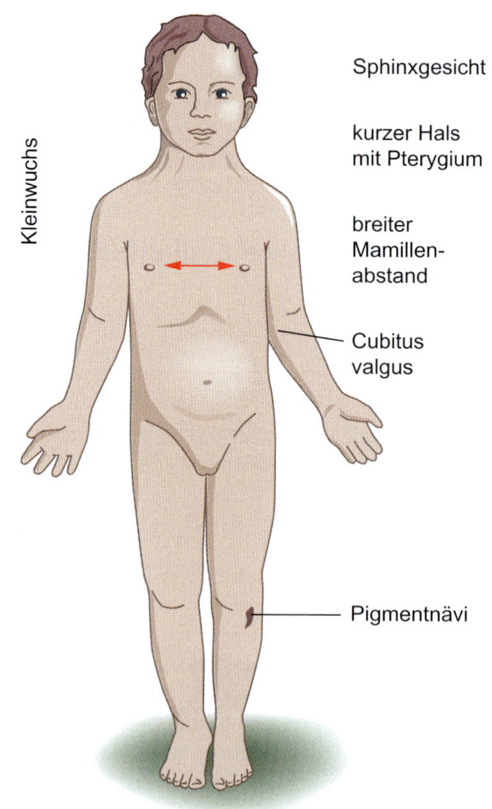

Abb. 2.1 Turner-Syndrom. [L157]

Tab. 2.1 Klinisch relevante numerische Chromosomenaberrationen (Muntau 2018).

Erkrankung (Chromosomensatz)	Häufigkeit	Folgen
Turner-Syndrom (45, X0)	1 : 2.500 Mädchen	• Minderwuchs (Endgröße ca. 150 cm) • Normale mentale Entwicklung • Fehlende bzw. unterentwickelte Ovarien • Folgen mangelnder Geschlechtshormone wie primäre Amenorrhö (keine Monatsblutung), fehlende sekundäre Geschlechtsmerkmale und Sterilität • Charakteristische kongenitale Merkmale wie Pterygium colli (Flügelfellbildung), tiefer Nackenhaaransatz, Cubitus valgus (Fehlstellung des Ellenbogens), Lymphödeme an Hand- und Fußrücken, Pigmentmale (► Abb. 2.1) • Osteoporose und Arteriosklerose durch Hormonmangel
Klinefelter-Syndrom (47, XXY)	1 : 1.000 Jungen	• Hochwuchs (► 7.4.2) • Enwicklungverzögerung, IQ im Normbereich oder leicht vermindert (► 20.2) • Kleine Hoden • Sterilität • Folgen einer verminderten Testosteronproduktion wie spärliche Körperbehaarung und Osteoporose
Trisomie 21 (Downsyndrom)	1 : 700	► Abb. 2.2
Pätau-Syndrom (Trisomie 13)	1 : 4.000–10.000	• Niedriges Geburtsgewicht • Schwere geistige Retardierung (► 20.2) • Mikrozephalie (kleiner Schädel) • Lippen-Kiefer-Gaumen-Spalte (► 11.3.1) • Mikro- oder Anophthalmie (kleine oder fehlende Augen) • Polydaktylie (überzählige Finger bzw. Zehen) • Organfehlbildungen, insbesondere Herzfehler (► 5.2) und Zystennieren • Hohe Sterblichkeit bereits im 1. Lebensmonat
Edwards-Syndrom (Trisomie 18)	1 : 8.000	• Niedriges Geburtsgewicht • Schwere geistige Retardierung (► 20.2) • Schmaler, langer Schädel • Kleiner Mund und Unterkiefer • Flektierte, überkreuzte Finger • Kurzes Sternum • Organfehlbildungen, vor allem Herzfehler (► 5.2) • Lebenserwartung nur wenige Tage bis Monate, 90 % versterben im 1. Lebensjahr

Ursache der Trisomie 21 ist in 95 % der Fälle eine freie Trisomie, die durch eine meiotische Verteilungsstörung zustande gekommen ist (Muntau 2018). Mit zunehmendem Alter der Mutter treten Verteilungsstörungen bei der Reifeteilung gehäuft auf: Während die Wahrscheinlichkeit bei einer 20-Jährigen, ein Kind mit einer Trisomie 21 zu bekommen, unter 0,1 % liegt, beträgt sie bei einer 35-Jährigen 1 %, bei einer 45-Jährigen 9 % und bei einer 47-Jährigen sogar 19 % (Muntau 2018). Die deutlich seltenere Translokationstrisomie (► 2.1.2) ist unabhängig vom Alter der Eltern.

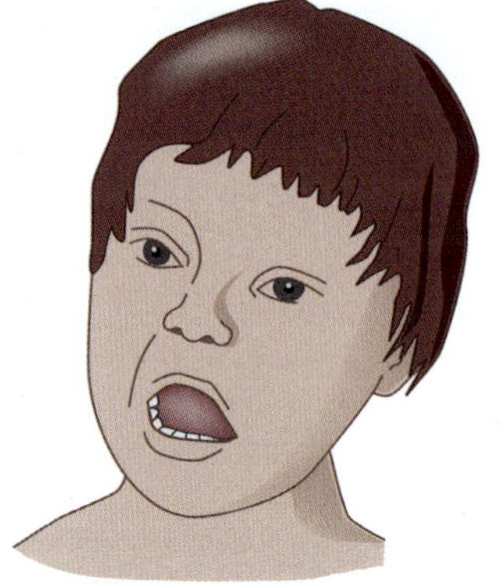

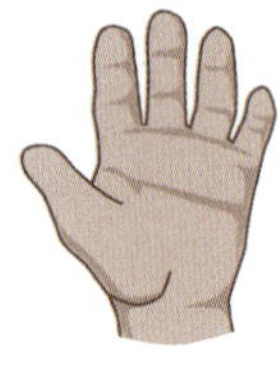

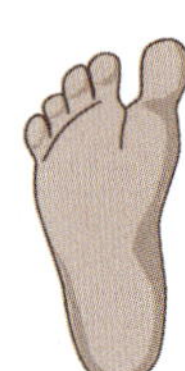

Abb. 2.2 Trisomie 21. [L157]

Praxistipp

Weiterführende Informationen

Hier finden Eltern und Angehörige von Kindern mit Down-Syndrom viele Informationen und Selbsthilfegruppen: down-syndrom-netzwerk.de

Klinik

Die Trisomie 21 ist durch typische Auffälligkeiten im Kopf- und Gesichtsbereich charakterisiert (► Abb. 2.2):

- Kurzer Hirnschädel mit steil abfallendem Hinterkopf *(Brachyzephalus)*
- Schrägstellung der Lidspalten von außen, oben nach innen, unten
- Verbreiterter Augenabstand *(Hypertelorismus)*
- Sichelförmige Hautfalte am inneren Augenwinkel, die sich vom Ober- zum Unterlid spannt *(Epikanthus)*
- Kleine Nase mit breiter, tief liegender Nasenwurzel
- Tief angesetzte, kleine Ohrmuscheln
- Hypoplastischer Unterkiefer
- Kleiner, offener Mund mit großer Zunge *(Makroglossie)*
- Hoher Gaumen
- Kurzer Hals

Die Hände und Füße mit kurzen Fingern und Zehen *(Brachydaktylie)* wirken klein und plump. Die Handinnenfläche weist meist die Vierfingerfurche auf, und der Abstand zwischen der ersten und zweiten Zehe ist vergrößert (Sandalenfurche).

Bei allen Patienten liegt eine muskuläre Hypotonie mit einer verzögerten motorischen Entwicklung vor. Das Ausmaß der geistigen Retardierung ist abhängig von der Förderung der Kinder, die meist nur einen IQ zwischen 25 und 75 erreichen (► 20.2). Des Weiteren bleiben die Betroffenen kleinwüchsig (► 17.4.1). Männliche Patienten sind meist zeugungsunfähig. Betroffene Frauen können Kinder bekommen; ihr Risiko, ein Kind mit einer Trisomie 21 zur Welt zu bringen, liegt bei 50 % (Muntau 2018).

Komplikationen

Organfehlbildungen treten bei Trisomie 21 vermehrt auf, mehr als 40 % der Kinder (Muntau 2018) haben angeborene Herzfehler wie Vorhof- und Ventrikelseptumdefekte (► 5.2.2). Die Betroffenen haben außerdem eine erhöhtes Infektionsrisiko und ein etwa 20-fach höheres Leukämierisiko (► 15.5.2). Auch für Morbus Alzheimer und Diabetes mellitus (► 16.1.1) besteht ein höheres Risiko.

Diagnostik

Pränataldiagnostik

Durch die **pränatale Diagnostik** können Störungen und Fehlbildungen entdeckt werden, wenn bei Vorsorgeuntersuchungen in der Schwangerschaft oder bei einer Risikoschwangerschaft Hinweise auf medizinisch auffälligen Befund gegeben sind. Zur Präanataldiagnostik gehören Sonografie, verschiedene Labortests, Fruchtwasseruntersuchung oder Gewebeentnahmen. Sie wird Schwangeren ab 35 Jahren empfohlen.

Beim **Triple-Test, der** in der 15. SSW durchgeführt wird, werden ß-HCG, AFP und Östriol im mütterlichen Blut bestimmt. Ein erhöhter ß-HCG-Spiegel und erniedrigte AFP- und Östriolwerte können auf ein Vorliegen einer Trisomie 21 hinweisen und erfordern eine genauere, invasive Diagnostik.

Fallbeispiel

Im Kreißsaal

Kilian Dupont ist angehender Pflegefachmann und wird nach seinem Examen ein Geburtshilfestudium beginnen. Heute ist er im Kreißsaal seines Krankenhauses eingesetzt.
Er betreut Frau Herbstwind, die in der 36. SSW + 2 ist und wegen der letzten Untersuchung vor der Geburt vorstellig wird. Frau Herbstwind wirkt etwas traurig und müde. Kilian wagt sich vor: „Wie geht es Ihnen denn in den letzten Wochen vor der Geburt?" Frau Herbstwind antwortet: „Haben Sie meinen Mutterpass gesehen? In der Pränataldiagnostik hat sich herausgestellt, dass mein Kind höchstwahrscheinlich Trisomie 21 haben wird."

Invasive pränatale Diagnostik

Die beiden Methoden der **invasiven pränatalen Diagnostik** dienen der Gewinnung von kindlichen Zellen zur Erbgutanalyse. Die Darstellung der kindlichen Chromosomen erlaubt Aussagen über Anzahl und Struktur der Chromosomen. Weiterhin kann eine Aussage über das Geschlecht des Kindes gemacht werden.

- **Chorionzottenbiopsie** (Durchführung in der 10.–12. SSW): Die Chorionzotten stellen als kindliches Gewebe die äußere Begrenzung der Fruchthöhle dar. Die Gewebsentnahme erfolgt durch die Bauchhaut *(transabdominal)* oder durch die Scheide und den Muttermund *(transzervikal)* mittels eines Katheters.
- **Amniozentese** (Durchführung in der 15.–17. SSW): Die Amnionhöhle wird durch die Bauchdecke punktiert. Dadurch werden Fruchtwasser und kindliche Zellen zur Analyse gewonnen.

Kritischer Blick

Pro und Contra: Pränataldiagnostik

Pro:

- Frühzeitige Entdeckung von Fehlbildungen und daraus resultierenden Behinderungen.
- Frühzeitige Aufklärung der Eltern, die sich mit der Tatsache, wahrscheinlich ein Kind mit Fehlbildungen zu bekommen, auseinandersetzen können.
- Möglichkeit für einen Abbruch der Schwangerschaft.

Contra:

- Fruchtwasser- und Gewebeentnahmen sind für das Ungeborene mit einem Risiko verbunden.
- Die pränatale Diagnostik gibt keine klare Auskunft, welcher Grad der Behinderung, welche Entwicklung und welche Lebenserwartung des Kindes zu erwarten sind.
- Das Wissen um eine wahrscheinliche Behinderung ihres Kindes und die sich daraus ergebende Möglichkeit des Schwangerschaftsabbruchs kann bei den Eltern einen ethischen Konflikt auslösen.

Postnataldiagnostik

Postnatal führt das typische Erscheinungsbild zur Verdachtsdiagnose, die durch eine Chromosomenanalyse gesichert wird. Außerdem werden die Neugeborenen auf Organfehlbildungen untersucht.

Therapie

Wesentlicher Bestandteil der symptomatischen Behandlung ist die Integration in Frühförderungsprogramme mit dem Ziel, die mentale, motorische und sprachliche Entwicklung günstig zu beeinflussen. Gegebenenfalls sind Komplikationen zu behandeln, wie Herzfehler (▸ 5.2) oder Leukämie (▸ 15.5.2).

Prognose

Es besteht eine gesteigerte Letaliät, doch durch die verbesserte medizinische Versorgung hat sich die Lebenserwartung wesentlich erhöht. So stieg die Lebenserwartung von Menschen mit Trisomie 21 in Europa in den letzten 100 Jahren von 9 auf 60 Jahre. Jeder Zehnte erreicht das 70. Lebensjahr (Bionity.com). Mit zunehmendem Alter sind Infektionen und Leukämien die Haupttodesursache.

Erläuterungen zum Fallbeispiel

Im Kreißsaal

Kilian kann Frau Herbstwinds Gefühle nachvollziehen. Es gibt viele Informationen zu dem Thema, und ein Kind mit Trisomie 21 ist anders als andere Kinder. Dass sich Frau Herbstwind viele Gedanken macht, ist für ihn verständlich, und ihm ist bewusst, dass er Frau Herbstwind einfühlsam und behutsam begegnen muss. Kilian weiß, dass er sich an den psychologischen Dienst des Krankenhauses wenden kann, um Tipps für eine geeignete Gesprächsstrategie zu bekommen.

2.1.2 Strukturelle Chromosomenaberrationen

Strukturelle Chromosomenaberrationen sind chromosomale Strukturänderungen, die durch Umbauten innerhalb eines Chromosoms, z. B. durch Deletion (Verlust), oder zwischen verschiedenen Chromosomen, z. B. durch Translokation, entstehen.

Mikrodeletionssyndrome

Bei einer **Deletion** fehlen Chromosomenabschnitte. Meist ist der Stückverlust so gering, dass er nicht lichtmikroskopisch, sondern nur mittels einer speziellen Technik nachweisbar ist. Charakteristische, durch Mikrodeletionen verursachte Krankheitsbilder werden als **Mikrodeletionssyndrome** bezeichnet. Die am häufigsten vorkommenden sind in ► Tab. 2.2 zusammengefasst.

Fragiles-X-Syndrom

Das **Fragiles-X-Syndrom** (auch: Martin-Bell-Syndrom) kommt bei einem von 1.500 Jungen vor (Pschyrembel 2021) und ist nach der Trisomie 21 der zweithäufigste Grund für eine mentale Retardierung (Wikipedia). Es handelt sich um einen eigenen Typ einer Chromosomenanomalie, bei der eine Brüchigkeit des X-Chromosoms vorliegt, sodass meist Jungen die typische Symptomatik zeigen. Das Fragiles-X-Syndrom kann jedoch ebenso Mädchen betreffen. Aufgrund des zweiten X-Chromosoms zeigen sich bei ihnen weniger ausgeprägte Symptome.

- Hochwuchs (► 17.4.2)
- Hyperaktivität im Kindesalter
- IQ von durchschnittlich 50 (► 20.2)
- Sprachentwicklungsverzögerung
- Evtl. Autismus (► 20.1) und Epilepsie (► 9.4)

Translokationen

Bei einer **Translokation** sind chromosomale Segmente oder ganze Chromosomen auf andere Chromosomen verlagert. Bei vollständigem genetischem Material liegt eine **balancierte Translokation** vor, deren Träger klinisch unauffällig ist. Bei Trägern einer balancierten Translokation können jedoch bei der Reifeteilung Keimzellen entstehen, in denen ein Chromosomenabschnitt fehlt bzw. ein anderer doppelt vorhanden ist. Bei der Befruchtung kommt es zu einer **unbalancierten Translokation,** die durch Monosomie bzw. Trisomie der beteiligten Chromosomenabschnitte gekennzeichnet ist.
Beispiel: Bei dem gesunden Träger der balancierten Translokation ist das Chromosom 21 an das Chromosom 14 geheftet. Folgende Chromosomensätze der Geschlechtszellen und Ergebnisse der Befruchtung sind möglich:

- Geschlechtszelle mit freiem Chromosom 14 und freiem Chromosom 21 → normaler Chromosomensatz nach der Befruchtung

Tab. 2.2 Häufige Mikrodeletionssyndrome.

Syndrom (betroffenes Chromosom)	Häufigkeit	Wesentliche Folgen
DiGeorge-Syndrom (Chromosom 22) (► 18.2.3)	1 : 5.000 (Muntau 2018)	• Fehlender oder hypoplastischer Thymus • Defekte T-Lymphozyten • Herzfehler (► 5.2) • Infektanfälligkeit • Dysmorphien im Gesicht wie Lippen-Kiefer-Gaumen-Spalten (► 11.3.1)
Prader-Willi-Syndrom (Chromosom 15)	1 : 10.000 0–15.000 (Bonfig 2017)	• Muskuläre Hypotonie und Trinkschwäche beim Neugeborenen • Minderwuchs (► 17.4.1) • Motorische Entwicklungsverzögerung • Adipositas (► 20.5.3) • Diabetes mellitus (► 16.1.1) ab 2. Lebensjahrzehnt • Bei Jungen Hypogonadismus
Katzenschreisyndrom (5p-minus-Syndrom) (Chromosom 5)	1 : 50.000 (5p-minus-Syndrom e. V.)	• Fehlbildungen des Kehlkopfs verursachen charakteristisches Schreien • Mikrozephalie • Geistige Retardierung • Dysmorphien im Gesicht • Selten Herzfehler (► 5.2)

- Geschlechtszelle mit freiem Chromosom 14 und fehlendes Chromosom 21 → Monosomie 21 nach der Befruchtung, nicht lebensfähig
- Geschlechtszelle mit Chromosom 14 + 21 und freiem Chromosom 21 → Translokationstrisomie 21 nach der Befruchtung

2.2 Genmutationen

Bei **Genmutationen** (Veränderungen des Erbguts) werden monogen vererbte Krankheiten und multifaktoriell bedingte Erkrankungen unterschieden.

2.2.1 Monogen vererbte Krankheiten

Nach den Mendelschen Gesetzen sind folgende Erbgänge bekannt:
- Autosomal-dominant
- Autosomal-rezessiv
- X-chromosomal
- Kodominant

Monogen vererbte Krankheiten beruhen auf der Mutation eines ganz bestimmten Gens. Das Gen kann auf einem Autosom oder Gonosom (X-Chromosom) lokalisiert sein. Beim **dominanten Erbgang** reicht eine abnorme Erbanlage auf nur einem Chromosom, um zu erkranken. Beim **rezessiven Erbgang** muss die abnorme Erbanlage jedoch auf beiden Chromosomen vorliegen, damit sich das Erbleiden klinisch manifestiert. Beim **kodominanten Erbgang** werden im heterogenen Zustand beide Merkmale nebeneinander ausgebildet, beispielsweise die Blutgruppe AB.

Jeder Mensch besitzt einen diploiden Chromosomensatz in den Autosomen, bei dem jeweils ein Gen ein Allel (genetischen Marker) der Mutter und ein Allel des Vaters besitzt. Der Träger von zwei gleichen Allelen an einem Genort der sich entsprechenden (homologen) Chromosomen wird als **homozygot** bezeichnet. **Heterozygot** sind Individuen mit zwei Allelen unterschiedlicher Qualität auf den beiden homologen Chromosomen.

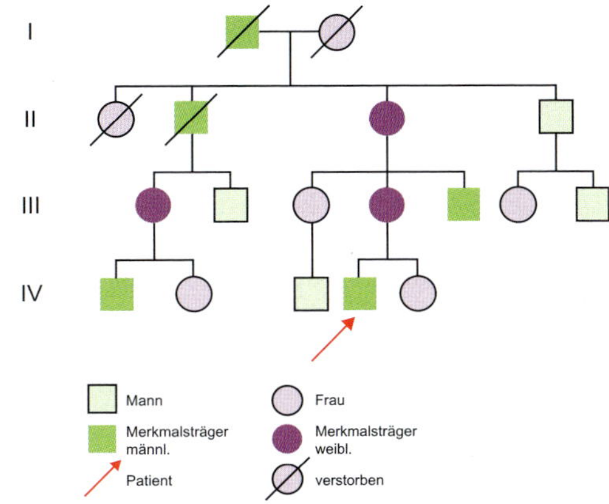

Abb. 2.3 Autosomal-dominanter Erbgang. [G091]

Genmutationen sind anders als Chromosomenaberrationen lichtmikroskopisch nicht nachweisbar. Bei bekannter Genlokalisation ist aber die pränatale und postnatale Diagnose eines Erbleidens mittels **Genanalyse** möglich.

Autosomal-dominanter Erbgang

Ein **autosomal-dominanter Erbgang** liegt vor, wenn schon ein abnormes Gen auf einem Autosom zum Ausbruch der Erkrankung führt (▸ Abb. 2.3). Der Betroffene ist also heterozygot. Ein homozygoter Zustand, bei dem zwei pathologische Gene vorliegen, ist wegen des daraus resultierenden Schweregrads der Erkrankung nur selten anzutreffen.

Wichtige Erkrankungen, die einem autosomal-dominanten Erbgang folgen, sind in ▸ Tab. 2.3 aufgeführt.

Hauptkriterien bei autosomal-dominanter Vererbung:
- Die betroffenen Personen übertragen das abnorme Gen auf die Hälfte ihrer Nachkommen. Für

Tab. 2.3 Übersicht über die wichtigsten Erbkrankheiten.

Autosomal-dominante Vererbung	Autosomal-rezessive Vererbung	X-chromosomal-rezessive Vererbung
• Achondroplasie (▸ 13.1.1) • Einige Formen der Osteogenesis imperfecta (▸ 13.1.1) • Marfan-Syndrom • Neurofibromatose	• Mukoviszidose (▸ 4.8) • Stoffwechselerkrankungen wie Galaktosämie (▸ 16.1.2) und Phenylketonurie (▸ 16.4.1)	• Hämophilie A und B (▸ 15.4.4) • Muskeldystrophie (▸ 9.5.4) • Rotgrünblindheit

jedes Kind beträgt das Risiko 50 %, die kranke Eigenschaft zu erhalten und zu erkranken.

- Frauen und Männer sind gleich häufig betroffen und geben das abnorme Gen unabhängig vom Geschlecht auf Söhne und Töchter weiter.
- Diese Erbkrankheiten können in jeder Generation auftreten, vorausgesetzt, es handelt sich um eine Erkrankung, die den Betroffenen ins fortpflanzungsfähige Alter kommen lässt und die Fortpflanzungsfähigkeit nicht beeinträchtigt. Nur sporadisch auftretende Fälle beruhen auf Neumutationen.

Autosomal-rezessiver Erbgang

Viele Stoffwechselstörungen, speziell Enzymdefekte, werden **autosomal-rezessiv** vererbt (▸ Tab. 2.3). Beim autosomal-rezessiven Erbgang müssen zwei abnorme Gene vorliegen, damit der Träger erkrankt (▸ Abb. 2.4). Der Betroffene ist also homozygot und stammt in der Regel von klinisch unauffälligen, heterozygoten Eltern ab.
Hauptkriterien bei autosomal-rezessiver Vererbung:

- Nur homozygote Genträger erkranken.
- Wenn beide Elternteile heterozygot sind, übertragen sie das Erbleiden auf ein Viertel der Kinder, die Hälfte der Kinder sind wie die Eltern gesunde Merkmalsträger *(Konduktoren)* und ein Viertel der Kinder sind homozygot gesund.
- Beide Geschlechter sind gleich häufig betroffen.
- Diese Erbkrankheiten treten nicht in jeder Generation auf und gehen häufiger aus Ehen unter Verwandten hervor.

X-chromosomaler Erbgang

X-chromosomal-rezessiver Erbgang

Die wichtigsten **X-chromosomal-rezessiv vererbten Erkrankungen** sind in ▸ Tab. 2.3 aufgeführt. Ist eine Frau Merkmalträgerin, kann das normale Gen auf dem einen X-Chromosom die Krankheitsanlage auf dem anderen X-Chromosom vollständig ausgleichen, und sie ist gesund. Ein Mann kann jedoch das abnorme Gen auf dem X-Chromosom nicht mit dem Y-Chromosom ausgleichen und erkrankt. Beim X-chromosomal-rezessiven Erbgang (▸ Abb. 2.5) gelten folgende Gesetzmäßigkeiten:

- Die Krankheiten treten fast nur beim männlichen Geschlecht auf.
- Klinisch unauffällige heterozygote Mütter werden **Konduktorinnen** genannt. Sie übertragen die Krankheit mit 50%iger Wahrscheinlichkeit auf ihre Söhne. 50 % der Töchter sind ebenfalls Konduktorinnen.
- Eine Übertragung vom Vater auf den Sohn ist ausgeschlossen, da der Vater das Y-Chromosom an seine männlichen Nachkommen weitergibt, nicht das merkmaltragende X-Chromosom.
- Bei Ehen unter Verwandten in betroffenen Familien besteht ein hohes Erkrankungsrisiko.
- Die Erkrankung kann auch als Folge einer Neumutation auftreten.

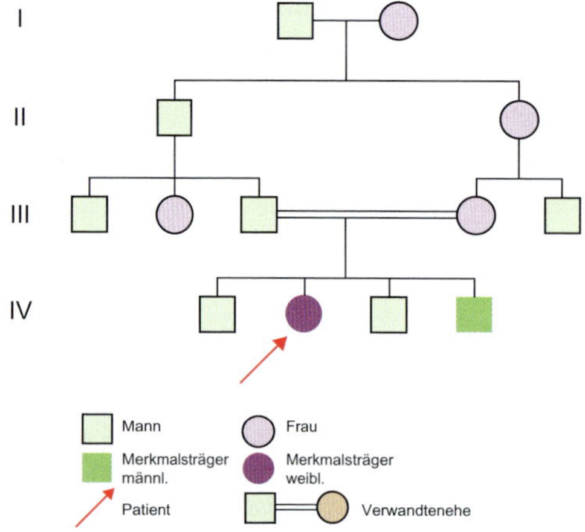

Abb. 2.4 Autosomal-rezessiver Erbgang. [G091]

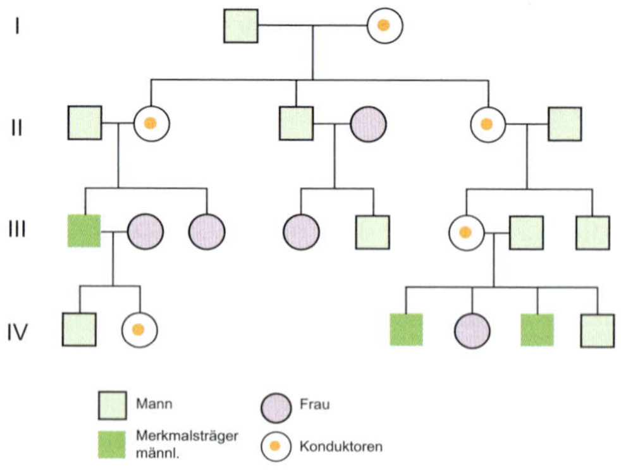

Abb. 2.5 X-chromosomal-rezessiver Erbgang. [E486-002]

X-chromosomal-dominanter Erbgang

Der sehr seltene **X-chromosomal-dominante Erbgang** unterscheidet sich vom X-chromosomal-rezessiven Erbgang dadurch, dass **beide Geschlechter** Krankheitserscheinungen aufweisen können. Jungen sterben häufig sehr früh, da sie besonders schwer betroffen sind. Beispiele für X-chromosomal-dominant vererbte Krankheiten sind die Vitamin-D-resistente Rachitis und das Alport-Syndrom (Niereninsuffizienz und Hörminderung).

2.2.2 Multifaktoriell bedingte Erkrankungen

Hierunter sind Krankheiten zu verstehen, die aus einem ungünstigen Zusammenspiel der genetischen Veranlagung mit Umwelteinflüssen resultieren. Da an der Veranlagung mehrere Gene beteiligt sind, spricht man auch von **polygener Vererbung. Multifaktoriell bedingte Erkrankungen** treten familiär gehäuft auf. Wie aus ▸ Tab. 2.4 hervorgeht, sind nicht nur Erkrankungen, sondern vor allem zahlreiche körperliche Merkmale multifaktoriell bedingt. Für die genetische Beratung multifaktoriell verursachter Krankheiten gilt:

- Das für eine bestimmte Krankheit gültige Risiko kann nur aufgrund von empirisch gewonnenen Daten angegeben werden. Der Humangenetiker informiert sich jeweils über aktuelle Zahlen.
- Ist ein Kind oder ein Elternteil betroffen, so beträgt als Faustregel das Wiederholungsrisiko für ein weiteres Kind 2–5 %. Sind zwei Verwandte ersten Grades betroffen, so steigt das Erkrankungsrisiko für weitere Kinder um das Zwei- bis Dreifache.
- Einige Erkrankungen manifestieren sich bei einem Geschlecht häufiger als beim anderen, z. B. Hüftgelenksdysplasie bei Mädchen, Pylorusstenose bei Jungen.

Tab. 2.4 Beispiele für multifaktoriell bedingte Merkmale und Erkrankungen.

Typische Merkmale	Typische Erkrankungen
• Körpergröße • Gewicht • Intelligenz • Haut- und Haarfarbe	• Adipositas (▸ 20.5.3) • Diabetes mellitus (▸ 16.1.1) • Hüftgelenksdysplasie (▸ 13.4) • Klumpfuß (▸ 13.5.1) • Pylorusstenose (▸ 6.3.2) • Atopie (▸ 19.4) • Bluthochdruck • Schizophrenie • Lippen-Kiefer-Gaumen-Spalte (▸ 11.3.1)

Wiederholungsfragen

1. Was sind numerische Chromosomenaberrationen?
2. Welche zwei Formen von numerischen Chromosomenaberrationen werden unterschieden?
3. Nennen Sie die wesentlichen Symptome einer Trisomie 21.
4. Welche Komplikationen verkürzen die Lebenserwartung bei einer Trisomie 21?
5. Was ist eine Amniozentese, und wann wird sie durchgeführt?
6. Nennen Sie die typischen Kennzeichen des Fragiles-X-Syndroms.
7. Erklären Sie das Prinzip der autosomal-dominanten Vererbung.
8. Erklären Sie das Prinzip der autosomal-rezessiven Vererbung.
9. Erklären Sie das Prinzip der X-chromosomalen Vererbung.
10. Nennen Sie drei Beispiele für multifaktoriell bedingte Merkmale.

LITERATUR

5p-minus-Syndrom e.V. Medizinisches über das 5p-minus-Syndrom. Aus: https://5p-syndrom.de/5p-/content/medizinisches-über-das-5p-minus-syndrom (letzter Zugriff: 4.5.2023)

Bayerisches Staatsministerium für Gesundheit und Pflege. Bayerische Ethikkommission für Präimplantationsdiagnostik. Aus: www.stmgp.bayern.de/ministerium/behoerden-und-gremien/ethikkommission-praeimplantationsdiagnostik (letzter Zugriff: 20.1.2023).

Bionity.com. Down-Syndrom. Aus: www.bionity.com/de/lexikon/Down-Syndrom.html (letzter Zugriff: 6.2.2023).

Bonfig W. Prader-Willi-Syndrom. 2017. Aus: www.pschyrembel.de/Prader-Willi-Syndrom/K0HJL/doc (letzter Zugriff: 4.5.2023).

Duba HC, Arzt W. Pränataldiagnostik – klassische Analytik mittels Chorionzottenbiopsie und Amniocentese. Medizinische Genetik. 2019; 31(3): 289–296. Aus: www.springermedizin.de/content/pdfId/17303118/10.1007/s11825-019-00253-8 (letzter Zugriff: 5.5.2023).

Muntau AC. Pädiatrie hoch 2. München: Elsevier, 2018.

Pschyrembel. Fragiles-X-Syndrom. 2021. Aus: www.pschyrembel.de/Fragiles-X-syndrom/K0M2S/doc/ (letzter Zugriff: 4.5.2023)

Wikipedia. Fragiles-X-Syndrom. Aus: https://de.wikipedia.org/wiki/Fragiles-X-Syndrom

3 Neonatologie

Überblick

Der Beginn eines neuen Lebens ist ein freudiges Ereignis, aber es gibt Kinder, bei welchen sich bereits vor, während oder unmittelbar nach der Geburt gesundheitsgefährdende oder lebensbedrohliche Komplikationen entwickeln. Die Geburt selbst und die physiologischen Veränderungen nach der Geburt können für das Kind Gefahren bergen. So können z. B. eine perinatale Hypoxie (▸ 3.3) oder Anpassungsstörungen von Herz und Lunge schwerwiegende Konsequenzen haben. Um solche und viele weitere Komplikationen rund um die Geburt zu erkennen, ist es u. a. Aufgabe der Pflegefachpersonen, das Neugeborene aufmerksam zu beobachten und einzuschätzen. Pflegende benötigen zudem fundiertes Fachwissen, um Kinder in der Neugeborenenperiode ganzheitlich zu betreuen und dessen Eltern adäquat anzuleiten und zu beraten. In diesem Zusammenhang liefert das folgende Kapitel u. a. Antworten auf folgende Fragen:

- Wie gestaltet sich die postnatale Adaption? (▸ 3.1.2)
- Wozu dient das Apgar-Schema? (▸ 3.1.3)
- Welche Reifezeichen zeigt ein gesundes Neugeborenes? (▸ 3.1.3)
- Was muss bei der Versorgung eines Frühgeborenen beachtet werden? (▸ 3.7)
- Was versteht man unter einer Hyperbilirubinämie, und wie wird sie behandelt? (▸ 3.5)

Definition

Neonatologie

Teilgebiet der Pädiatrie, das sich mit Erkrankungen von Früh- und Neugeborenen sowie deren Behandlung befasst.

Vorsicht

Wärmeverlust

Neugeborene haben in Relation zum Körpergewicht eine große Körperoberfläche, sodass sie leicht auskühlen.

3.1 Gesunde Neugeborene

3.1.1 Anatomie

Länge und Gewicht

Länge: Bei der Geburt liegt die Körperlänge bei 95 % aller Jungen zwischen **45 und 56 cm,** durchschnittlich beträgt sie **50 cm.** Mädchen und erstgeborene Kinder sind im Mittel 1 cm kürzer.

Körperproportionen: Durch das stärkere Wachstum der kranialen Körperabschnitte in der Fetalperiode hat das Neugeborene einen relativ großen Kopf, einen langen Rumpf und verhältnismäßig kurze Beine. Beim Neugeborenen entfällt ein Viertel der Körperlänge auf den Kopf, beim Erwachsenen ist es dagegen nur ein Achtel (▸ Abb. 3.1).

Gewicht: 95 % aller Jungen wiegen bei der Geburt zwischen **2500 g und 4600 g,** das Durchschnittsgewicht liegt bei **3400 g.** Jungen sind im Mittel etwas schwerer als Mädchen, erstgeborene Kinder sind etwas leichter als nachgeborene Geschwister.

Die **physiologische Gewichtsabnahme** in den ersten 4 Lebenstagen, die vor allem durch den Mekoniumabgang (▸ 3.1.2), den Flüssigkeitsverlust und die noch geringe Nahrungsaufnahme bedingt ist, ist bei gestillten Kindern deutlicher ausgeprägt und kann bis zu 10 % des Geburtsgewichts betragen. Nach 8–10 Tagen ist das Geburtsgewicht normalerweise wieder erreicht.

Kopf

Der an der größten Stelle gemessene **Kopfumfang** beträgt durchschnittlich **34–37 cm,** weist aber bei gesunden Neugeborenen eine beträchtliche Streuung auf. Die Schädelknochen sind noch gegeneinander verschieblich und die noch nicht verknöcherten Schädelnähte sind in den ersten 6 Lebensmonaten tastbar. Bei der Geburt sind meistens die vordere und hintere Fontanelle (▸ Abb. 3.2) vorhanden. Es handelt sich um natürliche Knochenlücken des Schädeldachs, die als weiche, bindegewebige Areale im Hautniveau zu tasten sind.

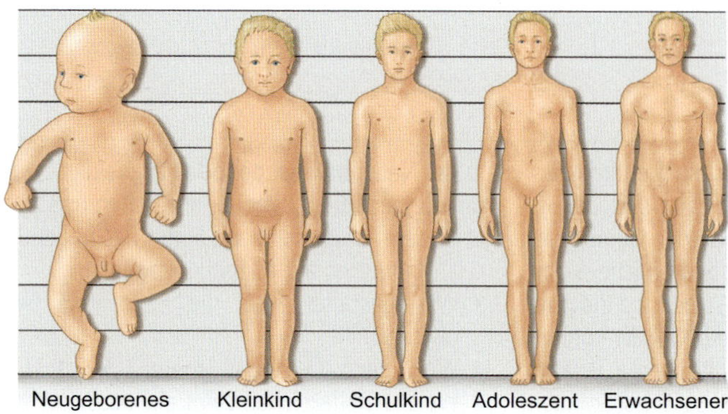

Abb. 3.1 Körperproportionen während des Wachstums. [L238]

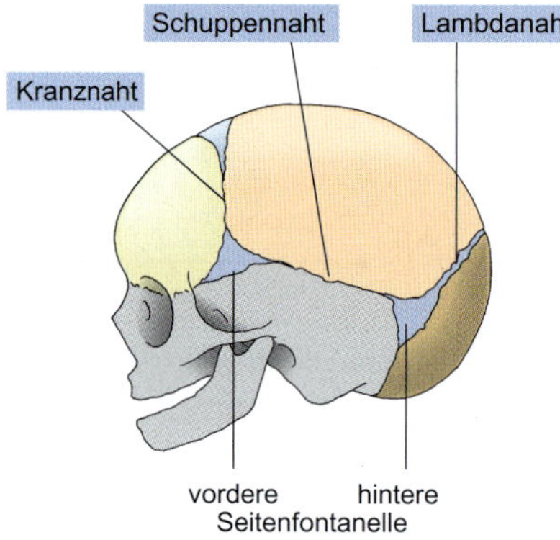

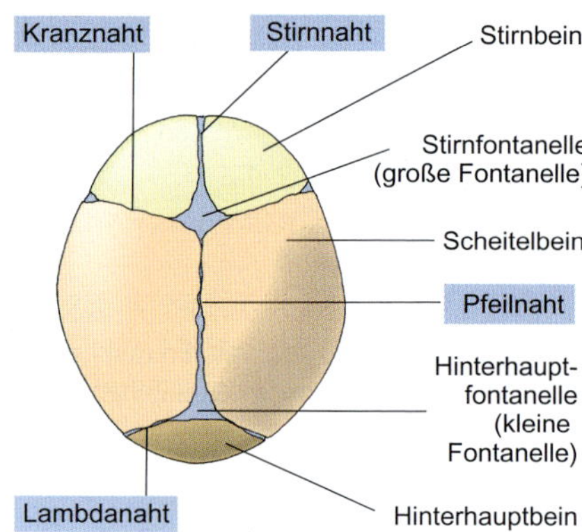

Abb. 3.2 Schädelnähte und Fontanellen. [190]

- Die rautenförmige **große Fontanelle** (vordere Fontanelle) befindet sich zwischen den Stirn- und Scheitelbeinen. Sie misst in der Diagonale bis zu 4 cm und verknöchert zwischen dem 9. und 18. Lebensmonat.
- Die dreieckige **kleine Fontanelle** (hintere Fontanelle) zwischen dem Hinterhaupt- und den Scheitelbeinen ist bei Geburt kaum noch fingerkuppengroß. Sie verknöchert in den ersten 3 Lebensmonaten.

Liegen die Fontanellen nicht im Hautniveau oder verknöchern sie nicht zeitgerecht, erfolgt eine weitere Abklärung. Häufige Befunde sind:

- Eingesunkene Fontanelle → Exsikkose (► 8.1.2), z. B. Brechdurchfällen/Mangelnder Flüssigkeitszufuhr
- Gespannte bzw. vorgewölbte Fontanelle → intrakranieller Druckanstieg, z. B. bei Meningitis (► 9.6) oder Hydrozephalus (► 9.3)
- Vorzeitiger Verschluss, z. B. bei Mikrozephalie
- Verzögerter Verschluss, z. B. bei Hydrozephalus oder Rachitis (► 13.2)

Durch die noch nicht verknöcherte vordere Fontanelle lassen sich die Hirnstrukturen und die Liquorräume sonografisch gut beurteilen.

Thorax

Die Rippen verlaufen annähernd horizontal. Durch die Inspirationsstellung ist der Querdurchmesser nur wenig breiter als der Längsdurchmesser und der Thorax fast kreisrund.

Abdomen

- Der Bauch überragt das Thoraxniveau.
- Der Leberrand ist 1–3 cm unter dem Rippenbogen zu tasten.
- Häufig weichen die geraden Bauchmuskeln 1–2 cm auseinander *(Rektusdiastase).*

- Der Nabelschnurrest mumifiziert bis zum 7. Tag und fällt dann ab, die Nabelwunde verheilt bis zum 14. Tag.

Schwangerschaftsreaktionen

Mütterliche Hormone können via Plazenta auf den Fetus übergehen und bei einigen Neugeborenen sog. **Schwangerschaftsreaktionen** hervorrufen:

- Unter Östrogeneinfluss kommt es bei der Hälfte der Mädchen und Jungen zu einer Brustdrüsenschwellung.
- Bei einigen Neugeborenen sondert die Brust eine milchige Flüssigkeit ab, die sog. Hexenmilch.
- Da vermehrt Talg produziert wird, kann sich eine Neugeborenenakne (▸ 12.2.1) entwickeln.
- Viele Mädchen haben in der 1. Lebenswoche einen vaginalen Sekretabgang. Dieser Fluor albus kann von einer geringen Blutung begleitet sein, die auf einer menstruationsartigen Abstoßung der Gebärmutterschleimhaut beruht.

Sobald die Hormone in der kindlichen Leber abgebaut wurden, bilden sich die Schwangerschaftsreaktionen wieder zurück.

Hautveränderungen

Die typischen physiologischen und pathologischen Hauterkrankungen des Neugeborenen werden in ▸ 12.2 beschrieben.

Pflege

Eltern werden über mögliche Schwangerschaftsreaktionen des Neugeborenen aufgeklärt. Bei einer Brustdrüsenschwellung werden die Eltern darauf hingewiesen, nicht an der Brust zu drücken, weil sich diese sonst schnell entzünden kann. Die Kinder werden so positioniert, dass kein Druck auf die Brust ausgeübt wird.

3.1.2 Physiologie

In keiner Phase des Lebens ist der Organismus so starken Veränderungen ausgesetzt wie in der frühen Neugeborenenperiode. Der Übergang vom intrauterinen zum extrauterinen Dasein vollzieht sich meist ohne Schwierigkeiten. Vorübergehende Organinsuffizienzen werden **postnatale Adaptationsstörungen** genannt.

Fetaler Kreislauf

▸ Abb. 3.3 veranschaulicht die Kreislaufverhältnisse vor der Geburt.

- Beim Fetus dient die **Plazenta** dem Gasaustausch sowie dem Austausch von Nährstoffen und Stoffwechselprodukten.
- Fetus und Plazenta sind durch die **Nabelschnur** verbunden, die eine Nabelvene *(V. umbilicalis)* und zwei Nabelarterien *(Aa. umbilicales)* führt.

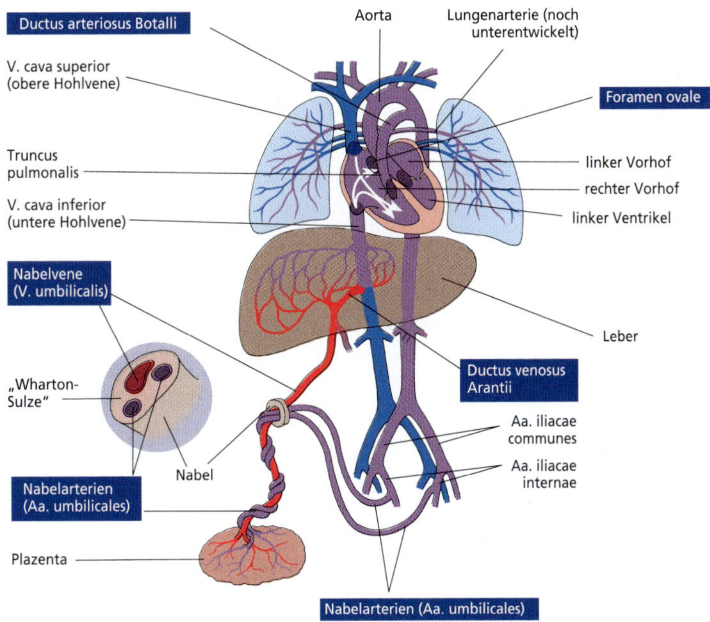

Abb. 3.3 Fetaler Kreislauf. [190]

- Das sauerstoff- und nährstoffreiche Blut gelangt über die Nabelvene von der Plazenta zum Fetus und mündet über den Ductus venosus Arantii unter Umgehung des Leberkreislaufs in die untere Hohlvene. In der V. cava inferior wird es mit dem sauerstoffarmen Blut aus der unteren Körperhälfte vermischt. Das Mischblut gelangt in den rechten Vorhof und von dort über das **Foramen ovale,** ein Loch in der Vorhofscheidewand, größtenteils direkt in den linken Vorhof. Vom linken Vorhof nimmt es den bekannten Weg über die linke Kammer in die Aorta und den Körperkreislauf des Fetus, wodurch das Blut die noch unreife Lunge umgeht.
- Die V. cava superior bringt das sauerstoffarme Blut aus der oberen Körperhälfte in den rechten Vorhof. Aus strömungstechnischen Gründen wird es am Foramen ovale vorbei in die rechte Kammer und zum Truncus pulmonalis geleitet. Die Lungen sind noch nicht entfaltet, und der Druck in den Lungenarterien ist größer als der Druck in der Aorta. Daher strömt das meiste Blut über einen weiteren Kurzschlussweg, den **Ductus arteriosus Botalli,** direkt vom Truncus pulmonalis in die Aorta. Weil die Arterien, die das Herz, den Kopf und die obere Extremität versorgen, bereits vor der Einmündung des Ductus arteriosus Botalli abzweigen, wird diesen Körperpartien das relativ sauerstoffreiche Blut aus der V. cava inferior zugeleitet.
- Die Aorta teilt sich in die beiden Aa. iliacae communes, diese wiederum in die A. iliaca externa und interna. Über die **Nabelarterien,** die von den beiden Aa. iliacae internae abgehen, strömen etwa 60 % des Aortenbluts zur Plazenta zurück, während 40 % über die untere Körperhälfte wieder in die untere Hohlvene gelangen. Damit hat sich der fetale Kreislauf geschlossen.

Umstellung nach der Geburt

Zur Umstellung des Neugeborenen nach der Geburt gehört die Anpassung in folgenden Bereichen:

- Atmung
- Herz-Kreislauf-System
- Blut
- Temperaturhaushalt
- Magen-Darm-Trakt
- Ausscheidung

Atmung

Da die Plazenta als Ort des Gasaustauschs wegfällt, sinkt der O_2-Partialdruck des kindlichen Bluts, und der CO_2-Partialdruck steigt an. Chemorezeptoren vermitteln dem Atemzentrum die veränderten Blutgase, der dadurch verursachte Atemreiz wird mit dem ersten Atemzug beantwortet.

Die Alveolen, die Lungenbläschen, können sich entfalten, da sie nach der 35. SSW mit ausreichend **Surfactant** ausgekleidet sind. Surfactant wird von spezialisierten Alveolarzellen gebildet, setzt die Oberflächenspannung der Lungenbläschen herab und verhindert so, dass diese kollabieren.

Die anfängliche Schnappatmung geht nach dem ersten Schrei in eine rhythmische Atmung über, wobei die Frequenz zwischen 40 und 50 Atemzügen/Min. liegt und bei Belastung auf 120 Atemzüge/Min. ansteigen kann. Bei fast horizontal stehenden Rippen zeigt das Neugeborene überwiegend eine Zwerchfellatmung.

Die Atemfrequenzen bis zum 14. Lebensjahr sind in ► Tab. 4.1 aufgeführt.

Herz-Kreislauf

Durch die einsetzende Atmung nimmt der O_2-Partialdruck im Blut zu, und der Gefäßwiderstand in den Lungengefäßen sinkt. Die Lungen werden nun vermehrt durchblutet, der Druck und das Volumen im linken Vorhof sowie in der linken Herzkammer nehmen zu. Dadurch kommt es zum **klappenartigen Verschluss des Foramen ovale,** in den ersten Lebensmonaten verwachsen die Wandstrukturen. Der **Ductus arteriosus und venosus** verschließen sich innerhalb der ersten Lebensstunden, indem sich die Wandmuskulatur kontrahiert. Mit der Lungenfunktion erfolgt nun die Sauerstoffversorgung des Körperkreislaufs über das linke Herz. Bleibt das Foramen ovale oder der Ductus arteriosus offen, resultieren herzbelastende Kurzschlusskreisläufe (► 5.2.2). Bei etwa 35 % der Menschen kann das Foramen ovale jedoch auch ohne größeren Krankheitswert persistieren (Bauriedel et al. 2003).

Die **normale Herzfrequenz** des Neugeborenen schwankt zwischen **120 und 160 Schlägen/Min.** Vorübergehende Arrhythmien, z. B. bei Erregung, werden mit der Unreife des vegetativen Nervensystems erklärt und toleriert. Akzidenzielle (zufällige) Herzgeräusche sind häufig und verschwinden meist nach einigen Tagen. In Ruhe beträgt der **arterielle Blutdruck etwa 80/50 mmHg.** Die physiologische Herzfrequenz und die Blutdruckwerte bis zum 15. Lebensjahr sind in ► Tab. 5.2 und ► Tab. 5.3 aufgeführt.

Blut

Das Blutvolumen beträgt beim Neugeborenen ca. 90 ml/kg Körpergewicht. Das **Blutbild** weist folgende Besonderheiten auf:

- Hämatokrit: 47–60 %
- Hämoglobin: 14,9–22 g/dl
- Leukozyten: 10.000–26.000/μl, vor allem Lymphozyten
- Thrombozyten: 100.000–250.000/mm^3

> **Definition**
>
> **Hämoglobin**
>
> *(Hb)*
>
> Roter Blutfarbstoff, der großteils aus Eisen besteht und dessen wichtigste Funktion der Sauerstofftransport ist.

Der Blutfarbstoff des Neugeborenen enthält zu etwa 70 % **fetales Hämoglobin (HbF),** das durch seinen Aufbau eine höhere O_2-Affinität hat als adultes Hämoglobin (HbA). Dadurch kann in der Schwangerschaft O2 vom mütterlichen Hämoglobin auf das fetale Hämoglobin übertragen werden. Postnatal ist jedoch wegen der höheren O_2-Affinität die O_2-Abgabe an das Gewebe erschwert, sodass HbF durch HbA ersetzt werden muss. Dieser Vorgang ist nach 3–4 Monaten abgeschlossen.

Leber

Die funktionelle **Unreife der Leber** bedingt bei einigen Neugeborenen:

- Mangel an Gerinnungsfaktoren. Um einer Blutungsneigung vorzubeugen, wird die Vitamin-K-Prophylaxe (▸ 3.1.4) durchgeführt.
- Eingeschränkte Entgiftungsfunktion, sodass Medikamente leicht überdosiert werden können und Nebenwirkungen häufiger sind.
- Hyperbilirubinämie und Neugeborenenikterus (▸ 3.5).

Temperaturhaushalt

Nach der Geburt ist das Neugeborene einem **Temperaturgefälle von etwa 15 °C** ausgesetzt. Intrauterin war es vor Wärmeverlusten geschützt, jetzt muss es selber Wärme produzieren. Dazu wird Fett aus dem Fettgewebe verbrannt. Eigens dafür verfügen Neugeborene und junge Säuglinge über das „braune" Fettgewebe (im Gegensatz zum „weißen" Fettgewebe, welches als Speicher- und Baufett fungiert). Da der Verbrennungsprozess sauerstoffabhängig ist, können hypoxische Neugeborene und Kinder mit vermindertem subkutanem Fettgewebe wie Frühgeborene (▸ 3.7) und dystrophe Neugeborene (▸ 3.2) ihre Körpertemperatur nicht aufrechterhalten.

Die verhältnismäßig große Körperoberfläche des Neugeborenen kann zu einem **Wärmeverlust** und zur **Unterkühlung** *(Hypothermie)* führen.

Folgen einer Hypothermie können sein:

- Periphere Minderdurchblutung, die zu einer Azidose (▸ 8.2.1) führt
- Hypoglykämie (Unterzuckerung)
- Surfactant-Inaktivierung
- Erhöhte Mortalität (Sterblichkeit)

> **Praxistipp**
>
> **Wärmezufuhr**
>
> Um den Gefahren einer Hypothermie vorzubeugen, sind Neugeborene unter einer Wärmelampe zu untersuchen bzw. zu behandeln und nur so wenig wie möglich zu exponieren.

Umgekehrt kann sich bei starkem Wasserverlust, z.B. durch hohe Außentemperatur oder geringe Nahrungszufuhr, zwischen dem 2. und 4. Lebenstag das sog. **Durstfieber** *(Dehydrationshyperthermie)* entwickeln. Der Anstieg der Körpertemperatur *(Hyperthermie)* ist verbunden mit starker Unruhe, eingesunkener Fontanelle, reduziertem Hautturgor und verringerter Harnmenge.

Magen-Darm-Trakt

Innerhalb von 12 bis 48 Stunden wird ein grünschwarzer, zäher Stuhl, das **Mekonium** (Kindspech), entleert. Es besteht vor allem aus Darmepithelien, Verdauungssekreten und Lanugohaaren (Flaumhaar). Diese gelangen mit dem Fruchtwasser, das der Fetus in der zweiten Schwangerschaftshälfte in großer Menge schluckt, in den Darm. Bis zum 7. Lebenstag werden grünbraune Übergangsstühle abgesetzt, danach bekommt der Stuhl eine gelbbraune Farbe.

Die Anzahl der Stuhlentleerungen ist abhängig von der Nahrungsaufnahme und beträgt am Ende der 1. Lebenswoche durchschnittlich drei bis fünf Stühle pro Tag.

Nieren

Die erste Urinentleerung erfolgt häufig direkt nach der Geburt, spätestens aber innerhalb von 24 Stunden. Die Urinmenge steigert sich von 15 ml am ersten Tag auf 300 ml am 10. Tag. Die funktionelle **Unreife der Nieren** erklärt die Ödemneigung und die verzögerte Ausscheidung von Medikamenten bei Neugeborenen.

Merke

Erste Ausscheidung

Die erste Urinausscheidung erfolgt innerhalb der ersten 24 Stunden. Der erste Stuhl *(Mekonium)* wird innerhalb von 24 bis 48 Stunden ausgeschieden. Er ist schwarzgrünlich und hat eine zähe Konsistenz.

3.1.3 Untersuchungen des Neugeborenen

Untersuchung unmittelbar nach der Geburt

Die **U1-Vorsorgeuntersuchung** des Neugeborenen wird in der Regel direkt nach der Geburt von der Geburtshelferin durchgeführt (► 1.8), die auf Hinweise für einen perinatalen Sauerstoffmangel, auf Geburtsverletzungen oder Fehlbildungen achtet und die Reife des Kindes bestimmt.

Apgar-Schema

Fallbeispiel

Mira und das Apgar-Schema

Die Auszubildende Mira Frenzel arbeitet zurzeit auf der Geburtshilfestation. Heute erlebt sie einen besonderen Frühdienst, denn sie darf bei einem geplanten Kaiserschnitt zusehen. Nachdem dieser komplikationslos verlaufen ist, beobachtet Mira die Kinderärztin Angelika Klein bei der Erstuntersuchung des Neugeborenen. Sie ruft der Auszubildenden zu: „Notierst du bitte die Apgar-Werte? Wir haben hier 8, 10 und 10!"

Mit diesem Schema, das nach der Ärztin Virginia Apgar benannt wurde, wird die **Vitalität** des Neugeborenen beurteilt. 1, 5 und 10 Minuten nach der Abnabelung werden Atmung, Herzfrequenz, Muskeltonus, Hautfarbe und Reflexe mit je 0–2 Punkten bewertet (► Tab. 3.1). Durch Addition der Punkte ermittelt man den **Apgar-Index,** der maximal 10 Punkte beträgt.

Die erhobenen Werte werden folgendermaßen interpretiert:

8–10 Punkte	Lebensfrisches Neugeborenes
6–7 Punkte	Leichte Adaptationsstörung
3–5 Punkte	Mittelschwere Adaptationsstörung, Betreuung auf einer Intensivstation, sog. blaue Asphyxie
0–2 Punkte	Schwerste Adaptationsstörung, Reanimation, sog. weiße Asphyxie

Vorsicht

Maximal zu erreichende Apgar-Werte

Da auch ein gesundes Neugeborenes postpartal blaue Extremitäten aufweist, sind die höchsten zu erreichenden Apgar-Werte 9/10/10. Prognostisch **wichtiger** als der Apgar-Index nach 1 Minuten sind die **Werte nach 5 und 10 Minuten.**

Erläuterungen zum Fallbeispiel

Mira und das Apgar-Schema

Als Mira unsicher die Zahlen auf einen Zettel schreibt, kommt ihr die erfahrene Hebamme Evi Meier zu Hilfe. Sie erklärt: „Das sogenannte Apgar-Schema gibt uns Auskunft über die Vitalität des Neugeborenen. Dabei werden innerhalb der ersten 10 Lebensminuten insgesamt dreimal Atmung, Puls, Grundtonus, Aussehen und Reflexe des Neugeborenen mit Punkten bewertet. Für jedes Kriterium werden maximal zwei Punkte vergeben. Die Apgar-Werte dieses Neugeborenen – 8 nach 1 Minute, 10 nach 5 Minuten und 10 nach 10 Minuten – sprechen dafür, dass das Kind sehr wahrscheinlich lebensfrisch und gesund ist. Du musst die Werte hier in das Gelbe Heft eintragen."

Tab. 3.1 Apgar-Schema.

Kriterien	Beurteilung		
	0 Punkte	1 Punkt	2 Punkte
Atmung	Keine	Langsam und unregelmäßig	Regelmäßig, kräftiges Schreien
Puls	Keiner	< 100/min	> 100/min
Grundtonus (Muskeltonus)	Keine Spontanbewegung	Geringe Flexion der Extremitäten	Aktive Bewegungen
Aussehen (Hautfarbe)	Blass, blau	Stamm rosig, Extremitäten blau	Rosig
Reflexe	Keine	Grimassieren	Schreien, Husten, Niesen

Nabelschnurblutgasanalyse

Nach jeder Abnabelung wird routinemäßig der **pH-Wert** des Bluts in der Nabelarterie und in der Nabelvene bestimmt, da ein perinataler Sauerstoffmangel mit einer Azidose (Übersäuerung, pH-Wert ↓, ▸ 8.2.1) einhergehen kann.

- Normwert: 7,26–7,42.
- Werte unter 7,0 zeigen eine schwerste Störung an.

Reifezeichen

Anhand der **Reifezeichen** lässt sich ermitteln, ob das Neugeborene der Schwangerschaftsdauer entsprechend entwickelt ist.

> **Merke**
>
> **Reifezeichen eines Neugeborenen**
>
> - Körperlänge mindestens 48 cm.
> - Körpergewicht mindestens 2.500 g.
> - Schulterumfang größer als Kopfumfang.
> - Pralles subkutanes Fettpolster.
> - Lanugobehaarung nur noch im Bereich der Schultern, der Oberarme und des oberen Rückens.
> - Kopfhaare kräftig, seidig.
> - Knorpel der Ohren und Nase sind fest.
> - Nägel überragen die Fingerkuppen und bedecken die Zehenkuppen.
> - Fußsohlenfalten bedecken die ganze Sohle.
> - Brustdrüsen über Hautniveau, Drüsenkörper und -hof tastbar.
> - Genitale:
>   - Beim Mädchen bedecken die großen Schamlippen die kleinen.
>   - Beim Jungen liegen die Hoden im Skrotum.

Pulsoxymetrie

> **Definition**
>
> **Pulsoxymetrie**
>
> Nicht invasive, transkutane Messung der arteriellen Sauerstoffsättigung mittels eines Sensors an Finger, Zeh oder Fuß.

- In vielen Kliniken wird routinemäßig eine pulsoxymetrische Messung der **Sauerstoffsättigung** bei allen Neugeborenen durchgeführt. Dadurch können schwere Herzfehler (▸ 5.2) frühzeitig erkannt werden.
- Die Messung kann vor Verlegung des Neugeborenen mit der Mutter auf die Wochenstation ca. 2–6 Stunden nach der Geburt erfolgen, um Hinweise auf angeborene Herzfehler, Anpassungsstörungen oder Infektionen zu bekommen.
- Das in Deutschland gesetzlich vorgeschriebene **pulsoxymetrische Screening** auf angeborene Herzfehler im engeren Sinne erfolgt am 2. Lebenstag am Fuß.
- Als auffällig gilt eine Sauerstoffsättigung < 95 %. Eine weitere kinderkardiologische Abklärung mit einer Echokardiografie muss dann zeitnah erfolgen.
- Das Ergebnis der Sauerstoffsättigung wird im Kinderuntersuchungsheft dokumentiert.

> **Kritischer Blick**
>
> **Pro und Contra: Hausgeburt**
>
> **Pro:**
>
> - Eine Geburt ist sehr intim und ein privates Ereignis. Bei einer Hausgeburt können Ruhe und Sicherheit des eigenen Zuhauses genutzt werden, da die Angst vor der Geburt im gewohnten Umfeld verringert wird.
> - Es herrscht weniger Zeitdruck, und die werdenden Eltern haben mehr Mitbestimmungsmöglichkeiten, z. B. ob die Entbindung im Stehen oder im Sitzen statfinden soll.
> - In der gewohnten und entspannten Umgebung ist ein besserer Bindungsaufbau zum Neugeborenen möglich.
>
> **Contra:**
>
> - Bei Komplikationen ist eine medizinische Versorgung nicht unmittelbar vor Ort, und es muss die Klinik aufgesucht werden.
> - Bei starken Schmerzen ist eine schnell wirksame Schmerztherapie (PDA) nicht erreichbar.
> - Unter Umständen ist die Erholungszeit der Mutter nach der Geburt kürzer als bei einer Geburt in der Klinik, gerade wenn weitere Kinder versorgt werden müssen und vorgeburtlich keine Haushaltshilfe organisiert wurde.
> - Gesetzlich ist die Option der Hausgeburt bei HIV-positiven Müttern, bei Blutgruppenunverträglichkeiten oder bei Geburten vor der 38. SSW ausgeschlossen.

Neugeborenenuntersuchung

Wurden direkt nach der Geburt keine pathologischen Befunde erhoben, findet die erste gründliche Untersuchung des Neugeborenen zwischen dem 3. und 10. Lebenstag statt (▸ 1.8). Diese **U2-Vorsor-**

geuntersuchung wird entweder noch in der Klinik oder nach der Entlassung ambulant durchgeführt.

Körperliche Untersuchung

- Untersuchung der Haut:
  - Reifezeichen wie Lanugobehaarung
  - Schwangerschaftsreaktionen
  - Farbabweichungen wie Blässe, Ikterus, Hämatome oder punktförmige Einblutungen *(Petechien)*
  - Ödeme oder verminderter Hautturgor etc.
- Untersuchung des Schädels und des Halses:
  - Geburtstraumen wie Caput succedaneum, Kephalhämatom, Klavikulafraktur (► 3.4) oder Torti collis (Halsfehlstellung)
  - Auffälligkeiten im Bereich der Schädelnähte und Fontanellen
  - Fehlbildungen
- Untersuchung der Thoraxorgane:
  - Vitalparameter
  - Interkostale, sternale bzw. juguläre Einziehungen als Hinweis auf eine Dyspnoe (► 4.1.1)
  - Herzgeräusche und tastbares Schwirren als Hinweis auf einen angeborenen Herzfehler (► 5.2)
- Untersuchung des Abdomens:
  - Nabel
  - Leber- und Milzgröße
  - Hernien etc.
- Untersuchung der Anogenitalregion:
  - Reifezeichen
  - Schwangerschaftsreaktionen
  - Fehlbildungen etc.
- Untersuchung der Wirbelsäule und Extremitäten:
  - Hinweise auf Spaltbildungen der Wirbelsäule (*Spina bifida,* ► 9.1)
  - Hinweise auf angeborene Hüftgelenksdysplasie bzw. -luxation (► 13.4)
  - Sonstige Fehlbildungen
- Untersuchung des zentralen Nervensystems:
  - Vigilanz (Wachheit)
  - Spontanmotorik hinsichtlich Bewegungsarmut, Asymmetrien
  - Muskeltonus
  - Art und Tonfall des Schreiens; auffällig sind Wimmern oder schrilles Schreien
  - Neugeborenenreflexe

Neugeborenenreflexe

> **Definition**
>
> **Reflex**
>
> Unwillkürlicher und regelhaft ablaufender Vorgang als physiologische Reaktion auf einen Reiz.

Beim Neugeborenen ist die Hirnrinde noch nicht ausgereift. Da der Hirnstamm dominiert, lassen sich für einen Zeitraum noch sog. **Primitiv**- bzw. **Neugeborenenreflexe** nachweisen. Lassen sich diese bei einem Kind nicht bzw. über den in ► Tab. 3.2 angegebenen Zeitraum hinaus auslösen, so liegt ein abklärungsbedürftiger Befund vor.

Laboruntersuchungen

Nach Aufklärung und Einwilligung der Eltern wird bei allen Neugeborenen zwischen der 36. und 72. Lebensstunde das **erweiterte Neugeborenenscreening** auf angeborene Stoffwechselerkrankungen durchgeführt. Dazu wird kapilläres Blut aus der Ferse entnommen. In Deutschland wird derzeit ein laborchemisches Screening auf die folgenden Krankheiten empfohlen:

- Angeborene Hypothyreose (► 17.1.1).
- Klassische Galaktosämie (► 16.1.2).
- Adrenogenitales Syndrom (Störung der Nebennierenfunktion, ► 17.3.1).
- Biotinidase-Mangel: Biotinidase ist das Enzym, das zur Aufbereitung von Biotin benötigt wird. Bei einem Mangel entstehen Symptome wie Hautveränderungen, Haarausfall und Krampfanfälle. Die Therapie besteht aus der täglichen lebenslangen oralen Gabe von Biotin.
- Störungen des Aminosäurestoffwechsels, z. B. Phenylketonurie (► 16.4.1).
- Störungen der Fettsäureoxidation und des Carnitinzyklus.
- Störungen des Stoffwechsels der organischen Säuren.

Zeitgleich mit der Durchführung des erweiterten Neugeborenenscreenings wird das **Screening auf Mukoviszidose** (*cystische Fibrose,* ► 4.8) nach Aufklärung und Einwilligung der Eltern durchgeführt. Diese Untersuchungen erfolgen in spezialisierten Zentren. Dort erfolgt auch die weitere Betreuung der Patienten und deren Familien bei einem auffälligen Ergebnis.

Hörscreening

Bei jedem Neugeborenen wird ein **Hörscreening** durchgeführt. Dieses sollte möglichst noch

Tab. 3.2 Wesentliche Reflexe, Reaktionen und motorische Verhaltenszeiten im 1. Lebensjahr nach dem Zeitraum des Auftretens.

Reflex	Auslösung	Antwort	Zeitraum des Auftretens
Glabellareflex	Beklopfen der Glabella* mit dem Mittelfinger	Lidschluss	Bis 2. Lebensmonat
Puppenaugenphänomen	Langsame Drehung des Kopfs	Augenbewegung entgegen der Drehrichtung	Bis 2. Lebensmonat
Schreitphänomen	Kind wird aufrecht gehalten, Füße berühren abwechselnd die Unterlage	Streckung des berührenden Beins, Beugung des anderen Beins	Bis 2. Lebensmonat
Babkinreflex	Gleichzeitiger Druck in beide Handinnenflächen	Mundöffnung	Bis 2. Lebensmonat
Saugreflex	Finger wird zwischen die Lippen gelegt	Rhythmische Saug- und Zungenbewegung	Bis 3. Lebensmonat variabel
Mororeflex	Ruckartige Änderung der Kopfposition, laute Geräusche o. Ä.	1. Abduzieren der Arme, Handöffnung 2. Umklammerung	Bis 4. Lebensmonat Bis 2. Lebensmonat
Gekreuzter Streckreflex	Beugung eines Beins in Rückenlage	Streckung des anderen Beins	Bis 4. Lebensmonat
Galantreaktion	Bestreichen des Rückens seitlich der Dornfortsätze von kranial nach kaudal	Gleichseitige Lateralflexion	Bis 4. Lebensmonat
Symmetrischer tonischer Nackenreflex (STNR)	1. HWS-Flexion 2. HWS-Extension in Rückenlage	1. Armbeugung und Beinstreckung 2. Armstreckung und Beinbeugung	Bis 5. Lebensmonat
Asymmetrischer tonischer Nackenreflex (ATNR)	Langsame Drehung des Kopfs	Fechterstellung mit Streckung der Extremitäten auf der Gesichtsseite und Beugung auf der Gegenseite	Bis 6. Lebensmonat
Handgreifreflex	Berühren der Handinnenfläche	Faustschluss	Bis 6. Lebensmonat
Fußgreifreflex	Berühren des Fußballens	Krallen der Zehen	Bis 9. Lebensmonat
Babinskireflex	Streichen seitlich der äußeren Fußsohle	Auseinanderspreizen der Zehen, Nach-oben-Spreizen der Großzehe	Bis 12. Lebensmonat

* Glabella: unbehaarte Stelle zwischen den Augenbrauen.

in der Geburtsklinik bis zum 3. Lebenstag beim ruhigen oder schlafenden Kind erfolgen. Eine Durchführung am 1. Lebenstag wird vermieden, da sie zu einer hohen Rate an kontrollbedürftigen Befunden führt. Das Hörscreening erfolgt durch Messung der TEOAE (transitorisch evozierten otoakustischen Emissionen) oder AABR (Automated Auditory Brainstem Response) für jedes Ohr getrennt. Kontrollbedürftige oder erfolglose Messungen sollten bis zum Zeitpunkt der U3 (4.–6. Lebenswoche) wiederholt werden, ggf. in einem pädaudiologischen Zentrum. Der Befund wird in das Kinderuntersuchungsheft eingetragen, und die Eltern werden darüber informiert.

Durch das Hörscreening können angeborene Hörstörungen erfasst und die Kinder frühzeitig einer Behandlung zugeführt werden, um Hörvermögen, Sprach- und mentale Entwicklung zu verbessern.

3.1.4 Prophylaxen

Rachitisprophylaxe

Definition

Rachitis

Gestörte Mineralisation der Knochengrundsubstanz infolge eines unzureichenden Calcium- bzw. Phosphatspiegels.

Um einer Vitamin-D-Mangelrachitis (► 13.2) vorzubeugen, sollten alle Säuglinge ab der 2. Lebenswoche im 1. und 2. Lebensjahr tgl. 500 IE Vitamin D erhalten. Die tägliche Gabe von Vitamin D wird üblicherweise mit der Fluoridgabe zur Kariesprophylaxe kombiniert.

Kariesprophylaxe

Definition

Karies

Erkrankung der Zähne, ausgelöst durch Bakterien im Zahnbelag, süße Lebensmittel und mangelnde Mundhygiene. Karies schädigt die Zähne, kann zu Schmerzen und zum Zahnverlust führen.

Eine **Kariesprophylaxe** zur Härtung des Zahnschmelzes und zur Verringerung der Karieshäufigkeit kann entweder durch die orale Gabe von **Fluorid,** typischerweise in Kombination mit der Rachitisprophylaxe, oder durch die Verwendung von fluoridhaltiger Kinderzahnpasta ab dem ersten Zahndurchbruch erfolgen.
Die empfohlene orale Dosis beträgt in Abhängigkeit vom Fluoridgehalt des Trinkwassers (bis 0,3 mg/l) 0,25 mg/d bis zum 3. Lebensjahr. Bei der Verwendung von fluoridhaltiger Kinderzahncreme soll 1 × tgl. eine reiskorngroße Menge zur Zahnpflege genutzt werden.
Ab dem 3. Lebensjahr wird die 2 × tägliche Anwendung einer erbsengroßen Menge fluoridhaltiger Kinderzahnpasta und Verwendung von fluoridhaltigem Speisesalz für alle Kinder und Jugendliche empfohlen.

Vitamin-K-Prophylaxe

Einige Gerinnungsfaktoren des Bluts werden in der Leber unter Einfluss von Vitamin K gebildet. Da Vitamin K mit der Muttermilch nur unzureichend zugeführt wird und die Leber des Neugeborenen noch unreif ist, kann es zu einem Mangel an Gerinnungsfaktoren kommen. Um einer Blutungsneigung vorzubeugen, werden am 1. (U1), 2.–7. Lebenstag (U2) und mit 4–6 Wochen (U3) 2 mg Vitamin-K-Tropfen oral verabreicht.

Pflege

Pflegende vermitteln den Eltern, wie wichtig es ist, gemeinsame Zeit mit dem Neugeborenen zu verbringen, um sich gegenseitig kennenzulernen. Durch Körpernähe mit möglichst engem Hautkontakt und über die Stimme wird die Eltern-Kind-Bindung gefördert. Neben dem Stillen wird dies auch durch **Rooming-in** (Mutter/Eltern und Kind teilen sich ein Zimmer, im Gegensatz zum Aufenthalt des Kindes im Kinderzimmer) erreicht. Die Entwicklung der Zusammengehörigkeit zwischen Eltern und Kind nennt man auch **Bonding.**
Den Eltern werden alle Pflegemaßnahmen erklärt, und sie werden in der Säuglingspflege angeleitet. Gerade beim ersten Kind sind die Eltern oft besonders verunsichert und nervös. Viele Mütter verlassen heute bereits wenige Tage nach der Geburt mit ihrem Kind die Klinik. Daher ist eine gezielte und genaue Anleitung in der Pflege des Neugeborenen besonders wichtig. Dazu gehören Handling, Körperpflege, Nabelversorgung und Nahrungsverabreichung. Ebenso erfolgt eine Aufklärung über Maßnahmen zur Vermeidung des plötzlichen Kindstods und die Gefahr eines **Schütteltraumas.**

Merke

Bitte nicht schütteln!

Immer wieder kommt es vor, dass Eltern überfordert sind und ihren schreienden Säugling aus Verzweiflung schütteln. Doch durch das unkontrollierte Schütteln können irreparable Schäden im Gehirn des Säuglings entstehen. Die ruckartigen Bewegungen führen zu einem Zerreißen der Venen, die das Hirngewebe mit der Dura mater verbinden. Es kommt zu Blutungen im Gehirn (► 3.10), welche je nach Ausmaß eine körperliche Beeinträchtigung oder das Versterben des Kindes bedingen können. Das Schütteltrauma ist die häufigste Misshandlung bei Säuglingen und hat für etwa 10–30 % der so misshandelten Kinder tödliche Folgen, zwei Drittel von ihnen erleiden nicht reversible Schäden (NZFH 2017).
Weitere Informationen und Unterstützungsmöglichkeiten unter: www.bitte-nicht-schuetteln.de

Plötzlicher Kindstod

Vom **plötzlichen Kindstod** (*engl.* Sudden Infant Death Syndrome, SIDS) wird ausgegangen, wenn ein Säugling im Schlaf verstirbt, dies völlig unerwartet eintritt und sich in der Obduktion keine erklärende Ursache findet. Ein plötzlicher Kindstod tritt bei ca. 0,8 von 1.000 Lebendgeburten auf (AOK Gesundheitsmagazin 2022). Der Häufungsgipfel liegt im 2.–4. Lebensmonat.

Die Begriffe **Near-SIDS und BRUE** (*engl.* Brief Resolved Unexplained Event) beschreiben ein akutes Ereignis mit Apnoe, Zyanose und Blässe in Kombination mit Bradykardie und verändertem Muskeltonus ohne tödlichen Ausgang. Säuglinge, die ein BRUE durchgemacht haben, werden stationär aufgenommen und die Vitalwerte werden überwacht. Wird eine Ursache für das Ereignis gefunden, richtet sich die Therapie nach der Grunderkrankung. Findet sich keine Erklärung, wird aufgrund des Wiederholungsrisikos eine Heimmonitorüberwachung empfohlen.

Die Ursache des plötzlichen Kindstods ist weiterhin nicht geklärt. In der Diskussion sind verschiedene Faktoren, deren ggf. gemeinsames Auftreten zum SIDS führen kann. Möglicherweise liegt u. a. eine Hirnstammfunktionsstörung mit zentraler Atemstörung vor.

Vorsicht

Risikofaktoren für den plötzlichen Kindstod

- Frühgeburt (► 3.7)
- Dystrophie (► 3.2)
- Mehrlingsgeburt
- Niedriger sozioökonomischer Status
- SIDS-Geschwister
- Bauch- und Seitenlage
- Exposition von Tabakrauch

Um die Wahrscheinlichkeit eines plötzlichen Kindstods zu verringern, ist die einheitliche Aufklärung der Eltern vonseiten der Hebammen, Gynäkologinnen, Pflegefachpersonen und Kinderärzte hinsichtlich der folgenden Maßnahmen entscheidend.

Richtige Schlafposition

Die sicherste Schlafposition für Säuglinge ist die Rückenlage. In Bauchlage können Mund und Nase durch das Liegen auf der Matratze verschlossen werden, und das Kind atmet die verbrauchte Ausatemluft erneut ein. Dies kann zu Sauerstoffmangel und Atemstillstand führen. In der Seitenlage ist ein unbeobachtetes Drehen in die Bauchlage möglich.

Richtige Schlafumgebung

Säuglinge sollten im 1. Lebensjahr im eigenen Bett im Elternschlafzimmer schlafen. Eine feste Matratze wird empfohlen. Kopfkissen, Babyfelle und Unterpolsterungen sind nicht notwendig. Auf Kuscheltiere oder andere lose Teile im Kinderbett ist aufgrund des vorhandenen Greifreflexes und der Möglichkeit des Verdeckens der Atemwege zu verzichten. Empfohlen wird ein Schlafsack, damit der Säugling im Schlaf nicht unter die Decke rutschen kann. Ideal ist eine Raumtemperatur von 16 bis 18 °C.

Rauchfreie Umgebung

Tabakkonsum in der Schwangerschaft und in der Umgebung des Kindes kann zu dessen Schädigung führen. Weiterhin erhöht passive Rauchinhalation nachweislich das Risiko für das Kind, am plötzlichen Kindstod zu versterben. Daher wird sowohl in der Schwangerschaft als auch im häuslichen Umfeld eine rauchfreie Umgebung empfohlen.

Merke

3-R-Regel zur Vorbeugung des plötzlichen Kindstods

- **R**ückenlage
- **R**ichtige Schlafumgebung
- **R**auchfrei

3.2 Dystrophe Neugeborene

Definition

Dystrophie

Mangelerscheinung, die sowohl prä- als auch postnatal auftreten und Funktionseinschränkungen bzw. Funktionsstörungen zur Folge haben kann.

Dystrophe Neugeborene werden auch als Mangelgeborene oder als Small-for-Gestational-Age-Säuglinge bezeichnet. Bei den betroffenen Kindern liegt das Geburtsgewicht unter der 3. Perzentile (► 1.4.2).

Ursachen

Das **intrauterine Wachstum** kann von folgenden Störungen beeinflusst werden:
- Chromosomenaberrationen (► 2.1.1)
- Infektionskrankheiten in der Schwangerschaft (► 1.3.1)
- Suchterkrankungen der Mutter
- Plazentainsuffizienz, z. B. bei
  - Nikotinabusus
  - Arterieller Hypertonie
  - Diabetes mellitus der Mutter (► 1.3.2)
  - Übertragung, d. h. über die 41. SSW hinaus verlängerte Tragzeit

Auch Mehrlinge sind nach der Geburt häufig dystroph.

Klinik

Dystrophe Neugeborene fallen durch einen Mangel an subkutanem Fettgewebe, geringe Körperlänge und geringen Kopfumfang auf. Wegen spärlicher Glykogenvorräte neigen sie zu Hypoglykämien (► 16.1.1) und Hypothermie (Unterkühlung), die Symptome wie übermäßige Reizbarkeit bis hin zu zerebralen Krampfanfällen (► 9.4) und muskulären Dystonien (unwillkürlichen Muskelkontraktionen) bedingen. Selten resultieren daraus zerebrale Spätschäden und Atemnotsyndrome.

Prognose

Die Prognose ist abhängig von der Ursache. Die perinatale Mortalität (Sterblichkeit) ist insgesamt aber erhöht. Bei komplikationslosem Verlauf holen Mangelgeborene ihren Wachstumsrückstand meist im 1. bis 2. Lebensjahr auf.

3.3 Asphyxie

Unter **Asphyxie** versteht man eine perinatale Hypoxie, also einen Sauerstoffmangel vor, während oder nach der Geburt.

Ursachen

Ursachen der **intrauterinen Asphyxie** können aufseiten der Mutter, des Fetus oder der Plazenta liegen.
- Mütterliche Ursachen:
  - Diabetes mellitus
  - Arterielle Hypertonie
  - Präeklampsie, Eklampsie
  - Blutungen in der Spätschwangerschaft
  - Uterusruptur
  - Terminüberschreitung
  - Protrahierte Geburt oder Sturzgeburt
- Kindliche Ursachen:
  - Frühgeburt (► 3.7)
  - Nabelschnurumschlingung, Nabelschnurknoten
  - Fetale Wachstumsretardierung
- Plazenta- und Fruchthöhlenveränderungen:
  - Plazentare Lageanomalien
  - Vorzeitige Plazentalösung
  - Akute oder chronische Plazentainsuffizienz
  - Fruchtwasserveränderungen

Jeder Geburtsstillstand kann zu einer Hypoxie während der Geburt führen.

Folgende Ursachen können eine **postnatale Asphyxie** bedingen:
- Verlegung der Atemwege
- Direkte Schädigung des Atemzentrums, z. B. durch intrauterine Asphyxie oder Geburtstrauma (► 3.4)
- Schwere Anämie, z. B. bei Rhesusunverträglichkeit (► 1.3.3)
- Intrauterin erworbene Pneumonie (► 4.5)
- Fehlbildungen, z. B. angeborene Herzfehler (► 5.2) oder Lungenhypoplasie
- Atemnotsyndrom, insbesondere bei Frühgeborenen (► 3.8.2)

Vorsicht

Hinweise auf einen intrauterinen Sauerstoffmangel
- Abnehmende Kindsbewegungen
- Abnehmende kindliche Herzfrequenz im Kardiotokogramm (CTG)
- Verfärbung des Fruchtwassers durch z. B. vorzeitigen Mekoniumabgang (► 3.1.2)
- Veränderungen der Blutgaswerte (► 3.1.3)

Folgen

Auf perinatalen Sauerstoffmangel reagiert das kindliche Gehirn besonders empfindlich. Es kommt zu einer Depression des Atemzentrums. Durch den abgeschwächten oder fehlenden Atemantrieb verstärkt sich der Sauerstoffmangel, das Kind gerät in einen Teufelskreis. Überlebt das Kind, kann sich infolge der frühkindlichen hypoxischen Hirnschädigung eine infantile Zerebralparese (► 9.2) entwickeln.

Therapie

Die schwerwiegenden Folgen einer Asphyxie zwingen zu **sofortigem Eingreifen.** Bei Hinweisen auf eine intrauterine Asphyxie ist die Schwangerschaft sofort durch Schnittentbindung zu beenden und das Neugeborene entsprechend zu versorgen, häufig verbunden mit einer nachfolgenden Verlegung auf eine neonatologische Intensivstation.

3.4 Geburtstraumatische Schäden

Auch bei einer unkomplizierten Geburt ist das Kind beträchtlichen Druckeinwirkungen, Zerr- und Scherkräften ausgesetzt, die **geburtstraumatische Schäden** verursachen können.

Kephalhämatom

Ein **Kephalhämatom** wird durch eine Verletzung der subperiostalen Blutgefäße (▸ Abb. 3.4 b, c) der Schädelkalotte verursacht. Die Blutung zwischen Periost und Schädelknochen bedingt eine Schwellung, die in der 1. Lebenswoche noch zunehmen kann. Das subperiostale Hämatom ist auf einen Schädelknochen begrenzt, überragt daher nicht die Schädelnähte und kann so vom Caput succedaneum unterschieden werden. Diagnostisch wird eine begleitende Hirnblutung ausgeschlossen. Innerhalb von 16 Wochen wird das Hämatom resorbiert, sodass eine besondere Therapie nicht erforderlich ist. Der Abbau des Hämatoms kann jedoch eine Hyperbilirubinämie (▸ 3.5) verstärken.

Caput succedaneum

Dieses harmlose Geburtstrauma wird auch als **Geburtsgeschwulst** bezeichnet. Es handelt sich um ein livide verfärbtes, nicht fluktuierendes Ödem der Kopfhaut, das keiner Therapie bedarf, weil es innerhalb der ersten Lebenstage resorbiert wird (▸ Abb. 3.4 a).

Klavikulafraktur

Klavikulafrakturen, die bei knapp einem Prozent aller Neugeborenen auftreten (Korsch 2018), werden bei der Erstuntersuchung häufig übersehen. Mögliche Hinweise sind eine druckschmerzhafte Schwellung der Bruchstelle, Knochenreiben *(Kre-*

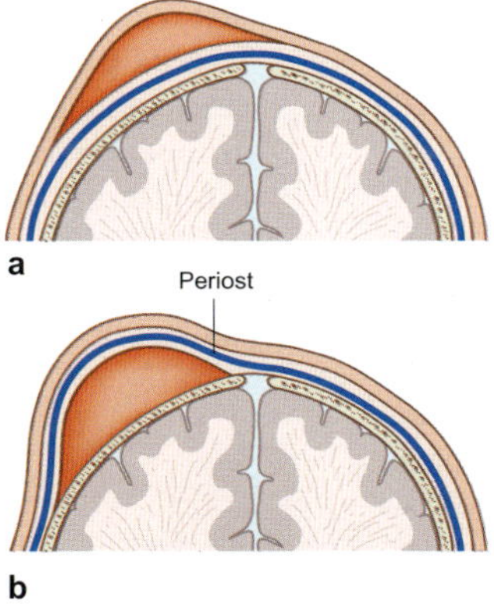

Caput succedaneum (Geburtsgeschwulst): Teigige Anschwellung des lockeren Bindegewebes zwischen Galea und Periost unter der Geburt (= supraperiostales Ödem bzw. Serohämatom), **reicht über die Schädelnähte hinaus**. Nicht therapiebedürftig. Bildet sich innerhalb von 1–2 Tagen zurück.

Kephalhämatom
Hämatombildung mit Abhebung des Periosts (= subperiostales Hämatom). Häufigkeit ca. 0,5 % aller Geburten. **Schädelnähte sind immer Begrenzung des Kephalhämatoms**. Entwicklung innerhalb der ersten Lebenstage, Rückbildung innerhalb von 8–16 Wochen. Keine besondere Therapie erforderlich.

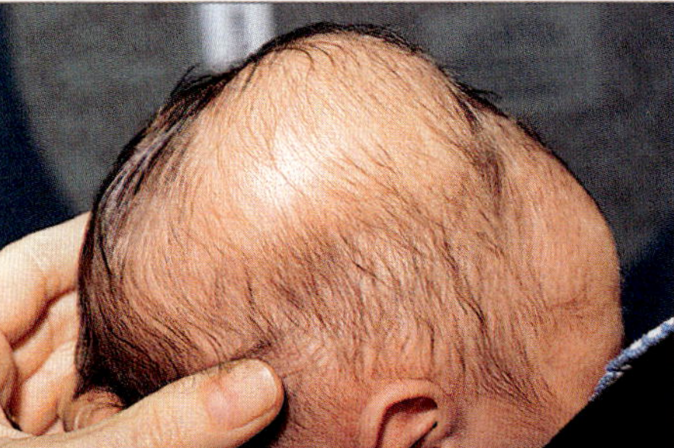

Abb. 3.4 a) Caput succedaneum
b) und c) Kephalhämatom. [L234, E696]

pitation) sowie eine Schonhaltung mit Innenrotation des entsprechenden Arms. Häufig fällt jedoch erst die ab dem 8. Lebenstag tastbare Kallusbildung auf. Die Behandlung der frischen Klavikulafraktur besteht in schonender Pflege und ggf. Fixieren des Arms an den Körper, weitere Maßnahmen sind nicht erforderlich.

Organverletzungen

Im Rahmen eines schweren Geburtstraumas kann es zu **Leber- bzw. Milzrupturen** kommen, die durch innere Blutungen zum hypovolämischen Schock führen können. Die Prognose ist von einer frühzeitigen sonografischen Diagnose abhängig. **Nebennierenrindenblutungen** verlaufen häufig asymptomatisch.

Verletzungen des Nervensystems

Verletzungen des zentralen Nervensystems wie Hirnblutungen und Hirnkontusionen sind verhältnismäßig selten.
Bei **Verletzungen peripherer Nerven** stehen Armplexusparesen und Fazialisparesen im Vordergrund. Letztere sind meistens Komplikation einer Zangengeburt und bilden sich in der Regel ohne Therapie zurück.

3.5 Icterus neonatorum und Hyperbilirubinämie

Definition

Ikterus

Gelbfärbung der Haut und Bindehaut aufgrund einer erhöhten Bilirubinkonzentration im Blut *(Hyperbilirubinämie).* Bilirubin ist das wasserunlösliche Abbauprodukt des Hämoglobins, das in der Leber mittels des Enzyms Glukuronyltransferase konjugiert (verbunden) wird. In dieser wasserlöslichen Form kann es mit der Galle über den Darm und mit dem Urin ausgeschieden werden kann.

Klinik

Intrauterin gelangt das fetale Bilirubin über die Plazenta ins mütterliche Blut und wird von der mütterlichen Leber verstoffwechselt. Nach der Geburt kann die kindliche Leber diese Funktion zunächst nur unzureichend übernehmen, da ein Glukuronyltransferasemangel besteht.
Zusätzlich fällt vermehrt Bilirubin beim Abbau der fetalen Erythrozyten mit dem Hämoglobin F an. Des Weiteren wird Bilirubin im Darm durch Enzyme wieder dekonjugiert und dann über den enterohepatischen Kreislauf wieder aufgenommen. Die Bilirubinkonzentration steigt an, und ca. 50 % aller gesunden Neugeborenen entwickeln zwischen dem 4. und 6. Lebenstag einen **physiologischen Icterus neonatorum** (*Neugeborenenikterus*, ▸ Abb. 3.5 links). Dieser kann bei gestillten Kindern besonders deutlich ausgeprägt sein und länger anhalten, da Proteine aus der Muttermilch mit dem Bilirubin um die Glukuronyltransferase konkurrieren. Üblicherweise verschwindet der Neugeborenenikterus vor dem 10. Lebenstag.

Merke

Verfärbung der Skleren

Das deutlichste Zeichen eines Ikterus ist die gelbliche Verfärbung der Skleren, die auch bei Kindern mit stärker pigmentierter Haut eindeutig zu erkennen ist.

Vom physiologischen Icterus neonatorum unterscheiden sich folgende **pathologische Formen:**

- Tritt der Ikterus vor dem 4. Lebenstag auf, handelt es sich um einen abklärungsbedürftigen **Icterus praecox.** Dieser ist meistens Ausdruck einer gesteigerten Hämolyse infolge einer Blutgruppenunverträglichkeit (▸ 1.3.3).
- Ein Ikterus, der über den 10. Lebenstag hinaus besteht, wird als **Icterus prolongatus** bezeichnet. Dieser kann z. B. die Folge einer angeborenen Schilddrüsenunterfunktion (▸ 17.1.1) sein.

Vorsicht

Bilirubinenzephalopathie

Eine Hyperbilirubinämie kann zu einer irreversiblen Schädigung im Bereich der Basalganglien im Gehirn führen. Folge ist die Bilirubinenzephalopathie (Kernikterus):

- Frühsymptome sind Apathie, muskuläre Hypotonie, abgeschwächte Neugeborenenreflexe, Trinkschwäche, Erbrechen, schrilles Schreien.
- Später treten eine vorgewölbte Fontanelle, muskuläre Hypertonie mit Opisthotonus (Krampf der dorsalen Streckmuskulatur) und zerebrale Krampfanfälle (▸ 9.4) auf.
- Überlebende zeigen eine mentale und motorische Entwicklungsstörung sowie Taubheit.

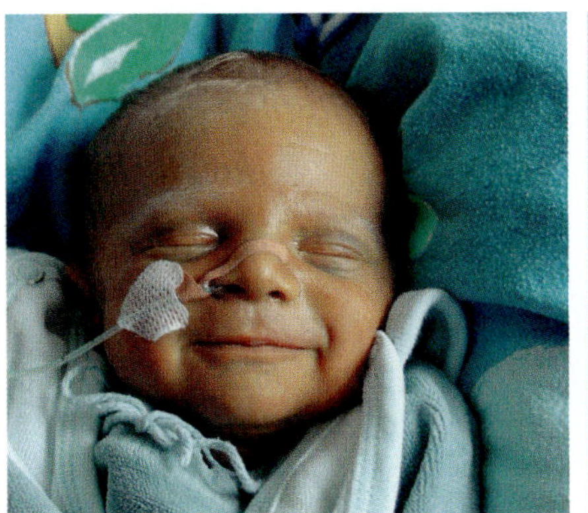

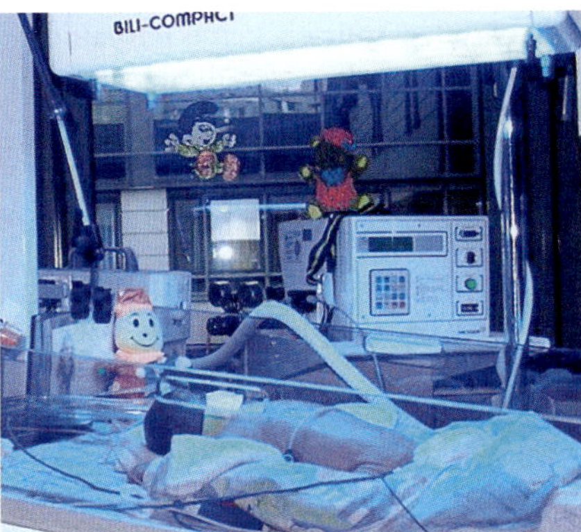

Abb. 3.5 Links: Kind mit Neugeborenenikterus; rechts: Fototherapie. [R232]

Diagnostik

Die Bilirubinkonzentration in der Haut kann mittels transkutaner Bilirubinbestimmung (TcB) über dem Sternum des Neugeborenen bestimmt werden. Bei der blutigen Bilirubinmessung erfolgt die Bestimmung des Gesamtbilirubins im Labor aus der Blutprobe.

Bei ikterischen Neugeborenen erfolgt eine Blutentnahme zur Bestimmung des Bilirubins gleichzeitig mit dem Stoffwechselscreening (▸ 3.1.3) und zusätzlich zur transkutanen Bilirubinbestimmung. Diese beiden Werte werden in einem Normogramm vermerkt. Entsprechend den alters- und gestationsaltersabhängigen Normwerten werden die Kontrollintervalle und ggf. Therapie festgelegt.

Therapie

Die meisten Kinder mit physiologischem Ikterus bedürfen keiner spezifischen Therapie. Eine ausreichende Flüssigkeitszufuhr für die suffiziente Ausscheidung ist wichtig. Bei Neugeborenen mit einem Icterus praecox oder prolongatus wird die Ursache geklärt und eine entsprechende kausale Therapie eingeleitet.

Bei Überschreiten der individuellen Bilirubingrenzwerte wird eine **Fototherapie** (▸ Abb. 3.5 rechts) eingeleitet. Durch blaues Licht wird das in der Haut vorhandene Bilirubin direkt in eine wasserlösliche Form umgewandelt, die über die Nieren ausgeschieden wird. Zur Unterbrechung des enterohepatischen Kreislaufs ist eine konsequente enterale Ernährung mit Muttermilch oder Formelmilch notwendig. Die Peptide aus der Milch hemmen die Enzyme im Darm, die zur Dekonjugation des Bilirubins und der erneuten Aufnahme über den enterohepatischen Kreislauf führen.

Bei schweren Verläufen mit hohen Bilirubinwerten kann eine intensivere Fototherapie oder eine Austauschtransfusion notwendig werden.

Pflege

- Kinder, die eine Fototherapie benötigen, werden ausschließlich mit einer Windel bekleidet in den Inkubator oder eine andere geeignete Pflegeeinheit gelegt, damit eine möglichst große Hautfläche dem blauen Licht exponiert wird. Da das Licht der Fototherapielampe eine Schädigung der Netzhaut hervorrufen kann, wird zum Schutz der Augen der Kinder eine weiche Brille angebracht.
- Es erfolgt eine regelmäßige Umpositionierung der Kinder abwechselnd in Rücken- und Bauchlage, wenn sie nur von oben bestrahlt werden. In Bauchlage werden die Kinder zur Verhinderung des plötzlichen Kindstods (▸ 3.1.4) mit einem Monitor überwacht. Bei der Verwendung einer zusätzlichen fiberoptischen Leuchtmatte kann das Umpositionieren unterbleiben.
- Wichtig ist eine ausreichende Flüssigkeitszufuhr, da die Neugeborenen unter der Fototherapie häufig vermehrt schwitzen und das durch die Fototherapie umgewandelte Bilirubin über die Nieren ausgeschieden wird. Zudem haben Neugeborene aufgrund des Ikterus häufig eine Trinkschwäche. Bei Bedarf erhalten sie zusätzlich zur Milchnahrung Flüssigkeit über eine Magensonde oder einen intravenösen Zugang.
- Da sich durch die Wärme der Fototherapielampe eine Hyperthermie entwickeln kann, sind regelmäßige Kontrollen der Körpertemperatur notwendig.

- Bei der Körperpflege dürfen keine fetthaltigen Cremes verwendet werden, weil diese zu einem Wärmestau führen können.
- Zur Pflege, für das Stillen und zum Kontakt mit den Eltern wird die Fototherapie unterbrochen und der Augenschutz entfernt.

Praxistipp

Hautpflege während der Fototherapie

Da die Haut des Neugeborenen durch die Bestrahlung mit der Fototherapielampe trocken und rissig werden kann, ist die Hautpflege mit einer Öl-in-Wasser-Emulsion empfehlenswert. Reste müssen jedoch spätestens vor dem nächsten Therapieintervall entfernt werden, um einen Wärmestau aufgrund verschlossener Poren zur vermeiden.

3.6 Neugeboreneninfektion

Neugeborene sind besonders gefährdet, an einer **bakteriellen Infektion** zu erkranken, da das Immunsystem noch nicht vollständig ausgebildet ist. Schwere systemische Infektionen mit Erregernachweis in der Blutkultur werden **Sepsis** genannt. Neben B-Streptokokken können auch andere Bakterien wie Escherichia coli, Staphylokokken oder Enterokokken Auslöser der Erkrankung sein.

Ursachen

Folgende Ursachen bzw. Risikofaktoren können zu einer Neugeboreneninfektion führen:

- Vorzeitiger Blasensprung > 18 Stunden vor Wehenbeginn
- Grünes Fruchtwasser
- Nachweis von B-Streptokokken bei der Mutter
- Amnioninfektsyndrom (Entzündung der Fruchtblase und der Eileiter) mit mütterlichem Fieber und erhöhten Entzündungszeichen im Labor unter der Geburt
- Frühgeburt

Klinik

Der subjektive Eindruck von einem Neugeborenen im Sinne von „Das Kind gefällt mir heute gar nicht“ sollte Anlass zu weiteren Untersuchungen sein. Die Neugeborenen können verschiedene Symptome zeigen:

- Unspezifische Symptome wie Trinkschwäche, Nahrungsverweigerung, Berührungsempfindlichkeit und reduzierter Allgemeinzustand
- Fieber oder Hypothermie
- Blass-zyanotisches Hautkolorit, kalte Extremitäten und verlängerte Rekapillarisierungszeit, ggf. Petechien, Ikterus
- Tachykardie mit ca. 180 Schlägen/Min.
- Apnoe, Dyspnoe (► 4.1.1), Tachypnoe (► 4.1.2)
- Geblähtes Abdomen, Erbrechen, Durchfall, Obstipation
- Lethargie, muskuläre Hyper- oder Hypotonie, Krampfanfälle, gespannte Fontanelle

Diagnostik

- Labor:
  - Entzündungsparameter wie Leukozyten, CRP, Interleukin 6 (IL-6)
  - BGA
  - Erregernachweis in der Blutkultur
  - Urinstatus
  - Liquoruntersuchung bei V. a. Meningitis (► 9.6)
  - Ggf. Ohrabstrich kurz nach der Geburt zum Erregernachweis
- Bildgebende Diagnostik:
  - Röntgen-Thorax bei V. a. Pneumonie (► 4.5)
  - Sonografie und Röntgen-Abdomen bei V. a. NEC (► 3.9)

Therapie

Bereits bei begründetem Verdacht auf eine schwere systemische Entzündungsreaktion wird nach Durchführung der Diagnostik sofort mit der antibiotischen Therapie begonnen. Diese wird ggf. dem Erregernachweis angepasst. Typischerweise erfolgt eine i. v.-antibiotische Kombinationstherapie z. B. mit Ampicillin und Cefotaxim. Bei Verdacht auf eine Meningitis wird ein weiteres Antibiotikum, z. B. ein Aminoglykosid, ergänzt.

Die Therapiedauer ist abhängig von der Schwere der Erkrankung und beträgt 5–14 Tage. In Abhängigkeit vom klinischen Zustand des Neugeborenen sind weitere therapeutische Maßnahmen wie Infusionstherapie, Beatmung, kreislaufunterstützende Therapie oder Transfusionen notwendig.

Prognose

Bei rechtzeitigem Beginn der antibiotischen Therapie klingen die Symptome meist rasch ab. Bei verspätetem Therapiebeginn kann es jedoch zu schweren Verläufen und zum Tod des Neugeborenen kommen.

3.7 Frühgeborene

Ein **Frühgeborenes (FG)** ist ein Kind, das vor der vollendeten 37. SSW geboren wurde.

Ursachen

Nur bei einem Teil der Betroffenen ist die Ursache der Frühgeburtlichkeit bekannt.

- Mütterliche Ursachen
  - Generalisierte oder lokale Infektionen, z. B. Amnioninfektion
  - Uterusfehlbildungen oder Myome
  - Zervixinsuffizienz
  - Alter der Mutter < 18 oder > 40 Jahre
- Fetale Ursachen
  - Fehlbildungen
  - Pränatale Infektionen (▶ 1.3.1)
  - Morbus hämolyticus fetalis (▶ 1.3.3)
- Schwangerschaftsbedingte Störungen
  - Plazentainsuffizienz
  - EPH-Gestose
  - Vorzeitige Wehen
  - Vorzeitiger Blasensprung
- Mehrlingsschwangerschaften

Klinik

Die Reife des Frühgeborenen ist abhängig vom Gestationsalter (▶ 1.4.1). Mit verkürzter Tragezeit verringern sich Körpergewicht, Körperlänge und Kopfumfang. Bei einem Geburtsgewicht unter 1.500 g spricht man von einem „Very Low Birth Weight Infant". Außerdem fehlen körperliche Reifezeichen (▶ 3.1.3), sodass sich folgende Befunde ergeben:

- Dünne Haut mit reichlich Lanugobehaarung und spärlichem oder fehlendem subkutanem Fettgewebe
- Brustwarzen im Hautniveau, Warzenhof noch nicht pigmentiert
- Kurze oder fehlende Fingernägel
- Fehlendes Fußlinienmuster
- Mangelnde Knorpeleinlagerung der Ohrmuscheln
- Genitale:
  - Männliches Frühgeborenes: Fehlender Hodendeszensus, d. h., die Hoden liegen noch nicht im Skrotum
  - Weibliches Frühgeborenes: Klaffende Vulva, d. h., die großen Schamlippen überdecken noch nicht die kleinen

Insbesondere bei geringem Gestationsalter fällt eine muskuläre Hypotonie auf. Schlaffe Bauchdecken und offene Leistenkanäle begünstigen die Entstehung von Leistenhernien, die bei 16–25 % der Frühgeborenen unter 1.500 g diagnostiziert werden (AWMF 2020a).

Komplikationen

Bei den Komplikationen ist zwischen Frühkomplikationen, die aus der funktionellen Unreife des Frühgeborenen resultieren, und Spätkomplikationen zu unterscheiden. Bei Letzteren handelt es sich um Beatmungsfolgen.
Zu den **Frühkomplikationen** zählen folgende Krankheitsbilder:

- Hypoglykämie bei unzureichender Glykogenreserve der unreifen Leber.
- Hypothermie: Da das subkutane Fettgewebe nicht oder nur spärlich ausgebildet ist, neigen Frühgeborene zur Unterkühlung (Hypothermie), die außerdem durch die im Verhältnis zum Körpergewicht große Körperoberfläche begünstigt wird.
- Apnoe-Bradykardie-Hypoxämie-Syndrom (▶ 3.8.1).
- Atemnotsyndrom (hyalines Membransyndrom oder Respiratory Distress Syndrome, RDS, ▶ 3.8.2).
- Persistierender Ductus arteriosus (▶ 5.2.2).
- Hyperbilirubinämie (▶ 3.5).
- Neugeboreneninfektion und Sepsis (▶ 3.6).
- Nekrotisierende Enterokolitis (NEC, ▶ 3.9).
- Hirnblutung (▶ 3.10).

Die typischen **Spätkomplikationen** bei Frühgeborenen sind die Frühgeborenenretinopathie (▶ 10.6) und die bronchopulmonale Dysplasie (BPD, ▶ 3.8.3).

Therapie

- Risikoschwangere und Frühgeborene sollten nur in personell und technisch optimal ausgestatteten **Perinatalzentren** betreut werden. Bei einer drohenden Geburt vor der 34. SSW kann die Lungenreifung durch die Gabe von Betamethason (Kortisonpräparat) an die Mutter beschleunigt werden. Bei Zeichen einer kindlichen Gefährdung im CTG wird die Schwangerschaft in der Regel durch eine Sectio caesarea (Kaiserschnitt) beendet.
- Die Erstversorgung des Frühgeborenen erfolgt noch im Kreißsaal, bevor es auf eine **neonatologische Intensivstation** verlegt wird. Hier wird es unter permanenter Kontrolle der Vitalparameter und Laborwerte wie Blutbild, Bilirubin und Blutzucker im Inkubator gepflegt.

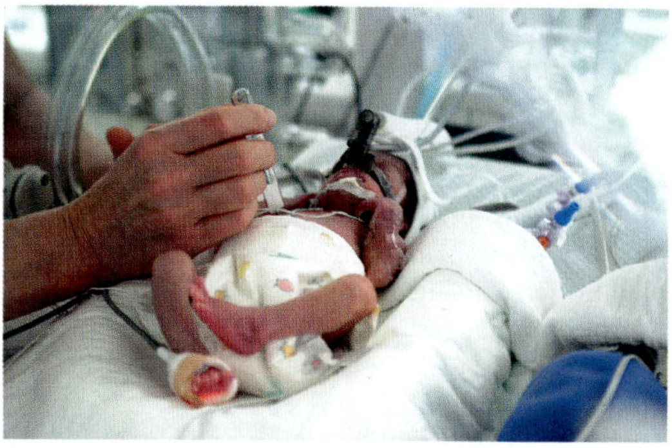

Abb. 3.6 Frühgeborenes in einem Inkubator. [J787]

- Der **Inkubator** (Brutkasten, ▸ Abb. 3.6) garantiert eine optimale Temperatur und Luftfeuchtigkeit sowie ein keimarmes Milieu und ermöglicht die Beobachtung des Kindes. In Abhängigkeit vom O_2- und CO_2-Partialdruck des Bluts und der Atemarbeit wird die Indikation zur maschinellen Beatmung gestellt. Initial werden Glukoseinfusionen verabreicht, um eine postnatale Hypoglykämie zu vermeiden.
- Bis der Saug- und Schluckreflex in der 34. Gestationswoche einsetzt und das Kind kräftig genug ist, wird es parenteral bzw. mithilfe einer Magensonde ernährt. Als Sondennahrung wird bevorzugt abgepumpte Muttermilch gegeben.
- So früh wie möglich soll durch engen Körperkontakt die Bindung zwischen dem Kind und den Eltern gefördert werden.
- Weitere therapeutische Maßnahmen richten sich nach den auftretenden Komplikationen. Nach Entlassung aus dem Krankenhaus sind regelmäßige Nachuntersuchungen notwendig, bei welchen insbesondere auf die psychomotorische Entwicklung geachtet wird.

Prognose

Die Prognose ist abhängig vom Gestationsalter, vom Geburtsgewicht sowie von der Qualität der perinatalen Versorgung. Durch Einsatz sämtlicher intensivmedizinischer Maßnahmen überleben derzeit Kinder, die in der 22.–23. SSW geboren wurden. Die jeweiligen Spätfolgen sind dabei schwer abzusehen.

Pflege

Frühgeborene benötigen eine sehr sensible und einfühlsame Pflege durch speziell ausgebildete Pflegefachpersonen. Sie achten auf Veränderungen der Vitalparameter und das Wohlbefinden des Kindes.

Vorsicht

Dekubitusgefahr

Da die Haut Frühgeborener nur eine geringe Verhornung aufweist und kaum Unterhautfettgewebe besitzt, ist sie äußerst sensibel gegenüber externen Reizen und dadurch sehr gefährdet, einen Dekubitus zu entwickeln.

Definition

Kinaesthetics®

Kinaesthetics® kann mit „Kunst der Bewegungswahrnehmung" übersetzt werden. Sie basiert auf der Wahrnehmung der eigenen Bewegung und beinhaltet das gemeinsame Lernen und Entwickeln von Bewegungsabläufen, die auf die individuellen Fähigkeiten der Patienten abgestimmt sind.

Basale Stimulation®

Alle pflegerischen und therapeutischen Maßnahmen, die zur Förderung von körperlich und geistig beeinträchtigten Menschen verwendet werden. Ziel ist es, Sinneswahrnehmung, Körperorientierung und Kommunikationsfähigkeit der Patienten zu fördern.

Minimal Handling

Feedbackkoordiniertes, ruhiges Handeln mit dem Ziel, Manipulationen am Patienten zu reduzieren, um Stress und Überstimulation zu minimieren und notwendige Ruhezeiten zu gewähren.

Stressparameter wie Licht, Lärm und Schmerzen müssen reguliert werden, damit das Frühgeborene sich unter den veränderten Bedingungen gut entwickeln kann. Die Versorgung der Kinder wird an den individuellen Rhythmus angepasst. Verschiedene Konzepte wie **Kinaesthetics®**, **Basale Stimulation®** und **Minimal Handling** sollten in der Pflege Anwendung finden. Um die Eltern-Kind-Bindung zu stärken, werden die Eltern eng mit in die Pflege des Kindes miteinbezogen. Die Frühgeburtlichkeit stellt für das Kind und die Eltern eine enorme Belastung dar. Durch interdisziplinäres Arbeiten und Familienorientierung kann diese reduziert werden.

Praxistipp

Känguruhen

Unter **Känguruhen** (Känguru-Methode) versteht man das Auflegen des unbekleideten Säuglings auf die nackte Brust der Eltern (► Abb. 3.7). Durch diese Methode werden die Eltern-Kind-Beziehung sowie die geistige und körperliche Entwicklung des Kindes gefördert. Körpertemperatur, Herzfrequenz und Atmung des Kindes stabilisieren sich dabei. Daraus resultieren weniger Apnoen, ein geringerer Sauerstoffbedarf und eine verbesserte Temperaturregulation.

- Eltern setzen sich zum „Känguruhen" bequem auf einen Stuhl oder eine Liege und machen ihren Oberkörper frei.
- Der nur mit einer Windel bekleidete Säugling wird in Bauchlage auf den nackten Thorax der Eltern gelegt. Dabei hört er den elterlichen Herzschlag, spürt die elterliche Atmung und Wärme und riecht den natürlichen Geruch seiner Eltern.
- Um das Kind vor Zugluft zu schützen, kann es mit einem leichten Tuch zugedeckt werden.
- Die Durchführung dauert mindestens 60 Minuten Eltern konzentrieren sich dabei nur auf ihr Kind und vermeiden jegliche Ablenkung. Um das Kind beobachten zu können, ist ein Handspiegel hilfreich.

3.8 Erkrankungen der Atemwege

3.8.1 Apnoe-Bradykardie-Hypoxämie-Syndrom

Klinik

Apnoen sind Atemaussetzer, die als Zeichen der Unreife der Atmungskontrolle und -mechanik bei Frühgeborenen auftreten. Bedeutung erlangen Apnoen dann, wenn es in der Folge der Apnoe zu einer Bradykardie und/oder Hypoxämie kommt. Bradykardien bei Frühgeborenen werden definiert als Herzfrequenz < 80/Min. Hypoxämien zeigen eine Sauerstoffsättigung (SaO_2) < 85 %. Neben der Unreife des Frühgeborenen können Apnoen auch als Hinweis auf andere Erkrankungen, z. B. Infektionen (► 3.6) oder Hirnblutungen (► 3.10) auftreten.

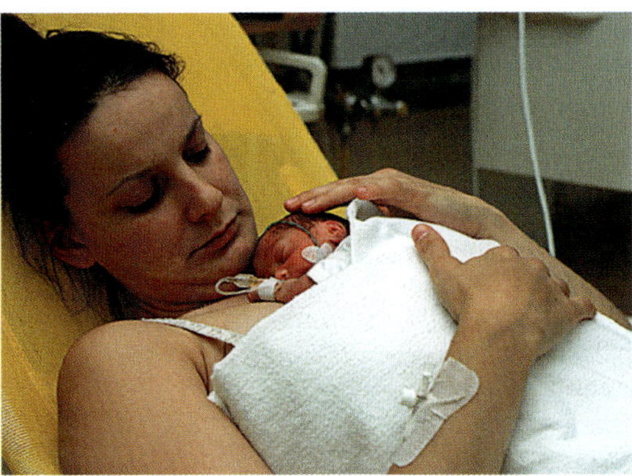

Abb. 3.7 Känguruhen. [K115]

Diagnostik

Das Apnoe-Bradykardie-Hypoxämie-Syndrom wird sowohl durch die klinische Beobachtung und die kontinuierliche Monitorüberwachung diagnostiziert.

Therapie

Ziel der Therapie ist es, Apnoen und deren Folgen zu verhindern oder zu behandeln:

- Bauchlage mit 15°-Oberkörperhochpositionierung
- Kontrollierte Sauerstoffgabe mit O_2-Werten im oberen Zielbereich
- Atemstimulierende Medikamente wie Koffein
- Nasale Atemhilfe als binasaler CPAP (Continous Positive Airway Pressure)
- Invasive Beatmung

3.8.2 Atemnotsyndrom (ANS)

Durch den Mangel an Surfactant (► 3.1.2) und die unreife Lungenstruktur kommt es bei Frühgeborenen zum **Atemnotsyndrom (ANS),** auch als hyalines Membransyndrom oder Respiratory Distress Syndrome (RDS) bezeichnet. Aufgrund des Kollapses der Alveolen entstehen Atelektasen, die zu einer Minderbelüftung der Lungen und einer Hypoxie führen. Die Vasokonstriktion der Gefäße führt weiterhin zu einer Minderdurchblutung der Lungengefäße.

Klinik

Die klinischen Symptome treten direkt nach der Geburt oder innerhalb der ersten Stunden auf:

- Tachypnoe (▶ 4.1.2) und Dyspnoe (▶ 4.1.1) mit:
  - Exspiratorischem Stöhnen oder Knorksen
  - Sternalen und interkostalen Einziehungen
  - Nasenflügeln
- Abgeschwächtes Atemgeräusch
- Mikrozirkulationsstörung mit blassem Hautkolorit, Temperaturinstabilität, Zyanose

Diagnostik

- Typische klinische Symptome
- BGA mit metabolischer Azidose (▶ 8.2.1)
- Röntgen-Thorax mit Atelektasennachweis

Prävention

- **Intrauterine Lungenreifebehandlung:** Bei drohender Frühgeburt erhält die Mutter eine Behandlung mit Glukokortikoiden möglichst 48 Stunden vor der Geburt, diese Behandlung wird ggf. wiederholt.
- Schonende Geburt, gute Primärversorgung möglichst in einem Perinatalzentrum.

Therapie

- Minimal Handling (▶ 3.7)
- Gezielte Sauerstoffzufuhr mittels CPAP bei leichten Formen
- Intubation und Beatmung bei schwereren Formen oder pulmonaler Verschlechterung
- Surfactantgabe intratracheal über eine Sonde oder einen doppellumigen Tubus

Komplikationen

Extrapulmonale Luftansammlungen wie ein Pneumothorax, Luft im Mediastinum *(Pneumomediastinum)* oder Perikard *(Pneumoperikard)* können als Komplikation des ANS auftreten.

3.8.3 Bronchopulmonale Dysplasie (BPD)

Die **bronchopulmonale Dysplasie (BPD)** ist eine chronische, potenziell reversible (umkehrbare) Erkrankung der Atemwege Frühgeborener nach einem Atemnotsyndrom und maschineller Beatmung. Eine BPD liegt vor, wenn eine Sauerstoffbehandlung über mehr als 28 Tage notwendig ist. Die BPD wird entsprechend der Höhe des Sauerstoffbedarfs in eine milde, moderate oder schwere Form eingeteilt. Das Röntgenbild ergänzt die Diagnostik.

Ursachen

- Unreife Lunge
- Postnatale Schädigungen durch Beatmung und Sauerstoff
- Anhaltende Entzündungsreaktion der unreifen Lunge

Klinik

Die Betroffenen zeigen die typischen Zeichen der Atemnot mit Tachypnoe (▶ 4.1.2) und Dyspnoe (▶ 4.1.1), Sättigungsabfällen, Zyanose (▶ 4.1.3) und Apnoen. Sie sind lang anhaltend abhängig von einer Sauerstofftherapie. Einige Kinder werden länger als 4 Wochen beatmet.

Diagnostik

Ergänzend zu den klinischen Symptomen wird die Diagnose mittels der typischen Befunde im Röntgenbild gestellt.

Therapie

- Sauerstofftherapie: Sauerstoff ist das wichtigste Medikament zur Behandlung der Hypoxämie bei der BPD. Eine Sauerstoffsättigung von 93–98 % wird angestrebt.
- Systemische Kortisontherapie: rasche Besserung der Lungenfunktion.
- Diuretika: Reduktion des pulmonalen Ödems.
- Antibiotika: Behandlung von bakteriellen Infektionen zur Reduktion der Entzündungsreaktion.
- Therapie eines persistierenden Ductus arteriosus (▶ 5.2.2) zur Reduktion der pulmonalen Belastung beim Links-Rechts-Shunt.
- Physiotherapie.

Prävention

Folgende Maßnahmen senken das Risiko für eine BPD:

- Verhinderung des ANS durch Lungenreifebehandlung
- Therapie des ANS durch Surfactantgabe
- Therapie des Apnoe-Bradykardie-Hypoxämie-Syndroms durch Koffein
- Beatmung mit niedrigen Beatmungsdrücken, zeitige Extubation und CPAP

3.9 Nekrotisierende Enterokolitis (NEC)

Bei der **nekrotisierenden Enterokolitis** (NEC) handelt es sich um eine hämorrhagisch-nekrotisierende (mit Gewebsuntergang und starker Einblutung verbundene) entzündliche Erkrankung des Dünn- und Dickdarms. Im Verlauf der Entzündung bildet sich intramurale Luft im Darm *(Pneumatosis intestinales)*. Von der NEC sind besonders Frühgeborene (► 3.7) oder dystrophe Neugeborene (► 3.2) betroffen.

Ursachen

- Die Minderperfusion mesenterialer Gefäße führt zum O_2-Mangel im Darm. Durch die Ischämie können pathogene Keime leicht in die Darmwand eindringen und diese schädigen.
- Mechanische Schädigung der Darmwand durch Nahrung, Medikamente.
- Immunologische Unreife.

Klinik

Neugeborene erkranken eher in den ersten Lebenstagen, Frühgeborene häufig innerhalb der 1. Lebenswoche. Die Erkrankung kann akut oder schleichend beginnen.

- Allgemeinsymptome:
  - Temperaturinstabilität, Apnoen, Bradykardien, Tachypnoe (► 4.1.2)
  - Azidose (► 8.2.1)
  - Gerinnungsstörung, Schock (► 21.1)
- Gastrointestinale Symptome:
  - Nahrungsverweigerung, galliges Erbrechen
  - Nahrungsretention
  - Schleimig-blutige Stühle
  - Geblähtes, berührungsempfindliches Abdomen
  - Ödem, Erythem und ggf. livide Verfärbung der prall gespannten, schmerzhaften Bauchhaut
- Komplikationen mit Perforationen und Peritonitis möglich

Diagnostik

- Labor: Entzündungszeichen wie Leukozytose, CRP ↑ und Interleukin 6 (IL-6) ↑
- Sonografie des Abdomens: intramurale Luft und verdickte Darmwände
- Abdomen-Röntgen: Geblähter Darm und intramurale Luft, ggf. freie Luft bei Perforation
- Blut- und Stuhlkulturen zum Erregernachweis

Therapie

Bereits bei dem Verdacht auf NEC erfolgt eine sofortige Nahrungskarenz. Die Säuglinge erhalten eine geöffnete nasogastrale (Magen-)Sonde, damit Mageninhalt ablaufen kann. Es erfolgen eine parenterale Ernährung und eine systemische intravenöse, ggf. auch zusätzlich eine orale Antibiotikatherapie. Bei respiratorischer Insuffizienz erfolgt eine Beatmung. Nekrotische oder perforierte Darmabschnitte werden operativ entfernt, ggf. erfolgt die Anlage eines entlastenden Stomas. Bei 10–30 % der Kinder kommt es im weiteren Verlauf zu Strikturen, die eine erneute operative Behandlung nötig machen (AWMF 2017).

Komplikation

- Kurzdarmsyndrom mit Malabsorption nach ausgedehnter Resektion
- Cholestase durch parenterale Langzeiternährung

Prognose

Die Letalität ist trotz Therapie hoch und liegt bei 10 %, nach Darmperforation bei ca. 30 % (AWMF 2017).

Pflege

> **Definition**
>
> **Shutdown**
>
> Über eine längere Zeit wiederholt Schmerzen ausgesetzte Früh- oder Neugeborene zeigen auf Schmerzreize keinerlei sichtbare Reaktion mehr. Dadurch versucht der Organismus, zusätzliche Energieverluste zu vermeiden, die z. B. durch Weinen, Schreien oder Grimassieren entstehen würden.

Neben der schonenden Pflege besonders wichtig, eine **systematische Schmerzerfassung** durchzuführen. Dazu wird, auch bei nicht offensichtlichen Schmerzsymptomen, ein Assessmentinstrument mehrmals täglich zur Bestimmung der Schmerzintensität verwendet. Neben dem Einsatz eines Schmerzassessments ist aber die Erfahrung der

Pflegenden in der Schmerzbeurteilung als Fremdbeobachtung unerlässlich. Zudem ist darauf zu achten, dass die Frühgeborenen entsprechend bauchdeckenentlastend positioniert werden. Bei besonders frühen Frühgeburten können starke Schmerzen auch zum **Shutdown** führen.

3.10 Hirnblutung

Bei einer **Hirnblutung** *(intrazerebralen Blutung)* kommt es zu Blutungen in das Gefäßbett der germinalen Matrix – einer Hirnregion, die sich mit zunehmender Reife des Fetus nahezu vollständig zurückbildet und ein Grenzgebiet der arteriellen Blutversorgung darstellt.

Ursachen

Vor der 32. SSW befinden sich sehr vulnerable Gefäße in der stark durchbluteten Bildungszone des Gehirns um den Thalamus und den 4. Ventrikel, die sich in der 32.–36. SSW wieder rückbilden. Daher haben Frühgeborene ein sehr hohes Risiko, dass es bei Blutdruckschwankungen, Ischämien, Hypoxien, Azidosen (► 8.2.1) und Gerinnungsstörungen zu Hirnblutungen in diesem Bereich kommt. Dabei kann es zu Ventrikeleinblutungen kommen, die zu einem Hydrozephalus (► 9.3) und durch Kompression des benachbarten Gewebes zu Minderdurchblutung und Hirnatrophie führen können. Das Risiko für eine Hirnblutung wie auch der Schweregrad nehmen mit dem Unreifegrad des Frühgeborenen zu. Hirnblutungen treten typischerweise in den ersten Lebenstagen oder nach Stressphasen, z. B. Operationen, auf.

Merke

Risikofaktoren für Hirnblutungen

- Erhöhter oder schwankender zerebraler Druck
- Blutdruckschwankungen
- Erniedrigter zerebraler Blutfluss
- Hypothermie
- Blutzuckerschwankungen
- Amnioninfektsyndrom (► 3.6)
- Neonatale Sepsis
- Frühes Abnabeln und perinataler Blutverlust
- Fehlende vorgeburtliche Lungenreifeinduktion
- Extrauterine schädigende Einflüsse, z. B. pflegerisch-ärztliche Manipulationen oder Stress

Klinik und Diagnostik

Die Diagnose wird anhand der Befunde der zerebralen Sonografie gestellt. Diese wird bei allen Frühgeborenen am 1., 3. und 7. Lebenstag durch- und je nach Befund fortgeführt, da die Frühgeborenen häufig keine akuten klinischen Symptome zeigen.

Therapie

Ausschöpfung konservativer Maßnahmen:

- Minimal Handling (► 3.7)
- Stabilisieren des Blutdrucks
- Stabile Atmungssituation, Beatmung mit normaler Oxygenierung, keine Hypo- und Hyperkapnien
- Beachten der Gerinnung
- Vermeidung von Hypoglykämien
- Einsatz von Medikamenten bei Krampfanfällen

Wiederholungsfragen

1. Nennen Sie die fünf Bestandteile des Apgar-Schemas. Wie werden die Punkte erhoben und beurteilt?
2. Nennen Sie die Reifezeichen eines gesunden Neugeborenen.
3. Beschreiben Sie folgende Neugeborenenreflexe: Handgreifreflex, Mororeaktion, ATNR. In welchem Zeitraum treten diese beim Neugeborenen auf?
4. Welche Erkrankungen werden mit dem Neugeborenenscreening erfasst?
5. Nennen Sie die wichtigsten Aspekte der Vorbeugung eines plötzlichen Kindstods.
6. Wie ist Frühgeburtlichkeit definiert?
7. Nennen Sie fünf typische Zeichen der anatomischen Unreife des Frühgeborenen.
8. Was ist eine Asphyxie?
9. Beschreiben Sie die Entstehung des Icterus neonatorum.
10. Was ist bei der Pflege während der Fototherapie zu beachten?

LITERATUR

AOK Gesundheitsmagazin. Plötzlicher Kindstod und SIDS: Die Schlafumgebung ist wichtig. 2022. Aus: www.aok.de/pk/magazin/familie/baby-kleinkind/ploetzlicher-kindstod-ursachen (letzter Zugriff: 6.2.2023).

AWMF – Arbeitsgemeinschaft der Wissenschaftlichen Medizinischen Fachgesellschaften. S2k-Leitlinie: Betreuung des gesunden reifen Neugeborenen in der Geburtsklinik. 2012. Aus: https://gnpi.de/wp-content/uploads/2020/07/024-005l_S2k_Betreuung_von_gesunden_reifen_Neugeborenen_2012-10-abgelaufen.pdf (letzter Zugriff: 6.2.2023).

AWMF – Arbeitsgemeinschaft der Wissenschaftlichen Medizinischen Fachgesellschaften. S2k-Leitlinie: Hyperbilirubinämie des Neugeborenen – Diagnostik und Therapie. 2015. Aus: https://register.awmf.org/assets/guidelines/024-007l_S2k_Hyperbilirubinaemie_Neugeborenen_Diagnostik_Therapie_2015-08-verlaengert.pdf (letzter Zugriff: 6.2.2023).

AWMF – Arbeitsgemeinschaft der Wissenschaftlichen Medizinischen Fachgesellschaften. S2k-Leitlinie: Nekrotisierende Enterokolitis. 2017. Aus: register.awmf.org/assets/guidelines/024-009l_S2k_Nekrotisierende_Enterokolitis_2018-02-abgelaufen.pdf (letzter Zugriff: 6.2.2023).

AWMF – Arbeitsgemeinschaft der Wissenschaftlichen Medizinischen Fachgesellschaften. S1-Leitlinie: Leistenhernie, Hydrozele. 2020a. In: https://register.awmf.org/assets/guidelines/006-030l_S1_Leistenhernie_Hydrozele_2020-11_1.pdf (letzter Zugriff 6.2.2023).

AWMF – Arbeitsgemeinschaft der Wissenschaftlichen Medizinischen Fachgesellschaften (AWMF). S2k-Leitlinie: Frühgeborene an der Grenze der Lebensfähigkeit. 2020b. Aus: https://register.awmf.org/assets/guidelines/024-019l_S2k_Frühgeburt_Grenze_Lebensfähigkeit_2021-01.pdf (letzter Zugriff: 18.12.2022).

Bauriedel et al. Therapieoptionen bei symptomatischem offenen Foramen ovale: Eine aktuelle Bestandsaufnahme katheterinterventioneller Verfahren. Deutsches Ärzteblatt. 2003; 100(34–35). Aus: www.aerzteblatt.de/archiv/38180/Therapieoptionen-bei-symptomatischem-offenen-Foramen-ovale-Eine-aktuelle-Bestandsaufnahme-katheterinterventioneller-Verfahren (letzter Zugriff: 6.2.2023).

G-BA – Gemeinsamer Bundesausschuss. Kinderuntersuchungsheft. 2022. In: www.g-ba.de/downloads/17-98-4160/2022-04-21_GBA_Kinderuntersuchungsheft_Web_WZ-PW.pdf (letzter Zugriff: 6.2.2023).

Gwuzdz B. Pflege in der Neonatologie. In: Fley G, Schneider F (Hrsg.). PflegeHeute. Pädiatrische Pflege. München: Elsevier, 2019. S. 44–79.

Gwuzdz B, Zimmermann A. Pflege von Frühgeborenen. In: Fley G, Schneider F (Hrsg.). PflegeHeute. Pädiatrische Pflege. München: Elsevier, 2019. S. 84–98.

Informationsportal zum Thema „Schütteltrauma bei Säuglingen". Bitte nicht schütteln! 2016. Aus: www.bitte-nicht-schuetteln.de (letzter Zugriff: 6.2.2023).

Internationaler Förderverein Basale Stimulation e.V. Basale Stimulation im Kontext Pädagogik und Pflege. Zwei Beispiele aus der Praxis. 2020. Aus: https://basale-stimulation.de/wp-content/uploads/2020/08/Praxisbeispiel_Paedagogik_Pflege_Homepage.pdf (letzter Zugriff: 6.0.2023).

IQWiG – Institut für Qualität und Wirtschaftlichkeit im Gesundheitswesen. Karies. 2020. Aus: www.gesundheitsinformation.de/karies.html (letzter Zugriff: 6.2.2023).

Kinaesthetics Deutschland. Was ist Kinaesthetics? 2008. Aus: www.kinaesthetics.de/download/eka/infoblaetter/deutsch/Infoblatt_1_Was_ist_Kinaesthetics.pdf (letzter Zugriff: 6.2.2023).

Korsch W. Klavikulafrakturen im Wachstumsalter. OP-Journal. 2018; 34: 270–278. Aus: www.thieme-connect.com/products/ejournals/pdf/10.1055/a-0623-6137.pdf (letzter Zugriff: 6.2.2023).

Muntau AC. Pädiatrie hoch 2. München: Elsevier, 2018.

NZFH – Nationales Zentrum Frühe Hilfen. Hintergrundinformationen zum Schütteltrauma. Köln: 2017. Aus: www.bzga.de/fileadmin/user_upload/PDF/pressemitteilungen/daten_und_fakten/nzfh_hintergrundinformationen_schuetteltrauma--d546b47b3890d3f06f480dc9f025adb9.pdf (letzter Zugriff: 6.2.2023).

4 Krankheiten der Atemwege

Überblick

Erkrankungen der Atemwege können bei Kindern und Jugendlichen in allen Altersstufen auftreten. Aufgrund des geringen Durchmessers der Bronchien sind jedoch Säuglinge und Kleinkinder, die an einer Atemwegserkrankung leiden, besonders gefährdet. Krankheiten der Atemwege können vielfältige Ursachen haben. Dazu zählen z. B. bakterielle oder virale Infektionen oder die Aspiration von Fremdkörpern. Auch chronische Erkrankungen oder angeborene Störungen der Atemwege können ursächlich für eine pathologische Atmung sein. Zur professionellen Einschätzung und Beurteilung der Atmung von Kindern und Jugendlichen benötigen Pflegefachpersonen neben dem Wissen bezüglich der Physiologie der Atmung auch Fachkenntnisse hinsichtlich unterschiedlicher Atemwegserkrankungen und deren Symptome. Vor diesem Hintergrund beantwortet das folgende Kapitel unter anderem folgende Fragen:

- Welche Leitsymptome bei Atemwegserkrankungen gibt es und wie können diese gedeutet werden? (► 4.1)
- Was ist eine Bronchiolitis und an welchen Symptomen leiden die Kinder dabei? (► 4.4.2)
- Wie wird eine Pneumonie therapiert? (► 4.5)
- Welche Medikamente gehören zur Notfalltherapie bei einem akuten Asthmaanfall? (► 4.6)
- Was versteht man unter dem Krankheitsbild cystische Fibrose? (► 4.8)

4.1 Leitsymptome

Definition

Leitsymptom

(Kardinalsymptom, Kernsymptom)

Besonders relevantes und häufiges Symptom einer Erkrankung, das entscheidend für die Diagnosefindung ist.

Zu den Leitsymptomen der **Atemwegserkrankungen** zählen Dyspnoe, Tachypnoe, Zyanose, Husten und Auswurf sowie Veränderungen der Atemgeräusche.

4.1.1 Dyspnoe

Als **Dyspnoe** wird eine erschwerte Atmung verbunden mit dem Gefühl der Atemnot bezeichnet. Häufig ist dabei die Atmung nicht nur erschwert, sondern auch beschleunigt (► 4.1.2). Daher spricht man häufig auch von einer **Tachydyspnoe.** Das subjektive Gefühl der Atemnot geht einher mit Zeichen der erschwerten Atmung, die je nach Alter des Kindes unterschiedlich sein können.

- Dyspnoezeichen bei **Neugeborenen und Säuglingen** zeigt ► Abb. 4.1.
- Dyspnoezeichen bei **älteren Kindern**:
  - Juguläre und epigastrische Einziehungen
  - Einsatz der Atemhilfsmuskulatur bei aufrechter Körperhaltung *(Orthopnoe)*
  - Erhöhte Atemfrequenz *(Tachypnoe)*

Ursachen

Auch das Ursachenspektrum unterscheidet sich bei den verschiedenen Altersgruppen. Folgende Faktoren können eine Dyspnoe bei Kindern auslösen:

- Atemwegserkrankungen wie obstruktive Bronchitis (► 4.4.1), Asthma bronchiale (► 4.6), Pneumonie (► 4.5), Mukoviszidose (► 4.8), Pneumothorax
- Fremdkörperaspiration
- Thoraxdeformitäten bei ausgeprägter Skoliose (► 13.6.1) und Trichterbrust (► 13.6.3)
- Neuromuskuläre Erkrankungen, die die Atemmuskulatur betreffen (► 9.5.4)
- Störungen des Atemzentrums, z. B. bei Enzephalitis oder Hirntumoren
- Herzerkrankungen, z. B. angeborene Herzfehler (► 5.2)
- Anämie (► 15.2.1)

Beim **Neugeborenen** müssen zusätzlich folgende Differenzialdiagnosen in Erwägung gezogen werden:

- Fruchtwasser- oder Mekoniumaspiration
- Atemnotsyndrom (► 3.8.2)

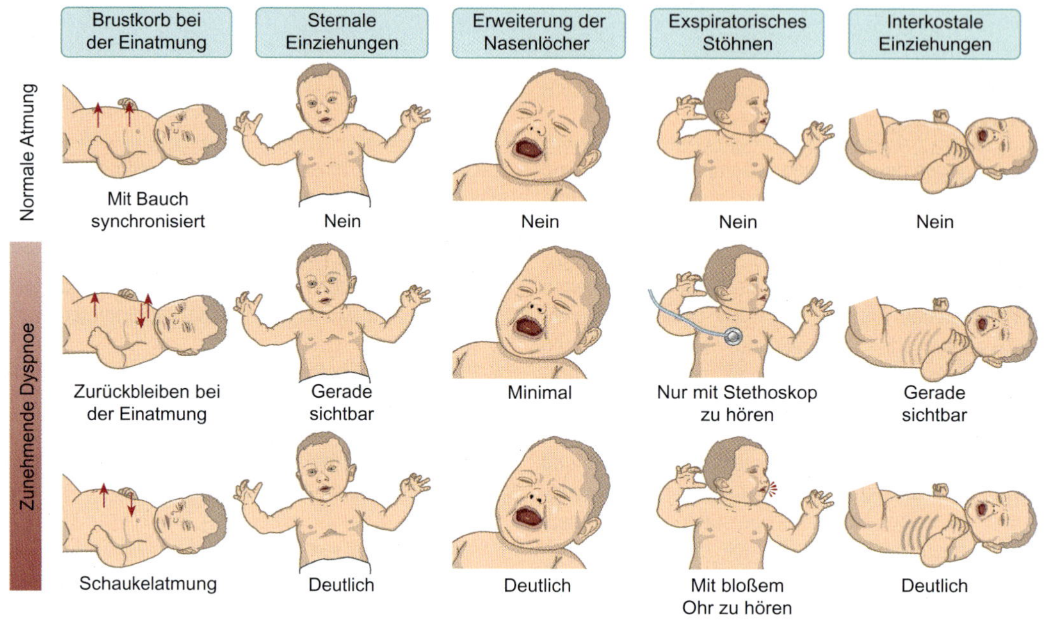

Abb. 4.1 Sicht- und hörbare Dyspnoezeichen beim Neugeborenen und Säugling. [L138]

- Fehlbildungen wie Choanalatresien (► 11.2.1), bronchopulmonale Fehlbildungen (► 4.2) und Zwerchfellhernien

Tab. 4.1 Atemfrequenz im Wachzustand bei körperlicher Ruhe und im Schlaf.

Alter	Wachzustand (Atemzüge/ Min.)	Schlaf (Atemzüge/ Min.)
Neugeborenes	50–60	40–50
6–12 Monate	58–75	22–31
1.–2. Lebensjahr	30–40	17–23
2.–4. Lebensjahr	23–42	16–25
4.–6. Lebensjahr	19–36	14–23
6.–10. Lebensjahr	15–30	13–23
10.–12. Lebensjahr	15–28	13–19
12.–14. Lebensjahr	18–26	15–18

4.1.2 Veränderte Atemfrequenz

Aus ► Tab. 4.1 gehen die altersabhängigen Normwerte hervor. Die Ursachen einer **Tachypnoe** (erhöhte Atemfrequenz) und einer **Bradypnoe** (verlangsamte Atmung) sind in ► Tab. 4.2 aufgeführt.

4.1.3 Zyanose

Als Zyanose wird die blaurote Färbung von Haut und Schleimhäuten, welche sich zunächst im Bereich der Finger bzw. Zehen, Nasen, Ohren und Lippen (*Akrozyanose,* ► Abb. 4.2) zeigt, bezeichnet. Sie ist Ausdruck eines verringerten Sauerstoffgehalts im Blut.

Eine **zentrale Zyanose** liegt vor, wenn in der Lunge das Hämoglobin in den Erythrozyten nur unzureichend mit Sauerstoff beladen wird. Weitere Ursache können Kurzschlussverbindungen *(Shunts)* zwischen venösem und arteriellem Blut sein, wie sie z. B. bei angeborenen Herzfehlern (► 5.2) vorkommen.

Bei einer **peripheren Zyanose** ist die arteriovenöse Sauerstoffdifferenz erhöht, d. h., dem Blut wird im Gewebe eine erhöhte Menge an Sauerstoff entzogen, während die Sauerstoffsättigung normal ist. Eine periphere Zyanose kommt bei Kindern mit

Tab. 4.2 Ursachen einer erhöhten und einer erniedrigten Atemfrequenz.

Tachypnoe	Bradypnoe
• Atemnotsyndrom bei Neugeborenen • Atemwegserkrankungen • Herzerkrankungen • Anämie • Psychisch bedingte Hyperventilation	• Beeinträchtigung des Atemzentrums, z. B. durch Hirnblutungen, Entzündungen, Tumoren, bei NG außerdem durch mütterliche Narkose • Neuromuskuläre Erkrankungen • Vergiftungen

erhöhtem Sauerstoffverbrauch oder einer verlangsamten Blutzirkulation vor.

4.1.4 Husten und Auswurf

Definition

Auswurf

(Sputum)
Abgehustetes Bronchialsekret, das – abgesehen von geringen Mengen gelegentlichen, glasigen Sputums – immer pathologisch und potenziell infektiös ist. Man unterscheidet seröses Sekret bei viralen Infektionen und gelblich-eitriges Sekret bei bakteriellen Primär- oder Superinfektionen.

Die heftige Ausatmung gegen die zunächst geschlossene, dann plötzlich geöffnete Stimmritze dient der Freihaltung der Atemwege von schädigenden Reizen oder Noxen. **Husten** ist also ein physiologischer Schutzmechanismus, der aber auch Ausdruck einer Lungenerkrankung sein kann. Dabei wird Husten mit Auswurf (produktiver Husten) von Husten ohne Auswurf (trockener Husten oder Reizhusten) unterschieden.

Ursachen

- Aspiration
- Infekte der oberen Atemwege (► 4.3)
- Bronchitis (► 4.4)
- Asthma bronchiale (► 4.6)
- Pneumonie (► 4.5)
- Mukoviszidose (► 4.8)

Praxistipp

Fremdkörperaspiration

Tritt bei Kindern ohne Anamnese plötzlicher Husten auf, so ist an eine Fremdkörperaspiration (► 21.4) zu denken.

4.1.5 Veränderungen der Atemgeräusche

Häufige pathologische Atemgeräusche sind **Stridor** und **Giemen.**

Stridor

Ein **Stridor** ist ein auf Distanz hörbares, pfeifendes Atemgeräusch, das bei verengten Atemwegen oft kombiniert mit einer Dyspnoe (► 4.1.1) auftritt.
Entsteht das Geräusch bei der Einatmung, spricht man von einem **inspiratorischen Stridor.** Dieser ist Ausdruck einer Verengung oder Verlegung der oberen Atemwege, z. B. durch Entzündungen (Pseudo-

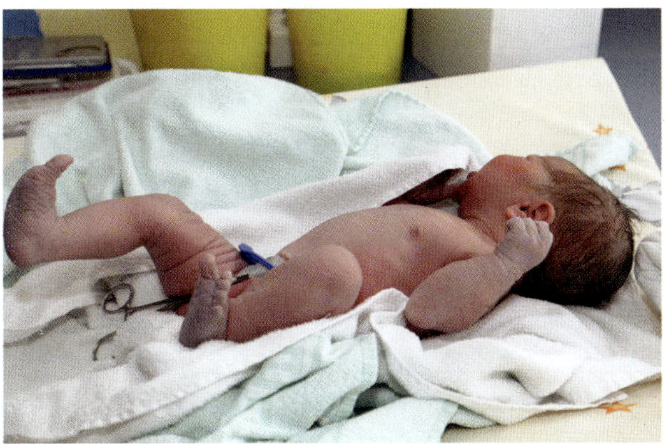

Abb. 4.2 Neugeborenes mit einer Akrozyanose an Armen und Beinen. [J787]

krupp, ► 11.5.2), Fremdkörper oder Fehlbildungen. Die Ursache des Atemgeräuschs liegt hierbei extrathorakal. Ein **exspiratorischer Stridor** resultiert aus einer Einengung der Bronchien wie beim Asthma bronchiale (► 4.6) oder einer Bronchitis (► 4.4). In diesem Fall ist die Ursache intrathorakal zu finden.

Vorsicht

Stridor und Dyspnoe

Tritt ein Stridor in Kombination mit einer Dyspnoe auf, handelt es sich um ein Notfallzeichen!

Giemen

Giemen ist ein sehr wechselndes, pfeifendes, quietschendes Atemnebengeräusch, das beim Abhören der Lunge mit dem Stethoskop, in schwereren Fällen auch mit bloßem Ohr wahrnehmbar ist. Es kommt durch schwingende Sekretfäden bzw. durch Obstruktion (Verengung) der Atemwege zustande.

4.2 Angeborene Fehlbildungen

Fehlbildungen der Atemwegsorgane sind relativ selten. Sie manifestieren sich meist im Neugeborenen- oder frühen Säuglingsalter. Fehlbildungen mit klinischer Bedeutung sind in ► Tab. 4.3 zusammengefasst.

4.3 Akute Infektionen der oberen Atemwege

Akute Infektionen der oberen Atemwege treten bei ansonsten gesunden Kindern durchschnittlich 5- bis 6-mal jährlich auf. Es sind meist komplikationslose und selbstlimitierend verlaufende Erkrankungen.

Zu den Infektionen der oberen Atemwege gehören die akute Rhinitis, die Rhinosinusitis und der Pseudokrupp. Diese Krankheitsbilder werden in den Kapiteln Nase und Nasennebenhöhle (► 11.2) und dem Kapitel Kehlkopf (► 11.5) ausführlich dargestellt.

Tab. 4.3 Fehlbildungen der Atemwegsorgane.

Fehlbildung	Symptome, Folgen	Therapie
Tracheomalazie: Weichheit der Luftröhre bzw. der Trachealkörper	• Inspiratorischer bzw. exspiratorischer Stridor • Husten, Tachydyspnoe • Verschlechtert sich bei Infekten der oberen Luftwege	Meist nicht erforderlich, da die Trachealwand sich im 1. Lebensjahr festigt. In schweren Fällen CPAP-Beatmung
Ösophagotracheale Fisteln: Verbindungsgänge zwischen Speise- und Luftröhre	• Aspiration mit Apnoen • Aspirationspneumonien	Fisteln werden operativ unterbunden
Lungenaplasie: Fehlen einer oder beider Lungenflügel	• Einseitiges Fehlen mit dem Leben vereinbar • Leistungsminderung	Keine therapeutischen Möglichkeiten
Lungensequester: Areale, die nicht an das Bronchialsystem angeschlossen sind	• Rezidivierende Pneumonien	Lungensequester werden operativ entfernt
Wabenlunge: Lungengewebe durch dünnwandige Hohlräume *(Zysten)* ersetzt	• Rezidivierende Pneumonien • Respiratorische Insuffizienz	Behandlung der Komplikationen
Kongenitales lobuläres Emphysem: Massive Überblähung eines oder mehrerer Lungenlappen und Verdrängung breiter Lungenanteile	• Dyspnoe • Zyanose • Zunehmende Ateminsuffizienz	Abwarten, ggf. Resektion des betroffenen Lungenlappens

4.4 Bronchitis

4.4.1 Akute Bronchitis

Die **akute Bronchitis** bezeichnet die Ausweitung eines Infekts der oberen Luftwege auf die unteren Atemwege. Sie ist die häufigste Erkrankung der Atemwege bei Kleinkindern und meist Folge eines akuten Infekts der oberen Luftwege. Folglich wird die Entzündung der Bronchien überwiegend durch Viren, z. B. Rhinoviren, Respiratory-Syncytial-Viren (RS-Viren) sowie Influenzaviren, seltener durch Bakterien hervorgerufen.

Klinik

Einer Bronchitis geht häufig ein Schnupfen *(Rhinitis)* voraus. Der typische Husten ist in den ersten Tagen ein trockener Reizhusten, der mit zunehmender Schleimsekretion lockerer wird. Das Sputum (▸ 4.1.4) ist anfangs farblos, später ggf. gelblich. Wird es grünlich-eitrig, deutet dies auf eine bakterielle Superinfektion hin. Fieber kann auftreten. Bei einer **obstruktiven Bronchitis** kommt es zu einer deutlichen Verengung der Atemwege. Dabei ist zusätzlich die Ausatmung verlängert und ein exspiratorischer Stridor (▸ 4.1.5) oder Giemen (▸ 4.1.5) ist hörbar. Dyspnoe (▸ 4.1.1) und Tachypnoe (▸ 4.1.2) können als Zeichen der Atemnot auftreten. Die Symptomatik klingt gewöhnlich nach 14 Tagen ab.

In den Herbst- und Wintermonaten erkranken Kleinkinder mit älteren Geschwistern und auch Kindergartenkinder gehäuft an akuten Bronchitiden im Sinne einer **rezidivierenden Bronchitis.** Die Episoden sind meist klar voneinander abgrenzbar, folgen aber rasch aufeinander.

Komplikationen

Als Komplikation kann es vor allem bei kleinen Kindern mit starker Schleimproduktion zur Atelektasenbildung und Bronchopneumonie (▸ 4.5) kommen. In den ersten beiden Lebensjahren kann sich eine lebensbedrohliche Bronchiolitis (▸ 4.4.2) entwickeln.

Therapie

- Sekretolyse:
  - Atemluft anfeuchten
  - Inhalation mit Kochsalzlösung und bei Obstruktion mit Bronchodilatatoren, z. B. Salbutamol
  - Ausreichende Flüssigkeitszufuhr
  - Häufiger Lagewechsel bei Säuglingen
  - Physiotherapie mit Atemtherapie
- Hustendämpfende Medikamente nur selten, da diese das Atemzentrum beeinträchtigen können und das Abhusten erwünscht ist
- Antibiotika nur bei bakterieller (Super-)Infektion

4.4.2 Bronchiolitis

Eine **Bronchiolitis,** die Entzündung der kleinen Bronchien und Bronchiolen, wird meistens durch RS-Viren eine hervorrufen. Besonders gefährdet für sind Neugeborene, Frühgeborene und junge Säuglinge wie auch Kinder mit pulmonalen Erkrankungen (▸ 4.2, ▸ 4.6, ▸ 4.7, ▸ 4.8) oder Herzerkrankungen (▸ 5.2) in den ersten beiden Lebensjahren.

Fallbeispiel

Anton übernimmt Verantwortung

Seit 4 Wochen ist der Auszubildende Anton Baumer in der Kinderklinik auf einer allgemeinpädiatrischen Station eingesetzt. Er befindet sich im dritten Ausbildungsdrittel und darf zunehmend eigenständig Aufgaben übernehmen. Kurz vor dem Ende eines anstrengenden Spätdiensts trifft auf der Station der neue Patient Luis Steiner mit seiner Mutter ein. Der Auszubildende soll den Säugling, welcher laut Übergabe an einer RS-Virusinfektion leidet, eigenständig aufnehmen.

Als Anton das Patientenzimmer betritt, ist Luis auf dem Arm seiner Mutter unruhig und weint. Die Atmung des Säuglings ist tachypnoeisch, und Anton kann ein pfeifendes Geräusch hören. Ihm fällt zudem auf, dass Luis' Nasenlöcher stark geweitet sind und die Haut im Bereich seiner Lippen bläulich verfärbt ist. Seine Mutter ruft: „Luis geht es immer schlechter. Bitte tun Sie doch endlich was!"

Anton schnappt sich sofort den Monitor. Als bei der Sauerstoffsättigung 88 % aufblinkt, drückt der Auszubildende den Notruf: „Ich brauche auf Zimmer 209 dringend einen Sauerstoffanschluss für unseren neuen Patienten Luis Steiner!"

Klinik

- Unruhe
- Schnupfen, Husten
- Schwere Dyspnoe, Tachydyspnoe (▸ 4.1.1)
- Nasenflügeln, Einziehungen und blass-zyanotisches Hautkolorit

- Leichtes Fieber
- Feinblasige Rasselgeräusche, exspiratorisches Giemen (▶ 4.1.5)
- Zeichen der Überblähung
- Trinkschwäche bzw. Unfähigkeit zur Nahrungsaufnahme
- Apnoen und Bradykardien unabhängig von der pulmonalen Situation

Diagnostik

- Anamnese und körperliche Untersuchung
- BGA und Laboruntersuchung
- Rachenabstrich auf Influenza und RS-Virus
- Ggf. Röntgen-Thorax

Therapie

Kinder mit einer schweren Bronchiolitis müssen stationär behandelt werden:

- O_2-Gabe, evtl. Beatmung
- Inhalation mit Bronchodilatatoren, z. B. Salbutamol
- Feuchtinhalation mit NaCl 0,9 % zur Schleimlösung
- Gabe von Glukokortikosteroiden
- Evtl. fiebersenkende Maßnahmen
- Gabe von abschwellenden Nasentropfen
- Ausgleich des Flüssigkeitsdefizits, bei Bedarf auch i. v.
- Unterstützung der Nahrungsaufnahme ggf. durch nasogastrale Sondennahrung oder teilparentaler Ernährung
- Monitoring aufgrund möglicher Apnoen
- Physiotherapie mit Atemtherapie

Erläuterung zum Fallbeispiel

Anton übernimmt Verantwortung

Anschließend versorgt Anton gemeinsam mit Pflegefachfrau Andrea Kirschbaum den Säugling mit Sauerstoff und Inhalationen nach ärztlicher Anordnung. Als sich Luis' Zustand langsam bessert, nimmt Andrea den Auszubildenden zur Seite: „Ich hätte dich mit diesem Patienten nicht allein lassen dürfen. Du hast aber genau richtig und verantwortungsvoll gehandelt. Mach weiter so!"

Prognose

Eine **Erkrankung mit RS-Viren** erhöht insbesondere bei Kindern mit atopischer Familienanamnese (▶ 19.4) das Risiko für die Ausprägung einer bronchialen Hyperreagibilität (▶ 4.6), die zu rezidivierenden Bronchitiden (▶ 4.4.1) oder auch zur Entwicklung eines Asthmas bronchiale (▶ 4.6) führen kann.

Merke

Prophylaxe gegen RS-Virusinfektionen

Palivizumab als Impfung mit monoklonalen Antikörpern für Frühgeborene mit respiratorischer Problematik in der RSV-Saison von November bis April alle 4 Wochen.

4.4.3 Chronische Bronchitis

Eine **chronische Bronchitis** ist im Kindesalter eine reine Ausschlussdiagnose. Ein chronischer Husten, d. h. ein Husten, der länger als 3 Wochen anhält, muss abgeklärt werden.
Zu den wichtigsten Differenzialdiagnosen der chronischen Bronchitis im Kindesalter gehören:

- Mukoviszidose (▶ 4.8)
- Asthma bronchiale (▶ 4.6)
- Immundefekte, z. B. IgA-Mangel (▶ 18.2)
- Fremdkörperaspiration
- Aspirationssyndrome, z. B. bei gastroösophagealem Reflux (▶ 6.2.2), Fehlbildungen (▶ 4.2), neuromuskuläre Erkrankungen
- Primär ziliäre Dyskinesie (▶ 4.7)
- Passive Tabakrauchexposition

4.5 Pneumonie

Pneumonien, Entzündungen des Lungengewebes aufgrund einer Infektion, gehören neben der Bronchitis (▶ 4.4) zu den häufigsten Atemwegserkrankungen bei Kindern und sind von einer reinen durch physikalische, chemische oder organische Reize ausgelösten **Pneumonitis** abzugrenzen. Bei einer **Bronchopneumonie** sind neben dem Lungengewebe auch angrenzende Bronchien oder Bronchiolen mit betroffen.

Einteilung

Ambulant erworbene Pneumonien werden von Pneumonien, die in der Klinik erworben werden *(nosokomial)*, unterschieden.

Ursachen

Folgende Mikroorganismen zählen zu den Erregern der Pneumonie:

- **Viren** als häufigste Pneumonieerreger, z. B. RS-Viren bei Säuglingen, Influenzaviren, Parain-

fluenzaviren, Adenoviren. Eine bakterielle Superinfektion ist möglich.
- **Bakterien** wie Streptokokken, Pneumokokken, Haemophilus influenzae, Mykoplasmen; Pseudomonas aeruginosa als Problemkeim z. B. bei Patienten mit Mukoviszidose (▸ 4.8), Ureaplasmen bei Frühgeborenen.
- **Pilze** (selten); betroffen sind Patienten mit Immundefekten oder Tumoren.

In bis zu einem Drittel der Fälle kann mehr als ein Erreger als Ursache der Pneumonie vorliegen (AWMF 2017a).

Klinik

Das klinische Bild unterscheidet sich nach Art und Lokalisation der Pneumonie und ist abhängig vom Lebensalter des Patienten. Typische Symptome sind:
- Atemwegsymptome wie Husten, Tachydyspnoe (▸ 4.1.1), thorakale Schmerzen
- Tachypnoe (▸ 4.1.2), Nasenflügeln, thorakale Einziehungen
- Allgemeinsymptome wie Fieber, Nahrungsverweigerung, Bauchschmerzen, reduzierter Allgemeinzustand, Blässe, Bewusstseinsstörungen

Eine Pneumonie kann auch ohne Atemwegssymptome mit alleinigem Fieber einhergehen, ebenso können Patienten mit Pneumonie auch fieberfrei sein. Früh- und Neugeborene zeigen häufig das Bild einer Sepsis.

Diagnostik

Die Diagnose einer Pneumonie erfolgt aufgrund der Anamnese und der körperlichen Untersuchung, bei Bedarf erfolgt eine weitere Abklärung:
- Messung der arteriellen Sauerstoffsättigung mittels Pulsoxymetrie
- Labor:
  - Entzündungsparameter wie Leukozyten, CRP und ggf. BSG
  - BGA
  - Bakterieller Erregernachweis in der Blutkultur, Sputumuntersuchung nur wenig aussagekräftig, Rachenabstriche ungeeignet
  - Erregernachweis mittels Nasopharyngealsekret zur PCR-Testung bei V. a. Infektionen mit Viren, Pertussis (▸ 14.3.2) oder Mykoplasmen
- Röntgenaufnahme oder Sonografie des Thorax

Therapie

- Sauerstoffgabe über Nasensonde bei Sauerstoffsättigung < 92 %
- Fiebersenkende Maßnahmen (physikalische Maßnahmen und Medikamente, z. B. Paracetamol, Ibuprofen)
- Ausreichende Flüssigkeitszufuhr oral, über nasogastrale Sonde oder i. v. zur Unterstützung der Mukolyse
- Physiotherapie mit Atemtherapie bei vorbestehender pulmonaler Grunderkrankung wie Mukoviszidose (▸ 4.8)
- Ggf. Antibiotikatherapie, vor allem bei hohem Fieber und/oder schwerer Pneumonie

Pflege

- Oberkörperhochpositionierung und häufiges Umpositionieren
- Sauerstoffzufuhr nach ärztl. Anordnung und kontinuierliche Überwachung der O_2-Sättigung
- Kontrolle von Atemfrequenz, Temperatur, Puls nach Bedarf und Zustand
- Zufuhr von kühler und feuchter Frischluft
- Beobachtung von Aussehen, Verhalten und Bewusstseinslage
- Ausreichende Flüssigkeitszufuhr
- Angebot von geeigneten Beschäftigungsmöglichkeiten (Einplanen von Ruhepausen aufgrund schneller Ermüdbarkeit)

Praxistipp

Maßnahmen zur Pneumonieprophylaxe
- Atemtrainer zur Verbesserung der Atemtiefe
- Atemstimulierende Einreibungen, ggf. mit ätherischen Ölen
- Kontaktatmung (Anleitung zum tiefen Ein- und Ausatmen, ggf. mit Handkontakt)
- Pustespiele (z. B. Seifenblasen, Luftschlangen, Luftballons)
- Mobilisation und Positionswechsel

4.6 Asthma bronchiale

Asthma bronchiale *(Asthma)* ist die häufigste chronische Erkrankung im Kindesalter mit anfallsweise auftretender Atemwegsobstruktion, die mit einer Hyperreagibilität (übersteigerten Reaktionsbereitschaft) des Bronchialsystems einhergeht. Schätzungsweise 10 % aller Kinder sind betroffen (Muntau 2018). Asthma kann in jedem Alter beginnen, meist aber manifestiert es sich zwischen dem 2. und 5. Lebensjahr. Nach der Pubertät wird

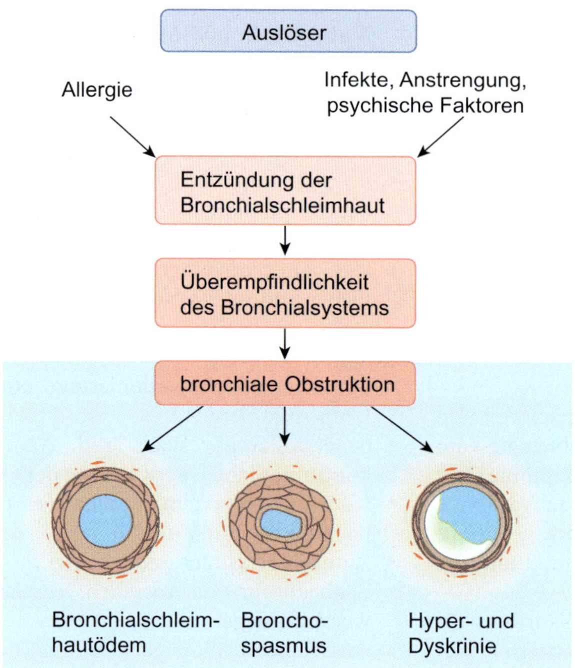

Abb. 4.3 Entstehung eines Asthmas bronchiale. [L138]

etwa die Hälfte der Patienten asymptomatisch (Muntau 2018).

Die bronchiale Obstruktion resultiert aus den Faktoren (► Abb. 4.3):

- Bronchospasmus
- Ödematöse Schwellung der Bronchialschleimhaut
- Vermehrte Produktion eines zähen Schleims *(Hyperkrinie, Dyskrinie)*

Ursachen

Asthma bronchiale wird häufig durch Allergien oder durch nicht allergische Ursachen wie Infektionen oder unspezifische Reize hervorgerufen.

Allergie

Bei einem großen Teil der betroffenen Kinder kann eine allergische Sensibilisierung nachgewiesen werden, bei wenigen Patienten liegt rein allergisches Asthma vor.

Häufig finden sich weitere allergische Erkrankungen aus dem atopischen Formenkreis (► 19.4), bei denen genetische Einflüsse eine Rolle spielen können.

Dem **allergischen Asthma** liegt eine Typ-I-Reaktion (► 19.1) zugrunde. Allergenkontakt bewirkt über Antikörper aus der Gruppe der Immunglobuline E (IgE) die Freisetzung von Mediatorsubstanzen wie Histamin aus den Mastzellen. Diese führen innerhalb weniger Minuten zu einem Bronchospasmus und nach einigen Stunden zu einer entzündlichen Reaktion der Bronchialschleimhaut mit Ödem und Schleimbildung.

Die wichtigsten Allergene sind Inhalationsallergene:

- Pollen von Bäumen, Gräsern und Kräutern
- Hausstaubmilbenkot
- Tierhaare und tierische Ausscheidungen
- Schimmelpilze

Nahrungsmittelallergien (► 19.4.1), besonders gegen Nüsse, Hülsenfrüchte, Fisch-, Hühner- und Milcheiweiß, spielen vor allem bei jüngeren Kindern als Auslöser eine Rolle.

Bronchiale Hyperreagibilität

Das nicht allergische Asthma ist gekennzeichnet durch ein instabiles Bronchialsystem. Betroffene leiden unter einer **Hyperreagibilität der Bronchien,** ohne dass sich Allergien finden. Auf dem Boden dieser gesteigerten Reaktionsbereitschaft können unspezifische Faktoren einen Asthmaanfall auslösen.

Umwelt- und Umgebungsfaktoren

Neben den Allergenen als häufigste Ursache für Asthma bronchiale sind verschiedene **Umwelt- und Umgebungsfaktoren** oft Auslöser einer Asthmaerkrankung:

- Respiratorische Virusinfektionen besonders bei Kindern < 3 Jahren (▸ 4.3, ▸ 4.4, ▸ 4.5)
- Klimafaktoren, z. B. Kälte, Ozon
- Passive Tabakrauchexposition, Tabakkonsum der Mutter während der Schwangerschaft
- Gastroösophagealer Reflux (▸ 6.2.2)
- Körperliche Anstrengung
- Psychische Faktoren

Klinik

> **Definition**
>
> **Status asthmaticus**
>
> Schwerer Asthmaanfall, der nicht auf übliche therapeutische Maßnahmen reagiert.

Die anfallsweise auftretende Dyspnoe (▸ 4.1.1) mit erschwerter und verlängerter Ausatmung ist begleitet von einem exspiratorischen Stridor (▸ 4.1.5) und Erstickungsangst und mündet schlimmstenfalls in einen Status asthmaticus. Durch die erschwerte Atmung kann es zu jugulären und inter- oder subkostalen Einziehungen kommen. Bei einem schweren Asthmaanfall sitzen größere Kinder aufrecht und stützen die Arme ab, um die Atemhilfsmuskulatur besser einsetzen zu können. Außerdem treten häufig eine Tachykardie und evtl. eine Zyanose (▸ 4.1.3) auf.

Diagnostik

Die Diagnosestellung erfolgt nach der klinischen Untersuchung. Weiterhin ist die Erhebung einer ausführlichen Anamnese erforderlich. Weitere Untersuchungen:

- Blutuntersuchung:
  - Blutgasanalyse
  - Hinweise auf Ursachen, z. B. erhöhte Leukozyten und CRP bei Infekten, Gesamt-IgE ↑ und ein spezifisches IgE bei Allergien ↑, Eosinophilie im Blutbild
- Allergentestung (▸ 19.2):
  - Prick-Test auf der Haut
  - Nachweis spezifischer IgE, z. B. gegen Inhalationsallergene wie Baumpollen, Gräser, Tierhaare, Schimmelpilze oder Nahrungsmittel, im Blut
- Röntgen-Thorax: Zeichen der Überblähung, Zwerchfelltiefstand, ggf. Fassthorax
- Lungenfunktionsdiagnostik (ab 4.–6. Lebensjahr): Dabei zeigen sich ein erhöhter Atemwegswiderstand und eine verminderte Einsekundenkapazität. Inhalative Allergenprovokationstests ab dem 8 Lebensjahr
- Untersuchungen zum Ausschluss anderer Krankheitsursachen, z. B. Schweißtest (Mukoviszidose, ▸ 4.8), pH-Metrie (gastroösophagealer Reflux, ▸ 6.2.2), Bronchoskopie (Fehlbildungen, ▸ 4.2), Fremdkörperaspiration

Im beschwerdefreien Intervall können die Ergebnisse einiger Untersuchungen Normalwerte zeigen.

Therapie

Therapieziel ist es, die volle körperliche Belastungsfähigkeit zu erreichen. Die medikamentöse Behandlung setzt sich aus Dauertherapie und Notfalltherapie zusammen. Daneben sind altersgerechte Asthmaschulung, Information und Anleitung der Eltern, Umgebungssanierung, psychosoziale Unterstützung, Physiotherapie, ggf. Rehabilitation und Sport wichtige Säulen in der Behandlung des Asthmas.

Dauertherapie

Bei nachgewiesener allergischer Sensibilisierung sollten Allergene möglichst aus dem Lebensbereich des Kindes eliminiert werden. So sollte z. B. bei einer Tierhaarallergie kein Haustier gehalten werden. Bei einer Hausstaubmilbenallergie wird eine Sanierung des häuslichen Milieus empfohlen.

Eine **spezifische Immuntherapie (SIT,** ▸ 19.3) ist eine ursächliche Therapie und führt bereits im 1. Behandlungsjahr zu einer deutlichen Symptomverbesserung, geringerem Medikamentenbedarf und Verbesserung der Lebensqualität.

In der medikamentösen Therapie werden folgende Wirkstoffe eingesetzt:

- **β_2-Sympathomimetika** *(β-Mimetika)* verstärken den Einfluss des Sympathikus und bewirken eine Bronchodilatation. Sie werden vornehmlich als inhalative Therapie eingesetzt. Es besteht auch die Möglichkeit der oralen systemischen Therapie, jedoch mit geringerer Wirksamkeit.
- **Glukokortikosteroide** *(Kortison, Steroide)* haben antiallergische sowie antientzündliche Eigenschaften und erhöhen außerdem die Empfindlichkeit der β-Rezeptoren, sodass β-Sympathomimetika besser wirken können. Sie wer-

den als inhalative oder ggf. auch als systemische Therapie (oral oder i. v.) eingesetzt.

- **Leukotrienrezeptorantagonisten** *(Antileukotriene)* sind Entzündungsmediatoren mit bronchokonstriktorischer Wirkung und Förderung der Schleimsekretion. Sie hemmen die Synthese der Leukotriene oder deren Wirkung an den entsprechenden Rezeptoren. Der Einsatz erfolgt als orale Therapie.
- Der **Anti-IgE-Antikörper** ist ein monoklonaler humanisierter, gegen IgE gerichteter Antikörper, empfohlen für Kinder ab 6 Jahren, Jugendliche und Erwachsene mit schwergradigem allergischem Asthma. Omalizumab bindet freies IgE, reduziert die weitere Ausbildung von IgE-Rezeptoren auf den Mastzellen und reduziert damit die IgE-vermittelten allergischen Reaktionen. Die Therapie erfolgt alle 2–4 Wochen als s. c. Gabe.
- Lang wirkende **Anticholinergika** hemmen die bronchokonstriktorische Wirkung des Parasympathikus. Für Kinder ist Tiotropium ab dem Alter von 6 Jahren zugelassen.
- **Theophyllin** führt zu einer zentralen Atemstimulation und zur Bronchospasmolyse.

Die Wahl der Medikamente, die Dosierung und die Darreichungsform erfolgt nach einem **Stufenplan** (► Abb. 4.4). Die Entscheidung über eine Veränderung der Therapiestufe orientiert sich am Grad der Asthmakontrolle, die auf der jeweils aktuellen Therapiestufe in den letzten 4 Wochen erreicht wurde (► Tab. 4.4).

Praxistipp

Inhalation mit Kortikoiden

Da die Inhalation mit Kortikoiden zu Soor im Mundbereich und Heiserkeit führen kann, muss bei der Verabreichung Folgendes beachtet werden:

- Bei der Verwendung eines Dosieraerosols immer eine Inhalationshilfe einsetzen, da hiermit eine weitaus geringere Menge des Wirkstoffs im Mund zurückbleibt und mehr Wirkstoff gezielt die tiefen Atemwege erreicht.
- Vor der Mahlzeit inhalieren, nach der Inhalation Zähne putzen oder den Mund ausspülen.
- Nach der Verabreichung mittels Vernebler das Gesicht des Kindes mit Wasser reinigen.

Notfalltherapie

- Beruhigung des Patienten, Oberkörperhochpositionierung
- Sofortige zusätzliche Sauerstoffgabe über Maske oder Nasensonde bei Sauerstoffsättigung < 92 %
- Medikamentengabe:
  - Inhalatives β_2-Sympathomimetikum, ggf. in Kombination mit einem Parasympatholytikum

Tab. 4.4 Grade der Asthmakontrolle bei Kindern und Jugendlichen gemäß Nationaler VersorgungsLeitlinie Asthma (Stand: 09/2020, AWMF 2020).

Grade der Asthmakontrolle		Gut kontrolliert	Teilweise kontrolliert	Unkontrolliert
Symptomkontrolle	Hatte der Patient in den letzten 4 Wochen: • Symptome tagsüber • Nächtliches Erwachen durch Asthma • Gebrauch der Bedarfsmedikation[1] • Aktivitätseinschränkung durch Asthma	Kein Kriterium erfüllt	1–2 Kriterien erfüllt	3–4 Kriterien erfüllt
Beurteilung des Risikos für zukünftige Verschlechterung des Asthmas	Erhebung von: • Lungenfunktion (Vorliegen einer Atemwegsobstruktion) • Anzahl stattgehabter Exazerbationen (keine/≥ 1x im Jahr/in der aktuellen Woche)			

[1] Bei Patienten ab 12 Jahren, die in Stufe 2 ausschließlich die Fixkombination (ICS niedrig dosiert und Formoterol) bedarfsweise anwenden, ist das Kriterium nicht anwendbar: Bei gut kontrolliertem Asthma wird die Fixkombination nicht häufiger als 2 x pro Woche angewandt.

Medikamentöses Stufenschema | Kinder und Jugendliche

	Stufe 1	Stufe 2	Stufe 3	Stufe 4	Stufe 5	Stufe 6
Langzeittherapie		ICS niedrigdosiert (bevorzugt) oder LTRA *Alternative in begründeten Fällen:* ab 12 Jahren: bedarfsorientierte Anwendung der Fixkombination aus ICS niedrigdosiert + Formoterol[1]	ICS mitteldosiert	ICS mitteldosiert + LABA oder ICS mitteldosiert + LTRA oder ICS mitteldosiert + LABA + LTRA *Bei unzureichender Kontrolle*: ICS mitteldosiert + LABA + LTRA + LAMA[2]	ICS hochdosiert + LABA oder ICS hochdosiert + LTRA oder ICS hochdosiert + LABA + LTRA oder ICS hochdosiert + LABA + LAMA[2] oder ICS hochdosiert + LABA + LTRA + LAMA[2]	*zusätzlich zu Stufe 5* Anti-IgE-Antikörper[2] oder Antil-IL-4-R-Antikörper[2] oder Anti-IL-5-Antikörper[2] *Alternative in begründeten Fällen:* OCS (zusätzlich oder alternativ)
Bedarfstherapie	SABA oder ab 12 Jahren: Fixkombination aus ICS niedrigdosiert + Formoterol[1]	SABA (wenn Fixkombination aus ICS niedrigdosiert + Formoterol bedarfsorientiert als Langzeittherapie: keine weitere Bedarfstherapie mit SABA notwendig)	SABA	SABA oder ab 12 Jahren: Fixkombination aus ICS + Formoterol, wenn diese auch die Langzeittherapie darstellt		

Alternativen in begründeten Fällen:
Zusätzlich oder alternativ Ipratropiumbromid

Asthmaschulung, Allergie-/Umweltkontrolle, Beachtung von Komorbiditäten

Spezifische Immuntherapie (bei gegebener Indikation)

Überweisungsindikationen:
Stufe 4: Überweisung zum pädiatrischen Pneumologen (⇑)
Stufe 5: Überweisung zum pädiatrischen Pneumologen (⇑⇑), Vorstellung in kinderpneumologischem Zentrum (⇑)
Stufe 6: Vorstellung bei einem in der Vorsorgung von schwerem Asthma erfahrenen pädiatrischen Pneumologen (⇑⇑), Vorstellung in kinderpneumologischem Zentrum (⇑⇑)

Im Stufenschema werden zur besseren Übersicht übergeordnete Arzneimittelkategorien und keine einzelnen Präparate genannt. Nicht alle Präparate und Kombinationen sind für die jeweilige Indikation zugelassen (siehe Fachinformationen), teilweise handelt es sich um einen Off-Label-Use (siehe Kapitel 4.2 Hinweise zum Off-Label-Use)

[1] Fixkombination (ICS niedrigdosiert + Formoterol) bedarfsorientiert in Stufe 1 und 2 nicht zugelassen (Stand: August 2020)

[2] aus der Gruppe der LAMA ist Tiotropium und aus der Gruppe der Anti-IgE-Antikörper ist Omalizumab für die Behandlung des Asthmas ab 6 Jahren zugelassen (Stand: August 2020). Aus der Gruppe der Antil-IL-4-R-Antikörper ist ab 12 Jahren Dupilumab und aus der Gruppe der Anti-IL-5-Antikörper ist Mepolizumab für die Behandlung des Asthmas ab 6 Jahren zugelassen (Stand: August 2020)

ICS: Inhalative Corticosteroide, IgE: Immunglobulin E, IL: Interleukin, LABA: Langwirkende Beta-2-Sympathomimetika, LAMA: Langwirkende Anticholinergika, LTRA: Leukotrienrezeptorantagonisten, OCS: Orale Corticosteroide, R: Rezeptor, SABA: Kurzwirkende Beta-2-Sympathomimetika

Abb. 4.4 Asthma-Stufentherapie bei Kindern und Jugendlichen gemäß Nationaler VersorgungsLeitlinie Asthma (Stand: 09/2020, AWMF 2020). [X315–003]

   - Steroide i.v.
   - Ggf. Theophyllin i.v.
- Ausreichende Rehydratation mittels Infusionstherapie

Pflege

Die Pflegemaßnahmen bei einem Kind in einem **akuten Asthmaanfall** umfassen in erster Linie folgende Aspekte:
- Ruhiges und koordiniertes Handeln
- Kind und Eltern nicht alleine lassen
- Anleitung zu atemerleichternden Positionen, z.B. Kutschersitz oder Torwartstellung
- Oberkörperhochpositionierung
- Anleitung zur Lippenbremse
- Verabreichung der Bedarfsinhalation und ggf. Sauerstoff
- Zufuhr von frischer Luft
- Überwachung der Vitalfunktionen während des Anfalls
- Beobachtung von Aussehen, Verhalten und Bewusstseinslage

Grundsätzlich ist bei der Versorgung von Kindern mit Asthma bronchiale zu beachten:
- Korrekte und zeitgerechte Durchführung der Inhalationen
- Beachtung der Belastbarkeit des Kindes
- Mund- und Nasenpflege
- Anbieten von kleinen Mahlzeiten, da ein voller Magen die Ausdehnung der Lunge einschränkt
- Ausreichende Flüssigkeitszufuhr, um die Verflüssigung des Sputums zu unterstützen
- Beratung und Anleitung der Eltern

4.7 Primär ziliäre Dyskinesie

Definition

Dyskinesie

Störung eines Bewegungsablaufs.

Bei einem von 15.000 Kindern kann eine verminderte Beweglichkeit der Flimmerhärchen in den Atemwegen nachgewiesen werden (Muntau 2018). Dieser Defekt wird autosomal-rezessiv vererbt (► 2.2.1) und kann mit einem Situs inversus (Umkehrung der Lage der Organe) einhergehen. Die herabgesetzte mukoziliäre Clearance begünstigt die Entstehung rezidivierender Bronchitiden (► 4.4) und Pneumonien (► 4.5).

Therapie

- Kinder werden in kinderpneumologischen Zentren oder Mukoviszidose-Ambulanzen betreut
- Physiotherapie mit Atemtherapie ähnlich wie bei Mukoviszidose (► 4.8) zur Sekretolyse
- Inhalation mit Bronchodilatatoren, z.B. Salbutamol
- Antibiotische Therapie bei bakteriellen Infekten

4.8 Mukoviszidose

Bei der **Mukoviszidose** *(cystische Fibrose, CF)* handelt es sich um eine angeborene Stoffwechselerkrankung mit abnorm zähflüssiger Sekretabsonderung der exokrinen Drüsen. Mukoviszidose ist in Mitteleuropa (Häufigkeit von 1 : 2.500) die häufigste erbliche Stoffwechselerkrankung. 5 % der Bevölkerung sind gesunde Merkmalsträger (Muntau 2018).

Ursachen

Der Mukoviszidose liegt ein Gendefekt auf Chromosom 7 zugrunde, der autosomal-rezessiv vererbt wird (► 2.2.1). Zurzeit sind mehr als 2.000 verschiedenen Mutationen im CF-Gen bekannt (Muntau 2018). Das defekte Gen führt zu einem gestörten Chloridtransport durch die Zellmembranen sämtlicher exokriner Drüsen, sodass diese vermehrt abnorm zusammengesetztes Sekret mit erhöhter Viskosität produzieren. Betroffen sind Tracheal- und Bronchialschleimhaut, Pankreas, Gallenwege und die Darmschleimhaut sowie Speichel-, Schweiß- und Keimdrüsen. Die Erkrankungsfolgen manifestieren sich aber insbesondere im Respirations- und Gastrointestinaltrakt.

Klinik und Therapie

Die pulmonalen und intestinalen Erkrankungsfolgen (► Abb. 4.5, ► Tab. 4.5) werden nachfolgend einzeln erläutert.

Es gibt keine kausale Therapie, die Gentherapie ist noch im experimentellen Stadium. Eine frühzeitig einsetzende symptomatische Therapie verbessert die Prognose deutlich.

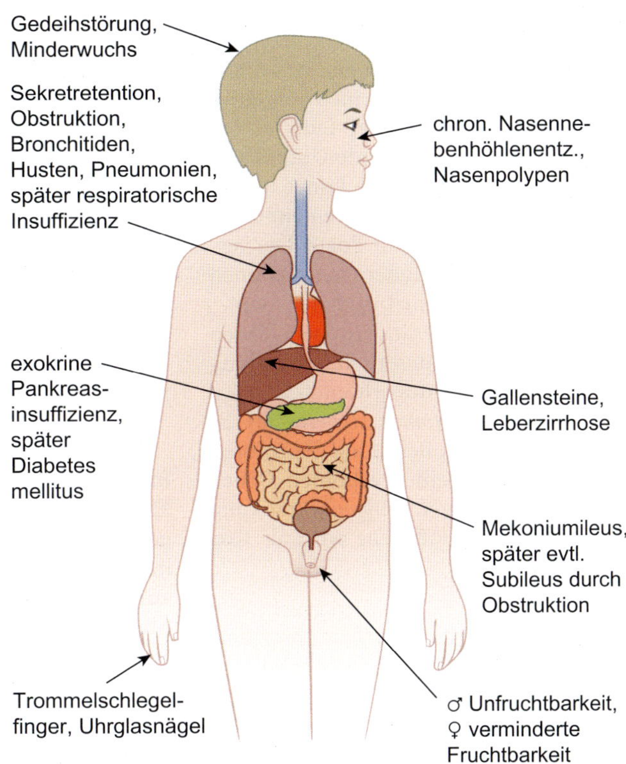

Abb. 4.5 Pulmonale und gastrointestinale Erkrankungsformen bei Mukoviszidose. [L255]

Tab. 4.5 Klinische Manifestationsformen der Mukoviszidose.

Pulmonal	Intestinal
• Rezidivierende Bronchitiden (► 4.4) • Rezidivierende Pneumonien (► 4.5) • Bronchiektasen • Atelektasen • Obstruktives Lungenemphysem • Spontanpneumothorax • Pulmonale Hypertonie mit Cor pulmonale	• Mekoniumileus • Maldigestion (► 6.4.2) mit Gedeihstörung durch exokrine Pankreasinsuffizienz • Steatorrhö (► 6.4.2) • Obstipation • Diabetes mellitus (► 16.1.1) durch endogene Pankreasinsuffizienz • Leberzirrhose durch Gallestau

Pulmonale Veränderungen

Das zähe Tracheal- und Bronchialsekret führt zu bronchialer Obstruktion und ist ein idealer Nährboden für Bakterien. Die Folge sind rezidivierende Bronchitiden (► 4.4) und Pneumonien (► 4.5). Diese werden vor allem durch Staphylococcus aureus, Haemophilus influenzae und den Problemkeim Pseudomonas aeruginosa hervorgerufen. Bakterientoxine und der zähe Schleim können zur Entstehung von **Bronchiektasen** führen. Dabei handelt es sich um irreversible Bronchialerweiterungen, die durch das Zusammenspiel chronisch-entzündlicher Veränderungen und mechanischer Faktoren zustande kommen. In den sackförmigen Erweiterungen der Bronchien sammelt sich Sekret, das besonders morgens oder nach Lagewechsel abgehustet werden kann, aber einen idealen Nährboden für Keime darstellt. Wiederkehrende bronchopulmonale Infekte sind die Folge.

Durch die Verlegung der Atemwege mit dem zähen Bronchialsekret entstehen Atelektasen und es kann zum Lungenemphysem kommen. **Atelektasen** sind minderbelüftete Lungenabschnitte. Da die Wände der luftleeren Alveolen aneinanderliegen und verkleben können, findet in diesen Bereichen kein Gasaustausch mehr statt. Beim **Lungenemphysem** sind die Alveolen irreversibel erweitert,

somit nimmt eine geringere Alveolenoberfläche am Gasaustausch teil. Periphere Bronchiektasen und platzende Emphysemblasen können Anschluss an den Pleuraspalt finden und so einen **Pneumothorax** verursachen. Dabei gelangt Luft in den Pleuraspalt, und der dort herrschende Unterdruck wird aufgehoben. Daraufhin fällt die Lunge in sich zusammen. Diese Veränderungen haben eine Einschränkung der Atemfähigkeit zur Folge. Die verschiedenen pulmonalen Veränderungen können Ursache für eine respiratorische Insuffizienz sein.
Die beschriebenen Lungenveränderungen führen langfristig zu einer schlechteren Durchblutung der Lungengefäße aufgrund des erhöhten Drucks, der in ihnen herrscht *(pulmonale Hypertonie)*. Es kommt zu einer vermehrten Belastung des rechten Herzventrikels, der gegen einen erhöhten Druck arbeiten muss. Die aus einer Lungenerkrankung resultierende Rechtsherzinsuffizienz wird als **Cor pulmonale** bezeichnet.

Merke

Pulmonale Leitsymptome bei Mukoviszidose

- Rezidivierende bronchopulmonale Infekte, z. B. Bronchitiden oder Pneumonien
- Bronchiektasen
- Atelektasen
- Lungenemphysem
- Pneumothorax
- Cor pulmonale
- Respiratorische Insuffizienz

Vorsicht

Wiederkehrende Bronchitiden und Pneumonien

Wiederkehrende Bronchitiden und Pneumonien auf dem Boden von Bronchialsekret sind die häufigsten Todesursachen bei CF-Patienten. Daher muss die Sekretmobilisation in der Behandlung oberste Priorität haben!

Therapie der pulmonalen Veränderungen

- Physiotherapie mit Atemtherapie und Ausdauersport als grundlegender Bestandteil der Therapie
- Antibiotikatherapie bei Infekten entsprechend dem Erregerspektrum, evtl. auch inhalativ mit Tobramycin bei Pseudomonasbesiedlung, oder als prophylaktische Dauertherapie zur Vermeidung einer Pseudomonasbesiedlung
- Medikamente zur Mukolyse und Sekretolyse
- Inhalation mit z. B. Dornase-α, hypertoner Kochsalzlösung, Bronchodilatatoren und Glukokortikoiden
- Therapie mit Ivacaftor/Lumacaftor zur Regulation des Chloridkanals (CFTR-Potenziator/CFTR-Regulator)
- Antimykotika bei Aspergillose
- Flüssigkeitszufuhr entsprechend dem Tagesbedarf des Patienten
- Sauerstofftherapie und Beatmung
- Pneumektomie oder ggf. Lungentransplantation als letztes Mittel
- Impfungen entsprechend den STIKO-Empfehlungen (► 14.4.3)

Intestinale Veränderungen

Ein **Mekoniumileus** tritt bei 15–20 % der Neugeborenen mit CF auf (Nährig, Chao, Naehrlich 2017). Durch die abnorme Zusammensetzung der Drüsensekrete des Dünndarms ist das Mekonium von kittartiger Konsistenz und haftet fest an der Darmwand, sodass es zum Ileus mit einem akuten Abdomen (► 6.1.4) kommen kann. Im weiteren Verlauf der Erkrankung können mechanische Darmobstruktionen durch den hochviskösen Stuhl auftreten. Die Patienten klagen über Bauchschmerzen und fehlenden Stuhlgang. Im Unterbauch sind Stuhlmassen tastbar oder durch die dünne Bauchhaut sichtbar.
Das zähe Drüsensekret verlegt die Ausführungsgänge von Leber und Pankreas. Daher werden kaum noch Verdauungsenzyme in den Dünndarm ausgeschüttet. Normalerweise spalten die Verdauungsenzyme der Bauchspeicheldrüse Kohlenhydrate, Eiweiße und Fette in ihre resorbierbaren Bestandteile (► Tab. 6.2). Bei CF-Patienten werden die Nahrungsbestandteile – insbesondere Fette – jedoch nur unzureichend zerlegt und können von der Darmschleimhaut nicht aufgenommen werden (*Maldigestion*, ► 6.4.2). So kommt es zu Durchfällen mit massigen, übel riechenden und fettglänzenden Stühlen und geblähtem Abdomen, und es entwickelt sich eine **Gedeihstörung** mit Minderwuchs, die zu Eiweißmangel, Anämie und Ödemen führen kann.
Im Adoleszenz-/Erwachsenenalter entwickelt sich bei etwa 90 % der Betroffenen eine exokrine Pankreasinsuffizienz mit häufig nachfolgendem insulinpflichtigen Diabetes mellitus (► 16.1.1). Im 2. Lebensjahrzehnt entwickeln etwa 17 % der CF-

Patienten eine Leberzirrhose infolge des Sekretstaus in den Gallengängen (Naehrig, Chao, Naehrlich 2017).

Merke

Intestinale Leitsymptome bei Mukoviszidose

- Mekoniumileus
- Mechanische Darmobstruktionen
- Maldigestion und Gedeihstörung
- Sekundärer Diabetes mellitus
- Leberzirrhose

Therapie der intestinalen Veränderungen

- Behandlung der exokrinen Pankreasinsuffizienz durch orale Substitution von Pankreasenzymen bei der Nahrungsaufnahme
- Hochdosierte Gabe fettlöslicher Vitamine (Vitamin A, D, E, K)
- Stuhlerweichende Therapie mit einer Macrogol-Elektrolyt-Lösung und Einläufen
- Hochkalorische, eiweißreiche Ernährung
- Therapie der Komplikationen, z. B. OP bei Ileus, Insulintherapie bei sekundärem Diabetes mellitus, in Einzelfällen isolierte Lebertransplantation

Diagnostik

- Bei familiärer Belastung ist die pränatale Diagnostik der Mukoviszidose (DNA-Analyse nach Amniozentese [▸ 2.1.1] in der 16. SSW) möglich. Bisher gesunde Familienmitglieder können getestet werden, ob sie Merkmalsträger sind.
- Postnatal erfolgt bei allen Neugeborenen nach Einwilligung der Eltern das CF-Screening parallel zum Neugeborenenscreening (▸ 3.1.3) mit einer Bestimmung des immunreaktiven Trypsinogen. Eine Erhöhung weist auf eine Pankreasbeteiligung hin.
- Diagnose über Schweißtest: erhöhte Chloridkonzentration im Schweiß.
- Stuhluntersuchung: erniedrigte humane Pankreaselastase, Nachweis der exokrinen Pankreasinsuffizienz.
- Nachweis der Genmutation zur Diagnosesicherung.

Prognose

Die Lebenserwartung ist in den letzten Jahren deutlich gestiegen, für ein heute in Deutschland neugeborenes Kind mit einer cystischen Fibrose liegt sie bei 55 Jahren (Burkhart, Naehrlich 2021). Die meisten Patienten versterben an unbehandelbaren Pneumonien und zunehmender respiratorischer Insuffizienz. Die Prognose wird beeinflusst durch eine frühzeitige Diagnosestellung, die Kolonisierung mit resistenten Keimen, die Lungenfunktion und ggf. sekundäre Komplikationen.

Pflege

Hauptziele der pflegerischen Versorgung der Kinder mit einer Mukoviszidose sind die Verbesserung der Atmungssituation und die Gewährleistung der altersentsprechenden Ernährung. Dabei steht die Beibehaltung bzw. Förderung der Selbstständigkeit der Patienten im Vordergrund.

Es ist auch Aufgabe der Pflegefachpersonen, die Patienten während des stationären Aufenthalts hinsichtlich folgender Aspekte zu beobachten und zu unterstützen:

- Atmung (Atemtiefe, Atemfrequenz, Dyspnoe)
- Sauerstoffkonzentration und ggf. Sauerstofftherapie
- Herzfrequenz
- Atemerleichternde Positionierungen
- Sputum (Menge, Farbe, Beimengungen)
- Mehrmalige Körpergewichtskontrolle während des stationären Aufenthalts
- Inhalationstherapie (regelmäßige Überprüfung und ggf. Anpassung) und Medikamenteneinnahme
- Ausreichende Flüssigkeitszufuhr und Ernährung

Die Kinder müssen bei ihren regelmäßigen Atemübungen unterstützt werden. Hierbei unterscheidet man zwischen passiven und aktiven Atemtechniken. Während bei Säuglingen und schwer kranken Patienten hauptsächlich **passive Atemtechniken** angewendet werden, kommen die aktiven Techniken bei allen anderen Patienten zum Einsatz.

Aktive Atemtechniken tragen, neben der Reinigung der Lunge (z. B. durch autogene Drainage), auch dazu bei, das Selbstbewusstsein der Patienten zu fördern. Das Erlernen der aktiven Techniken ermöglicht den Patienten eine Unabhängigkeit von der Pflege und der Physiotherapie. Die **autogene Drainage** ist in drei Phasen unterteilt. Das Sekret wird in der ersten Phase zunächst erspürt, in der zweiten Phase gesammelt und langsam nach oben befördert und in der dritten Phase schließlich abgehustet.

Zusätzlich wird auf die regelmäßige Inhalation geachtet. Die Therapie wird sichergestellt, soweit das Kind nicht selbst dazu in der Lage ist.
Besonderes Augenmerk im Krankenhaus verdient die hygienische Handhabung aller Materialien, damit den Patienten größte mögliche Sicherheit vor nosokomialen Infektionen gewährt wird.

Praxistipp

Hygienerichtlinien bei Mukoviszidose

- Konsequente Umsetzung der Standardhygienemaßnahmen.
- Korrekte Händehygiene des Personals, der Patienten und Kontaktpersonen.
- Patienten tragen einen Mund-Nasen-Schutz außerhalb des Patientenzimmers.
- Pflegende tragen einen Schutzkittel und Mund-Nasen-Schutz bei engem Patientenkontakt.
- Empfehlung zur regelmäßigen Umgebungsdesinfektion.
- Ggf. Wasserfilter bei kalkhaltigem Wasser.
- Unterbringung in einem Einzelzimmer mit Schleuse.

Von Beginn an wird bei den Kindern auf eine ausreichende Nährstoffzufuhr geachtet. Das Gewicht und dessen Verlauf werden kontrolliert. Bei Mangelerscheinungen wird die Nahrung angereichert oder über eine Sonde verabreicht.
Das Kind sowie die Eltern werden von einem professionellen Team begleitet. Erstrebenswerte Ziele für betroffene Kinder sind ein regelmäßiger Schulbesuch, ein intakter Freundeskreis und die Teilnahme an sportlichen Aktivitäten. Aufgrund der psychischen Belastung durch häufige Therapien und lange und häufige Krankenhausaufenthalte ist eine Anbindung an Selbsthilfegruppen sinnvoll. Dabei lernen die Kinder zudem, ihre Erkrankung zu akzeptieren und mit den Folgen besser zurechtzukommen.

Wiederholungsfragen

1. Nennen Sie die typischen Zeichen einer Dyspnoe bei Kindern.
2. Was ist eine Zyanose und wie zeigt sie sich typischerweise?
3. Erklären Sie die beiden Formen des Stridors.
4. Was ist eine Bronchiolitis?
5. Nennen Sie typische Ursachen einer Pneumonie.
6. Welche typischen Symptome treten bei einer Pneumonie auf?
7. Nennen Sie die Ursachen der bronchialen Obstruktion beim Asthma bronchiale.
8. Nennen Sie die typischen klinischen Zeichen des Asthmas bronchiale.
9. Welche Medikamente gehören zur Notfalltherapie bei einem Asthmaanfall?
10. Nennen Sie die pulmonalen und intestinalen Folgen einer CF.
11. Wie wird eine CF diagnostiziert?
12. Welche Hygienerichtlinien müssen bei CF-Patienten während des stationären Aufenthalts beachtet werden?

LITERATUR

AWMF – Arbeitsgemeinschaft der Wissenschaftlichen Medizinischen Fachgesellschaften. S2k-Leitlinie „Management der ambulant erworbenen Pneumonie bei Kindern und Jugendlichen (pädiatrische ambulant erworbene Pneumonie, pCAP)". 2017a. Aus: https://dgpi.de/wp-content/uploads/2018/04/Pneumonie-erworben-KA_S2k-LL_048-013l_Mar2017.pdf (letzter Zugriff: 6.2.2023).

AWMF – Arbeitsgemeinschaft der Wissenschaftlichen Medizinischen Fachgesellschaften. S3-Leitlinie: Lungenerkrankung bei Mukoviszidose. Modul 2: Diagnostik und Therapie bei der chronischen Infektion mit Pseudomonas aeruginosa. 2017b. Aus: https://register.awmf.org/assets/guidelines/020-018l_S3_Mukoviszidose_Modul_2_2017-08-01-abgelaufen.pdf (letzter Zugriff: 6.2.2023).

AWMF – Arbeitsgemeinschaft der Wissenschaftlichen Medizinischen Fachgesellschaften (AWMF). Nationale VersorgungsLeitlinie Asthma. 2020. Aus: https://register.awmf.org/assets/guidelines/nvl-002l_S3_Asthma_2020-09.pdf (letzter Zugriff: 6.2.2023).

Burkhart M, Nährlich L. Zahlen, Daten & Fakten für Patienten & Angehörige. Daten aus dem Deutschen Mukoviszidose-Register. 2021. Aus: www.muko.info/fileadmin/user_upload/angebote/qualitaetsmanagement/register/berichtsbaende/patientenberichtsband_2022.pdf (letzter Zugriff: 6.2.2023).

Muntau AC. Pädiatrie hoch 2. München: Elsevier, 2018.

Naehrig S, Chao C, Naehrlich L. Mukoviszidose. Diagnose und Therapie. 2017; 114(33–34): 564–573. Aus: www.aerzteblatt.de/pdf.asp?id=192863 (letzter Zugriff: 6.2.2023).

Simon A et al. Anforderungen an die Hygiene bei der medizinischen Versorgung von Patienten mit Cystischer Fibrose (Mukoviszidose). 2012. Aus: www.rki.de/DE/Content/Infekt/Krankenhaushygiene/Kommission/Downloads/Mukoviszidose_AG.pdf?__blob=publicationFile (letzter Zugriff: 6.2.2023).

5 Krankheiten des Herz-Kreislauf-Systems

Überblick

Eltern mit Kindern, die eine Herzerkrankung haben, benötigen auf verschiedenen Ebenen Unterstützung – nicht nur auf der medizinischen, sondern auch auf der psychologischen Ebene inklusive einer umfassenden interdisziplinären Nachsorge. Dieses Kapitel gibt einen Überblick über die verschiedenen Herzerkrankungen im Kinder- und Jugendalter, beginnend mit den beiden Arten der Herzinsuffizienz (► Kap. 5.1). Nach dieser Einführung wird näher auf die angeborenen Herzfehler eingegangen und welche Auswirkungen es hat, wenn diese mit oder ohne Shunt vorliegen (► 5.2.2, ► 5.2.3, ► 5.2.4). Herzfehler sind aber nicht nur angeboren, sondern können auch Folgen verschiedener Erkrankungen sein.

Um herzkranke Kinder adäquat versorgen zu können, benötigen Pflegefachpersonen ein profundes Wissen und müssen die Patienten genau beobachten und überwachen.

Unter anderem werden in diesem Kapitel folgende Fragen geklärt:

- Wie werden angeborene Herzfehler diagnostiziert? (► 5.2.1)
- Welche Symptome treten bei einer Rechtsherzinsuffizienz auf? (► 5.1)
- Wie kommt es zu einem rheumatischen Fieber? (► 5.3.2)

5.1 Leitsymptome

Herzinsuffizienz bezeichnet die Unfähigkeit des Herzens, das vom Organismus benötigte Blutvolumen zu fördern. Dabei handelt es sich um einen Symptomkomplex, dem unterschiedliche Herzerkrankungen zugrunde liegen können.

Klinik

Die Symptomatik ist abhängig davon, inwieweit die linke bzw. die rechte Herzkammer in ihrer Funktion eingeschränkt ist. Der Organismus versucht eine Herzinsuffizienz anfangs durch eine Tachykardie sowie im Verlauf durch eine Myokardhypertrophie (Vergrößerung des Herzmuskels) zu kompensieren.

Linksherzinsuffizienz

Bei einer **Linksherzinsuffizienz** kann der linke Ventrikel nicht mehr ausreichend Blut in den Körperkreislauf pumpen, sodass die allgemeine Leistungsfähigkeit reduziert ist. Resultierende Symptome beim Neugeborenen sind vor allem:

- Trinkschwäche
- Schwaches Schreien
- Vermehrtes Schwitzen, insbesondere am Hinterkopf
- Kalte marmorierte Extremitäten
- Gedeihstörung

Zudem staut sich das Blut vor dem linken Herzen in den Lungenkreislauf zurück. Dadurch wird Flüssigkeit aus den Blutgefäßen ins Interstitium und in die Alveolen gepresst. Es entwickelt sich ein **Lungenödem** mit den Zeichen:

- Positionsabhängige Dyspnoe (► 4.1.1, *Orthopnoe*): In flacher Rückenlage ist die Luftnot stärker ausgeprägt als in aufgerichteter Position
- Tachypnoe (► 4.1.2)
- Husten mit schaumigem Auswurf (► 4.1.4)
- Rezidivierende bronchopulmonale Infekte ► 4.4)
- Evtl. zentrale Zyanose als Ausdruck unzureichender Sauerstoffsättigung (► 4.1.3)
- Trommelschlegelfinger mit Uhrglasnägeln bei chronischem Sauerstoffmangel (► Abb. 5.1)

Rechtsherzinsuffizienz

Bei einer **Rechtsherzinsuffizienz** staut sich das Blut in den Venen des Körperkreislaufs zurück, und es kommt zu folgenden Symptomen:

- Anschwellen der Halsvenen
- Ödembildung, beim Säugling insbesondere Lidödeme
- Gewichtszunahme durch Ödeme
- Leber- und Milzvergrößerung
- Stauungsniere
- Evtl. Funktionsminderung der betroffenen Organe

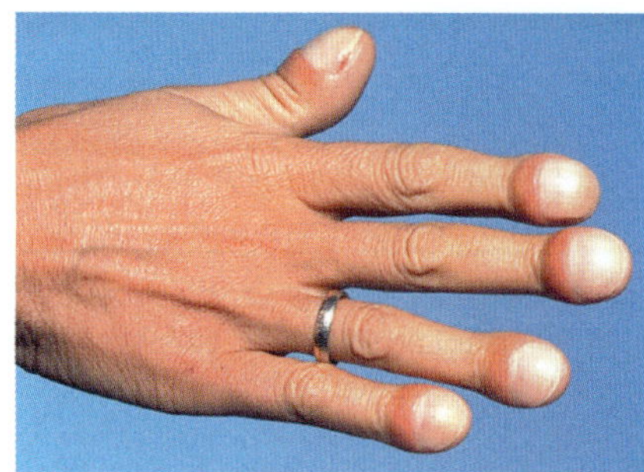

Abb. 5.1 Trommelschlegelfinger und Uhrglasnägel. [K183]

- Evtl. periphere Zyanose infolge verlangsamter Zirkulation mit erhöhter arteriovenöser O_2-Differenz (▸ 4.1.3)

> **Merke**
>
> **Unterscheidung von Links- und Rechtsherzinsuffizienz**
>
> **Linksherzinsuffizienz**
>
> Eine Linksherzinsuffizienz entsteht durch:
> - Folgen des verminderten Auswurfs
> - Folgen des Rückstaus in den Lungenkreislauf
>
> **Rechtsherzinsuffizienz**
>
> Eine Rechtsherzinsuffizienz entsteht durch:
> - Folgen des Rückstaus in den Körperkreislauf

Je jünger der Patient ist, umso schwieriger ist es, eine Rechts- von einer Linksherzinsuffizienz zu unterscheiden. Meistens liegt eine **globale Herzinsuffizienz** vor. Dabei sind die Folgen einer Linksherzinsuffizienz mit denen einer Rechtsherzinsuffizienz kombiniert.

Ursachen

Die mit Abstand häufigste Ursache für eine kindliche Herzinsuffizienz ist ein angeborener Herzfehler (▸ 5.2), dieser wird meist im 1. Lebensjahr symptomatisch. Des Weiteren können auch entzündliche Herzerkrankungen sowie Herzrhythmusstörungen eine Herzinsuffizienz verursachen, welche sich meist nach dem 1. Lebensjahr manifestieren.
Folgende Erkrankungen können bei Kindern eine Herzinsuffizienz auslösen:

- Säuglinge:
  - Angeborene Herzfehler (▸ 5.2)
  - Entzündliche Herzerkrankungen (▸ 5.3.1)
- Ältere Kinder:
  - Entzündliche Herzerkrankungen (▸ 5.3.1)
  - Rheumatisches Fieber (▸ 5.3.2)
  - Renale Hypertonie (Bluthochdruck infolge einer Nierenerkrankung)

Pflege

Kinder mit einer Herzinsuffizienz sind schwer krank. Die Pflegenden müssen die Zeichen einer Herzinsuffizienz kennen, damit sie bei Veränderungen direkt die Ärztin informieren können. Insbesondere ist Folgendes zu beachten:

- Die betroffenen Kinder brauchen sehr viel Ruhe.
- Die Pflege erfolgt entsprechend ihrer körperlichen Belastbarkeit, ggf. Minimal Handling (▸ 3.7) anwenden.
- Zusätzlich zum kontinuierlichen Monitoring sind regelmäßig die Vitalparameter zu kontrollieren.
- Eine Flüssigkeitsbilanzierung ist wichtig, um eine Volumenüberbelastung frühzeitig zu erkennen.
- Der Ernährungsplan sollte wenn möglich gemeinsam mit den Kindern erstellt werden, da diese oft appetitlos sind.
- Zu empfehlen ist eine ballaststoffreiche Ernährung, da es durch die Flüssigkeitseinschränkung leicht zu einer Obstipation kommen kann.
- Je nach Zustand des Kindes ist 1–2 × tgl. das Gewicht zu erheben.
- Eine adäquate Mund- und Nasenpflege ist aufgrund der Austrocknungsgefahr durch die Gabe von Diuretika erforderlich.
- Da die Haut Betroffener häufig feucht-kalt und schwitzig ist und ihre Extremitäten kühl bis kalt sind, sind die Patienten warmzuhalten und Kleidung sowie Bettwäsche bei Bedarf zu wechseln.
- Wichtig ist eine sorgfältige Hautpflege, da die Haut aufgrund von Ödemen gespannt sein kann. **Achtung:** Letztere können besonders bei Berührung schmerzhaft sein!

Oft fallen die betroffenen Kinder durch schnellere Ermüdbarkeit und Spielunlust auf. Sie, aber auch ihre Eltern und Angehörigen benötigen eine gute psychologische Unterstützung, da sie verunsichert und ängstlich sind. Durch die langen Krankenhausaufenthalte sind die sozialen Kontakte stark eingeschränkt.

Praxistipp

Selbsthilfegruppen

Für Kinder, die am Herzen erkrankt sind, und deren Eltern gibt es Selbsthilfegruppen, z. B. die Bundesvereinigung JEMAH e. V. (Jugendliche und Erwachsene mit angeborenen Herzfehlern). Auf deren Website www.jemah.de findet man allgemeine Informationen sowie Infos zu Regionalgruppen und Arbeitskreisen.

5.2 Angeborene Herzfehler

5.2.1 Überblick

Häufigkeit und Ursachen

0,8 % aller Neugeborenen haben einen **angeborenen Herzfehler** (*kongenitales Vitium cordis*; *lat.* vitium = Fehler). In Deutschland werden jährlich etwa 5.000 Kinder mit einem Vitium cordis geboren. In der Pädiatrie stellen die angeborenen Herzfehler mit 90 % die häufigsten Erkrankungen des Herz-Kreislauf-Systems dar. Etwa 85 % aller angeborener Herzfehler haben eine multifaktorielle Genese (Grenzwürker et al. 2014). Meist bleibt unklar, welche Faktoren die Herzentwicklung in der Embryonalperiode (▸ 1.1.2) gestört haben. Die vulnerable Phase für die Herzentwicklung ist in der 3.–8. SSW. Ein gesicherter Zusammenhang besteht zwischen

- Chromosomenaberrationen, z. B. Trisomie 21 und Turner-Syndrom (▸ 2.1.1),
- Infektionskrankheiten der Mutter im ersten Trimenon der Schwangerschaft, insbesondere Röteln (▸ 14.2.3) und
- Noxen, z. B. Alkohol.

Bei positiver Familienanamnese erhöht sich das Erkrankungsrisiko auf 2–5 %, wenn ein Geschwisterkind bereits einen Herzfehler hat, und auf 3–6 %, wenn ein Elternteil ein kongenitales Vitium cordis hat (Grenzwürker et al. 2014).

Einteilung

Definition

Shunt

Kurzschlussverbindung zwischen arteriellem und venösem Gefäßsystem.

Stenose

Verengung, Verschluss eines Gefäßes.

Transposition

Vertauschung, Verlagerung eines Organs.

Die angeborenen Herzfehler lassen sich nach anatomischen und nach klinischen Gesichtspunkten einteilen. Folgende Formen lassen sich voneinander unterscheiden, wenn man die **anatomischen Abweichungen** von den normalen Kreislaufverhältnissen betrachtet:

- **Shunt:** Querverbindung zwischen arteriellem und venösem System. Strömt dabei aufgrund der Druck- und Widerstandsverhältnisse im Kreislauf Blut vom arteriellen ins venöse System, so liegt ein **Links-Rechts-Shunt** vor. Umgekehrt handelt es sich um einen **Rechts-Links-Shunt.** Da bei einem Rechts-Links-Shunt ein Teil des Bluts ohne Sauerstoffanreicherung in den Körperkreislauf gelangt, liegt hier eine zentrale Zyanose (▸ 4.1.3) vor.
- **Stenosen:** Ein- oder Ausflusshindernisse, z. B. an der Pulmonalklappe (Pulmonalstenose) oder an der Aortenklappe (Aortenstenose).
- **Fehleinmündungen von Gefäßen** lassen sich am besten an der Transposition der großen Arterien (TGA, ▸ 5.2.4) veranschaulichen, bei der die Aorta dem rechten Ventrikel und der Truncus pulmonalis dem linken Ventrikel entspringt.

Bei der Einteilung nach **klinischen Gesichtspunkten** sind Herzfehler mit und ohne primäre Zyanose zu unterscheiden. Die in ▸ Tab. 5.1 aufgeführten wichtigsten Vitien können isoliert oder kombiniert auftreten.

Eisenmenger-Reaktion

Die **Eisenmenger-Reaktion** beschreibt, wie ein Kind mit primär azyanotischem Herzfehler durch

Tab. 5.1 Die wichtigsten angeborenen Herzfehler und ihre Häufigkeit (Grenzwürker 2014).

Herzfehler ohne primäre Zyanose	Herzfehler mit primärer Zyanose
Mit Links-Rechts-Shunt • Ventrikelseptumdefekt (25 %) • Vorhofseptumdefekt (10 %) • Persistierender Ductus arteriosus (Botalli) (10 %) Ohne Shunt • Pulmonalstenose (10 %) • Aortenstenose (5 %) • Aortenisthmusstenose (5 %)	Mit Rechts-Links-Shunt • Fallot-Tetralogie (10 %) • Transposition der großen Arterien (5 %) • Hypoplastisches Linksherzsyndrom (9 %)

Shuntumkehr eine sekundäre Zyanose entwickeln kann: Bei einem Links-Rechts-Shunt wird der Lungenkreislauf vermehrt durchblutet. In der Folgezeit steigt der Druck im Lungenkreislauf an. Auf die pulmonale Hypertonie muss der rechte Ventrikel mit Druckanstieg reagieren. Wird der Druck in der rechten Kammer dabei größer als der in der linken, kommt es zu einer **Shuntumkehr.** Der resultierende Rechts-Links-Shunt geht mit einer Zyanose einher. Herzfehler mit einem Links-Rechts-Shunt müssen daher suffizient behandelt werden, bevor es zu einer pulmonalen Hypertonie kommt.

Klinik und Komplikationen

Beginn und Ausprägung der Symptomatik sind abhängig von der Schwere des angeborenen Herzfehlers. Leichtere Vitien können asymptomatisch verlaufen und nur als Zufallsbefund bei einer körperlichen Untersuchung auffallen. Kinder mit einem hämodynamisch bedeutsamen Herzfehler entwickeln in der Regel im 1. Lebensjahr die Symptome einer Herzinsuffizienz (► 5.1). Das Krankheitsbild kann durch Herzrhythmusstörungen oder eine Endokarditis, d.h. eine Entzündung des vorgeschädigten Endokards, insbesondere der Herzklappen, verkompliziert werden (► 5.3.1).

Diagnostik

Definition

Inspektion
Untersuchung durch Betrachten.

Palpation
Untersuchung durch Betasten.

Auskultation
Abhören mit dem Stethoskop.

Die Anamnese kann einige Hinweise für das Vorliegen eines Herzfehlers liefern. Wegweisend bei der Diagnose eines angeborenen Herzfehlers kann die **körperliche Untersuchung** sein:
- Schon bei der **Inspektion** fallen möglicherweise die Zeichen einer Herzinsuffizienz auf.
- Bei der **Palpation** werden zunächst Radialis- und Femoralispulse erfasst, denn sie geben Hinweise auf Herzfrequenz (► Tab. 5.2), Rhythmus und verschiedene Funktionszustände des Herzens. Einige Herzfehler sind bereits durch die Palpation erkennbar, so verursachen z.B. die Pulmonal- und Aortenstenose ein auf dem Sternum zu tastendes Schwirren.
- Weitere Hinweise ergeben sich aus der **Blutdruckmessung.** Sie erfolgt mittels eines für das Alter des Kindes geeigneten Geräts und einer zum Armumfang passenden Manschette. Die altersabhängigen Normwerte gehen aus ► Tab. 5.3 hervor. Bei einer Aortenisthmusstenose (► 5.2.3) kann es Blutdruckdifferenzen zwischen beiden Armen bzw. zwischen Armen und Beinen geben.
- Die **Auskultation** des Herzens ist eine der wichtigsten Untersuchungsmethoden. Bei Herzfeh-

Tab. 5.3 Normwerte des Blutdrucks in Abhängigkeit vom Lebensalter.

Lebensalter	Mittelwert (mmHg)
Säugling	90/60
3.–6. Lebensjahr	95/65
6.–9. Lebensjahr	105/60
9.–12. Lebensjahr	110/70
13.–15. Lebensjahr	120/80

Tab. 5.2 Physiologische Herzfrequenz in Abhängigkeit vom Lebensalter.

Lebensalter	Mittelwert (Schläge/Min.)	Minimum (Schläge/Min.)	Maximum (Schläge/Min.)
Neugeborenes	120	80	160
Säuglinge	130	120	150
Kleinkinder	120	100	180
5 Jahre	105	70	150
8 Jahre	90	65	120
12 Jahre	85	60	110

lern mit Shunt und Stenosen treten neben physiologischen auch pathologische Herzgeräusche auf. Doch nicht jedes Herzgeräusch muss Ausdruck eines Vitiums sein: 50–70 % aller Kinder haben ein Herzgeräusch, das durch harmlose Wirbelbildungen des Blutstroms verursacht wird und bei Positionswechsel die Lautstärke ändert (Dalla Pozza 2013).

Ergibt sich im Rahmen der körperlichen Untersuchung ein Hinweis auf einen angeborenen Herzfehler, sind weitere Untersuchungen durchzuführen:

- **Elektrokardiografie (EKG):** Mittels EKG werden insbesondere Herzrhythmusstörungen abgeklärt, es kann aber auch Hinweise auf eine Rechts- bzw. Linksherzhypertrophie geben.
- **Echokardiografie (Echo) :** Die Ultraschalluntersuchung des Herzens ist heute die wichtigste Untersuchungsmethode in der Kinderkardiologie. Mit relativ geringem Aufwand und ohne Risiko gelingt es in fast allen Fällen, Art und Schweregrad der Herzerkrankung zu erkennen.
- **Röntgen-Thorax:** Anhand des Röntgenbilds lassen sich Größe, Form und Lage des Herzens sowie die Lungen und deren Belüftung und Durchblutung beurteilen.
- **Herzkatheteruntersuchung:** Mit diesem invasiven Verfahren können angeborene Herzfehler exakt abgeklärt werden, in vielen Fällen ist es präoperativ unverzichtbar. Ergänzend zur Echokardiografie werden Drücke und Shuntvolumina bestimmt. Zusätzlich können durch Kontrastmittel fehleinmündende Gefäße dargestellt werden *(Angiokardiografie).*

Pflege

Für eine **Herzkatheteruntersuchung** werden die Kinder wie für eine Operation vorbereitet. Nach einer Herzkatheteruntersuchung werden Vitalzeichen (Puls, Blutdruck, Herzfrequenz, Atemfrequenz, Temperatur, Bewusstsein), Sauerstoffsättigung sowie Hautfarbe und -temperatur der punktierten Extremität und auch eine etwaige Infusionstherapie nach Anordnung überwacht. Hierbei ist auf die richtige Auswahl der Pflegeassessments und der Pflegediagnosen zu achten. Die Pulse werden beidseitig überprüft; der Druckverband und die Punktionsstelle werden regelmäßig auf Nachblutungen kontrolliert. Ggf. kann der Druck auf die Punktionsstelle durch einen Sandsack verstärkt werden. Die punktierte Extremität wird flach positioniert, nur bei Verminderung des venösen Rückflusses etwas erhöht. Bei Kontrastmittelgabe wird aufgrund der Nierenbelastung die renale Ausscheidung kontrolliert und eine Bilanz geführt.

Therapie

> **Definition**
>
> **Kausal**
>
> Auf die Krankheitsursache zielend.
>
> **Symptomatisch**
>
> Nur auf die Krankheitsanzeichen *(Symptome),* nicht auf die Krankheitsursachen zielend.
>
> **Interventionell**
>
> Gezielt in das Körpergewebe eingreifend.

Nicht alle Kinder mit einem kongenitalen Vitium cordis bedürfen einer Therapie, weil die Anomalie geringfügig ist oder weil es zu einer spontanen Heilung kommen kann. Bei den übrigen ist eine kausale Therapie von einer symptomatischen Therapie abzugrenzen.

Im Rahmen der **kausalen Therapie** wird der zugrunde liegende Herzfehler durch einen operativen Eingriff oder eine interventionelle Therapie, d.h. ein Katheterverfahren, behoben. Relevante Details werden bei den einzelnen Krankheitsbildern besprochen. Außerdem wird eine auftretende Herzinsuffizienz behandelt.

Bei der **symptomatischen Therapie** werden neben Medikamenten folgende Allgemeinmaßnahmen ergriffen:

- Intensivüberwachung
- Sauerstoffzufuhr
- Evtl. Sedierung
- Häufige kleine Mahlzeiten, ggf. Ernährung über Magensonde
- Reduzierte Flüssigkeitszufuhr

Die wichtigsten Medikamente zur Behandlung der Herzinsuffizienz:

- **Digitalispräparate** steigern die Pumpkraft des Herzens und erhöhen so das Schlagvolumen.
- **Diuretika** sind harntreibende Medikamente, durch die Lungenödeme und periphere Ödeme ausgeschwemmt werden.
- **Nitropräparate** erweitern vor allem die Venen. Damit befindet sich mehr Blut im venösen Kreis-

lauf und weniger Blut im arteriellen System, was zur Entlastung des Herzens führt.

Merke

Endokarditisprophylaxe

Vor allen interventionellen Eingriffen diagnostischer und therapeutischer Art ist ein Antibiotikum zur Endokarditisprophylaxe zu verabreichen (► 5.3.1).

Prognose

90 % der Kinder mit einem angeborenen Herzfehler haben dank der Fortschritte der Kinderkardiologie und der Kinderherzchirurgie eine normale Lebenserwartung (Deutsche Herzstiftung o. J.).

Pflege

Wird Sauerstoff zur Behandlung eingesetzt, so bedarf dies einer detaillierten Verordnung. Neben der zu verabreichenden Menge (l/Min.) müssen auch die Dauer sowie die Verabreichungsform festgelegt werden. In jedem Fall muss eine Sauerstofftherapie sorgfältig und kontinuierlich überwacht werden. Besonderes Augenmerk liegt dabei auf der Bewusstseinslage, der Atmung, der Hautfarbe sowie dem Zustand der Nasen- und Mundschleimhaut.

5.2.2 Angeborene Herzfehler mit Links-Rechts-Shunt

Ventrikelseptumdefekt (VSD)

Der **Ventrikelseptumdefekt (VSD,** ► Abb. 5.2) ist mit ca. 35–40 % der häufigste angeborene Herzfehler (Ulmer 2019). Er tritt isoliert oder kombiniert wie bei der Fallot-Tetralogie (► 5.2.4) auf. Beim VSD besteht eine pathologische Shuntverbindung in der Wand zwischen linker und rechter Herzkammer, sodass Blut aus dem kräftigen linken in den schwächeren rechten Ventrikel strömt.

Daraus resultiert ein Links-Rechts-Shunt, durch den insbesondere der rechte Ventrikel und die Lungengefäße infolge des zusätzlich kreisenden Blutvolumens belastet werden. Die Symptomatik und die therapeutischen Konsequenzen sind abhängig vom Shuntvolumen und damit von der Größe des Defekts.

Kleinere Defekte können sich spontan verschließen. Die übrigen werden idealerweise im 3. Lebensjahr interventionell korrigiert. Überschreitet das Shuntvolumen jedoch 40 %, ist eine frühere operative Korrektur mittels eines kleinen Implantats **(Patch),** meistens im Säuglingsalter, angezeigt, um einer pulmonalen Hypertonie und einer Shuntumkehr (Eisenmenger-Reaktion, ► 5.2.1) vorzubeugen. Ist diese bereits eingetreten, ist sie irreversibel und eine folgende Korrektur des VSD kontraindiziert.

Vorhofseptumdefekt (ASD)

Beim **Vorhof-** oder **Atriumseptumdefekt** (**ASD;** Vorhof = Atrium) befindet sich eine pathologische Shuntverbindung in der Scheidewand zwischen dem linken und dem rechten Vorhof (► Abb. 5.3). Es werden folgende Formen unterschieden:

- **Persistierendes Foramen ovale (PFO):** Durch das Foramen ovale fließt im fetalen Kreislauf das sauerstoffreiche Blut aus der Plazenta in den linken Vorhof und damit in den kindlichen Kör-

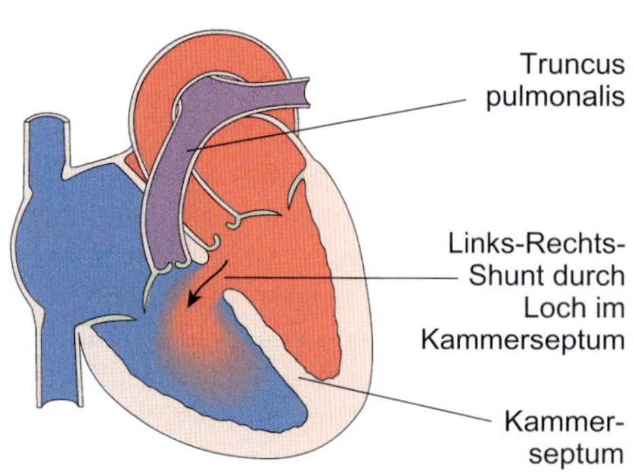

Abb. 5.2 Ventrikelseptumdefekt. [L157]

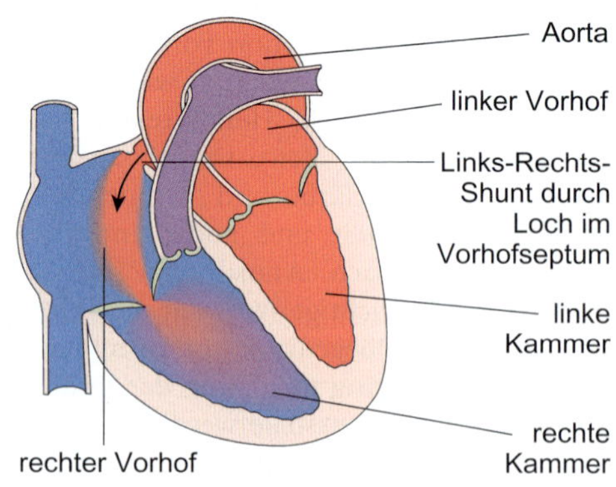

Abb. 5.3 Vorhofseptumdefekt. [L157]

perkreislauf unter Umgehung des Lungenkreislaufs (► Abb. 3.3). Kurz nach der Geburt verschließt sich das Foramen klappenartig (► 3.1.2). Bleibt dieser Verschluss aus, spricht man vom persistierenden Foramen ovale.

- **ASD I:** Defekt im unteren Teil des Vorhofseptums, der auch die Mitralklappe und das Ventrikelseptum betreffen kann. Durch die daraus entstehende Mitralinsuffizienz entwickelt ein Kind mit einem ASD I möglicherweise früher Symptome.
- **ASD II:** Defekt im mittleren oder oberen Teil des Septums. Häufigster Typ des ASD.

Da das Druckgefälle zwischen den beiden Vorhöfen niedriger ist als zwischen den beiden Kammern, ist das Shuntvolumen beim ASD geringer als beim VSD. Die Patienten entwickeln daher in der Regel erst später Symptome. Auf die meist zufällige Diagnose eines ASD kann abwartend reagiert werden, da Spontanverschlüsse häufig sind. Bleibt der Spontanverschluss jedoch aus, sollte der Defekt im Vorschulalter interventionell (Verschluss durch ein mit dem Katheter eingeführtes Doppelschirmchen) oder operativ behoben werden.

Merke

VSD vs. ASD

Beim **Ventrikelseptumdefekt (VSD)** besteht ein Loch in der Scheidewand zwischen linker und rechter **Herzkammer.**
Beim **Vorhof-/Atriumseptumdefekt (ASD)** besteht ein Loch in der Scheidewand zwischen linkem und rechtem **Vorhof.**

Atrioventrikulärer Septumdefekt (AVSD)

Der **atrioventrikuläre Septumdefekt (AVSD)** ist eine Kombination aus einem ASD und einem VSD und tritt häufig bei Trisomie 21 auf. Innerhalb der ersten 2 Lebensmonate tritt eine Herzinsuffizienz auf. Je nach Schwere ist eine medikamentöse Therapie oder eine operative Korrektur indiziert. Letztere sollte möglichst früh – im 4.–6. Lebensmonat – erfolgen und umfasst einen Patch-Verschluss und ggf. eine Klappenkorrektur. Unbehandelt nimmt ein AVSD einen tödlichen Verlauf; die Kinder haben eine Lebenserwartung von 2–3 Jahren.

Persistierender Ductus arteriosus (PDA)

Im fetalen Kreislauf führt der Ductus arteriosus Botalli Blut vom Truncus pulmonalis direkt in die Aorta unter Umgehung des Lungenkreislaufs (► Abb. 3.3). Wenn sich dieses Gefäß nicht wie üblich in den ersten Lebenstagen verschließt, spricht man von einem persistierenden Ductus arteriosus (► Abb. 5.4).

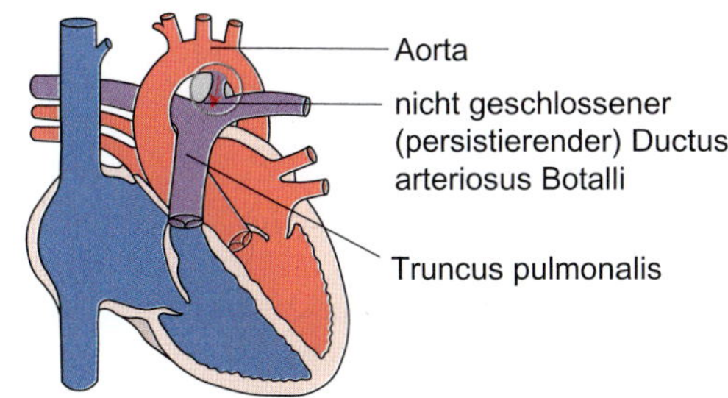

Abb. 5.4 Persistierender Ductus arteriosus. [L157]

Nach der Geburt entfalten sich die Lungen. Der Druck im Lungenkreislauf fällt unter den Aortendruck, sodass sich die Flussrichtung im Ductus arteriosus ändert. Bei einem **persistierenden Ductus arteriosus** gelangt jedoch Blut von der Aorta in die Pulmonalarterien, es liegt ein Links-Rechts-Shunt vor, mit dem Risiko der Shuntumkehr (► 5.2.1).
Folgende Therapiemöglichkeiten gibt es:

- Bei Früh- und Neugeborenen kann ein medikamentöser Verschluss durch Gabe eines Prostaglandinsynthesehemmers (Ibuprofen oder Indomethacin) versucht werden, da Prostaglandine den Ductus arteriosus offen halten.
- Versagt die medikamentöse Behandlung, muss der persistierende Ductus arteriosus bei Frühgeborenen zügig operativ verschlossen werden. Bei reif geborenen Kindern sollte der Ductus im 1. Lebensjahr interventionell oder operativ verschlossen werden.

5.2.3 Angeborene Herzfehler ohne Shunt

Pulmonalstenose (PS)

Die angeborene **Pulmonalstenose (PS,** ► Abb. 5.5), bei der der Ausstrom aus dem rechten Ventrikel behindert ist, kommt isoliert und kombiniert, z. B. bei der Fallot-Tetralogie, sowie in allen Schweregraden vor. Eine leichte Verdickung und Verklebung der Klappensegel verursacht zwar ein Herzgeräusch, bleibt aber in der Regel asymptomatisch und erfordert keine Therapie. Bei einer kritischen PS mit minimaler Restöffnung ist die Rechtsherzbelastung enorm, und die Lunge kann nur über einen offe-

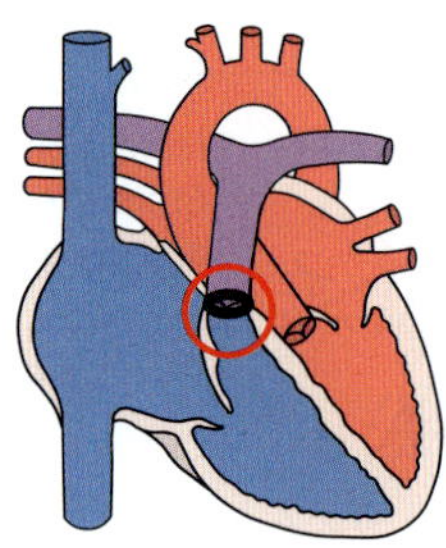

Abb. 5.5 Pulmonalstenose. [L141]

nen Ductus arteriosus durchblutet werden. Die Therapie besteht in der Gabe von Prostaglandinen, um den Ductus arteriosus vorübergehend offen zu halten, und einer baldigen Ballondilatation. Das Katheterverfahren hat die operative Korrektur fast vollständig ersetzt.

Aortenstenose (AS)

> **Definition**
>
> **Ischämie**
>
> Verminderte oder unterbrochene Durchblutung eines Organs.

Bei der **Aortenstenose** (**AS,** ► Abb. 5.6) ist der Ausstrom aus dem linken Ventrikel behindert. Folgen dieses kongenitalen Herzfehlers, der unterschiedlich stark ausgeprägt sein kann, sind:

- Linksherzbelastung mit Linksherzhypertrophie
- Myokardischämie, da die Herzkranzgefäße nicht ausreichend durchblutet werden

Bei der Herzkatheteruntersuchung des Säuglings wird die Druckdifferenz zwischen linkem Ventrikel und Aorta gemessen. Beträgt sie mehr als 50 mmHg, wird eine Ballondilatation notwendig. Bei mehr als 60 % der Patienten wird zusätzlich im Jugend- oder Erwachsenenalter der operative Aortenklappenersatz durchgeführt (Ackermann et al. 2008).

> **Merke**
>
> **Pulmonal- (PS) vs. Aortenstenose (AS)**
>
> Bei der **Pulmonalstenose** ist der Ausstrom aus dem **rechten Ventrikel** behindert, bei der **Aortenstenose** aus dem **linken Ventrikel.**

Aortenisthmusstenose (ISTA)

Der Aortenisthmus ist eine natürliche Enge am Übergang vom Aortenbogen zur absteigenden Aorta (► Abb. 5.7). Dieser Bereich ist bei einer **Aortenisthmusstenose (ISTA)** übermäßig verengt. Es gibt zwei verschiedene Formen:

- **Präduktale Form:** Bei der selteneren präduktalen Form liegt die Engstelle vor der Einmündung des Ductus arteriosus, und die untere Körperhälfte wird mit Mischblut versorgt. Dieses setzt sich zusammen aus sauerstoffreichem Blut aus dem linken Ventrikel und dem sauerstoffarmen Blut, das aus der Pulmonalarterie über den Ductus arteriosus in die Aorta fließt. Die Neugeborenen fallen also durch eine Zyanose der unteren Körperhälfte sowie eine rasch einsetzende Herzinsuffizienz auf, denn die ISTA stellt für beide Ventrikel eine Belastung dar. Der Ductus arteriosus muss mittels Prostaglandingabe in den ersten Lebenstagen offen gehalten werden. Die Therapie der Wahl ist die operative Resektion (Entfernung) der Stenose und Ligierung (Unter-

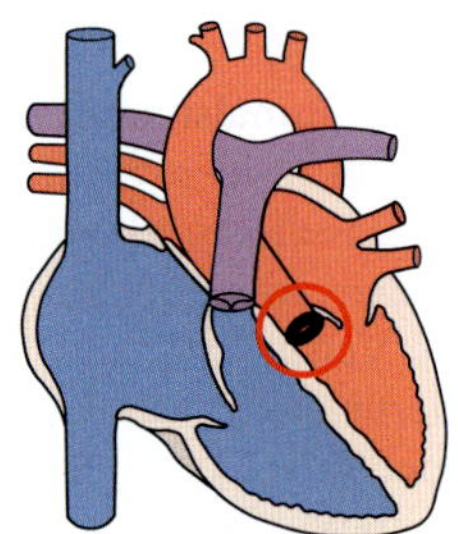

Abb. 5.6 Aortenstenose. [L157]

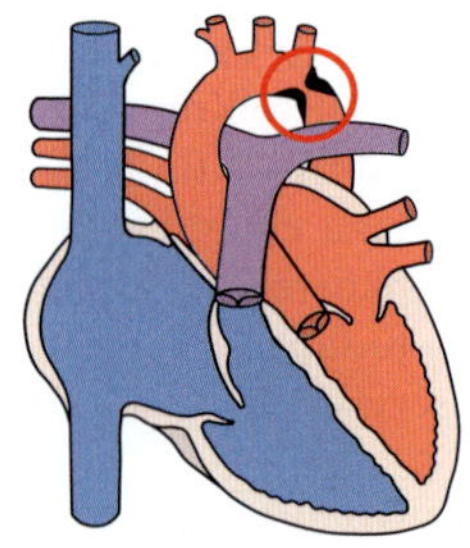

Abb. 5.7 Aortenisthmusstenose. [L157]

bindung) des Ductus arteriosus. Bei der primären Behandlung mittels Ballondilatation besteht die Gefahr der Restenosierung.

- **Postduktale Form:** Bei der häufigeren postduktalen Form befindet sich die Stenose hinter der Einmündung des Ductus arteriosus, und die untere Körperhälfte wird über Kollateralgefäße versorgt. Dennoch gibt es eine deutliche Blutdruckdifferenz zwischen der oberen und der unteren Körperhälfte. Dies führt in der Regel erst jenseits des 10. Lebensjahrs zu Symptomen. Aus der arteriellen Hypertonie der oberen Körperhälfte resultieren z. B. Kopfschmerzen und Nasenbluten, die Minderdurchblutung der Beine bedingt Wadenschmerzen nach längerem Gehen, und die Fußpulse sind abgeschwächt oder fehlen. Bei den Patienten mit der postduktalen Form sind die Ballondilatation und die OP gleichwertige Behandlungsalternativen.

Fallbeispiel

Jürgen hört nicht zu

Jürgen Luef ist Auszubildender im dritten Ausbildungsdrittel und hat heute seinen ersten Tag auf der pädiatrischen IMC-Station. Zuvor war er auf einer geriatrischen Station eingesetzt. Da dort viele Patienten schwerhörig waren, hat es sich Jürgen angewöhnt, sehr laut zu sprechen. Seine Kurskollegin Ayshe Kaya ist schon eine Woche länger auf der IMC-Station eingesetzt und darf mit ihrer zuständigen Pflegefachperson einen dreijährigen Jungen mit einer Linksherzinsuffizienz betreuen.
Jürgen ist nach dem Einführungsrundgang auf der Station, bei dem ihm seine Praxisanleiterin begleitet hat, voller Tatendrang und stürmt in das Zimmer, wo Ayshe soeben behutsam prüft, ob der Patient noch schläft. Laut erkundigt sich Jürgen, was sie gerade macht. Ayshe erschrickt und ermahnt ihn, leiser zu sprechen: „Weißt du, herzkranke Kinder sind schwerstkrank. Sie brauchen viel Ruhe, und man sollte nur so wenig wie möglich, aber dennoch so viel wie nötig bei ihnen durchführen. Und sie brauchen sogar ein dauerhaftes Monitoring mit zusätzlichen Kontrollen der Vitalparameter. Du musst hier also so leise wie möglich arbeiten!"
Jürgen überlegt darauf laut: „Wahnsinn! Dann werde ich mich schnell schlaumachen. Ich frage gleich meine Praxisanleiterin, was ich machen darf!" Ayshe bittet ihn darauf hin schnell aus dem Zimmer.

5.2.4 Angeborene Herzfehler mit primärem Rechts-Links-Shunt

Fallot-Tetralogie (TOF)

Die **Fallot-Tetralogie** (**TOF,** *engl.* tetralogy of fallot, ▶ Abb. 5.8) ist ein komplexes Vitium cordis, das aus vier Komponenten besteht:

- **Pulmonalstenose** (▶ 5.2.3), die die Lungendurchblutung einschränkt und daher das Ausmaß der Symptomatik bestimmt.
- **Ventrikelseptumdefekt** (▶ 5.2.2).
- Einer **nach rechts verlagerten Aorta** (reitenden Aorta), sodass der linke und der rechte Ventrikel Blut in den Körperkreislauf pumpen. Es resultiert ein Rechts-Links-Shunt und damit eine primäre Zyanose (▶ 4.1.3), deren Intensität vom Ausmaß der Pulmonalstenose abhängig ist.
- **Rechtsherzhypertrophie** infolge der Pulmonalstenose. In 20 % der Fälle zusätzlich noch ein Atriumseptumdefekt *(Fallot-Pentalogie)* (Grenzwürker 2014).

Da das Kind durch einen permanenten Sauerstoffmangel bedroht ist, sollte bald nach der Diagnose die Korrektur-OP erfolgen. Eventuell wird zuvor eine Ballondilatation der Pulmonalklappe durchgeführt, um die Lungendurchblutung und damit die Gesamtsituation des Kindes zu verbessern.
Bei Neugeborenen mit einer Sauerstoffsättigung sollte der Ductus arteriosus durch die Gabe von Prostaglandin offen gehalten werden.

Pflege

Kommt es durch einen akuten Spasmus der Pulmonalstenose zu einem hypoxämischen Zyanoseanfall, wird den Kindern zügig Sauerstoff angeboten. Zusätzlich wird der Kreislauf „verkleinert", indem die Pflegenden bei Säuglingen die Beine anwinkeln und gegen den Bauch pressen. Größere Kinder werden aufgefordert, sich hinzuhocken. Durch diese periphere Widerstandserhöhung wird der vorübergehende vermehrte Rechts-Links-Shunt wieder reduziert und die Lungendurchblutung verbessert. Sind die Kinder unruhig, können Medikamente zur Beruhigung verabreicht werden; so kann Morphin den Spasmus der Pulmonalstenose lösen.

Transposition der großen Arterien (TGA)

Bei der **Transposition der großen Arterien (TGA)** entspringt die Aorta dem rechten und der Truncus pulmonalis dem linken Ventrikel, sodass der Lungenkreislauf und der Körperkreislauf voneinander getrennt und parallel geschaltet sind

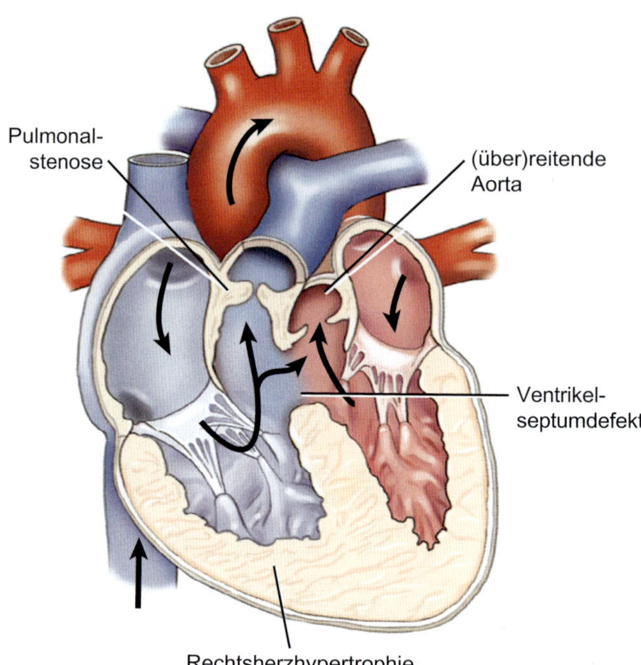

Abb. 5.8 Fallot-Tetralogie. [E441-003]

(► Abb. 5.9). Das betroffene Neugeborene ist nur lebensfähig, wenn die beiden Kreisläufe durch einen zusätzlichen Septumdefekt oder einen offenen Ductus arteriosus verbunden sind, damit sich das sauerstoffreiche Blut des linken Herzens mit dem sauerstoffarmen Blut des rechten Herzens mischen kann. Das Kind ist sofort nach der Geburt zyanotisch, und der Zustand verschlechtert sich rasch, wenn sich der Ductus arteriosus als Querverbindung zwischen beiden Kreisläufen verschließt.

Bei entsprechendem Verdacht ist also der Ductus arteriosus vorübergehend medikamentös durch Prostaglandine offen zu halten und eine Herzkatheteruntersuchung durchzuführen. Lange Zeit wurde im Rahmen der Herzkatheteruntersuchung künstlich ein Vorhofseptumdefekt herbeigeführt, um so eine weitere Verbindung zwischen den Kreisläufen zu schaffen. Heute ist dies nur noch selten notwendig, da die Korrektur-OP in den ersten Lebenstagen erfolgt: Bei der **Switch-OP** werden Aorta und Pulmonalaterie ausgetauscht, sodass nach der Korrektur die Aorta wieder aus dem linken Ventrikel und die Pulmonalarterie wieder aus dem rechten Ventrikel abgeht. Zusätzlich erfolgt eine Umimplantation der Koronargefäße.

Pflege

Eine Therapie mit Prostaglandin kann mit zahlreichen Nebenwirkungen verbunden sein:

- Häufige Apnoen
- Erhöhte Geräusch- und Berührungsempfindlichkeit
- Erhöhte Temperatur
- Hypotonie → **kontinuierliches Monitoring** (Atmung, EKG, Blutdruck, Sauerstoffsättigung)

Pflegerische Maßnahmen:

- Patienten sehr behutsam versorgen (ggf. Minimal Handling, ► 3.7)
- Raum abdunkeln und Patienten vor lauten Geräuschen schützen
- Pflege des i. v. Zugangs (entweder ein zentraler Venenkatheter oder zwei periphere Zugänge, damit bei einem Paravasat eines Zugangs ohne Zeitverzögerung der andere Zugang genutzt werden kann)

Hypoplastisches Linksherzsyndrom

9 % der Herzfehler machen das **hypoplastische Linksherzsyndrom** aus (Grenzwürker 2014). Dabei handelt es sich um eine Funktionslosigkeit des linken Ventrikels aufgrund einer Hypoplasie

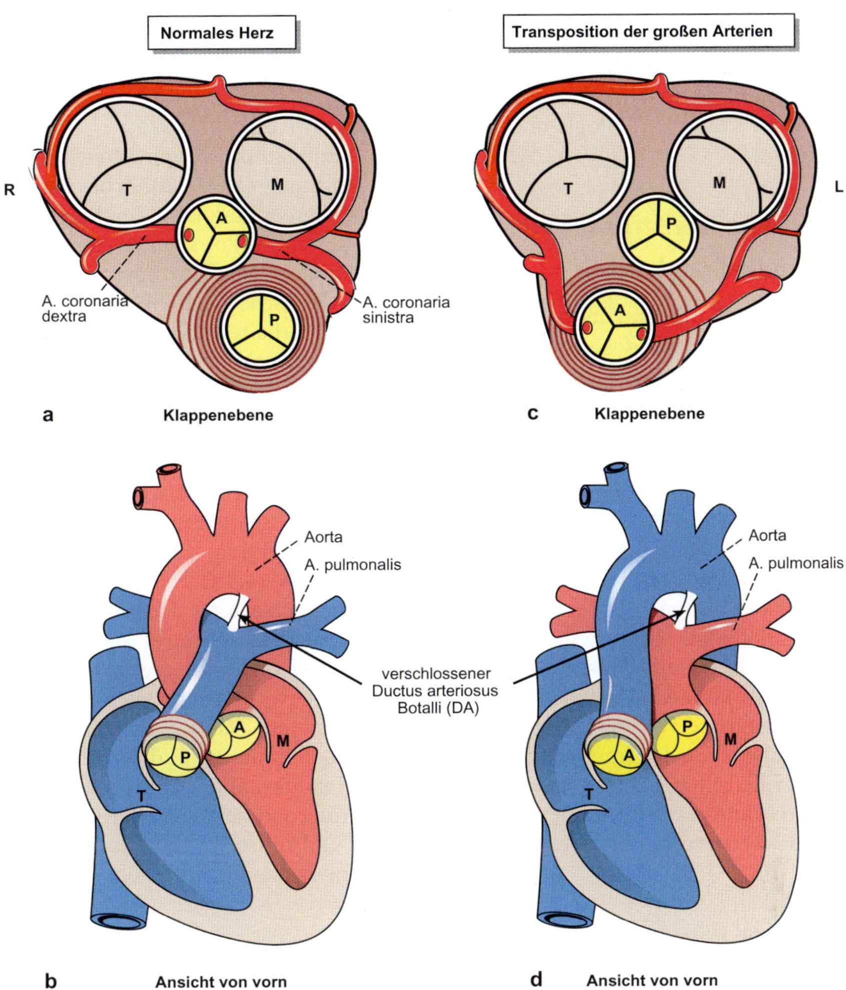

Abb. 5.9 Transposition der großen Arterien. [R285]

(Unterentwicklung) des Ventrikels mit Stenose oder Atresie der Mitral- und Aortenklappe und einer Hypoplasie des Aortenbogens. Es besteht daher nur ein funktionierender Ventrikel, der den Lungen- und den Körperkreislauf mit Blut versorgen muss. Der Herzfehler ist somit vom Ductus arteriosus und einem vorliegenden Foramen ovale abhängig.

Das hypoplastische Linksherzsyndrom ist die häufigste Todesursache bei Neugeborenen in der 1. Lebenswoche. Über 90 % der Neugeborenen sterben unbehandelt vor dem 10. Lebenstag (Grenzwürker 2014).

Klinik

Wenn sich der Ductus arteriosus Botalli in den ersten Lebenstagen schließt, erleiden die Betroffenen schlagartig einen kardiogenen Schock (► 21.1.4), da der Körperkreislauf zum Erliegen kommt. Es zeigen sich Herzinsuffizienzzeichen wie Tachydyspnoe, Tachykardie, Hepatomegalie (vergrößerte Leber) und ein Lungenödem.

Therapie

Die sofortige Therapie besteht in einem Offenhalten des Ductus arteriosus durch Gabe von Prostaglandin E und bei vorliegendem kleinen Foramen ovale ggf. die interventionelle Vergrößerung des

Foramens, bevor eine aufwendige herzchirurgische Operation folgt. Wenn der Herzfehler pränatal bekannt ist, sollte die Entbindung und weitere Versorgung in einem Perinatalzentrum Level 1 mit angeschlossener Kinderkardiologie und Herzchirurgie erfolgen.

5.3 Erworbene Herzerkrankungen

5.3.1 Bakterielle Endokarditis

Als **Endokarditis** wird die Entzündung der gesamten Herzinnenwand *(Endokard)* inklusive Herzklappen bezeichnet. Kinder mit angeborenem Herzfehler und nach Herzoperationen sind besonders gefährdet, da deren Endokard vorgeschädigt ist. Insbesondere bei Operationen wie zahnärztlichen Eingriffen oder Entfernung der Mandeln sowie bei Entzündungen im Mund- und Rachenbereich, z. B. Mandelentzündungen (► 11.4.1), gelangen Bakterien der Mundflora wie Streptokokken oder Staphylokokken, seltener andere Bakterien oder Pilze in die Blutbahn. Diese können sich auf der vorgeschädigten Herzklappe ansiedeln und sie zerstören. Außerdem können septische Embolien (Gefäßverschluss aufgrund von mit Erregern kontaminierter Thromben) von den (meist bakteriellen Vegetationen) der betroffenen Klappen ausgehen. Eine **Endokarditis** kann auch durch ein rheumatisches Fieber (► 5.3.2) hervorgerufen werden.

Klinik

Der Krankheitsverlauf geht häufig einher mit:

- Hohem Fieber und Schüttelfrost
- Herzinsuffizienz
- Nierenbeteiligung
- Leber- und Milzvergrößerung
- Möglichen septischen Embolien des ZNS und der Haut

Diagnostik

- Laboruntersuchung inklusive Blutkultur zum Erregernachweis
- Echokardiografie, Darstellung der Auflagerungen auf der betroffenen Herzklappe und des hämodynamischen Ausmaßes des Klappendefekts

Therapie

Die entscheidende Therapiemaßnahme ist die sofortige intravenöse Antibiotikatherapie über mindestens 2–4 Wochen. Ein operativer Klappenersatz wird im Akutstadium möglichst vermieden. Die Prognose der bakteriellen Endokarditis ist bei adäquater antibiotischer Therapie gut.

Endokarditisprophylaxe

Die Endokarditisprophylaxewird entsprechend der Leitlinie (AWMF 2022) bei Patienten mit vorgeschädigtem Endokard durchgeführt.
Bei diesen Risikopatienten muss vor jedem diagnostischen und therapeutischen Eingriff eine prophylaktische Antibiotikagabe erfolgen. Die Betroffenen erhalten zudem einen Patientenausweis, der bei jedem Arztbesuch vorzulegen ist.

5.3.2 Rheumatisches Fieber

Insbesondere wegen der Herzbeteiligung handelt es sich beim **rheumatischen Fieber (RF)** um eine gefürchtete Spätkomplikation nach einer Streptokokkeninfektion wie Angina tonsillaris oder Scharlach (► 14.3.1). Infolge der immunologischen Auseinandersetzung kann eine Poststreptokokkenerkrankung auftreten, wenn sich die gebildeten Antikörper nicht nur gegen den Erreger, sondern fälschlicherweise auch gegen körpereigene Strukturen richten. Das RF stellt in Entwicklungsländern auch heute noch die wichtigste Ursache für eine Herzerkrankung im Kindes- und Jugendalter dar. Aufgrund der Verbesserung des Hygienestandards und konsequenten Einsatzes von Antibiotika ist es hierzulande sehr selten.

Klinik

2–4 Wochen nach der Streptokokkeninfektion kommt es erneut zu:

- Fieber
- Polyarthritis, abwechselnd an den großen Gelenken der unteren Extremität
- Myokarditis mit Tachykardie, Herzrhythmusstörungen, EKG-Veränderungen und Herzinsuffizienz
- Endokarditis (► 5.3.1), die vor allem an der Mitral- und Aortenklappe eine Klappeninsuffizienz hinterlassen kann
- **Chorea minor:** unwillkürliche, ziellose Bewegungen und Sprechstörungen, da die Antikörper bestimmte Basalganglien im ZNS schädigen
- Girlandenförmigen Hautrötungen im Bereich des Rumpfs (*Erythema anulare* oder *Erythema margiatum*) und Knötchen unter der Haut *(Noduli rheumatici)*

Tab. 5.4 Jones-Kriterien.

Hauptkriterien	Nebenkriterien
• Karditis • Polyarthritis • Chorea minor • Subkutane Rheuma-knötchen • Erythema margiatum	• Fieber • Arthralgien • Frühere rheumatische Karditis • Verlängertes PQ-Intervall im EKG • BSG- und CRP-Erhöhung

Diagnostik

Die Diagnose wird anhand der Symptomatik nach den **Jones-Kriterien** gestellt (▸ Tab. 5.4). Dabei ist neben zwei Hauptkriterien oder einem Haupt- und zwei Nebenkriterien der Nachweis der Streptokokken-A-Infektion mittels Rachenabstrich oder stark erhöhten spezifischen Antikörpern erforderlich.

Therapie und Prognose

Maßnahmen während der stationären Behandlung sind Bettruhe, Penicillingabe zur Elimination noch vorhandener Streptokokken und antientzündliche Medikamente wie Acetylsalicylsäure und Kortison. Die Rezidivprophylaxe erfolgt mit Penicillin und erstreckt sich über mindestens 5 Jahre, bei Herzbeteiligung über 10 Jahre nach der akuten Krankheitsphase. Bei diagnostischen/operativen Eingriffen, z. B. zahnärztlichen Behandlungen, wird die Endokarditisprophylaxe (▸ 5.3.1) durchgeführt. Die Prognose ist abhängig vom Ausmaß des Herzbefalls, da die Gelenk-, ZNS- und Hautbeteiligung restlos ausheilt. Es können jedoch noch Jahre nach einem RF Herzklappenfehler auftreten.

Wiederholungsfragen

1. Woraus resultieren die Symptome der Linksherzinsuffizienz?
2. Nennen Sie die Symptome der Rechtsherzinsuffizienz.
3. Nach welchen anatomischen Gesichtspunkten können angeborene Herzfehler eingeteilt werden?
4. Welches sind die wichtigsten Herzfehler ohne primäre Zyanose?
5. Erklären Sie die Eisenmenger-Reaktion.
6. Wie werden angeborene Herzfehler diagnostiziert?
7. Nach welchen Prinzipien werden angeborene Herzfehler behandelt?
8. Was ist eine Endokarditisprophylaxe?
9. Wie kommt es zum rheumatischen Fieber?
10. Nennen Sie die Haupt- und Nebenkriterien der Jones-Kriterien bei der Diagnosestellung des rheumatischen Fiebers.

LITERATUR

AWMF – Arbeitsgemeinschaft der wissenschaftlichen Medizinischen Fachgesellschaften. S2k-Leitlinie Infektiöse Endokarditis und Endokarditisprophylaxe im Kindes- und Jugendalter. 2022. Aus: https://register.awmf.org/assets/guidelines/023-024l_S2k_Infektioese-Endokarditis-Endokarditisprophylaxe-im-Kindes-und-Jugendalter_2022-10_03.pdf (Letzter Zugriff: 6.2.2023).

Dalla Pozza R. Herzgeräusche bei Kindern: Harmlos oder pathologisch? Kinderheilkunde. 2013; 161(5): 447–458.

Deutsche Herzstiftung. Leben mit angeborenem Herzfehler. Aus: www.herzstiftung.de/leben-mit-angeborenem-herzfehler (letzter Zugriff: 6.2.2023).

Fley G, Tollens M. Pflege bei Herzerkrankungen. In: Fley G, Schneider F (Hrsg.). PflegeHeute. Pädiatrische Pflege. München: Elsevier, 2019. S. 136–163.

Grenzwürker A et al. AllEX – Alles fürs Examen: Das Kompendium für die 2. ÄP. Band B. 2. A. Stuttgart: Thieme, 2014.

Mayatepek E. Repetitiorium Pädiatrie. München: Elsevier, 2008.

Muntau AC. Pädiatrie hoch 2. München: Elsevier, 2018.

Ulmer HE. Ventrikelseptumdefekt. Der häufigste angeboren Herzfehler. Frankfurt/Main: Deutsche Herzstiftung, 2019. Aus: www.herzstiftung.de/system/files/2020-06/KS37-Ventrikelseptumdefekt-2019.pdf (letzter Zugriff: 6.2.2023).

6 Krankheiten des Verdauungstrakts und der Leber

Überblick

Neben den Atemwegsinfektionen zählt die Gastroenteritis (► 6.4.3) zu den häufigsten pädiatrischen Erkrankungen. Eines der Leitsymptome bei dieser und anderen Erkrankungen des Verdauungstrakts und auch bei extraabdominellen Krankheiten im Kindesalter sind akute Bauchschmerzen. Diese treten häufig auf und sind unspezifisch, können aber ebenso ein Hinweis auf eine ernsthafte organische Erkrankung sein. Da es für die meisten Krankheitsbilder des Verdauungstrakts bei Kindern keine Prävention gibt, sind das schnelle Erkennen der Symptome und das Behandeln der Erkrankungen von zentraler Bedeutung. Um die betroffenen Kinder und deren Eltern bestmöglich unterstützen zu können, benötigen Pflegefachpersonen fundiertes Hintergrundwissen über die Symptome unterschiedlicher Krankheitsbilder des Magen-Darm-Trakts sowie entsprechende Behandlungsmöglichkeiten. Dazu können in diesem Kapitel u. a. Antworten auf folgende Fragen gefunden werden:

- Was versteht man unter einem akuten Abdomen? (► 6.1.4)
- Wie sind die Begriffe Maldigestion und Malabsorption definiert? (► 6.4.2)
- Welche Komplikationen können nach einer Lebertransplantation auftreten? (► 6.6.4)

6.1 Leitsymptome

Zu den **Leitsymptomen** von Erkrankungen des Verdauungstrakts gehören Erbrechen, Diarrhö und Obstipation. Auch Bauchschmerzen treten häufig im Zusammenhang mit Erkrankungen des Verdauungstrakts in Erscheinung.

6.1.1 Erbrechen

Erbrechen *(Emesis)* ist eines der Leitsymptome gastrointestinaler Erkrankungen. Dabei ziehen sich Magen- und Bauchmuskulatur sowie das Zwerchfell zusammen, und der Mageninhalt wird schwallartig durch den Mund entleert. Bei rezidivierendem Erbrechen treten insbesondere bei Säuglingen und Kleinkindern gefährliche Flüssigkeitsverluste (► 8.1.2) und Elektrolytverschiebungen (► 8.3) auf.

Ursachen

- Erkrankungen des Magen-Darm-Trakts
- Infektionen durch Viren und Bakterien
- Vergiftungen, z. B. Chemikalien, verdorbene Lebensmittel
- Nebenwirkungen von Medikamenten, z. B. Antibiotika
- Stoffwechselstörungen, z. B. Diabetes mellitus (► 16.1.1)
- Nahrungsmittelallergien (► 19.4.1) und -unverträglichkeiten
- Schwere Systemerkrankungen, z. B. Sepsis (► 21.1.3), Meningitis (► 9.6)
- Neurologische Erkrankungen mit Beeinträchtigung des Brechzentrums, z. B. durch erhöhten Hirndruck

Pflege

- Erkennen von Vorboten des Erbrechens wie Übelkeit, vermehrte Speichelabsonderung, verlangsamte Atmung, Würgen unter koordinierten Atembewegungen, Schweißausbruch, Bauchschmerzen, Schwindel oder Blässe
- Unterstützung des Kindes und Einleiten von Schutzmaßnahmen, z. B. Bereitlegen von Nierenschale, Schutztuch und Zellstoff
- Bei wiederholtem Erbrechen Beobachtung der Haut auf Austrocknung und tägliche Gewichtskontrollen
- Nach dem Erbrechen Mundpflege
- Lüften des Raums
- Bei Bedarf Bettwäschewechsel und Körperpflege
- Beobachtung und Dokumentation des Brechvorgangs
- Kontrolle von Menge, Konsistenz, Farbe, Geruch und Beimengungen des Erbrochenen

6.1.2 Diarrhö

Als **Diarrhö** (Durchfall) werden mehr als drei Stuhlentleerungen pro Tag bezeichnet, wobei der

Stuhl flüssig und die Stuhlmenge deutlich erhöht ist. Es kann zu Flüssigkeitsverlusten (► 8.1.2) und Elektrolytverschiebungen (► 8.3) kommen, die für Kinder bedrohlich sein können. Unterschieden werden akute und chronische Diarrhöen.

Merke

Diarrhö

- Mehr als drei Stuhlentleerungen pro Tag
- Flüssiger Stuhl
- Erhöhte Stuhlmenge
- Gefahr von Flüssigkeitsverlusten und Elektrolytverschiebungen

Ursachen

- Infektionen des Magen-Darm-Trakts durch Bakterien oder Viren
- Nahrungsmittelallergien (► 19.4.1) und -unverträglichkeiten
- Chronisch entzündliche Darmerkrankungen wie Morbus Crohn, Colitis ulcerosa (► 6.4.5)
- Nebenwirkungen von Medikamenten, z. B. Erythromycin

Pflege

- Ggf. häufiges Wickeln
- Hautbeobachtung und ggf. Hautpflege im Gesäßbereich
- Anbieten von Flüssigkeiten und ballaststoffarmer Kost
- Kontrolle von Häufigkeit, Menge, Konsistenz, Farbe, Geruch und Beimengungen des Stuhlgangs

6.1.3 Obstipation

Die **Obstipation** (Verstopfung) ist gekennzeichnet durch eine verzögerte Darmentleerung mit geringer Stuhlfrequenz und hartem Stuhl.

Merke

Normale Stuhlfrequenz

- Gestillte Säuglinge: 5–10 × tgl. bis alle 10 Tage
- Säuglinge unter Formelnahrung: 1–4 × tgl.
- Klein- und Schulkinder: 1 × jeden 2. Tag bis 3 × tgl.
- Jugendliche: 2 x tgl. bis 1 x pro Woche

Ursachen

Primäre Ursachen, die zur chronisch habituellen Obstipation führen können:

- Ernährungsprobleme wie faserarme Kost, geringe Flüssigkeitsaufnahme
- Bewegungsmangel, z. B. bei „Stubenhockern", häufigem Fernsehen und Computerspielen
- Unterdrückter Defäkationsreiz, falsche Sauberkeitserziehung, psychische Störungen
- Analfissuren oder perianale Entzündungen

Sekundäre Ursachen:

- Nebenwirkung von Medikamenten, z. B. Eisen, Opiate
- Neurologische Erkrankungen, z. B. Spina bifida (► 9.1)
- Kuhmilchallergie bei Kleinkindern (► 19.4.1)
- Morbus Hirschsprung (► 6.4.1)
- Krankheitsbedingter Bewegungsmangel, z. B. bei längerer Bettruhe
- Metabolische Ursachen, z. B. Hypothyreose (► 17.1.1)
- Geistige Retardierung

Klinik

Neben der Obstipation zeigen die Kinder oft Bauchschmerzen, Übelkeit, Blähungen, verringerten Appetit und Abgeschlagenheit. Oft klagen sie auch über Schmerzen bei der Defäkation. Es kann zum Stuhlschmieren und zur Enkopresis (Einkoten) kommen. Aufgrund der Zersetzung des zurückgehaltenen Stuhls verflüssigt sich dieser teilweise und läuft dann unkontrolliert nach außen, da Darm und Analsphinkter überdehnt sind.

Merke

Obstipation

- Bauchschmerzen
- Übelkeit
- Blähungen *(Meteorismus)*
- Appetit ↓
- Stuhlschmieren
- Enkopresis

Diagnostik

Ergänzend zur Anamnese sollte ein **Stuhlprotokoll** geführt werden. Darin werden über 2–4 Wochen Stuhlfrequenz und -konsistenz sowie Beschwerden wie Bauchschmerzen oder Schmerzen bei der Defäkation dokumentiert. Diagnostisch werden sekundäre Ursachen abgeklärt oder ausgeschlossen.

Praxistipp

Maßnahmen bei Meteorismus

- Wärmekissen (Kirsch- oder Traubenkernkissen)
- Medikamente gegen Luftansammlungen im Verdauungstrakt (z. B. Sab simplex®)
- Fußreflexzonenmassage
- Bauchmassage
- Trageposition: „Fliegerstellung" oder „Fliegergriff"
- Säuglingsflaschen mit Antikoliksystem
- Ggf. Zubereitung von Milchnahrung mit Fencheltee
- Pausieren beim Füttern und Aufstoßenlassen

Diese Maßnahmen sind auch bei Koliken (krampfartigen Schmerzen) wirksam.

Therapie

Die oft längerfristige Therapie der Obstipation bedarf reichlich Geduld vonseiten des betroffenen Kindes, der Eltern und der Therapeutinnen.

- Allgemeine Maßnahmen beinhalten Veränderungen des Lebensstils zur Obstipationsprophylaxe.
- Die medikamentöse Therapie mit z. B. Makrogol oder Lactulose dient der Stuhlweichhaltung und der Unterbrechung des Teufelskreises zwischen Obstipation und schmerzhafter Defäkation. Makrogol bindet als komplexer Kohlenwasserstoff Wasser im Darmlumen, erweicht somit den Stuhl und wird unverändert ausgeschieden.
- Perianale Veränderungen und Krankheiten, die sekundär zur Obstipation führen, werden entsprechend der Ursache behandelt.

Praxistipp

Obstipationsprophylaxe

- Mobilisation und körperliche Aktivität
- Flüssigkeitszufuhr, z. B. Wasser, Tee, Obst- oder Gemüsesäfte
- Ballaststoff- und faserreiche Ernährung, z. B. Vollkornprodukte, Gemüse
- Milchsäurehaltige Lebensmittel, z. B. Buttermilch, Joghurt
- Vermeiden stuhlfestigender Nahrungsmittel, z. B. Schokolade, Kakao, Bananen
- Langsames Essen und gutes Kauen der Nahrungsmittel
- Darmtraining, z. B. regelmäßiger Toilettengang nach den Mahlzeiten
- Beratung und Aufklärung

6.1.4 Akutes Abdomen

Das **akute Abdomen** *(akuter Bauch)* ist ein Beschwerdebild aus mehreren Symptomen (Symptomkomplex) mit plötzlichen starken Bauchschmerzen und meist weiteren Symptomen (siehe unten).

Tab. 6.1 Häufige pädiatrische Ursachen eines akuten Abdomens.

Pathomechanismus	Häufige Krankheitsbilder
Entzündung von Bauchorganen	Akut: • Nekrotisierende Enterokolitis, vor allem bei Frühgeborenen (▸ 3.9) • Gastroenteritis (▸ 6.4.3) • Appendizitis (▸ 6.4.4) • Pankreatitis Chronisch: • Morbus Crohn (▸ 6.4.5) • Colitis ulcerosa (▸ 6.4.5)
Darmverschluss (Ileus)	• Fehlbildungen wie Duodenal- und Analatresie (▸ 6.4.1) • Mekoniumileus bei Mukoviszidose (▸ 4.8) • Morbus Hirschsprung (▸ 6.4.1)
Ileus mit zusätzlicher Beeinträchtigung der Darmdurchblutung	• Invagination (▸ 6.4.6) • Hernien, z. B. Leisten- oder Nabelbruch, bei denen Darmanteile eingeklemmt sind • Volvulus (um seine Achse oder seinen Gefäßstiel verdrehtes Organ)
Blutungen	• Posttraumatisch • Ulcus ventriculi (Magengeschwür) oder Ulcus duodeni (Zwölffingerdarmgeschwür), bei Kindern selten (▸ 6.3.1)
Extraintestinale Ursachen	• Lebensmittelvergiftung (▸ 21.2.4) • Nahrungsmittelunverträglichkeit • Pneumonien (▸ 4.5) • Ketoazidose bei Diabetes mellitus (▸ 16.1.1) • Urologische Erkrankungen wie Pyelonephritis (▸ 7.3) und Hodentorsion (▸ 7.7.6) • Gynäkologische Erkrankungen bei älteren Mädchen wie Adnexitis (▸ 7.8.4)

Vorsicht

Bretthارter Bauch

Dem akuten Abdomen liegt oft eine lebensbedrohliche Erkrankung zugrunde (▸ Tab. 6.1), sodass eine sofortige diagnostische Abklärung und Therapie erforderlich sind.

Ursachen

▸ Tab. 6.1 gibt einen Überblick über die Krankheitsbilder, die bei Kindern häufig ein akutes Abdomen auslösen. Auch Erkrankungen außerhalb des Magen-Darm-Trakts können zu einem akuten Abdomen führen.

Klinik

Neben akut auftretenden Bauchschmerzen äußert sich ein akutes Abdomen durch:

- Reduzierten Allgemeinzustand
- Abwehrspannung als Hinweis auf eine Bauchfellentzündung (brettharter Bauch)
- Veränderte Darmgeräusche, z. B. bei Ileus sehr spärliche Darmgeräusche
- Nahrungs- und Trinkverweigerung
- Evtl. Fieber, Übelkeit, Erbrechen, Diarrhö oder Obstipation

Vorsicht

Fehlende Symptome beim Säugling

Beim Säugling ist anhaltendes Schreien bis zum Beweis des Gegenteils verdächtig auf ein akutes Abdomen. Gerade im Säuglingsalter können bei lebensbedrohlichen Erkrankungen wesentliche klinische Symptome fehlen.

6.2 Erkrankungen des Ösophagus

6.2.1 Ösophagusatresie

Definition

Atresie

Fehlen einer physiologischen Körperöffnung, eines Gangs oder eines Kanals.

Bei der **Ösophagusatresie** ist die Kontinuität der Speiseröhre unterbrochen. Diese Fehlbildung tritt in unterschiedlichen Formen auf (▸ Abb. 6.1). In den meisten Fällen endet der obere Speiseröhrenstumpf blind, und der untere Stumpf weist eine Fistel (Verbindungsgang) zur Trachea auf. Über diese kann Magensaft in die Atemwege gelangen und eine Aspirationspneumonie (▸ 4.5) verursachen.

Klinik

Eine Ösophagusatresie fällt bei Neugeborenen spätestens bei der ersten Nahrungsaufnahme auf:

- Schaumiger Speichel vor Mund und Nase
- Zurücklaufende Nahrung
- Erstickungsanfall und Zyanose (▸ 4.1.3) beim Trinken
- Vorgewölbtes Abdomen, da über die Fistel Luft in den Magen gelangt

Diagnostik

In einigen Fällen kann schon in der Schwangerschaft die Verdachtsdiagnose geäußert werden. Sonografisch wird eine zu große Fruchtwassermenge *(Polyhydramnion)* nachgewiesen. Diese kommt zustande, weil der Fetus kein Fruchtwasser schlucken kann.

Bei Verdacht auf eine Ösophagusatresie wird beim Neugeborenen unmittelbar nach der Geburt der Magen sondiert. Liegt eine Ösophagusatresie vor, kann die Sonde nur wenige Zentimeter vorgeschoben werden. Die Röntgendarstellung (ggf. mit Lufteingabe und Kontrastmittel) sichert die Diagnose, da die umgeschlagene Magensonde und der Ösophagusstumpf zu erkennen sind. Es folgen weitere Untersuchungen, um weitere Fehlbildungen auszuschließen.

Therapie

Als Aspirationsprophylaxe wird der Säugling mit einer Magensonde zur Speicheldrainage versorgt.

Definition

Anastomose

Meist operativ hergestellte Verbindung zwischen Leitungsbahnen des gleichen Typs.

Die **Operation** sollte aufgrund der Aspirationsgefahr innerhalb der ersten beiden Lebenstage erfolgen. Dabei werden die Ösophagusenden durch Anastomosen verbunden sowie die mögliche Fistel verschlossen. Die Prognose ist für Kinder mit einem Geburtsgewicht > 1.500 g ohne Herzfehler sehr gut, sie überleben zu mehr als 90 % (Schmit-

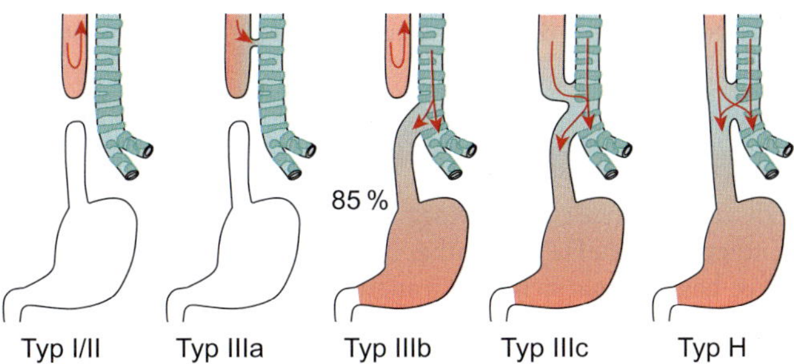

Abb. 6.1 Formen der Ösophagusatresie. [L143]

tenbecher 2021). Langfristige Komplikationen sind die Ösophagusstenose und Refluxösophagitis (► 6.2.2).

6.2.2 Gastroösophagealer Reflux (GÖR) und Refluxösophagitis

Das Zurückfließen *(Reflux)* von Mageninhalt in den Ösophagus **(gastroösophagealer Reflux, GÖR)** ist ein physiologischer Vorgang. Dieser tritt bei Säuglingen aufgrund der Weitstellung des Mageneingangs *(Kardiaachalasie)* häufiger auf als bei älteren Kindern und Erwachsenen. Treten Refluxepisoden im Vergleich zu gesunden gleichaltrigen Kindern zu häufig auf oder dauern sie deutlich länger an, bezeichnet man dies als pathologischen Reflux. Als **Refluxösophagitis** wird die entzündliche Veränderung der Speiseröhrenschleimhaut aufgrund eines pathologischen GÖR bezeichnet.

Klinik

Die klinischen Zeichen sind altersabhängig, unspezifisch und treten meist im Liegen oder im Schlaf auf.

- Säuglinge oder Kinder mit einer Beeinträchtigung:
  - Vermehrtes Spucken und Emesis
  - Schreien und Unruhezustände
  - Nahrungsverweigerung mit Gedeihstörung
  - Blutfäden im Erbrochenen aufgrund einer Schädigung der Schleimhaut
  - Apnoen
- Ältere Kinder:
  - Übelkeit
  - Sodbrennen
  - Schmerzen im Oberbauch *(epigastrische Schmerzen)*
  - Pulmonale Symptome wie Aspirationspneumonien (► 4.5), Heiserkeit oder Reizhusten

Diagnostik

Definition

Langzeit-pH-Metrie

(24-Stunden-pH-Metrie, Säuremessung)
Messung der Säureverhältnisse im Ösophagus mittels einer speziellen nasogastralen Sonde über 24 Stunden. Die gespeicherten Daten werden anschließend ausgewertet und mit den altersentsprechenden Normwerten verglichen.

Impendanzmessung

Ermittlung von Flüssigkeiten und Gasen in der Speiseröhre mittels Wechselstrom. Gemessen wird der Widerstand *(Impedanz)*, der zwischen Elektrodenpaaren auf einem in die Speiseröhre eingeführten Katheter auftritt. Die Impedanzmessung ist der reinen pH-Metrie überlegen, da auch nicht saure, z. B. gallige, Refluxe gemessen werden. Häufig wird daher eine kombinierte Untersuchung durchgeführt.

Endoskopie

(Spiegelung)
Untersuchung von Hohlorganen und Hohlräumen mittels flexibler oder starrer Endoskope, die u. a. eine Beurteilung der Schleimhaut ermöglichen. Zur pathologischen Beurteilung werden Gewebeproben *(Biopsien)* mittels einer Zange entnommen. Im Magen-Darm-Trakt können folgende Organe gespiegelt werden:

- Speiseröhre, Magen und Duodenum: Ösophagogastroduodenoskopie (ÖGD)
- Dickdarm: Koloskopie
- Enddarm: Rektoskopie

In der Sonografie ist die Darstellung des Refluxes möglich. Die Langzeit-pH-Metrie ist eine verlässliche Methode zum Nachweis des pathologischen sauren Refluxes. Mittels Impedanzmessung werden auch nicht saure Refluxe nachgewiesen. Eine Refluxösophagitis kann nur durch eine Ösophaguskopie mit Entnahme von Biopsien diagnostiziert werden.

Therapie

- Häufige kleine Mahlzeiten.
- Bei Kindern mit Sondenernährung kann eine Dauersondierung mittels Pumpe über 24 Stunden den Reflux bessern, da sich kontinuierlich nur kleine Nahrungsmengen im Magen befinden.
- Andicken flüssiger Nahrung (Milchmahlzeiten) z. B. mit Johannisbrotkernmehl oder Gabe von Anti-Reflux-Nahrung (AR-Nahrung).
- Leichte Oberkörperhochpositionierung während des Schlafens.
- Medikamente:
  - **Protonenpumpenhemmer** (z. B. Omperazol, Esomeprazol) hemmen die Bildung von Magensäure.
  - **H_2-Rezeptorantagonisten** (z. B. Ranitidin) hemmen die Säureproduktion im Magen.
- **Operativ:** Verengung des Mageneingangs (*Fundoplikatio* nach Nissen oder Thal) als Unterstützung des muskulären Verschlusses, um das Zurückfließen des Mageninhalts in den Ösophagus zu verhindern.

Da die Selbstheilungsrate im 1. Lebensjahr sehr hoch ist, sollte die Entscheidung über eine Operation nicht vor dem 2. Lebensjahr gestellt werden.

6.3 Erkrankungen des Magens

6.3.1 Gastritis und Ulkusleiden

Bei der **Gastritis** handelt es sich um eine **akute** oder **chronische Entzündung der Magenschleimhaut** unterschiedlicher Ursache. Ein **Ulkus** (Geschwür) ist ein Schleimhautdefekt von mehreren Millimetern Größe. Es wird das Magenulkus *(Ulcus ventriculi)* vom Zwölffingerdarmulkus *(Ulcus duodeni)* unterschieden.

Ursachen

Akute Gastritis:

- Medikamente, z. B. nichtsteroidale Antiphlogistika, Kortikosteroide
- Infektionen im Rahmen einer Gastroenteritis durch Bakterien oder Viren
- Reflux von Gallensäuren in den Magen
- Rauchen und Alkohol
- Stresssituationen wie Trauma, Schock, Operationen

Chronische Gastritis:

Die häufigste Form der chronischen Gastritis im Kindesalter wird durch die Infektion der Magenschleimhaut mit dem Bakterium **Helicobacter pylori** ausgelöst.

Ulkuskrankheit

Ein Ulkus entsteht bei einem Ungleichgewicht schleimhautschützender und schleimhautschädigender Faktoren. Aus jeder Gastritis kann sich ein Ulkusleiden entwickeln.

Klinik

Die Kinder können sowohl völlig beschwerdefrei sein als auch über epigastrische Schmerzen, Völlegefühl, Übelkeit und Druckschmerz bis hin zu Zeichen des akuten Abdomens klagen. Kinder mit einer Ulkuskrankheit ohne Beschwerden können im weiteren Verlauf durch Blässe und Teerstühle aufgrund einer Ulkusblutung auffallen.

Diagnostik

Die Diagnose wird in der Ösophagogastroduodenoskopie mit Biopsieentnahme gesichert. Es erfolgt eine gezielte Untersuchung auf Helicobacter pylori. Der Nachweis einer Infektion mit Helicobacter pylori kann auch durch einen Antigentest im Stuhl geführt werden. Eine Antibiotikaresistenztestung kann nur an Biopsiematerial erfolgen.

Therapie

> **Definition**
>
> **Protonenpumpenhemmer**
>
> *(Protonenpumpeninhibitoren, „Magenschutz")*
> Wirkstoffe, die die Säureausschüttung der Belegzellen im Magen zu 90 % unterbinden.

In Stresssituationen oder bei längerfristiger Schmerztherapie mit NSAR werden säurehemmende Medikamente wie H2-Blocker oder Protonenpumpenhemmer prophylaktisch eingesetzt.
Die Therapie der Helicobacter-pylori-assoziierten Gastritis erfolgt in einer zweiwöchigen Behandlung mittels einer medikamentösen Dreierkombination. Diese besteht aus einem Protonenpumpenhemmer und zwei der drei Antibiotika Amoxicillin, Clarithromycin und Metronidazol **(Eradikationstherapie).**

Zur Behandlung der Ulkuskrankheit ohne Nachweis von Helicobacter pylori werden ebenfalls säurehemmende Medikamente eingesetzt.
Bei einer Blutung ist eventuell eine endoskopische Intervention notwendig.

6.3.2 Hypertrophe Pylorusstenose

Von der **infantilen hypertrophen Pylorusstenose,** die auch als *Magenpförtnerkrampf* bezeichnet wird. Die Häufigkeit beträgt 1:500, Jungen sind viermal häufiger betroffen (Muntau 2018). Die Hypertrophie der Ringmuskulatur *(Pylorushypertrophie)* bedingt ein Passagehindernis am Magenausgang. Die infantile hypertrophe Pylorusstenose kommt zwar familiär gehäuft vor, jedoch ist die genaue Ursache unklar.

Klinik

Zwischen der 3. und 8. Lebenswoche zeigen die betroffenen Kinder die charakteristischen Krankheitszeichen:

- Schwallartiges, nicht galliges Erbrechen nach der Nahrungsaufnahme
- Sichtbare Magenperistaltik
- Seltener Stuhlgang *(Pseudoobstipation)*
- Gewichtsverlust und Gedeihstörung
- Exsikkose (► 8.1.2) und Elektrolytverschiebung (► 8.3) mit Unruhe, eingesunkener Fontanelle und ggf. zerebralen Krampfanfällen (► 9.4)
- Ggf. Aspiration von Mageninhalt und Entwicklung einer Pneumonie (► 5.4)

Diagnostik und Therapie

Das Kind zeigt sich unzufrieden mit einer angespannten Mimik. Im rechten Oberbauch ist ein harter, olivenförmiger Tumor tastbar. Die Diagnose wird sonografisch gestellt.
Nach Ausgleich des Wasser- und Elektrolythaushalts mittels Infusion wird die **Pyloromyotomie** nach Weber-Ramstedt offen chirurgisch oder laparoskopisch durchgeführt. Bei diesem operativen Eingriff wird unter Schonung der Magenschleimhaut die Ringmuskulatur im Pylorusbereich längs gespalten. Die OP-Resultate sind hervorragend, die OP-Letalität sehr gering, Komplikationen wie Schleimhautperforationen oder Wundinfektionen sind ebenfalls sehr selten. Postoperativ kann direkt mit dem Kostaufbau begonnen werden.

Pflege

Vorsicht

Metabolische Alkalose

Bei einem starken Verlust von Magensäure durch häufiges Erbrechen kann es zu einer metabolischen Alkalose (► 8.2.2) kommen, welche die Kinder durch Hypoventilation auszugleichen versuchen.

Bei den oft hoch dosierten Elektrolytzusätzen ist die Infusionstherapie besonders sorgfältig zu beobachten, um Venenreizungen rechtzeitig zu erkennen.
Postoperativ wird das Kind zunächst weiterhin mit einer Infusionstherapie behandelt und hat 6 Stunden Nahrungskarenz. Je nach Zustand und Operationsverlauf wird die Ernährung langsam aufgebaut. Außerdem wird die Operationswunde täglich auf Rötung und Sekretionen überprüft.

6.4 Erkrankungen des Dünndarms, Dickdarms und Mastdarms

Erkrankungen des Dünn-, Dick- und Mastdarms können Kinder und Jugendliche aller Altersstufen betreffen. Einige Erkrankungen basieren auf angeborenen Fehlbildungen, wie die Duodenalatresie. Andere Erkrankungen entstehen erst im späteren Lebensverlauf durch Entzündungsreaktionen, wie die Appendizitis.

6.4.1 Fehlbildungen

Fehlbildungen des Magen-Darm-Trakts kommen nach Herzfehlern sowie Fehlbildungen der Nieren und ableitenden Harnwege am dritthäufigsten vor. Sie können isoliert, aber auch mit anderen Störungen kombiniert auftreten, z. B. bei Chromosomenaberrationen (► 2.1).

Duodenalatresie

Bei etwa einem von 5.000 Neugeborenen (Muntau 2018) ist im Bereich des Zwölffingerdarms das Lumen verschlossen. Dieser Verschluss wird **Duodenalatresie** genannt. Atresien im weiteren Verlauf des Dünndarms sind deutlich seltener. Bei einem Drittel der Kinder mit Trisomie 21 (► 2.1.1) wird eine Duodenalatresie als begleitende Organfehlbildung diagnostiziert (Muntau 2018). Die Erkrankung manifestiert sich später als Ösophagusatresie (► 6.2.1).

In den ersten Lebenstagen fallen die Kinder durch galliges oder nicht galliges Erbrechen, einen aufgetriebenen, gespannten Oberbauch bei eingefallenem Unterbauch und einen fehlenden Mekoniumabgang auf.

Die Verdachtsdiagnose wird durch eine Röntgenübersichtsaufnahme des Abdomens gesichert. Dabei sind Flüssigkeitsspiegel und Luftblasen im Magen und Duodenum *(Double-Bubble-Phänomen)* zu sehen. Die restlichen Darmschlingen sind nicht luftgefüllt.

Die operative Korrektur innerhalb der ersten Lebenstage ist unumgänglich. Liegen keine weiteren schwerwiegenden Fehlbildungen vor, ist die Prognose sehr gut.

Analatresie

Die Analatresie kommt mit einer Häufigkeit von 1 : 1.500 Geburten vor (Muntau 2018). Sie ist oft kombiniert mit Trisomie 21 (► 2.1.1), urologischen Fehlbildungen und Fistelbildungen. Beim Mädchen können neben der Analatresie Verbindungsgänge zwischen Enddarm und Vagina auftreten, beim Jungen zwischen Enddarm und Harnröhre bzw. Harnblase. Die Fehlbildung fällt entweder bereits bei der körperlichen Untersuchung des Neugeborenen auf oder manifestiert sich in den ersten Lebenstagen durch einen Mekoniumileus (► 4.8).

Die Therapie ist chirurgisch mittels Durchzugsoperation und ggf. eines intermittierenden Stomas.

Morbus Hirschsprung

Der **Morbus Hirschsprung** *(kongenitales Megakolon)* ist eine angeborene Fehlbildung, die das Nervensystem des Dickdarms betrifft. Dabei können Symptome eines Ileus verursacht werden.

Pathomechanismus und Häufigkeit

> **Definition**
>
> **Plexus Auerbach**
>
> *(Plexus myentericus)*
> Ganglien des vegetativen Nervengeflechts, die die Muskulatur der Dickdarmwand durchziehen. Sie regulieren die Darmperistaltik und die Sekretion von Enzymen in das Kolon.

Beim Morbus Hirschsprung ist der Plexus Auerbach nicht angelegt. Der Defekt beginnt am Anus und betrifft mundwärts unterschiedlich lange Kolonsegmente. Beim ultrakurzen Morbus Hirschsprung ist nur eine sehr kurze Strecke des Analkanals betroffen. In dem betroffenen Abschnitt kontrahiert die Ringmuskulatur permanent, da die relaxierende Wirkung des Parasympathikus fehlt. Infolge der Engstellung staut sich der Stuhl im vorgeschalteten Dickdarm. Dieser erweitert sich kompensatorisch, und es kommt sekundär zu einem **Megakolon.**

Am kongenitalen Megakolon leidet etwa eines von 5.000 Neugeborenen. Jungen sind viermal so häufig betroffen wie Mädchen (Muntau 2018). Die Erkrankung kann mit Fehlbildungen der Harnwege, des Herzens oder mit der Trisomie 21 (► 2.1.1) kombiniert sein.

Klinik und Komplikationen

Der Morbus Hirschsprung manifestiert sich in den ersten Lebenstagen mit den Zeichen eines Ileus (Darmverschlusses):

- Verspäteter Mekoniumabgang und Stuhlverhalt
- Aufgetriebenes Abdomen (► Abb. 6.2)
- Erbrechen
- Hyperperistaltik, um das Passagehindernis zu überwinden

Eine Darmperforation sowie eine schwere Enterokolitis mit toxischem Megakolon können das Krankheitsbild komplizieren.

Diagnostik

Schon die körperliche Untersuchung lenkt den Verdacht auf ein kongenitales Megakolon. Neben den typischen Krankheitszeichen fällt auf, dass sich bei der vorsichtigen rektalen Untersuchung explo-

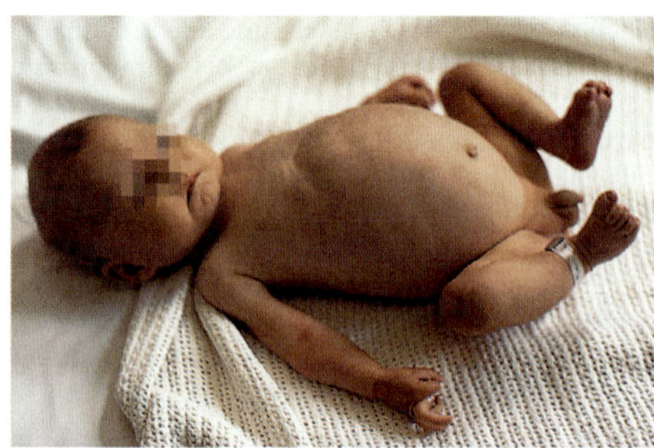

Abb. 6.2 Säugling mit Morbus Hirschsprung. [G292/L157]

sionsartig Stuhl und Luft entleeren. Der Analkanal tastet sich eng und stark kontrahiert.
Mit der Röntgenkontrastuntersuchung, der Rektumschleimhautbiopsie und einer Rektum-Manometrie (Druckmessung mittels Sonde im Rektum) wird die Diagnose gesichert.

Therapie und Prognose

Verschiedene **Operationsverfahren** stehen zur Verfügung. Das betroffene Kolonsegment wird entfernt und die Darmpassage durch eine End-zu-End-Anastomose wiederhergestellt. In einigen Fällen wird übergangsweise ein Enterostoma, d. h. ein künstlicher Darmausgang, angelegt.
Die Prognose ist abhängig von einer guten postoperativen Nachsorge. Bei vielen Kindern bleibt eine Entleerungsstörung noch über Jahre bestehen.

Pflege

- Postoperativer Nahrungsaufbau:
  - Vermeiden von Nahrungsmitteln, die den Stuhl härter machen, z. B. Schokolade, Weißbrot, Kartoffeln oder Bananen
  - Anbieten von ausreichend Flüssigkeit
- Allgemeine postoperative Pflege
  - Wundversorgung
  - Infusionstherapie
  - Ggf. Beobachtung und Versorgung des Enterostomas
- Beobachtung und Dokumentation des Stuhlgangs
- Ggf. stationäre und ambulante Stomatherapie
- Psychotherapeutische Unterstützung

> **Praxistipp**
>
> **Selbsthilfegruppe**
>
> Selbsthilfeorganisation für Menschen mit Anorektalfehlbildungen: SoMA e. V., www.soma-ev.de

6.4.2 Erkrankungen mit Maldigestion und Malabsorption

Nährstoffe werden mithilfe von Enzymen im Mund, Magen und Duodenum in die kleinsten Bestandteile gespalten. Diese werden über die Dünndarmschleimhaut resorbiert und über die Blut- und Lymphbahn abtransportiert (▸ Tab. 6.2).

- Bei der **Maldigestion** werden die Nahrungsbestandteile nur unzureichend aufgespalten. Häufigste Ursache ist ein Mangel an Verdauungsenzymen, z. B. bei Mukoviszidose (▸ 4.8), Pankreasinsuffizienz, Gallensekretions- oder Galleabflussstörung und nach Magenresektion.
- Bei der **Malabsorption** können die Nahrungsspaltprodukte nicht aus dem Darmlumen resorbiert werden. Ursächlich kommen vor allem Dünndarmerkrankungen wie Zöliakie und Morbus Crohn (▸ 6.4.5) infrage.

Klinik und Komplikationen

Patienten mit Maldigestion bzw. Malabsorption leiden an chronischen Durchfällen und eventuell an grau glänzenden Fettstühlen *(Steatorrhö)*. Da im Darm vermehrt Gärungsprozesse ablaufen, ist das Abdomen aufgetrieben. Man bemerkt Gedeihstörungen bzw. Gewichtsverlust sowie andere Mangelsyndrome, z. B. Anämie (▸ 15.2.1), relativ niedrige Blutzuckerwerte, Abgeschlagenheit und Neigung zu Proteinmangelödemen. Da auch die Aufnahme fettlöslicher Vitamine reduziert ist, kommt es zu **Avitaminosen** *(Vitaminmangel)*:

- Vitamin-A-Mangel, der zu Nachtblindheit führen kann
- Vitamin-D-Mangel, der zu Rachitis führen kann (▸ 13.2)
- Vitamin-K-Mangel, der zu Blutungsneigung führen kann, da einige Gerinnungsfaktoren Vitamin-K-abhängig sind (▸ 15.4.4)

Tab. 6.2 Verdauung der Nahrungsbestandteile.

Nährstoffe	Kohlenhydrate	Eiweiße	Fette
Enzyme im Mund	Amylase	–	–
Enzyme im Magen	–	Pepsin Salzsäure	–
Enzyme im Duodenum aus Pankreas und Leber	Amylase	Chymotrypsin	Gallensäure Lipase
Spaltprodukte	Einfachzucker, z. B. Glukose	Aminosäuren	Triglyzeride, Fettsäuren

Merke

Leitsymptome bei Maldigestion und Malabsorption

- Chronische Diarrhö, evtl. Steatorrhö
- Aufgetriebenes Abdomen
- Mangelsyndrome
- Avitaminosen

Zöliakie

Zöliakie *(Sprue)* ist die auto-immunologisch vermittelte Unverträglichkeit *(Lebensmittelallergie)* gegen das Weizenkleberprotein Gluten.

Pathomechanismus

Mit einer Häufigkeit von ca. 1 : 100 Menschen in Deutschland (Muntau 2018) ist die Zöliakie eine relativ häufige Malabsorptionskrankheit. Sie wird durch Gluten und das darin enthaltene Gliadin hervorgerufen. **Gluten** ist als Kleberprotein Bestandteil von Getreide und ruft bei der Zöliakie eine IgA-vermittelte immunologische Reaktion gegen das Dünndarmepithel hervor. Folge dieser Reaktion ist eine reversible Atrophie der Dünndarmzotten, sodass sich die Resorptionsfläche des Darms erheblich verringert.

Klinik und Komplikationen

Die Erkrankung manifestiert sich meistens einige Monate nach Einführen der getreidehaltigen Beikost. Die Kinder fallen durch die Symptome der Malabsorption und der seelischen Verstimmung auf, was an einem traurigen Gesichtsausdruck und einer Reizbarkeit erkennbar ist. Es zeigen sich zudem folgende Symptome:

- Voluminöse, fetthaltige Durchfälle
- Bauchschmerzen
- Blähungen
- Inappetenz
- Ausladendes Abdomen
- Muskuläre Hypotonie
- Perzentilenkreuzendes Wachstum (► 1.4.2)

Bei älteren Kindern und Jugendlichen treten oft nur einzelne Symptome auf.

Eine unbehandelte oder unentdeckte Zöliakie hat folgende **Komplikationen:**

- Gedeihstörung
- Dystrophie (► 3.2)
- Vitamin- und Mineralmangel
- Anämie (► 15.2.1)
- Gerinnungsstörungen (► 15.4)
- Zahnschmelzdefekte
- Infektanfälligkeit
- Kleinwuchs (► 17.4.1) und ggf. verzögerte Pubertät
- Malignes Lymphom (► 15.5.4) des Gastrointestinaltrakts

Diagnostik

Erste Hinweise ergeben sich auf der Anamnese, der körperlichen Untersuchung und den Wachstumsperzentilen. In der Blutuntersuchung werden Antikörper gegen die Enzyme Gewebstransglutaminase und Endomysium nachgewiesen sowie ein IgA-Mangel ausgeschlossen. In der Ösophagogastroduodenoskopie ist die Zottenatrophie im Dünndarm deutlich zu sehen. Die Diagnose kann auch durch eine Dünndarmbiopsie bestätigt werden. Bei milder Symptomatik kann die Erkrankung auch erst im Erwachsenenalter diagnostiziert werden.

Therapie

Die Betroffenen müssen eine **lebenslange glutenfreie Diät** einhalten, unter der sich die Dünndarmzotten regenerieren und die Symptome verschwinden können. Ein Aufholwachstum kann sich einstellen. Diätfehler können ein schweres Rezidiv auslösen und erhöhen die Wahrscheinlichkeit, dass sich ein malignes Lymphom im Gastrointestinaltrakt entwickelt.

Vorsicht

Ernährung bei Zöliakie

Zu vermeiden sind alle Weizen-, Roggen-, Hafer-, Gerste- und Dinkelprodukte. Sie können durch Mais-, Kartoffel-, Reis- und Sojamehl ersetzt werden.

Praxistipp

Umgang mit Nahrungsmitteln

Da bereits kleinste Spuren an Gluten für Betroffene schädlich sein können, müssen Kochutensilien, Arbeitsflächen und Geschirrtücher vor der Zubereitung glutenfreier Speisen gründlich gereinigt werden.

Die Deutsche Zöliakie-Gesellschaft (DZG) bietet umfassende Informationen zur Bewältigung eines glutenfreien Alltags: www.dzg-online.de

6.4.3 Gastroenteritis

Die **Gastroenteritis** *(Brechdurchfall)* zählt neben den Atemwegsinfektionen zu den häufigsten pädiatrischen Erkrankungen. Sie ist meist die Folge einer viralen Infektion mit z.B. Rotaviren, Noroviren oder Adenoviren. Bakterielle Gastroenteritiden, z.B. durch Salmonellen, Shigellen oder Campylobacter jejuni sind im Kindesalter deutlich seltener.

Klinik und Komplikationen

Typische Symptome einer Gastroenteritis sind:

- Bauchschmerzen
- Fieber
- Erbrechen, Durchfälle

> **Vorsicht**
>
> **Dehydratation und Elektrolytverschiebung**
>
> Erbrechen, Diarrhö und mangelnde Nahrungsaufnahme führen insbesondere bei Säuglingen schnell zu einer Dehydratation (▸ 8.1.2) mit Elektrolytverschiebung (▸ 8.2). Häufige Gastroenteritiden können zu einer Gedeihstörung führen.

Therapie und Prävention

Die Therapie einer Gastroenteritis ist in der Regel symptomatisch. Dabei ist vor allem der Wasser- und Elektrolytverlust durch Gabe von oralen Rehydratationslösungen auszugleichen. In schweren Fällen ist die intravenöse Rehydratation unumgänglich. Die normale Nahrungszufuhr sollte rasch wieder erreicht werden. Eine Antibiotikatherapie ist selbst bei bakteriellen Infekten nur in seltenen Ausnahmefällen notwendig.

Mittlerweile gibt es eine **Schluckimpfung** gegen Rotaviren für Säuglinge, die zwischen der 6. und 32. Lebenswoche 2- oder 3-mal verabreicht wird (▸ 14.4). Die Impfung ist gut verträglich und schützt die Kinder vor Rotaviren-Gastroenteritiden in den ersten beiden Lebensjahren.

Pflege

Zur Sicherheit der anderen Patienten sollen Kinder mit einer Gastroenteritis isoliert werden. Die Pflegenden tragen Schutzkittel und Handschuhe. Die Angehörigen werden über die Hygiene- und Isolationsmaßnahmen aufgeklärt.

Darüber hinaus unterstützen Pflegende die Patienten hinsichtlich des Erbrechens (▸ 6.1.1) und der Durchfälle (▸ 6.1.2).

6.4.4 Appendizitis

Eine **Appendizitis** ist eine **Entzündung des Wurmfortsatzes** *(Appendix)*, die fälschlicherweise oft als Blinddarmentzündung bezeichnet wird.

Alle Altersgruppen können betroffen sein. Häufigkeitsgipfel ist das Alter zwischen 10 und 15 Jahren. Bei Kindern unter 2 Jahren ist die Diagnose selten und schwieriger zu stellen. Die Genese der Appendizitis ist bisher nicht vollständig verstanden. Bei verschlossenem Appendixlumen, z.B. durch Schleimhautschwellung, Darminhalt bzw. Fremdkörper (z.B. Kotstein), finden Darmkeime einen idealen Nährboden und verursachen eine Entzündung.

Arten

- **Akute Appendizitis:** plötzlich auftretende Entzündung des Wurmfortsatzes mit akutem Verlauf
- **Chronische Appendizitis:** rezidivierende Appendizitis mit mildem, teilweise subklinischem Verlauf

Stadien

- **Katarrhalische Appendizitis:** reversibles Stadium mit Schwellung und Rötung der Appendix
- **Ulzerophlegmonöse Appendizitis:** eitrige Appendizitis, ggf. Geschwürbildung
- **Gangränöse Appendizitis:** durch Ischämie ausgelöste Nekrose der Appendix
- **Perforierte Appendizitis:** Durchbruch der Darmwand; gedeckt als **perityphlitischer Abszess** oder ungedeckt in die freie Bauchhöhle

> **Vorsicht**
>
> **Lebensbedrohliche Komplikationen einer Appendizitis**
>
> - Abszess
> - Perforation
> - Peritonitis (Bauchfellentzündung)

Klinik

Nur etwa die Hälfte der Patienten zeigt die typischen Symptome:

- Appetitlosigkeit, Übelkeit, Erbrechen
- Durchfall oder Obstipation
- Müdigkeit und Abgeschlagenheit
- Mäßiges Fieber

- Bauchschmerzen, die im Oberbauch oder periumbilikal, d. h. im Bereich des Bauchnabels, beginnen und später in den rechten Unterbauch wandern
- Schonhaltung bzw. gebücktes Gangbild
- Im Verlauf Symptome eines akuten Abdomens (► 6.1.4)

Diagnostik

Fallbeispiel

Mit Bauchschmerzen in die Notaufnahme

Die Auszubildende Maria López hat Dienst in der Notaufnahme einer Kinderklinik. Sie ist dem Pflegefachmann Stefan Weiß zugeteilt und darf diesem heute bei der Arbeit über die Schulter schauen. Er informiert sie: „Gerade ist ein neuer Patient in der Aufnahme eingetroffen. Er heißt Noah Lechner, ist 13 Jahre alt und klagt über starke Schmerzen im Unterbauch." Beim Betreten des Behandlungszimmers liegt der Junge mit angezogenen Beinen auf der Untersuchungsliege. Als Noah erschöpft zu Maria und Stefan aufsieht, bemerkt die Auszubildende, dass seine Backen stark gerötet sind, aber das restliche Gesicht sehr blass wirkt.
Stefan Weiß ermittelt die Vitalwerte des Jungen und erklärt Maria dabei, dass Puls und Temperatur etwas erhöht sind. Kurz darauf trifft die diensthabende Ärztin Dr. Colombo ein. Sie tastet vorsichtig Noahs Bauch ab, nimmt Blut ab und führt einen Ultraschall des Abdomens durch. Beim Abtasten des rechten Unterbauchs verzieht Noah das Gesicht. Trotz Schmerzen lässt er alle Untersuchungen klaglos über sich ergehen.
Vor der Zimmertür flüstert die Ärztin Stefan und Maria zu: „Ich vermute, dass Noah eine akute Appendizitis hat. Wir warten noch auf die Blutergebnisse, aber vielleicht muss er heute noch operiert werden. Wisst ihr, wann die Eltern des Jungen kommen?"

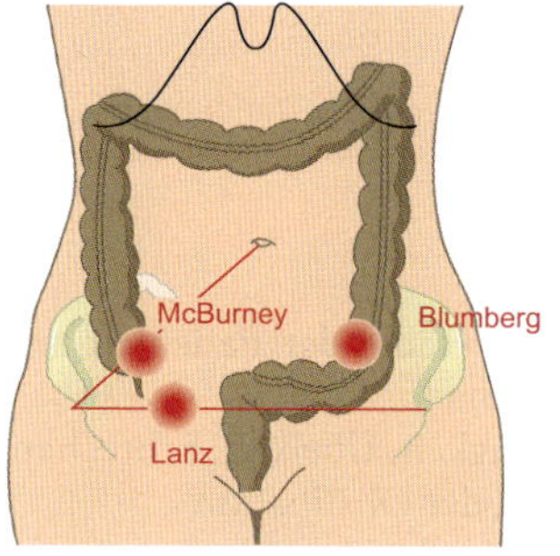

Abb. 6.3 Druckpunkte zur Diagnose einer Appendizitis. [L138]

Die Diagnose einer Appendizitis ist häufig schwierig. Grundsätzlich müssen alle Ursachen eines **akuten Abdomens** (► Tab. 6.1) in Erwägung gezogen werden. Bei der körperlichen Untersuchung können häufig folgende Befunde erhoben werden:

- Abwehrspannung.
- **Druck- und Loslassschmerz** im rechten Unterbauch am **McBurney- und Lanz-Punkt** (► Abb. 6.3).
- Schmerzen im rechten Unterbauch bei plötzlichem Loslassen des eingedrückten Bauchs auf der linken Seite (**Blumberg-Zeichen,** ► Abb. 6.3).
- Schmerzen im rechten Unterbauch bei Flexion des rechten Beins gegen Widerstand durch Dehnung des Musculus psoas major **(Psoaszeichen).**
- **Fieber und Temperaturdifferenz** zwischen axillar und rektal gemessenem Wert von > 1 °C.
- Im Blutbild fallen häufig ein erhöhtes C-reaktives Protein sowie eine Leukozytose auf. Der Anstieg der Leukozytenzahl kann jedoch auch fehlen oder andere Ursachen haben.
- Mithilfe einer Sonografie kann der entzündete Appendix dargestellt werden.
- Die Farbdoppleruntersuchung zeigt einer Hyperämie.
- Ggf. MRT bei schwieriger Diagnosestellung.

Erläuterungen zum Fallbeispiel

Mit Bauchschmerzen in die Notaufnahme

Noah zeigt die typischen klinischen Zeichen einer Appendizitis (blasses Gesicht mit geröteten Wangen, subfebrile Temperatur, Abwehrspannung des Abdomens, Druck- und Loslassschmerzen sowie Beschwerden im rechten Unterbauch bei Bewegung des Beins gegen Widerstand). Bei der Abdomensonografie kann der entzündete Appendix dargestellt werden. Die Blutuntersuchung zeigt erhöhte Entzündungsparameter. Die Zusammenschau der einzelnen Diagnoseverfahren ergibt in diesem Fall eine OP-Indikation.

Therapie

Bei dem Verdacht einer Appendizitis werden zunächst alle diagnostischen Ergebnisse zusammengetragen. Nach einer gründlichen Beobachtung des Patienten entscheiden sich die Kinderchirurgen entweder für eine konservative (Schmerztherapie, Infusionstherapie, Nahrungskarenz, ggf. Antibiotika-Therapie) oder eine operative Therapie.

Die **Appendektomie** wird meist als laparoskopische Operation durchgeführt, d.h. im Rahmen einer Bauchspiegelung, kann jedoch auch mit einer Laparatomie (Eröffnung der Bauchhöhle) durchgeführt werden.

Postoperative Pflege

- Kontrolle des Wundgebiets auf Nachblutungen oder Entzündungszeichen
- Evtl. Überwachung und Versorgung liegender Drainagen, Beobachtung und Dokumentation des Wundsekrets (Menge, Farbe, Beimengungen)
- Unterstützung bei der postoperativen Mobilisation
- Kontrolle von Urin- und Stuhlausscheidung
- Überwachung des postoperativen Kostaufbaus
- Überwachung der Infusions- und Schmerztherapie

6.4.5 Chronisch-entzündliche Darmerkrankungen

Die häufigsten chronisch-entzündlichen Darmerkrankungen (CED) sind die **Colitis ulcerosa** und der **Morbus Crohn** *(Ileitis terminalis)*. Die beiden Krankheitsbilder unterscheiden sich hinsichtlich der Lokalisation im Magen-Darm-Trakt, der Klinik und der Komplikationen, die lokal und extraintestinal auftreten können (▸ Tab. 6.3).

Chronisch-entzündliche Darmerkrankungen entstehen durch eine Aktivierung des Immunsystems in der Darmwand unter dem Einfluss von genetischen und umweltbedingten Faktoren. Durch die Aktivierung des Immunsystems werden Entzündungsmediatoren freigesetzt werden, die die Darmwand schädigen.

Beide Erkrankungen manifestieren sich meist zwischen dem 15. und 25. Lebensjahr, bei ca. 25 % aber bereits vor dem 20. Lebensjahr (Burkhard 2019). Sie zeigen einen chronisch-rezidivierenden Verlauf und schränken die Lebensqualität der Betroffenen oft erheblich ein.

Diagnostik

Erhöhte Entzündungswerte im Blut (Leukozytose, CRP, BSG) und ggf. eine Anämie geben bereits Hinweise auf eine chronische Entzündung. Der Entzündungswert im Stuhl (Lactoferrin oder Calprotectin) weist auf die Entzündung im Darm hin. Die Diagnose wird durch eine Koloskopie mit Biopsie gesichert. Beim Morbus Crohn wird durch eine obere Endoskopie, eine Abdomen-Sonografie und ein MRT in Sellink-Technik (Kontrastmitteleingabe in das Darmlumen) des Dünn- und Dickdarms der Befall des gesamten Magen-Darm-Trakts nachgewiesen.

Tab. 6.3 Gegenüberstellung von Colitis ulcerosa und Morbus Crohn.

Erkrankung	Colitis ulcerosa	Morbus Crohn *(Ileitis terminalis)*
Lokalisation	• Kolon (daher die Bezeichnung) • Vom Rektum kontinuierlich aufsteigend • Gesamter Dickdarm kann betroffen sein • Nur oberflächliche Schleimhaut betroffen	• Gesamter Darmbereich kann betroffen sein • Prädilektionsstellen sind das terminale Ileum und das angrenzende Kolon • Diskontinuierlicher, d. h. abschnittsweiser Befall • Alle Wandschichten betroffen
Klinik	• Chronisch-rezidivierend • Bauchschmerzen, Übelkeit, Erbrechen, z. T. Fieber • Blutige Diarrhö, bis zu 30 Stuhlentleerungen pro Tag • Gewichtsverlust	• Chronisch-rezidivierend • Bauchschmerzen, Übelkeit, Erbrechen, z. T. Fieber • Meist unblutige Diarrhö, bis zu 6 Stuhlentleerungen pro Tag • Dünndarmbefall führt zu Malabsorption mit entsprechenden Folgen (▸ 6.4.2)
Mögliche Komplikationen	Lokale Komplikationen: • Massive Blutungen • Toxisches Megakolon • Kolonkarzinom nach etwa 20 Erkrankungsjahren • Selten extraintestinale Komplikationen	Lokale Komplikationen: • Darmstenosen (Ileus) • Fisteln zwischen verschiedenen Darmabschnitten oder zwischen Darm und Harnblase bzw. Haut • Nur selten maligne Entartung Extraintestinale Komplikationen: • Arthritis • Augenbeteiligung • Hautbeteiligung • Leberbeteiligung

Therapie

> **Definition**
>
> **Biologika**
>
> *(Biologicals)*
>
> Arzneimittel aus biotechnologisch hergestellten Eiweißmolekülen (z. B. monoklonale Antikörper), die bestimmte Rezeptoren oder Signalmoleküle blockieren und dadurch die Autoimmunreaktion hemmen.

Zur **konservativen Therapie** im akuten Schub gehören:

- Antientzündliche Therapie mit Steroiden
- Ernährungstherapie mit ballaststofffreier Kost, z. B. beim Morbus Crohn mit einer entsprechenden Trinkfertignahrung
- Ggf. kurzfristige parenterale Ernährung

Die **Dauertherapie** besteht aus:

- Therapie mit Steroiden und/oder Aminosalizylaten; häufig auch mit Homöopathika
- Antibiotische Therapie, z. B. Metronidazol
- Immunsuppressive Therapie, z. B. Azathioprin, Ciclosporin, Tacrolimus
- Therapie mit Biologika (▶ 18.4.3) wie Infliximab, Adalimumab
- Ernährungstherapie und Substitution von Nahrungsbestandteilen
- Nikotinkarenz
- Psychologische Unterstützung zur Krankheitsakzeptanz und -bewältigung

> **Kritischer Blick**
>
> **Pro und Contra: Homöopathie**
>
> **Pro:**
>
> - Gute Verträglichkeit, geringe Nebenwirkungen
> - Keine Suchtgefahr
> - Gute Zugänglichkeit (kostengünstig, kein Rezept notwendig
> - Möglichkeit der kombinierten Anwendung mit einer Pharmakotherapie
>
> **Contra:**
>
> - Keine Evidenz der Wirksamkeit aufgrund fehlender unabhängiger und korrekt durchgeführter Forschungen
> - Einnahme muss stundengenau vor oder nach einer Mahlzeit erfolgen
> - Gefahr allergischer Reaktionen bei Laktoseunverträglichkeit

> **Definition**
>
> **Kurzdarmsyndrom**
>
> Krankheitsbild nach Verlust längerer Dünndarmabschnitte. Es drohen Malabsorptionssyndrom, Gewichtsverlust, Mangelernährung und Exsikkose bis hin zum prärenalen Nierenversagen.

Bei lokalen Komplikationen wie Darmstenosen, Fistelbildung, Abszessbildung oder Entartung können operative Eingriffe notwendig werden. Generell wird eine „Minimal Surgery" angewendet, d. h., es wird so wenig Darm wie möglich reseziert, da es postoperativ häufig zu Komplikationen (z. B. erneuter Fistelbildung, Verwachsungen) kommen kann und die Gefahr eines **Kurzdarmsyndroms** besteht.

Eine komplette Kolektomie mit Anlage eines Stomas kann bei einer Colitis ulcerosa eine Heilung der Erkrankung herbeiführen. Eine Heilung des Morbus Crohn ist nicht möglich, da der gesamte Darm befallen ist.

Pflege

- Bei den chronisch-entzündlichen Darmerkrankungen gibt es keine Diätvorschriften. Für betroffene Kinder und Jugendliche gelten die Empfehlungen zur optimierten Mischkost (▶ 1.7.3). Sie und ihre Eltern werden beraten, um Ernährungsdefizite ausgleichen zu können:
  - Mehrere kleine Mahlzeiten über den Tag verteilt einnehmen
  - Ggf. spezielle Nährstoffe und Spurenelemente in Form von bilanzierten Trink- und Sondenernährungen (z. B. Trinkpäckchen) zuführen
  - Einbeziehung der Kinder bei der Gestaltung des Speiseplans
- Der Stuhl wird auf Farbe, Menge, Häufigkeit, Konsistenz, Geruch und Beimengungen überprüft. Ggf. wird der Stuhl auf okkultes Blut kontrolliert.
- Das Körpergewicht wird regelmäßig ermittelt.
- Durch die Therapie kann es zu Hautveränderungen und Veränderungen der Körperwahrnehmung kommen. Daher ist es eine besonders wichtige Aufgabe der Pflegenden, den Kindern durch eine gute Körperpflege ein positives Körpergefühl zu erhalten.
- Für die Kinder und ihre Eltern bedeutet die chronische Erkrankung eine hohe psychische

Belastung. Die häufigen Krankenhausaufenthalte stellen darüber hinaus auch noch eine zusätzliche soziale Belastung dar. Die Pflegenden berücksichtigen dies in der täglichen Pflege und stehen Kindern und Eltern durch weitergehende Unterstützung und Beratung zur Seite.

- Betroffene haben aufgrund der Kortisoneinnahme häufig ein Problem mit ihrem veränderten körperlichen Aussehen. Die körperliche Entwicklung ist nicht altersentsprechend. Pflegende achten darauf, dass die Intimsphäre und das Schamgefühl berücksichtigt werden.
- Wenn möglich wird schon während des Klinikaufenthalts Kontakt zu anderen Betroffenen oder Selbsthilfegruppen hergestellt.
- Defizite in der schulischen und sozialen Entwicklung können durch das Einschalten von Krankenhauslehrpersonal und die Entwicklung förderndes Spielen aufgefangen werden.

Praxistipp

Selbsthilfegruppen

Die Deutsche Morbus Crohn/Colitis ulcerosa Vereinigung e. V. (DCCV) ist die größte Patientenorganisation für CED in Deutschland. Informationen, viele Veranstaltungen und lokale Selbsthilfegruppen sind auf der Website der DCCV zu finden: www.dccv.de

6.4.6 Invagination

Unter einer **Invagination** versteht man ein teleskopartiges Einstülpen von proximalen Darmteilen. Meist ist das terminale Ileum betroffen, das sich in einen distalen Darmabschnitt, in der Regel das Kolon (▸ Abb. 6.4), stülpt, bevorzugt bei Kindern im Alter von 3–24 Monaten. Häufige Ursachen sind mesenteriale Lymphknotenschwellungen und Entzündungen der Darmwand.

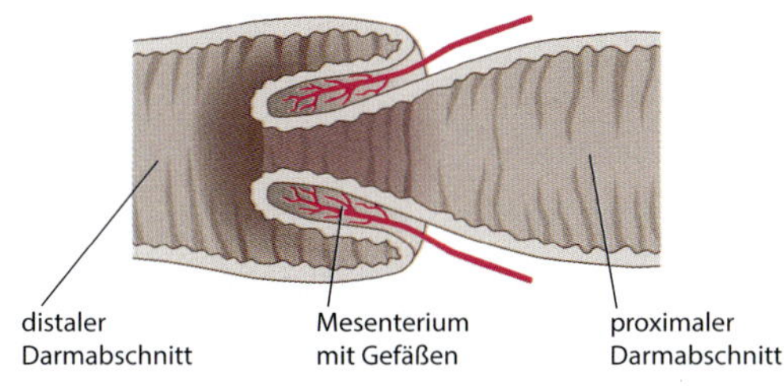

Abb. 6.4 Invagination. [G292/L157]

Klinik und Komplikationen

Die Patienten erkranken plötzlich mit krampfartigen Bauchschmerzen, galligem Erbrechen und himbeergeleeartigen blutigen Stühlen. Intermittierend gibt es symptomfreie Intervalle.

Unbehandelt kommt es zum Ileus (Darmverschluss) und zur Nekrose der Darmwand, da die versorgenden Blutgefäße abgeschnürt sind. Des Weiteren kann es zu einer Peritonitis (Bauchfellentzündung) kommen.

Diagnostik und Therapie

Bei der körperlichen Untersuchung ist möglicherweise eine walzenförmige Verdickung im Mittel- oder Oberbauch zu tasten, die sich aber auf jeden Fall sonografisch darstellen lässt.

Therapeutisch wird in Sedierung unter sonografischer Kontrolle Flüssigkeit in den Dickdarm eingebracht, um über den hydrostatischen Druck ein Zurückführen *(Reposition)* der betroffenen Darmsegmente zu erzielen. Falls das Repositionsmanöver misslingt oder bereits Zeichen einer Perforation oder Peritonitis aufgetreten sind, wird ein operativer Eingriff notwendig.

6.5 Leitsymptome bei Erkrankungen der Leber: Ikterus und Cholestase

Eines der typischen Leitsymptome der Lebererkrankungen ist der **Ikterus** (Gelbsucht) mit Gelbfärbung der Skleren und der Haut. Er tritt bei einer erhöhten Konzentration von Bilirubin im Blut auf. Bilirubin (unkonjugiert, d. h. nicht wasserlöslich) entsteht als Abbauprodukt des Hämoglobins (roter Blutfarbstoff) und wird im Blut an Albumin gebunden. In der Leber entsteht aus unkonjugiertem Bilirubin durch Bindung (Konjugation) an Glukuronsäure konjugiertes (wasserlösliches) Bilirubin, das mit der Galle in den Darm ausgeschieden werden kann.

Ein weiteres Leitsymptom bei Lebererkrankungen ist die **Cholestase** (Gallenstauung). Es zeigen sich dabei folgende Symptome:

- Juckreiz
- Störung der Fettverdauung
- Gewichtsverlust

- Meteorismus
- Vitaminmangelerscheinungen
- Bilirubinämie
- Brauner Urin und entfärbter Stuhl

Ursachen

Die Einteilung des Ikterus erfolgt entsprechend der Störung im oben beschriebenen Stoffwechselweg des Bilirubins:

- Eine **prähepatische Störung** führt zur Erhöhung des unkonjugierten Bilirubins bei
  - hämolytischer Anämie (► 15.2.1),
  - Störungen der Bilirubinkonjugation in der Leber.
- Bei einer **hepatischen Störung** zeigt sich eine gemischte Hyperbilirubinämie mit Erhöhung des unkonjugierten und konjugierten Bilirubins:
  - Infektionen der Leber durch Viren (► 6.6.3)
  - Hepatitis im Rahmen einer Sepsis (► 21.1.3)
  - Autoimmunhepatitis
  - Stoffwechselstörungen, z. B. α1-Antitrypsin-Mangel, Mukoviszidose (► 4.8), Fruktoseintoleranz, Morbus Wilson
  - Intoxikationen, z. B. Pilzvergiftung (► 21.2.4), Paracetamolvergiftung (► 21.2.2)
  - Leberzirrhose
- Die **posthepatische Störung** führt zu einer Erhöhung des konjugierten Bilirubins:
  - Cholestase (Gallestau), z. B. bei Gallengangatresie (► 6.6.2)
  - Entzündung der Gallenwege im Sinne einer Cholangitis (Gallengangsentzündung), z. B. primär sklerosierende Cholangitis
  - Gallensteine

6.6 Erkrankungen der Leber

Die Funktionen der Leber als Bildungs- und Ausscheidungsorgan sind für den menschlichen Organismus lebensnotwendig. Der Häufigkeitsgipfel von **Erkrankungen der Leber** liegt im Erwachsenenalter. Dennoch können auch im Kindesalter Lebererkrankungen auftreten.

6.6.1 Cholelithiasis

Gallensteine *(Cholelithiasis)* sind Ansammlungen fester Substanzen in der Gallenblase *(Cholezystolithiasis)* oder in den angeschlossenen Gallenwegen *(Choledocholithiasis),* die schmerzhafte Beschwerden verursachen können. Als Vorstufe zeigt sich häufig Gallenblasengries *(Sludge).*

Die Häufigkeit von Gallensteinen im Kindesalter ist eher gering und nimmt im Alter zu, wobei Mädchen häufiger betroffen sind als Jungen.

Arten

Folgende Formen von Gallensteinen werden bei Kindern und Jugendlichen unterschieden:

- **Pigmentsteine** *(Bilirubinsteine)* entstehen durch vermehrtes Auftreten von unkonjungiertem (nicht wasserlöslichem) Bilirubin durch Hämolyse, das sich mit Kalzium zu einem schwer löslichen Kalziumbilirubinat verbindet. Diese Steine kommen gehäuft bei Erkrankungen wie Thalassämie oder Sichelzellanämie vor.
- **Cholesterinsteine** bilden sich durch cholesterinübersättigte Vesikel (für den Transport von Stoffen zuständige Zellbestandteile) in der Gallenblase, die als Cholesterinbläschen miteinander verschmelzen. Risikofaktoren sind u. a. familiäre Faktoren, Adipositas (► 20.5.3) und Mukoviszidose (► 4.8).

Klinik

Leitsymptome bei Cholelithiasis sind eher unspezifisch. Betroffene Kinder und Jugendliche zeigen kolikartige rechtsseitige Oberbauchschmerzen, Unruhe, Emesis und Diarrhö.

Diagnostik

Definition

Endoskopische retrograde Cholangiopankreatikografie

(ERCP)

Endoskopisches Untersuchungsverfahren, bei dem mittels Kontrastmittel Gallen- und Pankreasgänge dargestellt werden.

- Labordiagnostik (Erhöhung von Bilirubin, alkalischer Phosphatase, Gamma-GT)
- Abdomen-Sonografie
- ERCP

Therapie

- Bei Beschwerdefreiheit regelmäßige Kontrollen
- Ggf. endoskopische Entfernung der Gallensteine
- Ggf. operative Entfernung der Gallenblase bei anhaltenden oder rezidivierenden Entzündungen der Gallenblase

6.6.2 Extrahepatische Gallengangatresie

Als **Gallengangatresie** wird die fibröse Umwandlung der extrahepatischen oder intrahepatischen Gallenwege bezeichnet. Die in der Leber gebildete Galle verbleibt in den intrahepatischen Gallenwegen. Durch den Gallestau kommt es zur raschen Schädigung der Leberzellen.
Die **extrahepatische Gallengangatresie** ist der häufigste Grund für einen Gallestau im Neugeborenen und Säuglingsalter. Sie tritt mit einer Häufigkeit von 1 : 15.000 Geburten auf (Muntau 2018). Die Ursache ist bisher unklar, wahrscheinlich ist eine entzündliche Genese.
Bei der **intrahepatischen Gallengangatresie** liegen erbliche Erkrankungen oder Infektionen der Mutter in der Schwangerschaft vor.

Klinik

Leitsymptom ist der Ikterus (▸ 6.5) mit hellen Stühlen und dunklem Urin. Der Säugling ist in seinem Allgemeinbefinden anfangs oft unbeeinträchtigt. Im Verlauf zeigt sich eine Hepatosplenomegalie (Vergrößerung von Leber und Milz), eine Gedeihstörung und Zeichen einer beginnenden Leberinsuffizienz.

Diagnostik und Therapie

Jeder Neugeborenenikterus, der länger als 14 Tage anhält (*Icterus prolongatus,* ▸ 3.5), muss abgeklärt werden. Zu den Differenzialdiagnosen zählt die Gallengangatresie.

Definition

Cholangiografie

Röntgenologische Darstellung der Gallengänge mittels Kontrastmittel.

Beweisend für eine Gallengangatresie ist die **Cholangiografie** mit einer Leberstanzbiopsie, die häufig im Rahmen einer **Laparotomie** (Eröffnung der Bauchhöhle) durchgeführt wird. Zeigen Histologie und Cholangiografie keinerlei extrahepatische Gallengänge, wird in derselben Operation die **Korrektur nach Kasai** (▸ Abb. 6.5) durchgeführt, bei der eine Verbindung für den Galleabfluss aus der Leber direkt in den Dünndarm hergestellt wird.

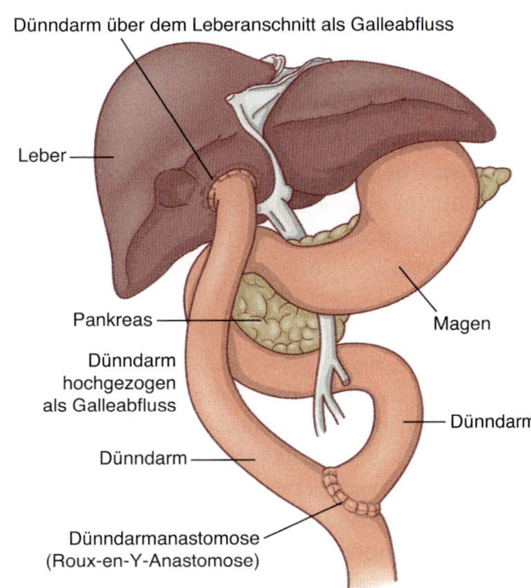

Abb. 6.5 Operation nach Kasai. [G613-003]

Eine intrahepatische Gallengangatresie kann nur durch eine Lebertransplantation (▸ 6.6.4) therapiert werden.
Die Diagnose einer Gallengangatresie muss bis zur 6. Lebenswoche gestellt werden. Bei späterer Diagnosestellung hat aufgrund der bereits begonnenen leberzirrhotischen Veränderungen eine operative Korrektur wenig Aussicht auf Erfolg.

Prognose

Die Langzeitprognose ist leider auch bei anfänglich erfolgreich operierten Kindern, die keinen Ikterus mehr zeigen, schlecht, da sie oft eine Leberzirrhose entwickeln. Dies stellt eine Indikation zur Lebertransplantation dar.

6.6.3 Hepatitis

Als **Hepatitis** wird die Entzündung der Leber bezeichnet. Die **infektiöse** Hepatitis ist von der **nicht infektiösen** Hepatitis (z.B. einer Autoimmunhepatitis) zu unterscheiden. Eine **akute** Hepatitis ist eine Leberentzündung, die innerhalb von 6 Monaten ausgeheilt ist. Länger andauernde Entzündungen der Leber werden als **chronische** Hepatitis bezeichnet. Größte Bedeutung in der Kinderheilkunde haben die akuten und chronischen Virushepatitiden A–C.

Klinik

Häufig verlaufen akute infektiöse Hepatitiden symptomlos. Das akute Stadium der Erkrankung beginnt mit Allgemeinsymptomen wie Erbrechen und Übelkeit, Durchfall, Bauchschmerzen und Müdigkeit. Bei einem Teil der Patienten kommt es dann zum Ikterus (► 6.5) mit Juckreiz. Weiterhin kann eine Vergrößerung von Leber und Milz *(Hepatosplenomegalie)* mit Kapseldehnungsschmerz auftreten.

Diagnostik

Neben dem Anstieg der Leberenzyme im Blut kommt es zum Bilirubinanstieg. Bei schwerem Verlauf fallen die Lebersyntheseparameter (Albumin, Cholinesterase, Gerinnungsfaktoren) ab. Die Bestimmung der viralen Antigene und Antikörper führt zur Diagnosestellung.

Hepatitis A

Die Übertragung des Hepatitis-A-Virus (HAV) erfolgt fäkal-oral durch verunreinigtes Trinkwasser oder Nahrungsmittel und ist daher eher in Ländern mit niedrigem Hygienestand endemisch.

Diagnostik

- **Anti-HAV-IgM-Antikörper:** Anstieg bei frischer Infektion oder kürzlich durchgemachter Infektion
- **Anti-HAV-IgG-Antikörper:** Lebenslang nachweisbar, Immunität vorhanden

Therapie

Eine kausale Therapie der Hepatitis A gibt es nicht. Die Erkrankung heilt in den allermeisten Fällen folgenlos aus, eine Chronifizierung tritt nicht ein. Als Präventionsmaßnahme kann gegen Hepatitis A geimpft werden.

Hepatitis B

Die Übertragung des Hepatitis-B-Virus (HBV) erfolgt parenteral (z. B. Nadelstichverletzung) über Blut und Blutbestandteile (z. B. Plasma, Gerinnungsfaktoren), sexuell und von der infizierten Mutter auf das Kind (*perinatal,* vertikale Übertragung).

Diagnostik

Die wichtigsten viralen Antigene und Antikörper zur Diagnose einer HBV-Infektion sind HBs-Antigen, Anti-HBs-Antikörper, HBe-Antigen und Anti-HBe-Antikörper. Im akuten Stadium kann auch die Viruslast mittels HBV-DNA bestimmt werden.

Therapie

Eine akute HBV-Infektion wird selten diagnostiziert, da sie meist subklinisch oder unspezifisch verläuft.

Neugeborene HBs-Antigen-positiver Mütter erhalten in den ersten 12 Stunden nach der Geburt eine Simultanimpfung (aktive Impfung und Gabe von Antikörpern), um das Kind vor einer Erkrankung zu schützen. Alle anderen Säuglinge werden im Rahmen der Grundimmunisierung geimpft (► 14.4.3).

In einigen Fällen kann die akute Infektion in eine chronische Hepatitis übergehen. Zur Reduktion des Ansteckungsrisikos, der entzündlichen Aktivität in der Leber, des Risikos einer Leberzirrhose und eines Leberzellkarzinoms kann ggf. eine Therapie mit α-Interferon durchgeführt werden.

Je höher die Viruslast ist, desto höher ist die Wahrscheinlichkeit einer Zirrhose oder Karzinomentwicklung.

Hepatitis C

Die Übertragung des Hepatitis-C-Virus (HCV) erfolgt am häufigsten perinatal, eine parenterale Infektion durch Blut und Blutbestandteile tritt aufgrund der Untersuchung der Spender kaum noch auf.

Diagnostik

Der Nachweis der Viruslast erfolgt mittels HCV-RNA und Nachweis der Anti-HCV-Antikörper im Blut.

Therapie

Für die Therapie der Hepatitis C stehen verschiedene Therapieregime mit direkt antiviralen Agenzien, Ribavirin und ggf. PEG-α-Interferon zur Verfügung. Die Therapieschemata lehnen sich an die aktuell mögliche Erwachsenenbehandlung an. Die Heilungschancen sind abhängig vom Genotyp sehr gut.

Pflege

- Bei der Pflege von Kindern mit einer Hepatitis müssen spezielle Hygienemaßnahmen beachtet werden:
  - Kinder mit einer Hepatitis-A-Infektion werden nach Auftreten der Symptome 2 Wochen lang isoliert und sollen eine eigene Toilette nutzen.
  - Die Isolation von Kindern mit einer Hepatitis B oder C ist in der Regel nicht notwendig.

  - Alle Kontaktpersonen tragen Schutzkittel, Pflegende tragen zudem Handschuhe beim Kontakt mit Blut, Stuhl, Körperflüssigkeiten oder mit kontaminierten Gegenständen. Besteht kein Kontakt mit Ausscheidungen oder Körperflüssigkeiten, müssen keine Handschuhe getragen werden. Dies ist besonders im allgemeinen Umgang und bei der Körperpflege zu beachten. Der Hautkontakt ist nicht ansteckend.
  - Laborgefäße werden mit dem Hinweis „infektiös" gekennzeichnet. Infektiöses Einmalmaterial wird in einem meist schwarzen Sonderbehälter (mit deutlicher Kennzeichnung „infektiös") entsorgt.
- Zu Beginn der Erkrankung wird zunächst relativ eiweißarme Kost verabreicht und erst bei normalen Leberwerten im Blut kann Normalkost angeboten werden. Wegen Übelkeit, Appetitlosigkeit und Bauchschmerzen werden häufige, kleine Mahlzeiten angeboten.
- Zur Behandlung der Bauchschmerzen bieten sich feuchtwarme Bauchwickel oder Leberwickel an.
- Gegen quälenden Juckreiz helfen kühle Waschungen und Umschläge. Die Fingernägel der Patienten sollten kurz und rund geschnitten sein, um ein Aufkratzen der Haut und eine Superinfektion zu vermeiden.

6.6.4 Leberinsuffizienz

Bei der Leberzirrhose kommt es zu einem diffusen bindegewebigen Umbauprozess der Leber und zum irreversiblen Verlust der Leberstruktur mit Nekrosen und Fibrosen. Dabei werden Gefäße und Gallengänge komprimiert und verdrängt. Die Leberfunktion wird dadurch erheblich beeinträchtigt, es entsteht eine **Leberinsuffizienz.**
Alle schweren Lebererkrankungen, z. B. extrahepatische Gallengangatresie (▸ 6.6.2), chronische Hepatitis (▸ 6.6.3) und auch Stoffwechselerkrankungen (▸ Kap. 16), münden unbehandelt in einer **Leberzirrhose.**

Pathophysiologie und Klinik

Eine **kompensierte** Leberinsuffizienz mit noch ausreichender Leberfunktion wird von der **dekompensierten** Leberinsuffizienz unterschieden.

Folgende Symptome können auftreten:
- Allgemeinsymptome:
  - Müdigkeit, Schwäche
  - Gewichtsverlust, Wachstumsstillstand
  - Völlegefühl, Übelkeit und Emesis
  - Meteorismus und Bauchschmerzen
- Reduzierte Lebersyntheseleistung:
  - Abnahme von Gerinnungsfaktoren → Blutungen
  - Abnahme von Proteinen → Aszitesbildung mit Gefahr der spontan-bakteriellen Peritonitis und Ödeme
  - Abnahme von Immunglobulinen → bakterielle Infektionen, häufig Peritonitis
- Reduzierte Entgiftungsfunktion → Anhäufung von neurotoxischen Stoffen *(Hyperammonämie)* mit den Folgen einer **Enzephalopathie:**
  - Psychomotorische Verlangsamung bis Lethargie oder Koma
  - Orientierungsverlust, Verhaltensänderung, Verwirrtheit
- Verminderte Sekretion von Galle → Cholestase mit Juckreiz und Ikterus (▸ 6.5), Steatorrhö (▸ 6.4.2)
- Portale Hypertension (Pfortaderhochdruck) → Splenomegalie (Milzvergrößerung), Ösophagusvarizen, -blutung, Stauungsgastritis
- Entwicklung eines hepatozellulären Karzinoms

Therapie

Die Behandlung der Grunderkrankung, die zur Leberzirrhose geführt hat, wird fortgesetzt. Zudem werden folgende Maßnahmen durchgeführt:
- Ernährung: MCT-Fette, Substitution der fettlöslichen Vitamine (A, E, D und K), eiweißreduzierte Kost erst bei Enzephalopathie
- Förderung des Gallenflusses mit Ursodeoxycholsäure
- Substitution von Albumin und Immunglobulinen
- Antibiotische Therapie bei Infektionen

Alle Patienten mit Leberinsuffizienz sollen für eine Lebertransplantation vorbereitet und gelistet werden. Die Mortalität ist bei auf der Warteliste stehenden Patienten niedrig. Die häufigste Todesursache sind Leberinsuffizienz, Varizenblutungen oder das hepatozelluläre Karzinom.

Pflege

Eine gute Krankenbeobachtung bezüglich Blutungen, Hautfarbe und -beschaffenheit, Ödemen und Vigilanzveränderungen muss durchgeführt werden.
Eine Aszitesbildung kann die Atemtätigkeit behindern. Betroffene sollten sitzend im Bett positioniert werden. Die Beine sind dabei unter den Knien zu unterstützen, damit ein Herunterrutschen verhindert wird.

Lebertransplantation

Folgende **Transplantationsmodalitäten** stehen zur Verfügung:

- Leberlebendspende als Segmentspende des linken oder rechten Leberlappens eines Elternteils (das Residualvolumen beim Spender sollte mehr als 30 % betragen)
- Split-Lebertransplantation: anatomische Aufteilung einer Transplantatleber in einen Erwachsenenteil und einen kindlichen Teil (Segmente 2/3)
- Vollorganlebertransplantation

Nach der Lebertransplantation erhalten alle Patienten eine **immunsuppressive Therapie,** um eine Abstoßung des Spenderorgans zu verhindern. Dabei werden u. a. Glukokortikosteroide, Ciclosporin A, Tacrolimus und andere Medikamente verwendet. Lebertransplantatierte benötigen eine deutlich geringere Immunsuppression als Patienten nach einer Transplantation anderer solider Organe, z. B. einer Niere (► 7.5.5). Ebenso benötigen Säuglinge eine niedrigere Immunsuppression als ältere Kinder, da das Immunsystem noch unreif und damit anpassungsfähiger ist.

Komplikationen

Chirurgische Komplikationen:

- Primäres Transplantatversagen
- Nahtinsuffizienzen
- Gallenleckage
- Blutungen oder Thrombosen der Pfortader und Arteria hepatica

Medizinische Komplikationen:

- Infektionen (meist bakteriell)
- Zytomegalie(CMV)-Infektionen (bei CMV-negativen Säuglingen, die ein CMV-positives Transplantat erhalten haben)
- EBV-Infektionen (► 14.2.5)
- Bildung von Lymphomen
- Akute Abstoßungsreaktion
- Chronische Abstoßungsreaktion

6.6.5 Akute Pankreatitis

Als **akute Pankreatitis** wird die akute Entzündung der Bauchspeicheldrüse bezeichnet.

Ursache

In einigen Fällen der akuten Pankreatitis ist die Entstehung idiopathisch (ohne erkennbare Ursache). Häufig sind Traumata, Medikamente, Infektionen oder eine entzündliche Erkrankung der Gallenwege. Auch im Rahmen einer Mukoviszidose (► 4.8) können Pankreatitiden auftreten.

Klinik und Diagnostik

Plötzlich eintretende gürtelförmige Schmerzen im Oberbauch, begleitet von Übelkeit und Erbrechen sind typische Symptome. Bei der Nahrungsaufnahme können sich die Schmerzen verstärken und in den Rücken ausstrahlen.
Zur Diagnosestellung finden Labordiagnostik, Abdomen-Sonografie, CT, MRT und die ERCP (► 6.6.1) Anwendung.

Therapie

Die Behandlung erfolgt rein symptomatisch. Dazu gehören folgende Maßnahmen:

- Ggf. intensivmedizinische Überwachung
- Nahrungs- und Flüssigkeitskarenz
- Intravenöse Flüssigkeitszufuhr
- Gabe von Analgetika
- Bei V. a. eine nekrotisierende Pankreatitis Beginn mit antibiotischer Therapie

Wiederholungsfragen

1. Welche Erkrankungen können zu einem akuten Abdomen führen?
2. Nennen Sie die Symptome einer Ösophagusatresie.
3. Wie unterscheidet sich der gastroösophageale Reflux von der Refluxösophagitis?
4. Nennen Sie die charakteristischen Zeichen einer hypertrophen Pylorusstenose.
5. Erklären Sie den Pathomechanismus beim Morbus Hirschsprung.
6. Was verstehen Sie unter Maldigestion und Malabsorption?
7. Wieso kommt es bei der Zöliakie zur Malabsorption?
8. Wie gestaltet sich die postoperative Pflege nach einer Appendektomie?
9. Wie unterscheiden sich die Colitis ulcerosa und der Morbus Crohn?
10. Nennen Sie die unterschiedlichen Ikterusformen.
11. Wodurch ist eine Gallengangatresie gekennzeichnet?
12. Beschreiben Sie das Krankheitsbild der Hepatitis B.
13. Welche klinischen Symptome treten bei einer Leberinsuffizienz auf?
14. Nennen Sie mögliche Komplikationen bei einer Lebertransplantation.

LITERATUR

AWMF – Arbeitsgemeinschaft der Wissenschaftlichen Medizinischen Fachgesellschaften. Aktualisierte S3-Leitlinie Colitis ulcerosa – Living Guideline. 2020. Aus: https://register.awmf.org/assets/guidelines/021-009l_S3_Colitis-ulcerosaLivingGuideline_2021-04-abgelaufen.pdf (letzter Zugriff: 6.2.2023).

AWMF – Arbeitsgemeinschaft der Wissenschaftlichen Medizinischen Fachgesellschaften. Aktualisierte S2k-Leitlinie Zöliakie der Deutschen Gesellschaft für Gastroenterologie, Verdauungs- und Stoffwechselkrankheiten (DGVS). 2021a. Aus: https://register.awmf.org/assets/guidelines/021-021l_S2k_Zoeliakie_2022-05.pdf (letzter Zugriff: 6.2.2023).

AWMF – Arbeitsgemeinschaft der Wissenschaftlichen Medizinischen Fachgesellschaften. Leitlinien der Deutschen Gesellschaft für Kinderchirurgie: Invagination. 2021b. Aus: https://register.awmf.org/assets/guidelines/006-027l_S1_Invagination_2021-12.pdf (letzter Zugriff: 6.2.2023).

Burkhard R. Gastroenterologie und Hepatologie. In: Mayatepek E (Hrsg.). Pädiatrie. Grundlagen, Klinik und Praxis. München: Elsevier, 2019. S. 501–504.

Fley G. Pflege bei Atemwegserkrankungen. In: Fley G, Schneider F (Hrsg.). PflegeHeute. Pädiatrische Pflege. München: Elsevier, 2019. S. 104–132.

Muntau AC. Pädiatrie hoch 2. München: Elsevier, 2018.

Neuhaus K, von Schweinitz D, Heinrich M. Kinderchirurgie Basiswissen und Praxis. München: Zuckschwerdt, 2012.

Schmittenbecher PP. Pädiatrische Chirurgie. 2. A. München: Elsevier, 2021.

7 Krankheiten der Niere, der ableitenden Harnwege und des äußeren Genitales

Überblick

Das Wissen um Krankheiten der Niere und der ableitenden Harnwege, sowie des äußeren Genitales ist für Pflegefachpersonen wichtig, um eine Vielzahl verschiedener Harnwegs- und Nierenerkrankungen zu verstehen und damit die Bedeutung der richtigen Therapie nachvollziehen zu können.

Das Kapitel beginnt mit dem wichtigsten diagnostischen Mittel, der Urinuntersuchung (► 7.1.2), es folgen u. a. die angeborenen Fehlbildungen (► 7.2) mit einem Überblick über die häufigsten Nierenfehlbildungen und Harntransportstörungen, die Diagnostik eines vesikouretralen Refluxes (VUR) oder eines Harnwegsinfekts (HWI, ► 7.3) und die Nephrolithasis (► 7.4). Am Ende des Kapitels erfahren die Lesenden, was unter einer Glomerulonephritis zu verstehen ist (► 7.5.2), und lernen den Unterschied zwischen einem akuten und einem chronischen Nierenversagen kennen (► 7.5.4). Zudem können sie folgende Fragen beantworten:

- Was ist eine Hufeisenniere? (► 7.2.1)
- Welche Formen der Nierenersatztherapie gibt es? (► 7.5.5)
- Welche Ursachen kann ein Harnwegsinfekt haben? (► 7.3)

7.1 Leitsymptome

Neben den klinischen Zeichen, die auf eine Erkrankung der Nieren und der ableitenden Harnwege hinweisen, hat die Untersuchung des Urins große Bedeutung.

7.1.1 Klinische Befunde

- **Polyurie:** gesteigerte Harnproduktion
- **Oligurie:** verminderte Harnproduktion, z. B. bei Dehydratation (► 8.1.2)
- **Anurie:** ausbleibende Harnproduktion, z. B. bei akutem Nierenversagen (► 7.5.4)
- **Harnverhalt:** nicht abgehender Urin trotz gefüllter Blase, z. B. bei Balanitis (► 7.7.4) oder Blasenentleerungsstörung
- **Pollakisurie:** häufiger Harndrang mit nur kleinen Mengen Urin, z. B. bei Harnwegsinfektionen (► 7.3)
- **Dysurie:** schmerzhafte erschwerte Entleerung der Blase, häufig mit Pollakisurie gemeinsam auftretend, z. B. bei Harnwegsinfektionen (► 7.3)
- **Nierenlagerklopfschmerz:** Schmerz über dem Nierenlager, z. B. bei Pyelonephritis (► 7.3)

7.1.2 Untersuchung des Urins

Uringewinnung

Die Gewinnung von **Spontanurin** hängt vom Alter des Kindes ab. Während ältere Kinder einen Mittelstrahlurin abgeben können, wird bei Säuglingen ein aufklebbarer Urinbeutel genutzt. **Katheterurine** werden durch transurethrale Einmalkatheterisierung oder suprapubische Blasenpunktion gewonnen.

Pflege

Gewinnen von Mittelstrahlurin

Definition

Mittelstrahlurin

Spontanurin, der nicht unmittelbar zu Beginn der Miktion, sondern aus der mittleren Urinportion einer Miktion gewonnen wird. So wird gewährleistet, dass die in der Urethra vorhandenen Keime weitgehend entfernt bzw. ausgespült wurden und die Urinprobe nicht beeinträchtigen.

Größere Kinder können nach einer ausführlichen Anleitung den **Mittelstrahlurin** selbst auffangen. Die erste und die letzte Urinportion lässt das Kind in die WC-Schüssel laufen. Nur die mittlere Portion wird im sterilen Gefäß aufgefangen und dieses umgehend verschlossen. Mittelstrahlurin wird ohne Unterbrechung des Miktionsstrahls gewonnen.

Gewinnen von Beutelurin

Säuglinge und gewickelte Kinder bekommen einen **Beutel** zum Auffangen des Urins an den Genital-

bereich geklebt. Bei (jüngeren) Säuglingen, bei denen kein Beutel aufgeklebt werden kann, wird der Urin in einem Becher aufgefangen. Dazu liegt das Kind nach der Mahlzeit ohne Windel auf der Wickelauflage, und die Pflegeperson oder die entsprechend unterwiesenen Eltern warten, bis die Miktion einsetzt.
Zuvor reinigt die Pflegefachperson den Intimbereich sorgfältig mit einem Schleimhautdesinfektionsmittel und trägt dabei unsterile Handschuhe. Bei Mädchen werden die Labien gespreizt und von der Symphyse zum Anus gereinigt. Bei Jungen wird, wenn möglich, die Vorhaut vorsichtig zurückgeschoben und nach gründlicher Reinigung der Eichel wieder vorgezogen, um die Gefahr einer Paraphimose zu vermeiden.

Praxistipp

Urinbeutel vor der Mahlzeit anbringen

Der Urinbeutel wird optimalerweise unmittelbar vor der Mahlzeit angebracht, da Säuglinge und Kleinkinder häufig unmittelbar danach miktionieren. Der Beutel verbleibt, bis die Miktion erfolgt ist, und wird spätestens nach 30 Minuten kontrolliert. Enthält er bis dahin noch keinen Urin, erfolgt die Kontrolle engmaschiger, denn aufgrund des feucht-warmen Milieus nimmt die Klebefähigkeit des Beutels mit der Zeit ab.

Untersuchungsmethoden

- **Schnelltest:** Teststreifen (U-Stix), der in den Urin getaucht wird. Der Befund wird mithilfe einer Farbskala abgelesen.
- **Mikroskopische Sedimentuntersuchung:** Der Urin wird im Labor abzentrifugiert und das Sediment mikroskopisch auf die einzelnen Bestandteile untersucht.
- **Urinkultur:** Bakterien werden in einer Kultur (einem Nährboden) nachgewiesen.

Urinbefunde

- **Leukozyturie:** Ausscheidung von Leukozyten im Urin, z. B. bei Harnwegsinfektionen (► 7.3)
- **Hämaturie:** Ausscheidung von Erythrozyten im Urin, z. B. bei Harnsteinen (► 7.4), Glomerulonephritis (► 7.5.1)
- **Proteinurie:** Ausscheidung von ≥ 150 mg Eiweiß/ml Urin, z. B. bei Glomerulonephritis (► 7.5.2), nephrotischem Syndrom (► 7.5.1)
- **Ketonurie:** Nachweis von Ketonen im Urin, z. B. bei Dehydratation (► 8.1.2), Diabetes mellitus (► 16.1.1)
- **Glukosurie:** Ausscheidung von Glukose, z. B. bei Diabetes mellitus
- **Bakteriurie:** ≥ 50.000 Bakterien/ml Urin bei Mittelstrahlurin/Beutelurin, ≥ 10.000 Bakterien/ml Urin bei Katheterurin, z. B. bei Harnwegsinfektionen (► 7.3)

7.2 Angeborene Fehlbildungen

7.2.1 Nierenfehlbildungen

Die wichtigsten angeborenen Nierenfehlbildungen sind in ► Tab. 7.1 zusammengefasst.

7.2.2 Harntransportstörungen

Hydronephrose mit Ureterabgangsstenose

Ursachen

Die Verbindung am Übergang zwischen Nierenbecken und Harnleiter ist durch eine Stenose behindert. Der ungenügende Harnabfluss aus dem Nierenbecken in den Harnleiter führt zum Aufstau des Urins im Nierenbecken. Es entsteht eine Vergrößerung des Nierenbeckens und der Nierenkelche und damit eine Schädigung des Nierenparenchyms. Diese Veränderung wird als **Hydronephrose** bezeichnet. Die **Ureterabgangsstenose** ist die häufigste Ursache einer kongenitalen Hydronephrose.

Diagnostik

Die Hydronephrose wird meist bereits pränatal mithilfe von pränataler **Ultraschalldiagnostik** erkannt. Postnatal wird die Diagnose mittels Sonografie bestätigt. Es folgt bei Befundzunahme im Verlauf eine **szintigrafische Funktionsuntersuchung.** Dabei wird radioaktives Material (z. B. MAG-III) intravenös appliziert, reichert sich in den Nieren an und wird anschließend mit dem Urin ausgeschieden. Die Ausscheidung wird von einer Gammakamera festgehalten, was die gesamte Funktion als auch die seitengetrennte Funktion jeder Niere und das Ausmaß der Harnabflussstörung sichtbar macht.

Therapie

Bei guter Nierenfunktion und Ausscheidung wird der Befund regelmäßig sonografisch kontrolliert. Bei relevanter Funktions- und Ausscheidungseinschränkung wird die **operative Korrektur** empfohlen. Dabei wird das erweiterte Nierenbecken verkleinert und der Ureterabgang neu angelegt.

Tab. 7.1 Angeborene Nierenfehlbildungen.

Nierenfehlbildung	Beschreibung
Ektopie	Verlagerung der Nierenanlage z. B. in das kleine Becken (Beckenniere)
Hufeisenniere	Verschmelzung der unteren beiden Nierenpole, häufigste Fusionsanomalie
Einzelniere	Fehlen einer Niere; die vorhandene Niere ist kompensatorisch vergrößert
Hypoplasie	Kleine, aber anatomisch korrekt angelegte Niere mit verminderter Anzahl an Glomeruli, Nephronen und Nierenkelchen
Doppelniere	Häufigste allgemeine Fehlbildung mit Verdopplung der Harnleiter und getrennter *(Ureter duplex)* oder gemeinsamer Mündung *(Ureter fissus)* in die Blase
Aplasie	Eine der beiden Nieren ist entweder auffällig klein, abnorm geformt, falsch positioniert oder weist flüssigkeitsgefüllte Hohlräume auf *(Zystenniere).* Embryonen mit beidseitiger Nierenaplasie sind nicht lebensfähig
Agenesie	Fehlen einer oder beider Nierenanlagen, d. h. der Niere und des dazugehörigen Harnleiters. Bei Fehlen beider Nieren ist das Überleben nur mit Dialyse oder Nierentransplantation gewährleistet
Dysplasie	Frühembryonale Entwicklungsstörung einer oder beider Nieren. Fehlerhafte Entwicklung des Nierengewebes mit abnormaler Nierenarchitektur
Schrumpfniere	Endstadium eines pathologischen Verkleinerungsprozess der Niere. Das verbleibende Nierengewebe ist stark vernarbt, die Nierenfunktion stark eingeschränkt

Vesikoureteraler Reflux (VUR)

Zu einem **vesikoureteralen Reflux (VUR)** kommt es, wenn die Mündung des Ureters in die Blase in der Embryonalzeit falsch angelegt wurde. Der Verschlussmechanismus ist dadurch ungenügend, und Urin kann aus der Blase zurück in den Ureter fließen.

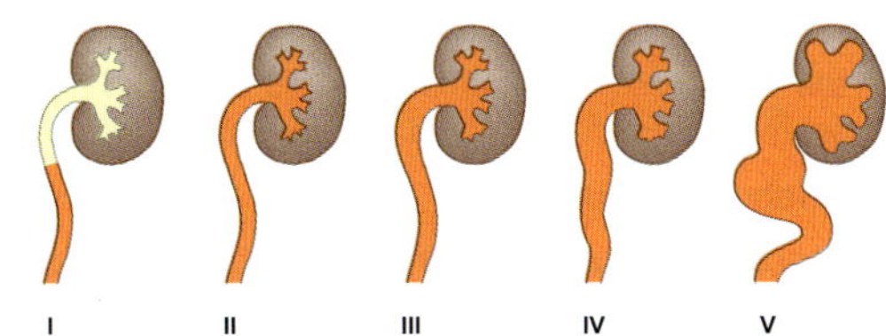

Abb. 7.1 Grade des vesikouretralen Refluxes (VUR). [G293/L157]

Diagnostik

Der Verdacht auf einen VUR wird im Rahmen der Abklärung von Harnwegsinfektionen oder Fehlbildungen sonografisch gestellt. Mittels **Miktionszystourethrogramm (MCU)** wird der Verdacht bestätigt. Dabei handelt es sich um eine radiologische Untersuchung. Nach Füllung der Blase mit Kontrastmittel wird der Rückfluss des Kontrastmittels mit dem Urin in die Harnleiter und ggf. ins Nierenbecken dargestellt. Die Einteilung des VUR erfolgt in fünf Graden, die das Ausmaß des Refluxes und die Aufweitung von Nierenbecken und Nierenkelchen beschreiben (▸ Abb. 7.1).

Therapie

Bei geringem Reflux kann aufgrund der hohen spontanen Remissionsphase im Alter von 5–6 Jahren abgewartet werden. Bei höherem Refluxgrad und häufigen Harnwegsinfektionen (▸ 7.3) besteht die Möglichkeit einer Nierenparenchymschädigung und einer daraus folgenden Verschlechterung der Nierenfunktion. Dann werden im Rahmen einer Blasenspiegelung die Ostien (Eintrittsstellen der Harnleiter) in der Blase unterspritzt, um den Verschlussmechanismus zu verbessern, oder es erfolgt eine operative Korrektur (siehe Kasten). Bei abwartender Haltung bzw. bis zur Operation erhalten die Kinder eine antibiotische Dauerprophylaxe in niedriger Dosierung.

Merke

Operationstechniken bei VUR

Bei niedrigem Refluxgrad

- **Unterspritzung** der Mündung des Harnleiters in die Blase mit Fremdmaterial, das im Zuge einer Endoskopie über eine Hohlnadel in die Schleimhaut eingebracht wird.
- **Geschlossen chirurgisch nach Lich-Grégoir:** Bildung eines Tunnels in der Submukosa der Blase,

in die der betreffende Harnleiter eingebettet wird, um einen anderen Eintrittswinkel zu erreichen und so den intramuskulösen Verlauf zu verlängern.

Bei hohem Refluxgrad

Ureterozystoneostomie (UCN): Bei ein- oder beidseitigem Reflux erfolgt die Harnleiterneueinpflanzung an anderer Position mit überkreuzter Fixierung an der Blasenwand, bei vergrößerter Blase und eher schlaffer Blasenmuskulatur zusätzlich am Musculus psoas major (Psoas-Hitch-Technik).

Urethralklappen

Urethralklappen im hinteren Teil der Harnröhre beim Jungen sind peristierende embryonale Urogenitalmembranen und die schwerste Form der Harntransportstörung. Aufgrund des Urinaufstaus in die Ureteren und Nieren wird die Diagnose meist schon pränatal gestellt. In der Fetalzeit zeigen sich folgende **Symptome:** VUR, sekundärer Megaureter, Hydronephrose mit gestörter Nierenentwicklung, Balkenblase mit Restharnstörung. Nach der Geburt des Kindes erfolgt eine suprapubische Harnableitung, und die Urethralklappen werden **operativ** entfernt. Trotz adäquater Therapie kommt es aufgrund der gestörten Nierenentwicklung häufig zu einer Niereninsuffizienz.

7.2.3 Polyzystische Nierenerkrankungen

Unter den **polyzystischen Nierenerkrankungen** sind neben selteneren Erscheinungsformen die autosomal-rezessive (► 2.2.1) und die autosomal-dominant (► 2.2.1) vererbte Form am häufigsten.

Autosomal-rezessive polyzystische Nierenerkrankung

Verantwortlich für diese Erkrankung ist ein Gendefekt, der auf dem Chromosom 6 lokalisiert ist. Neben den beiden Nieren ist immer die Leber mit betroffen. Die zystische Umbildung der Sammelrohre führt zu stark vergrößerten Nieren.

Klinik

Die Erkrankung kann sich sowohl perinatal als auch im Säuglings-, Kleinkind- oder Adoleszentenalter (Endphase des Jugendalters) manifestieren. Bei der **schweren perinatalen Verlaufsform** kommt es bereits intrauterin zur Niereninsuffizienz. Es entsteht ein Oligohydramnion (verminderte Fruchtwassermenge), in dessen Folge es zur **Lungenhypoplasie** (unzureichend entwickelten Lunge) kommt. Die Schwere der Lungenerkrankung entscheidet beim Neugeborenen über die Prognose. Patienten mit weniger schweren Verlaufsformen fallen durch folgende Befunde auf:

- Tastbare vergrößerte Nieren
- Niereninsuffizienz und arterieller Hypertonus
- Harnwegsinfektionen
- Leberfibrose
- Wachstumsverzögerung

Diagnostik

Neben den klinischen Befunden führen die **Sonografie** und dic **Magnetresonanztomografie (MRT)** von Nieren und Leber zur Verdachtsdiagnose. Diese wird durch die genetische Untersuchung und durch eine Leber- und Nierenbiopsie gesichert. Durch die unauffällige Sonografie der Nieren beider Eltern lässt sich die Erkrankung von der autosomal-dominanten Form der polyzystischen Nierenerkrankung abgrenzen.

Therapie

Bei Neugeborenen steht die Behandlung der Lungenerkrankung im Vordergrund. Im weiteren Verlauf müssen der arterielle Bluthochdruck sowie die Niereninsuffizienz (► 7.5.4) behandelt werden. Beim terminalen Nierenversagen stehen die **Dialysebehandlung** (► 7.5.5) und die **Transplantation** (► 7.5.5), zum Teil als kombinierte Leber- und Nierentransplantation, zur Verfügung.

Autosomal-dominante polyzystische Nierenerkrankung

Die adulte Form der **autosomal-dominanten polyzystischen Nierenerkrankung** ist die häufigste autosomal-dominant vererbte Erkrankung. Eine Manifestation der Erkrankung im Neugeborenenalter ist möglich. Häufiger beginnt das terminale Nierenversagen jedoch im Erwachsenenalter.

Klinik

In beiden Nieren zeigen sich **Zysten,** das Vorliegen von mehr als drei Zysten lenkt den Verdacht auf eine polyzystische Nierenerkrankung, von der auch mindestens ein Elternteil betroffen ist. Es besteht aber im Gegensatz zur rezessiv vererbten Form keine Leberfibrose. Weitere Zysten können in der Leber, im Pankreas, dem Ovar oder in der Lunge vorkommen, auch treten Hirnbasisaneurysmen auf.

Die Hälfte der Patienten entwickelt im Verlauf der Erkrankung einen **arteriellen Bluthochdruck.**

Diagnostik

Die klinischen wie auch die bildgebenden Befunde (**Sonografie, CT, MRT**) ergeben gemeinsam mit dem Vererbungsmodus im **Stammbaum** die Diagnose. Eine Nierenbiopsie ist dann nicht erforderlich.

Therapie

Neben der Behandlung der arteriellen Hypertonie steht im Erwachsenenalter die Behandlung der terminalen Niereninsuffizienz durch **Dialyse** (▸ 7.5.5) und ggf. **Transplantation** (▸ 7.5.5) im Vordergrund. Patienten versterben oft aufgrund der Niereninsuffizienz oder einer Aneurysmablutung. Potenziellen Eltern sollte eine genetische Beratung empfohlen werden.

7.3 Harnwegsinfektionen (HWI)

Bei der **Harnwegsinfektion (HWI)** handelt es sich um eine bei Kindern häufig vorkommenden aufsteigenden Entzündung der Harnwege. Eine **untere** Harnwegsinfektion mit Beteiligung von Blase und Harnröhre wird von einer **oberen** Harnwegsinfektion *(Pyelonephritis)* mit zusätzlicher Beteiligung des Harnleiters und des Nierenbeckens bzw. der Niere unterschieden. Harnwegsinfektionen können **akut** oder **chronisch** auftreten.

Ursachen

Auslösende Bakterien sind meistens **Darmkeime** wie E. coli und Enterokokken, die über die Harnröhre aufsteigen. Im Neugeborenen- und jungen Säuglingsalter entsteht eine Harnwegsinfektion häufig hämatogen, d.h., die Bakterien gelangen über die Blutbahn in die Niere und ableitenden Harnwege.

Risikofaktoren für einen HWI sind VUR (▸ 7.2.2), obstruktive Harntraktanomalien, Urolithiasis, Blasenentleerungsstörung, chronische Obstipation, niedrige Trinkmenge oder falsche Hygiene beim Toilettengang.

Klinik

Bei **Neugeborenen** und **jungen Säuglingen** überwiegen oft **unspezifische Zeichen** wie Trinkschwäche, Irritabilität, Erbrechen und Fieber. **Kleinkinder** und **ältere Kinder** zeigen **spezifische Symptome** wie Dysurie (▸ 7.1.1), Pollakisurie (▸ 7.1.1), Harnträufeln und sekundäre Enuresis (▸ 7.6). Flankenschmerzen bei Nierenbeteiligung geben Kinder eher selten an. **Unspezifische Bauchschmerzen** können dagegen ein Hinweis auf einen oberen Harnwegsinfekt sein.

Aus einer Harnwegsinfektion kann sich ein **septisches Krankheitsbild** (▸ 21.1.3) mit Bakteriämie, hohem Fieber, schlechtem Allgemeinzustand, Leber- und Milzvergrößerung sowie Schädigung an weiteren inneren Organen entwickeln.

Diagnostik

Die (Fremd-)Anamnese und klinischen Befunde lenken den Hinweis auf eine Harnwegsinfektion. Die Diagnose wird durch den charakteristischen **Urinbefund** mit einer Leukozyturie und Bakteriurie sowie durch den mikrobiologischen Nachweis der Bakterien in der **Urinkultur** gestellt (▸ 7.1.2). Deutlich erhöhte Entzündungszeichen sowie eine Leukozytose mit Linksverschiebung sprechen für eine Mitbeteiligung der oberen Harnwege. In der Sonografie wird eine Pyelonephritis bestätigt. Bei Verdacht auf eine Sepsis müssen Blutkulturen abgenommen werden. Besteht bei rezidivierenden Harnwegsinfektionen der Verdacht auf einen vesikoureteralen Reflux (▸ 7.2.2), wird 2–4 Wochen nach der akuten Infektion ein MCU (▸ 7.2.2) durchgeführt.

Therapie

Die antibiotische Therapie wird in Abhängigkeit vom Alter des Kindes und von der Schwere der Erkrankung **oral** oder **intravenös** durchgeführt. Dabei werden Säuglinge in den ersten 4–6 Monaten und Kinder jeden Alters mit einer komplizierten Pyelonephritis oder Urosepsis intravenös antibiotisch behandelt. Unkomplizierte Harnwegsinfekte jenseits des jungen Säuglingsalters können oral z.B. mit Cephalosporinen therapiert werden. Eine erfolgreiche Therapie führt zur Verbesserung der Symptomatik und einer sterilen Urinkultur.

7.4 Nephrolithiasis

Als Nephrolithiasis wird die Steinbildung in der Niere und den ableitenden Harnwegen *(Urolithiasis)* bezeichnet.

Ursachen

Voraussetzung für eine Harn- oder Nierensteinentstehung ist die Kristallisation eines steinbildenden Salzes. Unterstützend ist hier ein stark alkalischer oder ein sehr saurer Urin. So führen

z. B. **Harnwegsinfektionen** (► 7.3) mit Bakterien wie Proteus, Klebsiellen oder Pseudomonas zur Verschiebung des Urin-pH-Werts in den alkalischen Bereich (≥ 6). Bei gleichzeitigem Auftreten einer Harntransportstörung (► 7.2.2) können sich Steine bilden. Weiterhin kann es im Rahmen von verschiedenen anderen Erkrankungen, wie beim Cushing-Syndrom (► 17.3.2), beim Morbus Crohn (► 6.4.5) oder im Rahmen von tubulären Rückresorptionsstörungen, zur Bildung von Harn- oder Nierensteinen kommen. Dabei werden steinbildende Substanzen ungenügend ausgeschieden oder vermehrt resorbiert. Die Steine unterscheiden sich in ihrer Zusammensetzung.

Klinik

Eine Steinerkrankung zeigt sich häufig durch eine **Hämaturie** (► 7.1.2). Selten sind bei Kindern die akuten Symptome des kolikartigen Schmerzes bei der akuten Steinbewegung im ableitenden Harnsystem zu sehen. Weiterhin können **Harnwegsinfektionen,** Harntransportstörungen, **Blasenkrämpfe** und auch **dumpfe Bauchschmerzen** hinweisend sein.

Diagnostik

- **Sonografie** zur Darstellung des Steins, der Harntransportstörung und ggf. der Harnwegsinfektion
- Darstellung von kalziumhaltigen Steinen in der abdominalen **Röntgenübersichtsaufnahme**
- **Urinuntersuchungen** auf steinbildende Substanzen, Mikrohämaturie, Leukozyturie bei Steinen aufgrund eines Harnweginfekts *(Infektsteinen)*
- **Siebung** des Urins zur Steingewinnung und dessen chemischer Analyse

Therapie

- Ausreichende **Analgesie** bei akuten Beschwerden
- Abgangsfähiger Stein und Patient ohne akute Beschwerden: reichlich Flüssigkeitsaufnahme und beispielsweise Hüpfen und Treppensteigen
- Harnwegsinfektion: antibiotische Therapie
- **Invasive Therapie** in Abhängigkeit vom Alter des Kindes und der Größe des Steins:
  - Stoßwellenlithotrypsie: Steinzertrümmerung mittels Stoßwellen
  - Transurethrale endoskopische Steinentfernung mittels Schlinge oder Zange
  - Operative offene Steinentfernung

7.5 Erkrankungen des Nierenparenchyms

7.5.1 Nephrotisches Syndrom (NS)

Die Symptomtrias aus **Proteinurie** (> 3 g/d), **Hypoalbuminämie** und **Ödemen** wird als **nephrotisches Syndrom (NS)** bezeichnet. Durch den Eiweißverlust über den Urin *(Proteinurie)* kommt es zur Verminderung des Serumeiweißes *(Hypoalbuminämie)* und durch Verminderung des onkotischen Drucks aufgrund des Albuminverlusts zur Ausbildung von Ödemen und Aszites. Der Verlust von Immunglobulinen und Gerinnungsfaktoren kann zu einer erhöhten Infektanfälligkeit und erhöhter venöser Thromboseneigung kommen.

> **Vorsicht**
>
> **Gefahr der Lungenembolie**
>
> Aufgrund der erhöhten venösen Thromboseneigung der Betroffenen besteht die Gefahr der Lungenembolie.

Ursachen

In den meisten Fällen liegt ein **primäres NS** (*Minimal-Change-Glomerulopathie,* siehe unten) vor. **Sekundäre NS** sind möglich bei:

- Glomerulonephritiden (► 7.5.2)
- Systemerkrankungen wie Purpura Schönlein-Henoch (► 18.3.1), Lupus erythematodes (► 18.4.2)
- Bestimmten Medikamenten
- Infektionskrankheiten, z. B. Hepatitis B (► 6.6.3)

Weiterhin gibt es ein **kongenitales nephrotisches Syndrom.** Dieses wird autosomal-rezessiv vererbt. Eine pränatale Diagnostik ist möglich. Die Kinder gedeihen oft sehr schlecht. Ihre Überlebenszeit kann durch eine frühzeitige beidseitige Nierenentfernung, anschließende Dialyse (► 7.5.5) und Nierentransplantation (► 7.5.5) deutlich verlängert werden.

Minimal-Change-Glomerulopathie

Die **Minimal-Change-Glomerulopathie** tritt bevorzugt bei Kindern zwischen 1 und 5 Jahren auf, dabei sind Jungen doppelt so häufig betroffen wie Mädchen.

Klinik

- Lidödeme, besonders morgens nach dem Schlaf, und prätibiale Ödeme

- Verminderte Harnproduktion (► 7.1.1)
- Gewichtszunahme durch Flüssigkeitseinlagerung und verminderte Harnproduktion

Oft gehen einer Minimal-Change-Glomerulopathie Virusinfekte voraus.

Diagnostik

- Anamese: vorausgegangene Atemwegsinfekte
- Urinuntersuchungen: Proteinurie, Albuminurie, Mikrohämaturie
- Blutuntersuchungen: Hypoalbuminämie, Hypoproteinämie, Hyperlipidämie, Hypercholesterinämie, Kreatinin normal bis erhöht
- Nierenbiospie: bei der typischen Minimal-Change-Glomerulopathie in der Regel nicht nötig

Therapie

Meist wird durch eine **orale Steroidtherapie** eine Remission (vorübergehendes Zurückgehen der Krankheitserscheinungen) erreicht. Eine Proteinurie ist dann nicht mehr nachweisbar. Steroidresistente Formen (trotz Steroidtherapie ist die Proteinurie weiter nachweisbar) werden zur weiteren diagnostischen Abklärung nierenbiopsiert und mit Cyclosporin A behandelt. Kinder mit einem Rezidiv werden erneut mit Steroiden und ggf. auch mit Cyclosporin A behandelt.

Prognose

Ein Drittel der Patienten ist nach einem Ereignis gesund, ein weiteres Drittel hat selten Rezidive. Ein Drittel der Kinder benötigt weiterhin Steroide oder hat häufige Rezidive und wird dann immunsuppressiv behandelt (Muntau 2018).

7.5.2 Glomerulonephritis

Bei der **Glomerulonephritis (GN)** handelt es sich um eine akute oder chronische Veränderung an den Glomeruli im Nierenparenchym, die entzündlich oder nicht entzündlich bedingt sein kann.

Ursachen und Einteilung

Die vielen verschiedenen Formen der GN werden nach ihren **Ursachen** wie folgt eingeteilt:

- Akute postinfektiöse GN, z. B. Poststreptokokken-GN
- Idiopathische, chronische GN
- Familiäre GN, z. B. familiäre benigne Hämaturie
- GN bei Systemerkrankungen, z. B. Purpura Schönlein-Henoch (► 18.3.1), Lupus erythematodes (► 18.4.2), hämolytisch-urämisches Syndrom (► 7.5.3). Amyloidose, Diabetes mellitus (► 16.1.1)

Klinik

Häufig zeigen sich deutliche Symptome erst im weiteren Verlauf der Erkrankung. Den verschiedenen Formen sind folgende **Symptome** gemeinsam:

- Ödeme (Lidödeme oder prätibial)
- Asymptomatische Proteinurie oder Hämaturie (► 7.1.2), z. B. als bierbrauner Urin (**Makrohämaturie**) oder als Nachweis im Schnelltest und Sediment (**Mikrohämaturie**)
- Nierenfunktionsverlust mit Oligo- und Anurie (► 7.1.2), Erhöhung der Nierenretentionswerte
- Erhöhte Infektanfälligkeit aufgrund des Verlusts von Immunglobulinen
- Arterielle Hypertonie

Diagnostik

Die Diagnose setzt sich aus den klinischen Symptomen, den Urin-und Blutergebnissen und Urinsediment sowie weiteren **speziellen zusätzlichen Befunden** zur Abklärung oder im Rahmen von Systemerkrankungen zusammen.

- Poststreptokokken-GN: Rachenabstrich, Streptokokkentiter, Serumkreatinin und Harnstoff ↑, C_3-Komplement ↓, BSG ↑
- IgA-Nephritis: Proteinurie, Nierenbiopsie
- Familiäre benigne Hämaturie: Nachweis der Mikrohämaturie oft über mehrere Generationen, keine chronische Niereninsuffizienz in der Familienanamnese

Therapie

- Bei einer Nierenfunktionseinschränkung muss beachtet werden:
  - Flüssigkeitseinschränkung bei Ödemen, abgewägte Gabe von Diuretika, z. B. Furosemid
  - Diät mit eiweißarmer und kochsalzarmer Kost
  - Antihypertensive Therapie bei arterieller Hypertonie, z. B. mit Nifidepin oder Clonidin
  - Bettruhe bei schlechtem Allgemeinzustand, Ödemen und Hypertonie
- Die weiteren therapeutischen Entscheidungen richten sich nach der Form und Ursache der GN:
  - Poststreptokokken-GN: ggf. antibiotische Therapie mit Penicillin
  - Idiopathische, chronische GN: ggf. medikamentöse Therapie mit Steroiden und Immunsuppressiva wie Cyclosporin A

Prognose

Eine Poststreptokokken-GN heilt in der Regel aus. Die GN bei Systemerkrankungen wie auch die idiopathischen, chronischen GN haben sehr unterschiedliche Heilungstendenzen. Es sind sowohl unkomplizierte Verläufe als auch Übergänge in die chronische Niereninsuffizienz (► 7.5.4) möglich. Patienten mit familiärer benigner Hämaturie zeigen trotz anhaltender Hämaturie über viele Jahre eine normale Nierenfunktion.

7.5.3 Hämolytisch-urämisches Syndrom (HUS)

Das gemeinsame Auftreten von **Hämolyse, Thrombopenie, Kreatinin- und Harnstoffanstieg** im Serum, verbunden mit einer **Oligurie oder Anurie,** wird als **hämolytisch-urämisches Syndrom (HUS)** bezeichnet. Das HUS ist die häufigste Ursache des akuten Nierenversagens (► 7.5.4) im Kindesalter. Der Häufigkeitsgipfel liegt bei Kindern im Alter von 1 bis 4 Jahren, die Erkrankung kann jedoch in jedem Alter vorkommen. Der häufigsten Variante, dem infektassoziierten HUS, geht eine blutige Durchfallerkrankung 3–10 Tage voraus.

Ursachen

Eine **Infektion** mit enterohämorrhagischen E. coli (EHEC, zu 80 %), Salmonellen, Shigellen und Campylobacter ist die häufigste Ursache des HUS. Weitere seltene Ursachen sind beispielsweise **systemische Erkrankungen** (Tumoren, Glomerulonephritiden, Transplantatabstoßungensreaktionen), Medikamenteneinnahme oder eine vererbte Form.

Klinik

- Wässrige und/oder blutige Diarrhö
- Ggf. Infekt der oberen Luftwege
- Akute Blässe aufgrund der Anämie
- Oligurie mit Blutbeimengung oder Anurie
- Periphere Ödeme
- Arterielle Hypertonie
- Fieber, Emesis, Bauchschmerzen und neurologische Symptome wie Schläfrigkeit oder Krampfanfälle

Diagnostik

- Hämolyse: niedriger Hämoglobinwert, im Blutausstrich (► 15.1.2), Fragmentozyten (Bruchstücke von Erythrozyten), LDH ↑
- Thrombopenie, aber normale Gerinnung
- Kreatinin- und Harnstoffanstieg
- Urin: Hämaturie, Proteinurie
- Stuhl: EHEC-Erregernachweis

Therapie

Eine kausale Therapie gibt es bisher nicht. Die **symptomatische Therapie** umfasst:

- Flüssigkeitsbilanzierung
- Diuretikum zur Steigerung der Diurese (bei hypovolämischer Oligurie kontraindiziert)
- Transfusion bei Hb-Werten ≤ 5 g/dl
- Nierenersatztherapie bei akutem Nierenversagen (in ca. 65 % der Fälle notwendig [Böswald et al. 2019])
- Keine Rohmilch und nur gut durchgegartes Fleisch
- Ggf. Plasmapherese (Entfernung der Toxine im Blut) mit Ersatz durch Gefrierplasma

Prognose

Mortalitätsrate 2 %. 3 % der Erkrankten entwickeln im Verlauf vieler Jahre eine chronische Niereninsuffizienz (Böswald et al. 2019; ► 7.5.4).

7.5.4 Niereninsuffizienz

Akutes Nierenversagen

Das **akute Nierenversagen** ist definiert als der Anstieg der Retentionswerte (Kreatinin und Harnstoff im Serum) bei akuter Abnahme der Nierenfunktion. Häufig ist es verbunden mit einer Oligo- bzw. Anurie. Es gibt jedoch auch ein polyurisches Nierenversagen.

Ursachen

Bei den Ursachen werden unterschieden:

- **Prärenal:** Verminderte Durchblutung der Nieren bei Verminderung des Blutvolumens oder des arteriellen Mitteldrucks
  - Akute Blutung, z. B. Blutverlust bei einem Unfall
  - Dehydratation, z. B. bei Gastroenteritis (► 6.4.3), Diuretikaüberdosierung
  - Herzinsuffizienz oder Leberzirhose
  - Hypoproteinämie, z. B. beim nephrotischen Syndrom (► 7.5.1)
  - Schock (► 21.1) oder Sepsis
- **Renal:** Schädigung des Nierenparenchyms mit Tubulusnekrose
  - Prolongiertes prärenales Nierenversagen
  - Akute Glomerulonephritis (► 7.5.2)
  - Hämolytisch-urämisches Syndrom (► 7.5.3)
  - Toxische Schädigung der Niere z. B. durch Medikamente (Paracetamol), Röntgenkon-

trastmittel, organische Lösungsmittel, Pigmente wie Hämoglobin und Myoglobin
  - Schwere Infektionen und septischer Schock (▸ 21.1.3)
- **Postrenal:** Behinderung des Harnabflusses
  - Harntransportstörungen (▸ 7.2.2) wie Ureterabgangsstenose, Urethralklappen
  - Harnsteine (▸ 7.4)
  - Verletzungen und Hämatome

Klinik

Die **Symptome** des akuten Nierenversagens gehen mit Überwässerung und der Ausbildung von Ödemen und Aszites einher. Die Patienten klagen über Übelkeit, Erbrechen und Kopfschmerzen. Es zeigt sich eine Oligo- oder Anurie. Häufig treten eine arterielle Hypertonie oder Zeichen der Herzinsuffizienz, ein Lungen- oder Hirnödem, ggf. auch Krampfanfälle oder ein urämisches Koma auf.

Diagnostik

- Anstieg von Kreatinin und Harnstoff
- Metabolische Azidose (▸ 8.2.1), möglicherweise Hyperkaliämie (▸ 8.3.1)
- Urinuntersuchung: Erfassen des Volumenstatus
- Sonografie zum Ausschluss einer postrenalen Ursache
- Röntgen-Thorax bei Lungenödem
- Ggf. Nierenbiopsie

Therapie

Die Therapie besteht in der **Beseitigung der Ursachen** des akuten Nierenversagens:

- Beseitigung der Harntransportstörung bei postrenalem Nierenversagen
- Absetzen potenziell nierentoxischer Medikamente
- Beseitigung des Volumenmangels bei prärenalem Nierenversagen
- Flüssigkeitsbilanzierung mittels Ein- und Ausfuhrkontrolle und tgl. Gewichtskontrolle
- Senkung des Kaliumspiegels mit Resonium (Kationenaustauscherharz) oder Glukose-Insulin-Infusionen
- Dialyse

Pflege

- Kinder mit einer akuten Niereninsuffizienz werden häufig auf einer Intensivstation betreut.
- Neben der sonst intensiven Überwachung und Pflege liegen bei der akuten Niereninsuffizienz die Schwerpunkte der Pflege auf Flüssigkeitsbilanzierung (inkl. Gewichtskontrolle 1–2 × tgl.), Infusionspflege und Beobachtung der Bewusstseinslage.

> **Definition**
>
> **Flüssigkeitsbilanz**
>
> Differenz zwischen Einfuhr und Ausfuhr. Wird mehr Flüssigkeit ausgeschieden als dem Körper zugeführt wird, spricht man von einer Minusbilanz. Demzufolge besteht eine Plusbilanz, wenn weniger Flüssigkeit ausgeschieden wird als dem Körper zugeführt wird.
> Zur Einfuhr werden alle Flüssigkeiten gerechnet, die der Patient zu sich nimmt (oral, über Magensonde oder venös), zur Ausfuhr gehören alle Flüssigkeiten, die der Körper ausscheidet (über die Niere, als Erbrochenes, als dünnflüssiger Stuhl bei Diarrhö, als Drainagensekrete).
> Besteht eine Oligurie, so darf dem Patienten nur so viel Flüssigkeit zugeführt werden wie auch über den Harn abgeführt wird.

- Der Blutdruck muss mehrmals täglich kontrolliert werden. Daneben ist auf eine kalorienreiche, eiweiß-, kalium- und natriumarme Diät zu achten.

Chronische Niereninsuffizienz

Als **chronische Niereninsuffizienz** wird der irreversible Verlust an Nierenfunktion, gemessen an der glomerulären Filtrationsrate (GFR), bezeichnet.

> **Definition**
>
> **Glomeruläre Filtrationsrate**
>
> *(GFR, Kreatinin-Clearance)*
> Volumen, das pro Zeiteinheit von den Glomeruli der Nieren filtriert wird. Die GFR ist einer der wichtigsten Parameter zur Beurteilung der Nierenfunktion.
> Zur Bestimmung wird neben der neben Plasma-Kreatinin- oder -Inulinkonzentration die Menge an ausgeschiedenem Urin sowie die Konzentration von Kreatinin oder Inulin im 24-Stunden-Sammelurin benötigt. Dazu ist neben einer Blutabnahme ein 24-Stunden-Sammelurin erforderlich. Bei Kindern kann die GFR auch nach der Schwartz-Formel berechnet werden.

Einteilung

- **Milde Niereninsuffizienz** mit leichter Einschränkung der Funktion ohne Anstieg der Retentionswerte (GFR 50–80 % der Altersnorm)
- **Moderate Niereninsuffizienz** oder Stadium der **kompensierten Niereninsuffizienz,** noch keine

klinischen Zeichen einer Urämie (GFR 30–50 % der Altersnorm)
- **Präterminales Nierenversagen** mit klinischen Zeichen der Urämie (GFR 20–30 % der Altersnorm)
- **Terminales Nierenversagen** (GFR ≤ 20 % der Altersnorm)

Ursachen
- Im Säuglingsalter angeborene Fehlbildungen der Nieren und der ableitenden Harnwege (► 7.2), z. B. Zystennieren
- Bei Klein- und Schulkindern chronische GN (► 7.5.2), HUS (► 7.5.3), Nierenversagen durch toxische Schädigung

Klinik
Die klinischen Symptome sind abhängig von der Grundkrankheit und dem Alter der Kinder.
- Zeichen der **Urämie:**
  - Oligo-/Anurie und Anstieg der Retentionswerte
  - Arterielle Hypertonie
  - Störungen des Wasser-, Elektrolyt- und Säure-Basen-Haushalts (► Kap. 8)
- Endokrinologische Störungen:
  - Verminderung der Erythropoetinsynthese, auch daraus folgende renale Anämie
  - Störungen des Knochenstoffwechsels durch Abfall des Vitamins D und Anstieg des Parathormons (► 17.2)
  - Störung des Säure-Basen-Haushalts mit Hyperkaliämie
  - Störungen der Pubertätsentwicklung und des Wachstums (► 17.4)
- Schädigung anderer Organe durch die Urämietoxine

Therapie
Neben der Behandlung der Grundkrankheit stehen der längstmögliche Erhalt der Nierenfunktion und die Behandlung der Komplikationen der Niereninsuffizienz im Vordergrund. Die Betroffenen und die Eltern werden ausführlich auf die ggf. nötige Nierenersatztherapie (► 7.5.5) vorbereitet.
- Flüssigkeitsbilanzierung und Diuretika zur Wasserausscheidung, eiweiß-,natrium- und kaliumarme Kost, Ausgleich der Azidose
- Vermeidung nephrotoxischer Substanzen
- Erythropoetingaben, Eisensubstitution
- Substitution mit Vitamin D und Kontrolle der Knochenstoffwechselparameter
- Ggf. Vorbereitung auf Nierenersatztherapie
- Medikamentöse Therapie der arteriellen Hypertonie
- Wachstumshormontherapie bei Wachstumsstörungen
- Ggf. Nierentransplantation

7.5.5 Nierenersatztherapie

Als **Nierenersatztherapie** stehen die beiden Formen der Dialyse – die Hämodialyse und die Peritonealdialyse – sowie die Nierentransplantation zur Verfügung.

Definition

Dialyse

(Nierenersatzverfahren)

Verfahren zur Reinigung des Bluts außerhalb des Körpers mittels einer Maschine.

Die Entscheidung zur Nierenersatztherapie wird anhand der Nierenretentionsparameter wie Serumkreatinin, Harnstoff und der Klinik getroffen. Ziele sind die Elimination von Wasser und harnpflichtigen Substanzen aus dem Blut sowie die Korrektur der Verschiebungen im Wasser-, Elektrolyt- und Säure-Basen-Haushalt.

Hämodialyse
Die Blutreinigung erfolgt durch einen **Hämofilter,** in den das Blut des Patienten mittels eines Schlauchsystems gelangt. Die harnpflichtigen Substanzen werden durch eine semipermeable (halb durchlässige) Membran durch Diffusion bei einem Konzentrationsgefälle entfernt und substitutionspflichtige Substanzen wie Kalzium und Bicarbonat aufgenommen. Das gereinigte Blut gelangt zurück zum Patienten. Für die Hämodialyse ist ein adäquater Gefäßzugang notwendig. Dafür wird den Kindern eine arteriovenöse Fistel *(Shunt)* chirurgisch angelegt oder ein entsprechender Gefäßkatheter implantiert.

Pflege
Wird ein **Shunt** angelegt, so benötigt dieser höchste Aufmerksamkeit bei der Pflege und der Punktion. Dies gilt bereits unmittelbar nach der Anlage.
- Entsprechende Extremität erhöht positionieren und ruhig stellen
- Wundschutz in Form eines gut schließenden Deckverbands, der den Shunt jedoch nicht komprimiert
- Für die Dauer von 1 Woche Antibiotika

- Ggf. nach ärztlicher Anordnung Antikoagulanzien oder Analgetika
- Shuntdurchgängigkeit durch Palpation und Auskultation mittels Stethoskop kontrollieren
- Blutdruckmessungen und Gefäßpunktionen nicht am Shunt-Arm durchführen

Im weiteren Verlauf müssen der Patient und/oder die Eltern auf einen korrekten Umgang mit dem Shunt achten: Der Patient kann den Shunt-Arm fast ohne Einschränkungen nutzen. Tätigkeiten mit erhöhter Verletzungsgefahr sollten aber unterbleiben, da es zu Shuntblutungen kommen könnte.

Praxistipp

Shuntkontrolle

Betroffene Kinder und deren Eltern sind in der Kontrolle des Shunts anzuleiten, die regelmäßig erfolgen muss. Dabei ist auf die Funktion (Schwirren beim Abtasten, Rauschen beim Abhören) und Besonderheiten wie Rötungen, Verhärtungen, Hämatome und Schmerzen zu achten.

Peritonealdialyse

Bei dieser Form der Dialyse wird das **Peritoneum** (Bauchfell) als Austauschmembran genutzt. Die Patienten erhalten einen Katheter, um die kaliumfreie Dialyseflüssigkeit in den Bauchraum einbringen zu können. Nach Austausch der harnpflichtigen Substanzen wird die Flüssigkeit wieder aus dem Bauchraum entleert. Häufig wird eine nächtliche Form der Peritonealdialyse gewählt, da die Kinder und Jugendlichen so tagsüber nur wenig in ihren Aktivitäten eingeschränkt sind. Der Nachteil ist das Risiko einer Peritonitis.

Nierentransplantation

Die Langzeitdialysebehandlung im Kindesalter mündet in eine **Nierentransplantation.** Deren Erfolg ist abhängig von der

- Art der Spende (Lebendspende besser),
- Vorbereitung (Gewebeverträglichkeit, Impfstatus),
- Nachsorge in einer nephrologischen Spezialambulanz.

Eine **Abstoßungsprophylaxe** wird durch die Gabe von immunsuppressiven Medikamenten wie Cyclosporin A, Tacrolimus und Kortisonpräparaten lebenslang durchgeführt. Die Lebensqualität der Kinder nach Nierentransplantation ist bei guter Nachsorge und Compliance im Vergleich zur Dialyse im Regelfall deutlich besser.

7.6 Enuresis

Eine kontrollierte Harnentleerung wird ab einem Alter von 4–5 Jahren häufig erreicht. Besteht Einnässen darüber hinaus, wird von einer **Enuresis** gesprochen. Die **Enuresis diurna** (am Tage) wird von der **Enuresis nocturna** (nachts) unterschieden. War das Kind bereits 6 Monate trocken und nässt dann wieder ein, spricht man von einer **sekundären Enuresis** im Gegensatz zur **primären Enuresis.**

Ursachen

Funktionelle Blasenentleerungsstörungen, beispielsweise bei der Überfunktion der Blasenentleerungsmuskulatur, sind von Entleerungsstörungen mit organischen Ursachen, z. B. bei Spina bifida (▸ 9.1), Fehlbildungen der unteren Harnwege (▸ 7.2.2) zu unterscheiden. ADHS (▸ 20.3) und psychosoziale Belastungen sind weitere Risikofaktoren, ebenso eine Entwicklungsverzögerung.

Diagnostik

Eine genaue Anamnese bezüglich der familiären Situation (z. B. Geschwisterrivalität), des sozioökonomischen Status, Hinweisen auf andere Erkrankungen und der psychomotorischen Entwicklung ist erforderlich. Neben der Auswertung eines Enuresistagebuchs gehören die orientierende Untersuchung der Nieren und ableitenden Harnwege mittels Sonografie, die Beobachtung der Harnentleerung und die Funktionsprüfung mithilfe der Urodynamik und der Uroflowmetrie zur Diagnosestellung.

Therapie

Die Therapie der **organischen** und insbesondere der **neurogenen Blasenentleerungsstörungen** ist schwierig. Die frühe Anwendung der mehrmals täglichen transurethralen Blasenkatheterisierungen durch die Eltern oder durch ältere Kinder selbst wird empfohlen, z. B. bei Kindern mit einer Spina bifida (▸ 9.1). Das wichtigste Ziel ist die Vermeidung von Harnwegsinfektionen (▸ 7.3).

Die Behandlung der **funktionellen Blasenentleerungsstörungen** beinhaltet Folgendes:

- Enuresistagebuch mit Belohnungen
- Tagsüber regelmäßiges Trinken mit reduzierter Trinkmenge abends
- Regelmäßige willkürliche Harnentleerungen ca. 4–6 × tgl.
- Apparative Verhaltenstherapie mit einem Alarmgerät, z. B. Klingelhose (ein Klingelton

ertönt, sobald die Hose feucht wird, um auf den Harndrang aufmerksam zu machen)
- Bei fehlendem Anstieg der Urinosmolarität nachts Therapie mit Desmopressin oder Minirin oral abends

7.7 Erkrankungen des männlichen Genitales

7.7.1 Hypospadie

Die **Hypospadie** ist die häufigste Fehlbildung des unteren Harntrakts, bei der es zu einer ventralen Spaltbildung der distalen Harnröhre kommt (▸ 17.5).

Ursachen und Formen

Bei den **leichten Formen** der Hypospadie befindet sich die Öffnung auf der Glans des Penis oder auf dem Penisschaft. Die **schweren Formen** mit der Öffnung der Harnröhre im Skrotum oder perineal (im Bereich des Damms) sind häufig auf eine Störung der Hodenentwicklung oder auf Hormonstörungen zurückzuführen (▸ Abb. 7.2) und erfordern eine Hormon- und ggf. Chromosomenabklärung.

Diagnostik

Durch die klinische Untersuchung kann der Schweregrad der Hypospadie festgestellt werden. Beim Vollbild der Erkrankung zeigt sich eine auf der Ventralseite des Penis liegende Harnröhrenmündung, eine Spaltbildung der Glans und der Vorhaut mit klassischer dorsaler Vorhautschürze sowie eine Ventralverkrümmung des Penis.

Bei den **schweren Formen** sollte eine umfassende Diagnostik mit Familienanamnese, Untersuchung der Gonaden, ggf. Hinweise auf weitere Fehlbildungen, Chromosomenanalyse und Hormonanalyse durchgeführt werden.

Therapie

Fallbeispiel

Gute Vorbereitung ist alles

Marek Rossi ist Auszubildender im ersten Ausbildungsdrittel, und sein nächster Orientierungseinsatz wird auf einer kinderchirurgischen Station sein, die auch viele urologische Krankheitsbilder behandelt.
Weil Marek noch nicht viel über den Bereich Kinderurologie weiß, informiert er sich auf der Krankenhaus-Website. Dort liest er von der Hypospadie, die in vielen Fällen an einer schürzenförmigen Vorhaut und einer Peniskrümmung erkennbar ist, und dass die Kinder je nach Ausprägungsgrad unterschiedlich komplexen Operationsverfahren unterzogen werden. Denn je weiter unten sich die Harnröhre befindet, desto mehr ist der Penis in seinen Strukturen gestört. Und Marek erfährt, dass die Kinder nach der Operation einen „Dripping-Stent" bekommen. Marek überfliegt die Erklärung, ohne sie richtig zu verstehen, und geht etwas besorgt in seinen Einsatz. Denn er hat gelesen, dass nach dem Eingriff ein Nachblutungsrisiko und das Risiko einer Fistelbildung bestehen.
Auf der kinderurologischen Station betreut er einen eineinhalbjährigen Jungen nach dieser Operation. Als er den Kleinen unter Anleitung wickelt, wird ihm klar, was dieser „Dripping-Stent" ist …

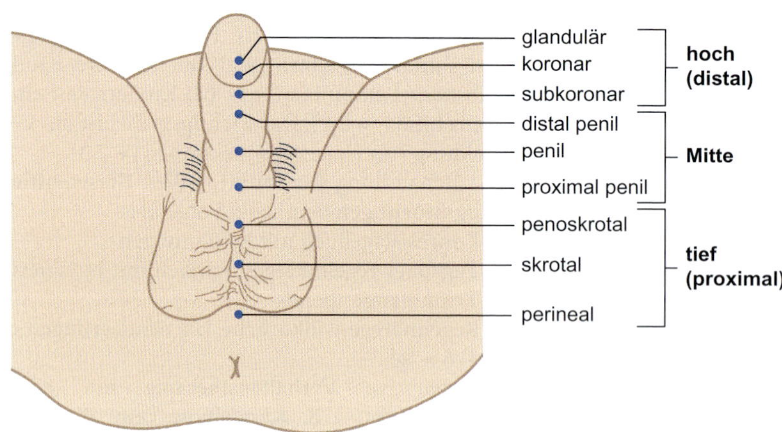

Abb. 7.2 Formen der Hypospadie. [L231]

Eine **operative Korrektur** in den beiden ersten Lebensjahren wird empfohlen. Intraoperativ kann mithilfe einer Erektionsprobe (Abdrücken des venösen Abflusses oder NaCl-0,9 %-Injektion in den Schwellkörper) das Ausmaß der Penisverkrümmung festgestellt werden. Operativ wird nach Penisschafthautdegloving (Abziehen der Penisschafthaut) und Penisbegradigung der fehlende Harnröhrenanteil aus der Penisschafthaut oder der Schleimhaut der Vorhaut, des Munds oder der Harnblase gebildet. Ziele sind ein gerader Penisschaft, ein kräftiger Harnstrahl und ein gutes kosmetisches Ergebnis. Ein bis zur Abheilung verbleibender **Dripping-Stent** dient der vorübergehenden Schienung und sorgt dafür, dass der Harn ablaufen kann, ohne mit der neu gebildeten Harnröhre in Kontakt zu kommen.

Fallbeispiel

Gute Vorbereitung ist alles

Beim Wickeln sieht Marek einen dünnen weißen Schlauch aus der Harnröhre des Jungen ragen und folgert, dass es sich dabei um den Dripping-Stent handeln muss. Er nimmt sich vor, das nächste Mal aufmerksamer zu lesen.

7.7.2 Epispadie

Auch die **Epispadie** ist eine Fehlbildung der Harnröhre. Diese ist selten und betrifft sowohl Jungen als auch Mädchen. Sie kommt selten isoliert vor, meist im Rahmen einer Blasenekstrophie (▸ 7.7.8).

Klinik

Beim Jungen

Betroffene Jungen weisen eine dorsale Spaltbildung der Harnröhre mit proximaler Fehlmündung der Harnröhre auf, der Penis ist breit und kurz. Es zeigt sich eine dorsale Penisverkrümmung, eine klaffende Symphyse (Schambeinknochen) und eine ventrale Vorhautschürze.

Je nach Position der Harnröhrenmündung werden verschiedene Formen unterschieden. Je weiter proximal die Harnröhre endet, desto größer ist die Wahrscheinlichkeit, dass der Urin nicht willentlich gehalten werden kann.

Beim Mädchen

Beim Mädchen zeigt sich die Harnröhre gespalten, die Symphyse in unterschiedlichem Ausmaß klaffend. Somit können die Anteile der Klitoris in ihrer Entwicklung nicht miteinander verwachsen und eine gespaltene Klitoris entsteht. Oft ist der Blasenhals mitbetroffen. Meist kommt es zu einer Stressinkontinenz.

Therapie

Ein **operativer Eingriff** ist nötig, um die Kontinenz der Harnblase herzustellen und eventuelle Genitalkorrekturen vorzunehmen.

7.7.3 Präputialverklebung und Phimose

Präputialverklebung (Verklebung der Vorhaut mit der Eichel) und **Phimose** (Vorhautverengung) sind beim Neugeborenen und Säugling physiologisch und lösen sich in den ersten Lebensjahren spontan. Bei der Miktion kann es zur Ballonbildung kommen, und es besteht die Gefahr einer **Paraphimose,** d.h., nach dem Zurückstreifen der Vorhaut über die Eichel kann die Vorhaut nicht repositioniert werden und es kann zu Störungen der Blutzirkulation im Penis kommen, die mit Schmerzen und Schwellung verbunden ist.

Das Auftragen einer kortisonhaltigen Salbe, z.B. Betamethasonsalbe, über 4 Wochen kann die Vorhautverengung und die Phimose verbessern. Eine Narbenphimose kann nach vorzeitiger Manipulation entstehen. Eine operative Zirkumzision (Beschneidung) sollte bei Miktionsstörungen, vermehrten Entzündungen wie Harnwegsinfektionen (▸ 7.3) oder Balanitiden (▸ 7.7.3) nach einer Paraphimose oder bei dem Vorliegen einer Narbenphimose erfolgen.

Praxistipp

Nach der Zirkumzision

Bei einer Zirkumzision achten Pflegende postoperativ auf Schwellung des Penis und ob die störungsfrei verläuft. Gegebenenfalls verabreichen sie nach ärztlicher Anordnung Analgetika.

7.7.4 Balanitis und Orchitis

Zur Entzündung der Vorhaut und der Glans **(Balanitis)** kommt es meist bei Jungen mit einer Phimose. Der distale Teil des Penis ist geschwollen und gerötet, beim Zurückstreifen der Vorhaut kann es zur Entleerung von eitrigem Sekret kommen. Sind Vorhaut und Eichel betroffen, bezeichnet man dies als **Balanoposthitis.**

Eine **Orchitis** (Entzündung des Hodens) kann durch Viren (z.B. Mumps, ▸ 14.2.2) oder selten auch durch Bakterien (z. B. Salmonellen) ausgelöst werden, ggf. tritt sie auch als Begleitorchitis bei Epididymitis (Nebenhodenentzündung) auf. Der Hoden ist wie bei einem akuten Skrotum (▶ 7.7.6) schmerzhaft geschwollen und gerötet, Abgeschlagenheit und Fieber können auftreten.

Therapie

Sitzbäder sowie desinfizierende und kühlende Umschläge sind die Therapie der Wahl; ggf. wird bei rezidivierenden Balanitiden die Phimose operativ beseitigt. Besteht der Verdacht auf eine bakterielle Orchitis, sollte eine systemische antibiotische Therapie erfolgen, ansonsten wird auf lokale, antiseptische Maßnahmen zurückgegriffen. Bei Hinweis auf eine Abszessbildung ist eine operative Freilegung notwendig.

7.7.5 Hydrozele und Varikozele

Als **Hydrozele** (Wasserbruch) wird die Flüssigkeitsansammlung in den Hodenhüllen bezeichnet. Das Skrotum ist prall-elastisch geschwollen, aber schmerzlos. Mittels Diaphanoskopie (Durchleuchtung des Hodens mit Lichtstrahlen) oder einer Hodensonografie wird die Diagnose gestellt. Besteht die Hydrozele über das 1. Lebensjahr hinaus, zeigt sie eine deutliche Größenzunahme oder verursacht sie Beschwerden, sollte sie operativ entfernt werden.
Die **Varikozele** ist eine pathologische Erweiterung des Venengeflechts der Hodenhüllen. Ursache ist ein Rückfluss des Bluts, da die Venenklappen nicht exakt schließen. Eine operative Korrektur ist möglich.

7.7.6 Hodentorsion

Eine Verdrehung des Samenstrangs **(Hodentorsion)** zeigt das Krankheitsbild des **akuten Skrotums.** Innerhalb kurzer Zeit kommt es durch den Stau des venösen Bluts zu einer Minderdurchblutung von Hoden und Nebenhoden, die innerhalb weniger Stunden zum Verlust der Funktion und zum Absterben des Hodens führen kann.

> **Definition**
>
> **Akutes Skrotum**
>
> Krankheitsbild, das mit einem akuten oder schubweise einsetzenden Schmerz im Skrotum (Hodensack) und dessen Schwellung einhergeht. Als Ursachen kommen verschiedene Erkrankungen infrage, u. a. Hodentorsion, Orchitis, Nebenhodenentzündung. in jedem Fall handelt es sich um einen **urologischen Notfall,** der sofortiger Abklärung und Behandlung bedarf!

Das Skrotum ist extrem schmerzhaft, geschwollen, gerötet oder livide verfärbt, der Kremasterreflex wird aufgehoben, und die Kinder schreien aufgrund der Schmerzen.
Um Hoden und Nebenhoden zu erhalten, ist eine sofortige Operation durchzuführen. Dabei erfolgt die einseitige bzw. beidseitige Befestigung des Hodens *(Orchidopexie),* um einer erneuten Hodentorsion vorzubeugen.

> **Vorsicht**
>
> **Notfall Hodentorsion**
>
> - Hochakutes, sehr schmerzhaftes Krankheitsbild
> - Sofortige Operation notwendig!

7.7.7 Hodenhochstand

Der **Hodenhochstand** *(Maldescensus testis)* ist die häufigste angeborene Anomalie des Urogenitaltrakts. Normalerweise wandert der Hoden im Lauf der fetalen Entwicklung durch den Leistenkanal ins Skrotum. Ist dieser Prozess gestört oder nicht abgeschlossen, spricht man von einem Hodenhochstand.
Er tritt bei 0,7 bis 3 % der reif geborenen Jungen auf. Bei Frühgeborenen liegt die Häufigkeit bei ca. 30 %. Ein spontanes postnatales Herabwandern des Hodens in das Skrotum (Deszensus) wird bei 7 % bis zum Ende des 1. Lebensjahrs beobachtet (AWMF 2016).

Formen

- **Kryptorchismus:** „verborgene" Hoden, z. B. Bauchhoden.
- **Leistenhoden:** Der Hoden liegt im Leistenkanal.
- **Gleithoden:** Der Hoden liegt inguinal vor dem Skrotum und kann ins Skrotum mobilisiert werden, gleitet jedoch aufgrund des zu kurzen Samenstrangs wieder in seine Ausgangsposition zurück.

> **Merke**
>
> **Pendelhoden**
>
> Der Pendelhoden ist eine physiologische Normvariante und kein Hodenhochstand. Der Hoden wird durch den überschießenden Kremasterreflex nach oben gezogen, liegt jedoch die meiste Zeit skrotal.

Klinik und Diagnostik

Bei der Untersuchung erfolgen die Inspektion des Genitals sowie die Palpation der Leiste und des Skrotums auf beiden Seiten in warmer Umgebung. Wenn der Hoden nicht tastbar ist, erfolgt eine Sonografie oder ggf. MRT-Untersuchung zur Darstellung der Lage des Hodens.

Therapie

Die Behandlung des Hodenhochstands sollte bis zum 12. Lebensmonat abgeschlossen werden. Dadurch kann eine Schädigung des Hodens durch die zu warme Umgebungstemperatur verhindert und das Karzinomrisiko vermindert werden.

- Abwarten des Spontandeszensus in den ersten 6 Lebensmonaten
- Laparoskopische Hodensuche bei Kryptorchismus
- Operation mit Orchidopexie des betroffenen Hoden im Skrotum

Pflege

- Bettruhe
- Auf Entzündungszeichen der Wunde achten
- Ggf. Analgetika nach ärztlicher Anordnung

7.7.8 Blasenekstrophie

Die Blasenekstrophie ist eine komplexe Fehlbildung, bei der die Bauchwand nicht verschlossen ist. Harnblase und Harnröhre sind ventral offen, da die Verschlussmuskulatur des Blasenbodens und die Symphyse fehlen (► Abb. 7.3). Jungen sind häufiger betroffen als Mädchen.

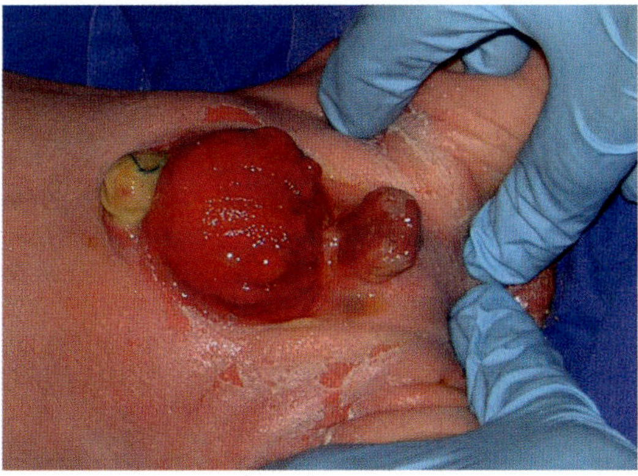

Abb. 7.3 Blasenekstrophie bei männlichem Säugling. [G879-002]

Bei Jungen liegt bei der klassischen Blasenekstrophie ebenso eine Epispadie (► 7.7.2) vor, bei Mädchen eine offene Urethra mit gespaltener Klitoris, genannt Blasenekstrophie-Epispadie-Komplex (BEEK).

Therapie

Es ist keine sofortige Operation nötig. Meistens erfolgt der primäre Blasenverschluss mit Symphysenadaption in der 4.–6. Lebenswoche. Bei der operativen Korrektur muss die Blase verschlossen und Harnröhre sowie Penis bzw. Vagina rekonstruiert werden. Dieser komplexen Rekonstruktion schließt sich ein langer Krankenhausaufenthalt an. Da nach der Operation nur bei einem geringen Prozentsatz der Patienten eine Kontinenz zu erwarten ist, sind häufig im Vorschulalter weitere Operationen zur Kontinenzerhaltung, Behebung eines VUR (► 7.2.2) oder Vergrößerung des Blasenvolumens mittels Blasenaugmentation (operative Erweiterung der Harnblase) notwendig. Häufig ist für eine kontinente Lebensführung die Anlage eines kontinenten Stomas, z. B. Mitrofanoff-Stoma, mit mehrmals täglicher Katheterisierung notwendig.

> **Praxistipp**
>
> **Weiterführende Informationen**
>
> Die kinderurologische Abteilung der Klinik St. Hedwig in Regensburg behandelt ein breites Spektrum der komplexen kinderurologischen Krankheitsbilder, darunter auch die Blasenekstrophie, und informiert auf ihrer Website darüber: www.barmherzige-hedwig.de/kinderurologie/ueber-uns.html
>
> Für Betroffene und ihre Angehörigen gibt es die Selbsthilfegruppe Blasenekstrophie/Epispadie e. V. (www.blasenekstrophie.de).

7.8 Erkrankungen des weiblichen Genitales

7.8.1 Labiensynechie

Die **Labiensyneche** (Verklebung der kleinen Schamlippen) löst sich mit zunehmendem Alter und damit zunehmendem saurem pH-Wert der Scheide meist von selbst, spätestens bis zum Beginn der Pubertät. Sollten wiederholt Vulvovaginitiden (► 7.8.3) und Harnwegsinfektionen (► 7.3) auftreten, kann meist durch Auftragen östrogenhaltiger Cremes die Verklebung gelöst werden.

7.8.2 Hymenalatresie

Bei der **Hymnalatresie,** einer angeborenen Stenose des Hymen (Jungfernhäutchens), kann das anfallende Sekret nicht aus der Scheide abfließen und staut sich an. Mit Eintritt der ersten Menstruation staut sich auch das Menstruationsblut auf. Dann ist ein Einschnitt oder die teilweise Entfernung des Hymens ist die Therapie der Wahl.

7.8.3 Vulvovaginitis

Die Entzündung der großen und kleinen Schamlippen und der Vagina (**Vulvovaginitis)** ist die häufigste Diagnose in der pädiatrischen Gynäkologie.

Ursachen

Da die kleinen Schamlippen im Kleinkindalter noch offen stehen, kommt es zum leichten Eindringen von Darmbakterien aus der Analöffnung. Da in der Pubertät der pH-Wert der Scheidenflora deutlich absinkt, tritt die Erkrankung dann deutlich seltener auf.

Klinik und Diagnostik

Vaginaler Ausfluss (Fluor), Juckreiz, Rötung, Pollakisurie, Dysurie und ggf. auch Enuresis in Verbindung mit einer Rötung des äußeren Genitales lassen die Diagnose stellen.

Therapie

Bei einer Infektion mit einem Pilz wie Candida albicans wird eine antimykotische Salbentherapie z. B. mit Nystatin oder Clotrimazol durchgeführt. Diese kann durch Sitzbäder ergänzt werden und führt schnell zu einer Besserung des Lokalbefunds. Bei V. a. eine bakterielle Infektion sollte neben einer lokalen Therapie eine systemische antibiotische Therapie durchgeführt werden.

7.8.4 Adnexitis

Die Entzündung der Eileiter und Eierstöcke **(Adnexitis)** tritt im Rahmen einer aufsteigenden Infektion bei geschlechtsreifen sexuell aktiven Mädchen auf.

Klinik und Diagnostik

Oft geben die Mädchen eher unspezifische Symptome wie Bauch- oder Flankenschmerzen, Übelkeit, Emesis, Fieber an. Es kann auch zu vaginalem Fluor, Miktionsbeschwerden und Stuhlgangsveränderungen kommen. Die Diagnose wird durch die pädiatrisch-gynäkologische Untersuchung mit Abstrichentnahme und die sonografischen Befunde gestellt. Bei unklaren Befunden muss eventuell eine Laparoskopie erfolgen.

Therapie

Stationär erfolgt eine antibiotische und antiphlogistische intravenöse Therapie. Unterstützend sind Bettruhe und ggf. Kühlen mittels Eisblase. Die OP-Indikation ist streng zu stellen.
Bei Jugendlichen sollte ggf. eine Mitbehandlung des Partners erfolgen.

Wiederholungsfragen

1. Nennen Sie die Methoden zur Uringewinnung bei Kindern.
2. Was ist eine Hufeisenniere?
3. Welche diagnostischen Methoden werden bei der Hydronephrose eingesetzt?
4. Erklären Sie den Pathomechanismus des vesikouretralen Refluxes.
5. Nennen Sie die Ursachen von Harnwegsinfektionen.
6. Beschreiben Sie die Unterschiede in den Symptomen bei Neugeborenen im Vergleich zu älteren Kindern mit einer Harnwegsinfektion.
7. Was sind die Ursachen für die Entstehung von Harnsteinen?
8. Wie ist das akute Nierenversagen definiert?
9. Nennen Sie die drei Formen der Nierenersatztherapie.
10. Warum muss eine Hodentorsion sofort operiert werden?

LITERATUR

AWMF – Arbeitsgemeinschaft der Wissenschaftlichen Medizinischen Fachgesellschaften. Sk2-Leitlinie Hodenhochstand – Maldescensus testis. 2016. Aus: https://register.awmf.org/assets/guidelines/006-022l_S2k_Hodenhochstand_Maldescensus-testis_2018-08-abgelaufen.pdf (letzter Zugriff: 9.2.2023).

Böswald M, Oesingmann S, Stein U. Pflege bei Erkrankungen der Niere, der Harnwege und die Geschlechtsorgane. In: Fley G, Schneider F (Hrsg.). PflegeHeute. Pädiatrische Pflege. München: Elsevier, 2019. S. 211–252.

Muntau AC. Pädiatrie hoch 2. München: Elsevier, 2018.

8

Störungen des Wasser- und des Elektrolythaushalts

Überblick

Dieses Kapitel bietet eine kompakte Übersicht über die häufigsten Störungen des Wasser- und Elektrolythaushalts.
Bereits eine kapilläre Blutgasanalyse (► 8.2.2) kann Aufschluss über den Zustand von Säuglingen, Kleinkindern und Kindern geben. Um die erhaltenen Werte korrekt einordnen zu können, müssen Pflegefachpersonen ein grundlegendes Wissen über Laborwerte besitzen.

Weiterhin werden das Errechnen des Flüssigkeitsbedarfs (► 8.1.1), Azidose (► 8.2.1) und Alkalose (► 8.2.2) sowie Elektrolytstörungen (► 8.3) beschrieben und Fragen beantwortet wie:

- Was sind die Ursachen einer Hyperhydratation? (► 8.1.3)
- Welche Symptome treten bei einer Tetanie auf? (► 8.3.2)

8.1 Wasserhaushalt

8.1.1 Flüssigkeitstagesbedarf

Der ungefähre **Flüssigkeitstagesbedarf** kann auf verschiedene Weise berechnet werden:

- **Alters- und gewichtsabhängig** (► Tab. 1.6), was das bei Neugeborenen und Säuglingen am häufigsten angewendete Verfahren ist.
- Mittels **Körperoberfläche (KOF)** bei Kindern ≥ 10 kg Körpergewicht (KG): 1.800 ml/m² KOF/Tag. Die Körperoberfläche kann berechnet oder einem Normogramm entnommen werden. Darin sind Körperlängen und -gewichte wie auch die KOF-Werte eingetragen.
- Mit der **Gewichtsformel,** die erst ab dem Kleinkindalter bis zu einer Gesamtflüssigkeitsmenge von max. 2400 ml anwendbar ist:

Für die ersten 10 kg	100 ml/kg KG/d
Für die zweiten 10 kg	50 ml/kg KG/d
Ab 20 kg	20 ml/kg KG/d

Praxistipp

Berechnung des Flüssigkeitstagesbedarfs nach der Gewichtsformel

Beispiel

Kind mit 27 kg: 1.000 ml + 500 ml + 140 ml = 1.640 ml/d

Der errechnete Flüssigkeitstagesbedarf ist nur eine orientierungsgebende Kenngröße, die sich bei einigen Faktoren erhöhen kann. Der Bedarf ist bei einer Körpertemperatur > 37 °C um 0,5 bis 1 l pro °C erhöht. Verluste durch Diarrhö, Emesis oder Ablaufsonden (z. B. nach Operationen) müssen zusätzlich ersetzt werden. Bei Flüssigkeitsbilanzen (Ein- und Ausfuhrbilanzen) muss die Perspiratio insensibilis (unmerkliche Flüssigkeitsverluste über Haut und Atmung) mit 400 ml/m² KOF/d mitberechnet werden.

8.1.2 Dehydratation

Definition

Osmose

Diffusion einer Flüssigkeit durch eine semipermeable Membran, die zwei Räume trennt. Dabei strömt die Flüssigkeit immer in den Raum, in dem die höhere Konzentration gelöster Teilchen herrscht.

Osmolarität

Konzentration der osmotisch aktiven Bestandteile **pro Volumeneinheit** in einer Lösung (osmol/l).

Osmolalität

Konzentration der osmotisch aktiven Bestandteile **pro Kilogramm** Lösungsmittel (osmol/kg).

Ein Wasser- und Volumenmangel des Körpers wird als **Dehydratation** bezeichnet. Unterschieden wird die isotone (normale Osmolarität) von der hypertonen und der hypotonen Dehydratation. Das **Serum-Natrium (Na)** ist der wichtigste Parameter für die Osmolarität.

Einteilung

- **Isotone Dehydratation:** Serumosmolalität normal, Natriumverlust ≙ Wasserverlust, Serum-Na im Normbereich (135–144 mmol/l)

- **Hypertone Dehydratation:** Serumosmolalität erhöht, Natriumverlust < Wasserverlust, Serum-Na ≥ 145 mmol/l
- **Hypotone Dehydratation:** Serumosmolalität erniedrigt, Natriumverlust > Wasserverlust, Serum-Na ≤ 134 mmol/l

Ursachen

- Flüssigkeitsverluste durch Erbrechen und Durchfall im Rahmen einer akuten Gastroenteritis (► 6.4.3)
- Flüssigkeitsverluste über die Niere bei Polyurie (► 7.1.1) oder Diuretikatherapie
- Nahrungsverweigerung mit unzureichender Flüssigkeitsaufnahme, z. B. bei anderen Infekten oder Schluckbeschwerden
- Azetonämisches Erbrechen (► 8.4)
- Manifestation des Diabetes mellitus (► 16.1.1)

Klinik

Die **Symptome** hängen vom Schweregrad der Dehydratation ab:

- **Leichte Dehydration:** Gewichtsverlust < 5 % Säugling, 3–4 % Kleinkind, verminderter Turgor, blasse Hautfarbe, aber noch feuchte Schleimhäute und Fontanelle im Niveau
- **Mittlere Dehydration:** Gewichtsverlust 5–10 % Säugling, 6–8 % beim Kleinkind, Tachykardie bei schwach tastbaren Puls, stärkerer verminderter Turgor, trockene Schleimhäute, Oligurie, leicht eingesunkene Fontanelle, unruhig oder matt-lethargisch, halonierte (umränderte) Augen
- **Schwere Dehydration:** Gewichtsverlust > 10 %, stark verminderter Turgor mit stehenden Hautfalten, Hyperirritabilität oder Sommnolenz, mamorierte Haut, spröde Schleimhaut, fehlende Tränensekretion, Oligo- oder Anurie, deutlich eingesunkene Fontanelle, halonierte Augen

Merke

Exsikkose

Die Exsikkose (Austrocknung) kann verschiedene Ursachen haben und ist eine **kombinierte Störung des Wasser- und Elektrolythaushalts.**

Ein gesteigerter Wasserverlust durch Schweiß, über den Darm (z. B. bei Diarrhö) oder die Nieren führt zur Exsikkose. Auch ein mangelndes Durstempfinden, z. B. bei älteren Menschen, kann dazu führen.

Aufgrund der geringen Flüssigkeitsreserven bei kleinen Kindern ist die Exsikkose eine relativ häufige Komplikation von Durchfallerkrankungen im Säuglings- und Kindesalter.

Diagnostik

In der Blutuntersuchung zeigt sich der Flüssigkeitsverlust am Anstieg von Hämoglobin, Hämatokrit und Gesamteiweiß. Das Serum-Na ist entsprechend der Form der Dehydratation verändert. In der Blutgasanalyse zeigen sich die Veränderungen des Säure-Basen-Haushalts (► 8.2).

Therapie

In Abhängigkeit vom Schweregrad der Dehydratation erfolgt eine orale **Rehydratation** (Gewichtsverlust bis zu 5 %) mit Glukose-Elektrolyt-Trinklösung oder eine intravenöse (Gewichtsverlust von etwa 10 %) mit Vollelektrolytlösung. Wenn möglich, sollte die Ursache der Dehydratation beseitigt werden. Vor allem bei der hypertonen Dehydratation ist ein langsamer Ausgleich wichtig, um die Entstehung eines Hirnödems zu verhindern.

8.1.3 Hyperhydratation

Die **Hyperhydratation** bezeichnet einen Wasser- und Volumenüberschuss des Körpers. In Abhängigkeit vom Natriumgehalt im Serum wird eine isotone Hyperhydratation von der hypertonen und der hypotonen Form unterschieden.

Einteilung

- **Isotone Hyperhydratation:** Wasserüberschuss ≙ Natriumüberschuss, Serum-Na im Normbereich (135–144 mmol/l)
- **Hypertone Hyperhydratation:** Wasserüberschuss < Natriumüberschuss, Serum-Na ≥ 145 mmol/l
- **Hypotone Hyperhydratation:** Wasserüberschuss > Natriumüberschuss, Serum-Na ≤ 134 mmol/l.

Ursachen

- Herzinsuffizienz (► 5.1)
- Niereninsuffizienz (► 7.5.4)
- Hypoproteinämie
- Überinfusion
- Nebennierenrindenüberfunktion (► 17.3)
- Trinken von Salzwasser

Klinik

- Gewichtszunahme
- Ödeme, Pleuraergüsse, Aszites
- Zentrale Symptome wie Erbrechen, Kopfschmerzen, Krampfanfälle (► 17.3), Bewusstseinsstörungen bei hypertoner und hypotoner Hyperhydratation

Diagnostik

Hämoglobin, Hämatokrit und Gesamteiweiß sind durch die Verdünnung erniedrigt. Das Serum-Na ist entsprechend der Form der Hyperhydratation verändert. Auskultierbare feuchte Rasselgeräusche sind Zeichen eines Lungenödems.

Therapie

- Flüssigkeitsbilanz mit täglichem Wiegen
- Behandlung der zugrunde liegenden Ursache
- Langsamer Ausgleich des Natriumspiegels bei hypotoner Form durch NaCl-Gabe
- Bei hypertoner Form NaCl-Beschränkung
- Ggf. Diuretika
- Ggf. Dialyse bei Überwässerung infolge Niereninsuffizienz.

8.2 Säure-Basen-Haushalt

Definition

pH-Wert

Messgröße der Konzentration von Wasserstoffionen. Je höher der ph-Wert, desto niedriger ist die Wasserstoffionenkonzentration.

Ein ausgeglichener **Säure-Basen-Haushalt,** d. h., das optimale Gleichgewicht zwischen Säuren und Basen im arteriellen Blut, ist Voraussetzung für viele physiologische Prozesse des Organismus. Aufschluss über das Verhältnis von Säuren und Basen im Körper gibt in erster Linie der **pH-Wert,** der physiologisch zwischen 7,36 und 7,44 liegt und durch folgende Systeme konstant gehalten wird:

- Abgabe von CO_2 über die Lunge: Bei einem Anstieg der H^+-Ionen oder des CO_2 kommt es zur Atemstimulation und Abatmung des überschüssigen CO_2.
- Ausscheidung von H^+ durch die Niere und Bildung von Kohlensäure.
- Puffersysteme können H^+-Ionen aufnehmen bzw. abgeben, z. B. Kohlensäure-/Bikarbonatpuffer, Hämoglobin, Phosphatpuffer und Ammoniakpuffer. Die letzten beiden binden H^+-Ionen im Urin, daher schwankt der Urin-pH-Wert zwischen 4,5 und 8.

Zur Beurteilung des Säure-Basen-Haushalts sind neben dem pH-Wert folgende Normwerte wichtig:

- CO_2-Partialdruck (pCO_2): 32–46 mmHg
- Bikarbonatkonzentration (HCO_3^-): 22–26 mmol/l
- Basenabweichung (Basenexzess, BE): –2 bis +2 mmol/l

8.2.1 Azidose

Als **Azidose** wird der Abfall des pH-Werts auf ≤ 7,35 bezeichnet. Man unterscheidet die respiratorische von der metabolischen Azidose.

Ursachen

Respiratorische Azidose: Eine verminderte Abatmung von CO_2 führt zum Anstieg der H^+-Ionen bei:

- Lungenerkrankungen, z. B. Asthma bronchiale (▸ 4.6), Pneumonie (▸ 4.5), Mukoviszidose (▸ 4.8)
- Störungen des Atemzentrums im ZNS, Paresen der Atemmuskulatur
- Therapie mit atemdepressiven Medikamenten wie Diazepam, Midazolam, Opiate

Metabolische Azidose:

- Verlust von Bikarbonat über den Darm, z. B. bei akuter Gastroenteritis (▸ 6.4.3), chronisch-entzündlichen Darmerkrankungen (▸ 6.4.5)
- Zunahme an Säuren durch z. B. Stoffwechseldefekte mit Laktatazidose, Diabetes mellitus mit Ketoazidose (▸ 16.1.1)
- Verminderte Ausscheidung von Säuren über die Niere, z. B. bei akuter und chronischer Niereninsuffizienz (▸ 7.5.4)

Klinik

Es bestehen die Symptome der jeweiligen Grunderkrankung. Bei den **metabolischen** Azidosen liegt eine vertiefte und beschleunigte Atmung **(Kußmaul-** oder **Azidoseatmung)** vor. Sie ist an den tiefen und beschleunigten Atemzügen ohne Pause nach der Exspiration erkennbar. Durch diese Atemzüge versucht das Kind, mehr Kohlendioxid (CO_2) abzuatmen und somit einer Übersäuerung des Körpers, d. h. dem niedrigen pH-Wert, entgegenzuwirken. Diese tritt bei schweren Stoffwechselentgleisungen wie etwa dem diabetischen Koma (▸ 16.1.1) oder dem urämischen Koma auf. Oft sind die Kinder tachykard und haben Bewusstseinsstörungen.

Diagnostik

Die Veränderungen der **Blutgasanalyse** bei Azidose zeigt ▸ Tab. 8.1.

Tab. 8.1 Blutgasanalyse bei Azidose.

	pH-Wert	pCO_2	HCO_3^-	BE
Respiratorische Azidose	↓	↑	Normal bzw. ↑	Positiv
Metabolische Azidose	↓	Normal bzw. ↓	↓	Negativ

Therapie

- **Respiratorische Azidose:** Die Therapie der pulmonalen Erkrankung mit ausreichender Ventilation führt zum Ausgleich des Säure-Basen-Gleichgewichts, ggf. assistierte Beatmung.
- **Metabolische Azidose:** Die Ursache der Azidose muss behandelt werden. Bei ausgeprägter Azidose mit pH ≤ 7,15 wird Natriumbikarbonat in entsprechender Menge gegeben und eine Infusionstherapie durchgeführt.

Merke

Azidose

- **Respiratorisch:** verminderte Abatmung von CO_2
- **Metabolisch:** Verlust von Bikarbonat über den Darm, Zunahme von Säure

Eine länger bestehende **respiratorische Azidose** kann *metabolisch* kompensiert werden, und ebenso kann eine **metabolische Azidose** *respiratorisch* kompensiert werden.

8.2.2 Alkalose

Bei der **Alkalose** steigt der pH-Wert auf ≥ 7,45 an. Wie bei der Azidose (► 8.2.1) gibt es auch bei der Alkalose eine respiratorische und eine metabolische Form.

Ursachen

- **Respiratorische Alkalose:** Eine vermehrte Abatmung von CO_2 führt zur Abnahme der H^+-Ionen-Konzentration. Eine **Hyperventilation** erfolgt z. B. bei Angst und anderen psychischen Störungen oder durch eine Störung des ZNS, z. B. im Rahmen einer Meningitis (► 9.6)
- **Metabolische Alkalose:**
  - Verlust an Säure durch Erbrechen, z. B. bei hyperthropher Pylorusstenose (► 6.3.2)
  - Vermehrte Ausscheidung von H^+-Ionen über die Niere, z. B. bei Störungen der Nebennierenfunktion
  - Verminderte Ausscheidung von Bikarbonat über die Niere bei eingeschränkter Nierenfunktion (► 7.5.4)

Fallbeispiel

Mohammad und die „Py"

Mohammad Al-Saud ist angehender Pflegefachmann im zweiten Ausbildungsdrittel. Da ein Mitauszubildender aus dem dritten Ausbildungsdrittel krank ist, darf er heute im Notfallzentrum der Kinderklinik arbeiten.
Kurz nach Dienstbeginn kommt Frau Sonnleitner mit ihrer 6 Wochen alten Tochter Sabrina ins Notfallzentrum. Frau Sonnleitner wirkt sehr aufgebracht und besorgt. Der diensthabende Kinderarzt Dr. Günther bittet sie und Sabrina in ein Untersuchungszimmer. Mohammad fragt die zuständige Pflegefachfrau, ob er mit zum Anamnesegespräch darf. Diese bejaht.
Frau Sonnleitner berichtet, dass ihre Tochter seit Wochen zunehmend häufiger erbreche. Kurz nach der Flaschennahrung oder auch währenddessen. Sie wolle dann aber weitertrinken. Außerdem nehme sie nur wenig an Gewicht zu und schlafe mehr als zuvor. Dr. Günther fragt, ob das Erbrochene in einem Schwall komme, was Frau Sonnleitner bestätigt. Er untersucht Sabrina gründlich und Informiert dann die Kinderchirurgie, um eine Sonografie des Abdomens machen zu lassen.
Kurz darauf kommt die Kinderchirurgin Dr. Jakovic und hält den Schallkopf des Ultraschallgeräts auf Sabrinas Abdomen. „Der Magenausgang hat eine Stenose. Ist also verengt, sodass die Nahrung nicht weitertransportiert werden kann. Man nennt es auch eine hyperthrope Pylorusstenose oder einfach ‚Py'." Zu Mohammad gewandt ordnet Dr. Jakovic an, dass die zuständige Pflegefachfrau zunächst eine kapilläre Blutgasanalyse machen solle, da Sabrina sicher in eine metabolische Alkalose mit einem negativen Basenexzess > –3 mmol/l rutschen werde.
Auf die Frage ob Mohammad wisse, was das bedeute, antwortet dieser: „Ja, ich habe mich erst mit dem Säure-Basen-Haushalt befasst."

Erläuterungen zum Fallbeispiel

Mohammad und die „Py"

Mohammed weiß auch, weshalb bei einer „Py" nach einiger Zeit eine Alkalose auftritt: „Durch das häufige Erbrechen kommt es zu einem massiven Verlust von Flüssigkeit und Elektrolyten und damit von sauren Äquivalenten, also H^+-Ionen, im Blut. Dies nennt man Hypochlorämie, und diese führt zu einer metabolischen Alkalose."

Klinik

Die Symptome der jeweiligen Grunderkrankung stehen im Vordergrund. Bei der **respiratorischen Alkalose** kommt es zu einer vermehrten Bindung von Kalzium (► 8.3.2). Dies verursacht neurologische Veränderungen im Sinne einer **Hyperventilationstetanie** (periorales Kribbeln, Parästhesien, Pfötchenstellung der Hände und Spitzfußstellung) oder zu Bewusstseinsstörungen aufgrund der zerebralen Minderdurchblutung.

Bei der **metabolischen** Alkalose ist die Atmung meist flach und langsam. Die Veränderung im Säure-Basen-Haushalt führt zur Hypokaliämie (► 8.3.1) und Hypokalzämie (► 8.3.2).

Diagnostik

Die Veränderungen der Blutgasanalyse bei Alkalose zeigt ► Tab. 8.2

Merke

Alkalose

- **Respiratorisch:** vermehrte Abatmung von CO_2
- **Metabolisch:** Verlust an Säure, vermehrte Bikarbonatbildung

Tab. 8.2 Blutgasanalyse bei Alkalose.

	pH-Wert	pCO_2	HCO_3^-	BE
Respiratorische Alkalose	↑	↓	Normal bzw. ↓	Negativ
Metabolische Alkalose	↑	Normal bzw. ↑	↑	Positiv

Praxistipp

Kapilläre Blutgasanalyse

- Benötigte Materialien: Kapillarröhrchen (BGA-Röhrchen), Stechlanzette in der passenden Größe, unsterile Handschuhe, unsterile Tupfer, Hautdesinfektionsmittel, kleines Pflaster, Unterlage, ggf. durchblutungsförderndes Öl
- Durchführung:
  - Information der Eltern
  - Händedesinfektion
  - Blutentnahme bei Säuglingen an der Ferse, bei Kleinkindern an der Fingerbeere
  - Ggf. Kind im Fußbereich entkleiden
  - Überprüfen, ob die ausgewählte Stelle warm und rosig ist; wenn nicht, Durchblutungsöl verwenden und 1 Minute warten
  - Handschuhe anziehen
  - Ausgewählte Stelle gut greifen
  - Tupfer mit Hautdesinfektionsmittel einsprühen, Hautstelle damit desinfizieren
  - Stechen
  - Kapillarröhrchen nach oben halten, Blut ohne zu quetschen und ohne Luftbläschen in das Röhrchen fließen lassen
  - Einstichstelle mit unsterilem Tupfer komprimieren, anschließend mit Pflaster versorgen
- Bei Bedarf Handschuhwechsel
- BGA-Röhrchen waagerecht und leicht in den Händen hin- und herrollend zum Analysegerät bringen, Röhrchen einführen, Analyse abwarten
- BGA-Röhrchen und Handschuhe verwerfen, Händedesinfektion
- Ausdruck entnehmen
- Wert dokumentieren, ggf. zuständigen Arzt informieren

Therapie

- **Respiratorische Alkalose:** Bei der psychogenen Hyperventilation wird der Patient aufgefordert, langsam und ruhig zu atmen. Unterstützt wird dies, indem der Patient in eine Plastiktüte ausatmet und diese CO_2-reiche Luft erneut einatmet **(Rückatmung).** Beim beatmeten Patienten ggf. Reduzierung des Atemhubvolumens.
- **Metabolische Alkalose:** Die Ursache der Alkalose muss beseitigt werden. Weiterhin muss der Kalium- sowie ggf. der Kalzium- und Chloridmangel durch eine entsprechende Elektrolytgabe ausgeglichen werden.

8.3 Elektrolythaushalt

Definition

Elektrolyte

Im Körperwasser gelöste Mineralstoffe wie Natrium, Kalium, Kalzium, Magnesium, Chlorid, Phosphat.

Elektrolytentgleisung

Abweichung der physiologischen Elektrolytkonzentration.

8.3.1 Kalium

Kalium (K^+) ist der wichtigste intrazelluläre Elektrolyt. Der **Normbereich** liegt zwischen 3,5 und 5,0 mmol/l. Kalium ist wichtig für die neuromuskuläre Erregungsübertragung.
Eine Azidose (► 8.2.1) führt zum Austritt des Kaliums aus den Zellen, daher kommt es zu einer Hyperkaliämie. Beim Azidoseausgleich reichert sich Kalium wieder in den Zellen an, dann entsteht bei ungenügender Kaliumzufuhr eine Hypokaliämie. Eine Alkalose (► 8.2.2) führt zur Hypokaliämie.

Klinik

Die Veränderungen des Kaliumspiegels führen zu Störungen der neuromuskulären Erregbarkeit. Die Kinder zeigen eine Muskelschwäche, sind allgemein erschöpft und leiden unter Obstipation. Zudem können lebensbedrohliche Herzrhythmusstörungen auftreten.

Vorsicht

Erhöhtes Risiko für Herzrhythmusstörungen und Lähmungserscheinungen

Veränderungen des Kaliumspiegels können zu bedrohlichen Herzrhythmusstörungen oder Lähmungserscheinungen führen!

Diagnostik

- Blutgasanalyse und Elektrolytwerte, Nierenretentionsparameter (Werte für die Leistungsfähigkeit der Niere)
- EKG
- Urinuntersuchung
- Ggf. weitere Diagnostik der Grunderkrankung

Hypokaliämie

Ursachen

- Verlust von Kalium
  - Über den Darm bei Durchfällen, Erbrechen, Laxanzienabusus
  - Über die Niere, z. B. bei Glomerulonephritis (► 7.5.2), Niereninsuffizienz (► 7.5.4) Diuretikatherapie und Dialyse (► 7.5.5)
- Bei metabolischer Alkalose (► 8.2.2)
- Beim Ausgleich der Azidose (► 8.2.1) und ungenügender Kaliumzufuhr
- Unzureichende Zufuhr bei Nahrungsverweigerung

Therapie

Die Beseitigung der Ursache des Kaliummangels steht an erster Stelle. Die **Kaliumsubstitution** ist der wichtigste Therapiebestandteil. Bei leichtem Mangel kann dies mittels K^+-haltiger Nahrungsmittel wie Bananen oder Tomaten geschehen, sonst wird die orale medikamentöse Gabe von Kalium empfohlen. Ist bei ausgeprägtem Mangel und entsprechenden Symptomen eine intravenöse Substitution angebracht, erfolgt dies unter EKG-Kontrolle.

Hyperkaliämie

Ursachen

- Hämolytische Blutabnahme: Durch einen langen Stau der Venen bei der Blutabnahme kommt es zur Hämolyse der Erythrozyten und zum Kaliumanstieg im Serum.
- Azidose (► 8.2.1).
- Medikamente wie ß-Blocker oder Digitalisintoxikation.
- Verminderte Ausscheidung bei Niereninsuffizienz (► 7.5.4).
- Freisetzung von Kalium aus den Zellen bei Polytrauma, Verbrennung (► 21.3), Tumorlysesyndrom und Hämolyse.

Therapie

Die Beseitigung der Ursache des Kaliumüberschusses steht an erster Stelle. Eine Azidose muss ausgeglichen werden. Um einen Einstrom von Kalium in die Zellen zu fördern, kann Natriumbikarbonat gegeben oder mit Salbutamol (ß-Sympathomimetika) inhaliert werden. Bei Niereninsuffizienz (► 7.5.4) erhalten die Patienten Resonium® als Ionenaustauscherharz oder Glukose-Insulin-Infusionen. Scheitern diese Maßnahmen, ist eine Dialyse (► 7.5.5) erforderlich.

8.3.2 Kalzium

Kalzium ist wichtigster Bestandteil des Knochengewebes. Weitere Funktionen sind die Erregungsleitung im Nervensystem und in der Muskulatur. Kalzium ist eingebunden in den Regelkreislauf von Phosphat, Parathormon, Kalzitonin, Kalzitriol und Vitamin D (▸ 17.2). Nur 1 % des Kalziums befindet sich im Extrazellulärraum und liegt dort jeweils zur Hälfte in freier und in gebundener Form vor, 99 % sind im Knochen gespeichert. Das Gesamtkalzium beträgt normalerweise 2,2–2,7 mmol/l.

Hypokalzämie

Eine **Hypokalzämie** liegt bei einem Gesamtkalzium ≤ 2,2 mmol/l vor.

Ursachen

Störungen im Regelkreislauf wie Hypoparathyreoidismus (▸ 17.2.1), Vitamin-D-Mangel (▸ 13.2), chronische Niereninsuffizienz, Hyperventilation und Kalziummangel, z. B. durch Malabsorption (▸ 6.4.2) führen zur Hypokalzämie.

Klinik

Die Kinder zeigen neben den Symptomen der Grunderkrankung, z. B. Rachitis (▸ 13.2), die typischen Symptome einer **Tetanie** und kardiovaskuläre Veränderungen:

- Schmerzhafte Muskelkrämpfe z. B. mit Pfötchenstellung der Hände, Spitzfußstellung
- Parästhesien
- Gliederschmerzen
- Laryngospasmus (Stimmritzenkrampf)
- Hypotonie

Diagnostik

Bei der Blutuntersuchung zeigt sich der verminderte Kalziumspiegel. EKG und EMG sind typisch verändert. Weiterhin werden je nach (vermuteter) Ursache spezifische Parameter wie Parathormon, Vitamin D, Nierenretentionsparameter, Phosphat, Magnesium und Albumin bestimmt.

Therapie

Es erfolgt die gezielte Therapie der Ursache. Kalzium wird entsprechend oral oder intravenös ersetzt; bei Hyperventilation wird der Patient zur Rückatmung (▸ 8.2.2) angeleitet.

Hyperkalzämie

Eine Erhöhung des Gesamtkalziums über 2,7 mmol/l wird als **Hyperkalzämie** bezeichnet.

Ursachen

Hyperparathyreoidismus (▸ 17.2.2) und Niereninsuffizienz (▸ 7.5.4) führen zur Hyperkalzämie. Diese kann auch ein Hinweis auf einen malignen Tumor sein. Dabei können Kalziumionen durch Knochenmetastasen freigesetzt werden oder durch eine parathormonähnliche Wirkung des Tumors erhöht sein.

Klinik

Die **chronische Hyperkalzämie** zeigt sich durch eine Einschränkung der Nierenfunktion. Sonst wird sie häufig zufällig diagnostiziert. Die Kinder leiden unter Herzrhythmusstörungen, Polyurie, Polydipsie (vermehrten Durst), Übelkeit, Emesis, Knochenschmerzen.

Diagnostik

Neben den Blutuntersuchungen zur Ursachenklärung sollte unbedingt eine Sonografie der Nieren durchgeführt werden.

Therapie

Neben der Behandlung der Grunderkrankung erhalten die Kinder reichlich Flüssigkeit (oral oder intravenös). Die Gabe von Diuretika, z. B. Furosemid, führt zur Ausscheidung des vermehrten Kalziums.

8.4 Azetonämisches Erbrechen

Klinik

> **Definition**
>
> **Ketonkörper**
>
> *(Ketokörper)*
>
> Saure Verbindungen, die in katabolen Stoffwechselsituationen (Hunger, Reduktionsdiät, kohlenhydratarme Ernährung) gebildet werden.

Die Erkrankung ist gekennzeichnet von starken **Brechanfällen** ohne pathologische Ursache bei Klein- und Schulkindern. Kinder mit einem Mangel an Kohlenhydraten aufgrund von Nahrungsverweigerung oder mangelndem Appetit neigen verstärkt dazu, **Ketonkörper** zu bilden. Deshalb kommt es zum durch Ketonkörper ausgelösten Brechanfall meist im Rahmen einer Infektionskrankheit. Durch das heftige Erbrechen verliert der Körper Elektrolyte, und es kommt zu einer Azidose, bei der wiederum Ketonkörper gebildet werden, die das Erbrechen verstärken – ein Teufelskreis entsteht.

Weitere Symptome sind verminderter Hautturgor, trockene Schleimhäute, ein azetonämischer Mundgeruch und ggf. Bauchschmerzen.

Diagnostik

- Ketone im Urin
- Blutgasanalyse
- Elektrolyte
- Blutzucker

Therapie

Durch ausreichende Glukosezufuhr (ggf. auch i. v.) und Rehydratation erfolgt meist eine schnelle Besserung, und der Nahrungsaufbau am Folgetag gelingt leicht.

Pflege

► 6.1.1

Wiederholungsfragen

1. Berechnen Sie den Flüssigkeitstagesbedarf nach der Gewichtsformel für ein 16 kg schweres Kind.
2. Beschreiben Sie die klinischen Symptome der Dehydratation.
3. Nennen Sie die Ursachen der Hyperhydratation.
4. Welche Werte benötigen Sie neben dem pH-Wert zur Beurteilung des Säure-Basen-Haushalts?
5. Was sind die Ursachen der metabolischen Azidose?
6. Nennen Sie respiratorische und metabolische Ursachen der Alkalose.
7. Welche Ursachen der Hypokaliämie kennen Sie?
8. Beschreiben Sie die Veränderungen des Kaliumspiegels bei der Azidose und der Alkalose.
9. Beschreiben Sie die Symptome der Tetanie.
10. Erklären Sie die Therapie beim azetonämischen Erbrechen.

LITERATUR

Fley G. Pflege bei Atemwegs- und Lungenerkrankungen. In: Fley G, Schneider F (Hrsg.). PflegeHeute. Pädiatrische Pflege. München: Elsevier, 2019. S. 104–132.

Gwuzdz B, Issinger O. Pflege bei Erkrankungen des Verdauungsapparats. In: Fley G, Schneider F (Hrsg.). PflegeHeute. Pädiatrische Pflege. München: Elsevier, 2019. S. 171–209.

Muntau AC. Pädiatrie hoch 2. München: Elsevier, 2018.

9 Krankheiten des Nervensystems

Überblick

Das Kapitel Nervensystem befasst sich u. a. mit Erkrankungen, die sich im Verlauf der Schwangerschaft bilden können, wie Spina bifida (► 9.1) oder Hydrozephalus (► 9.3). Wissen, das es Pflegefachpersonen ermöglicht, gezielt auf die Bedürfnisse der Patienten einzugehen und mögliche körperliche und geistige Auswirkungen dieser Fehlbildungen schon in die Pflege von Neugeborenen und Säuglingen mit einzubeziehen.
Krampfanfälle (► 9.4) nehmen aufgrund ihrer Vielfältigkeit einige Seiten dieses Kapitels in Anspruch. So unterscheidet man z. B. generalisierte und fokale Anfälle, die sich mit unterschiedlichen Symptomen zeigen und auch unterschiedliche Ursachen haben können.
Darüber hinaus sind neuromuskuläre Erkrankungen (► 9.5) sowie motorische und sensorische Neuropathien (► 9.5.2), die Meningitis (► 9.6) sowie das Schädel-Hirn-Trauma (► 9.7) Themen dieses Kapitels.
Die Lesenden lernen die Pediatric Glasgow Coma Scale (pGCS) kennen und können am Ende des Kapitels folgende Fragen beantworten:

- Wie äußert sich ein Hydrozephalus typischerweise beim Säugling? (► 9.3)
- Was ist das West-Syndrom? (► 9.4)
- Welche Formen der ICP gibt es? (► 9.2)

9.1 Spina bifida

Bei der **Spina bifida** handelt es sich um eine angeborene Spaltbildung eines oder mehrerer aufeinanderfolgender Wirbelbögen, wenn die Vereinigung embryonaler Verwachsungslinien gestört war. Die Spaltbildung ist oft kombiniert mit einer Ausstülpung der Rückenmarkshäute bzw. des Rückenmarks. Die Spina bifida zählt daher zu den Dysrhaphie-Syndromen (► 1.3.4).

Ursachen

Als Ursache für die Entstehung der Spina bifida kommen **endogene** und **exogene Faktoren** infrage, die verhindern, dass sich in der 3. und 4. Woche der Embryonalperiode das Neuralrohr, die embryonale Vorstufe des Zentralnervensystems, vollständig verschließt:

- Genetische Disposition mit einem Wiederholungsrisiko für nachgeborene Geschwister, das 20-mal höher als das der Durchschnittsbevölkerung ist (Muntau 2018)
- Chromosomenaberrationen
- Folsäuremangel
- Bestimmte Medikamente wie das Antiepileptikum Valproinsäure

Der Neuralrohrdefekt tritt überwiegend im lumbosakralen Bereich auf, ist jedoch im Verlauf der gesamten Wirbelsäule möglich.

Formen und Häufigkeiten

Grundsätzlich ist zwischen zwei verschiedenen Formen zu unterscheiden:

- **Spina bifida occulta**: Die häufigste Form der Spina bifida bleibt entweder unbemerkt oder wird zufällig diagnostiziert. Dabei sind nur die Wirbelbögen von der Spaltbildung betroffen (► Abb. 9.1) und die Kinder in der Regel symptomlos. Manchmal weisen Hautveränderungen wie ein Grübchen, ein subkutanes Lipom oder eine vermehrte Behaarung im betroffenen Bereich auf den Defekt hin.
- Bei der **Spina bifida aperta** sind auch die Rückenmarkshäute betroffen, die sich durch die offenen Wirbelbögen blasenartig vorwölben. Der von außen sichtbare Bruchsack wird bei den folgenden Formen als Zele bezeichnet (► Abb. 9.1):
  - **Meningozele:** Zystische Vorwölbung der Rückenmarkshäute, die mit Liquor gefüllt sind. Da weder Rückenmark noch Spinalnerven betroffen sind, treten selten neurologische Ausfälle auf.
  - **Meningomyelozele** (**MMC,** auch *Myelomeningozele*): Rückenmark und Nervenwurzeln sind in die Zyste verlagert. Die MMC kommt überhäutet oder mit freiliegendem Rückenmark (Myelozele) vor (► Abb. 9.2).

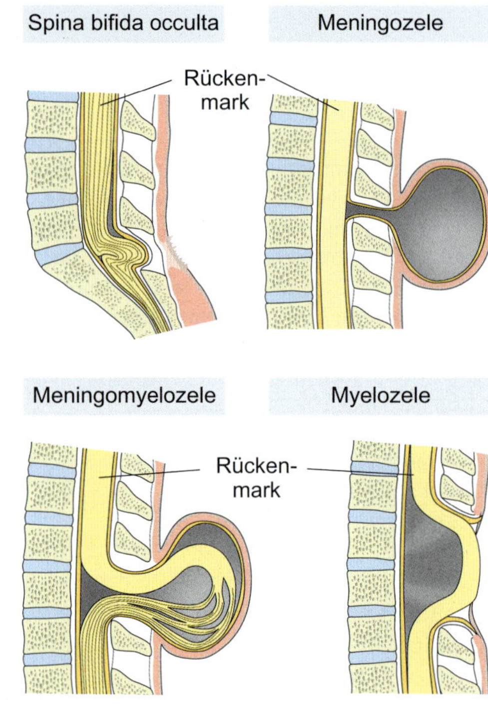

Abb. 9.1 Formen der Spina bifida. [L138]

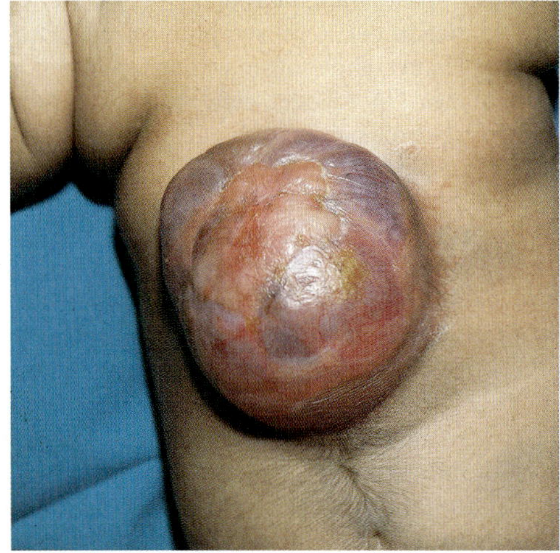

Abb. 9.2 Meningomyelozele mit sackartiger Ausstülpung von Rückenmarksanteilen. [O530]

Meningomyelozele (MMC)

Die häufigste Variante der zystischen Formen ist die **Meningomyelozele (MMC, ▸ Abb. 9.2).**

Klinik

- Die vorhandenen neurologischen Ausfallerscheinungen geben Auskunft über die Höhe des Defekts. Meist distal betonte, schlaffe Paresen (Lähmungen) der unteren Extremität. Bei zervikothorakalen Defekten Para- oder Tetraparesen. Muskuläre Dysbalancen mit Klumpfüßen (▸ 13.5.1), Hüftgelenksluxationen (▸ 13.4) und Skoliosen (▸ 13.6.1).
- Sensibilitätsstörung und trophische Störungen mit Ausbildung von schlecht abheilenden Dekubitalulzera. Ggf. pathologische Frakturen, die möglicherweise nicht erkannt werden, da kein Schmerz wahrgenommen wird.
- Inkontinenz bzw. Harnblasenentleerungsstörungen durch Beeinträchtigung der vegetativen Innervation von Harnblase und Mastdarm mit der Gefahr von chronischen Harnwegsinfektion (▸ 7.3) sowie eines Harnaufstaus in die Nieren und einer Obstipation.
- **Tethered-Cord-Syndrom:** Verwachsungen des Rückenmarks mit der Rückenmarkshaut im Spinalkanal.
- **Arnold-Chiari-Syndrom:** Verlagerung von Teilen des Kleinhirns und der Medulla oblongata durch Zug in den Spinalkanal mit möglicher Komprimierung der abführenden Liquorwege und Ausbildung einer Liquorzirkulationsstörung mit Hydrozephalus internus (▸ 9.3).
- Gefahr einer aufsteigenden Meningitis (▸ 9.6) oder Rückenmarksschädigung bei offener MMC.
- Meist regelrechte mentale Entwicklung der Kinder. 30 % der Kinder zeigen jedoch eine Lernbehinderung (Muntau 2018), eine geistige Retardierung (▸ 20.2) ist häufig.

Merke

MMC

Kinder mit einer MMC haben periphere Sensibilitätsstörungen, deshalb

- Druck durch Schuhe, Orthesen, Positionierung etc. vermeiden und
- auf Druckschädigungen achten!

Diagnostik

- **Pränatale** Hinweise auf das Vorliegen einer Spina bifida ergeben sich aus sonografischen Befunden. Bei den offenen Formen kann im Fruchtwasser bzw. im mütterlichen Serum α-Fetoprotein (AFP) nachgewiesen werden.

- **Postnatal** ergeben sich die Hinweise bei der körperlichen Untersuchung. Der fehlende Bogenschluss ist in der Röntgenaufnahme erkennbar. Bei Säuglingen und Kleinkindern wird eine Sonografie des Spinalkanals durchgeführt. Die Magnetresonanztomografie ist das wichtigste bildgebende Verfahren.

Therapie

Zelen werden innerhalb der ersten 12–24 Stunden nach der Geburt verschlossen. Bei der **Operation** wird das dünnwandige Hüllgewebe der Zele entfernt und das Nervengewebe in den Spinalkanal versenkt. Der Neuralrohrdefekt wird durch Faszienlappen von beiden Seiten türflügelförmig verschlossen, der Hautdefekt plastisch gedeckt.
Aktuell werden bereits pränatal offene und endoskopische Korrektureingriffe durchgeführt, deren Erfolgsrate momentaner Bestandteil der Forschung ist.
Durch den operativen Eingriff werden die neurologischen Ausfälle nicht korrigiert. Deren Therapie bedarf häufig einer lebenslangen, interdisziplinären Zusammenarbeit von Neuropädiatern, Neurochirurginnen, Orthopäden, Nephrologinnen und Urologen wie auch von Ergotherapeutinnen, Sozialarbeitern und Psychologinnen. Die interdisziplinäre Behandlung verfolgt das Ziel, das Kind trotz seiner Beeinträchtigung an ein möglichst selbstständiges Leben heranzuführen.

Prognose

Unbehandelt sterben 70–80 % der Kinder mit einer MMC in den ersten vier Lebensjahren (Muntau 2018) meistens an den Folgen einer bakteriellen Meningitis (Muntau 2018) (► 9.6), eines dekompensierten Hirndrucks, einer Pyelonephritis (► 7.3) oder Pneumonie (► 4.5).

Pflege

Vor der operativen Versorgung der Zele

- Zur **Erstversorgung** werden die Neugeborenen unmittelbar nach der Geburt in einen sterilen Foliensack gelegt. So wird einer Infektion und auch einer Ruptur der Zele vorgebeugt. Die Erstversorgung erfolgt in Seitenlage, sodass kein Druck auf die Zele ausgeübt wird. Da Kinder mit einer MMC häufig eine Latexallergie entwickeln, ist von Beginn an auf eine latexfreie Versorgung zu achten. Der Transport auf die Neugeborenen-Intensivstation erfolgt in Bauchlage.
- Neugeborene mit einer Meningomyelozele werden im Inkubator versorgt. Die geschlossene Zele wird mit einer sterilen Kompresse abgedeckt.
- Offene Zelen werden mit sterilen, warmen und mit NaCl 0,9 % angefeuchteten Kompressen abgedeckt, um dem Austrocknen der Rückenmarkplatte entgegenzuwirken. Darüber hinaus verhindert die Feuchtigkeit ein Ankleben der Kompressen.
- Jede Verunreinigung durch Ausscheidungen muss vermieden werden. Die Kinder werden in Bauchlage mit unterpolsterten Hüften und somit erhöhtem Becken positioniert, sodass die Zele am Rücken den höchsten Punkt bildet und kein Liquor abtropfen bzw. ausfließen kann. Dies verhindert gleichzeitig ein Zurückfließen des Urins und eine Verschmutzung mit Stuhl.
- Durch die Sensibilitätsstörungen und die konsequente Bauchlage besteht ein hohes Dekubitusrisiko, sodass Pflegefachpersonen besonders sorgfältig die Maßnahmen der Dekubitusprophylaxe (z. B. mithilfe einer Positionierungsschlange oder -kissen) durchführen.

Nach der operativen Versorgung der Zele

Eine wesentliche Aufgabe der Pflegefachpersonen ist die **Anleitung der Eltern und Kinder** bezüglich der notwendigen Langzeitbehandlungen. Dabei sollten die Pflegenden stets offen sein für Fragen und den Lernprozess der Eltern und Kinder unterstützend begleiten.

- **Bewegung und Mobilität:**
  - Das Ziel orthopädischer Maßnahmen ist, das jeweilige Optimum an statomotorischen Funktionen wie Gehen, Stehen, freies Sitzen etc. zu erhalten bzw. zu ermöglichen und Fehlstellungen, z. B. Kontrakturen, zu vermeiden.
  - Eine der Lähmung angemessene, eigenständige Fortbewegung verhilft zu möglichst hoher Selbstständigkeit, Mobilität und Unabhängigkeit von fremder Hilfe.
- **Ausscheidung:** Behandlungsziel der urogenitalen Problematik ist der bestmöglichste Erhalt der Funktionsfähigkeit der Niere und der ableitenden Harnwege. Neben den pflegerischen Maßnahmen ist es besonders wichtig, die Kinder bei der Bewältigung von Inkontinenzproblemen zu unterstützen, z. B. durch intermittierende transurethrale Katheterisierung mehrmals täglich, beginnend in den ersten Lebenswochen.
- **Ernährung:**
  - Durch eine Umstellung der Ernährung auf ballaststoffreiche Kost, viel Flüssigkeit und medikamentöse Therapie kann ggf. ein regel-

mäßiger Stuhlgang mit kalkulierbaren Entleerungsterminen erreicht werden.
  - Viele Kinder haben durch die verringerte körperliche Bewegung ein erhöhtes Übergewichtsrisiko. Es sollte deshalb früh auf eine entsprechende (kalorisch angepasste) Ernährung geachtet werden.
- **Hautpflege:** Die Schaffung und Erhaltung von intakten, reizlosen und belastungsfähigen Hautverhältnissen, vor allem unterhalb der Lähmungsgrenze ist ein vorrangiges Ziel.
- **Soziale Kontakte:** Bereits im Kindesalter sollten die Patienten zur eigenen Versorgung und Selbstständigkeit motiviert werden. Besonders förderlich ist der Kontakt mit anderen Kindern mit MMC sowie ggf. zu Selbsthilfeorganisationen mit Kinder-, Jugend- und jungen Erwachsenengruppen. Die oft verfügbaren speziellen Sport-, Freizeit- und Reiseangebote helfen, Kontakte zu Kindern mit gleicher Problematik herzustellen.
- Wichtig ist weiterhin das rechtzeitige Erkennen einer Hirndrucksymptomatik (► 9.3).

9.2 Infantile Zerebralparese (ICP)

Kinder mit einer **infantilen Zerebralparese (ICP, CP)** weisen vor allem motorische Störungen unterschiedlicher Ausprägung auf. Ursächlich ist ein nicht progredienter Hirnschaden, der pränatal, perinatal oder in der Neugeborenenperiode entstanden ist. Die Häufigkeit ist in den letzten zwei Jahrzehnten wegen einer verbesserten Schwangerenvorsorge rückläufig und liegt bei 1–2 : 1.000 Geburten (Muntau 2018).

Ursachen

Wichtigste Ursache für die Entstehung einer ICP ist ein Sauerstoffmangel vor, während oder nach der Geburt. Neben der Asphyxie (► 3.3) führen folgende Faktoren zu einer frühkindlichen Hirnschädigung:

- Pränatale Infektionskrankheiten wie Röteln, Toxoplasmose und Zytomegalie (► 1.3.1).
- Meningoenzephalitis (► 9.6).
- Kernikterus (► 3.5).
- Hirnblutungen (► 3.10), Traumata oder Tumoren.
- Frühgeburtlichkeit (► 3.7): Vor der 32. SSW Geborene haben gegenüber Reifgeborenen ein mindestens 40-fach erhöhtes Risiko. 30 % aller ICP-Kinder sind Frühgeborene (Ackermann et al. 2008, via medici o. J.).

Klinik

Der Hirnschaden bei einer ICP entsteht durch zeitlich begrenzte Ursachen und ist nicht progredient. Dennoch entwickelt sich die Symptomatik erst im Lauf der beiden ersten Lebensjahre. Da die physiologische Reifung des ZNS ausbleibt, entwickelt sich die Willkürmotorik nicht regelrecht, primitive Neugeborenenreflexe persistieren, und pathologische Reflexe treten auf. Ein zentrales Problem der Patienten ist der inadäquate Muskeltonus. Infolge der muskulären Dysbalance kommt es zu einer gestörten Grob- und Feinmotorik, Gleichgewichtsstörungen, Kontrakturen sowie Fehlstellungen. Die ICP kann mit anderen Entwicklungsstörungen kombiniert sein, vor allem mit:

- Wahrnehmungsstörungen
- Hör- und Sprachentwicklungsverzögerungen
- Sehstörungen, Schielen (► 10.2)
- Intelligenzminderung (► 20.2)
- Verhaltensauffälligkeiten wie Apathie und Affektinkontinenz
- Zerebralen Anfällen (► 9.4)

Einteilung

Aufgrund der resultierenden Bewegungsstörungen ergibt sich die Einteilung in **spastische, dyskinetische** und **ataktische Formen.** Außerdem kommen Mischformen vor. Die Einteilung in die Schweregrade I–IV ist abhängig von den motorischen Möglichkeiten des Kindes.

Spastische Formen

Der größte Teil der ICP-Kinder entwickelt eine **spastische Form.** Die Spastik zeichnet sich durch einen erhöhten muskulären Grundtonus aus, von dem Rumpf und Extremitäten betroffen sind (► Abb. 9.3). An der unteren Extremität ist vor allem der Tonus der Strecker und Adduktoren erhöht, an der oberen Extremität der Tonus der Beuger.

Die muskuläre Hypertonie verstärkt sich bei körperlicher Anstrengung sowie emotionaler Erregung und birgt die Gefahr von Kontrakturen, gelegentlich auch von Luxationen. Bei der Spastik unterscheidet man anhand der Lokalisation der motorischen Störung zwischen:

- **Diparese** (beinbetonte Tonuserhöhung mit Spitzfußhaltung und Überkreuzungsphänomenen),

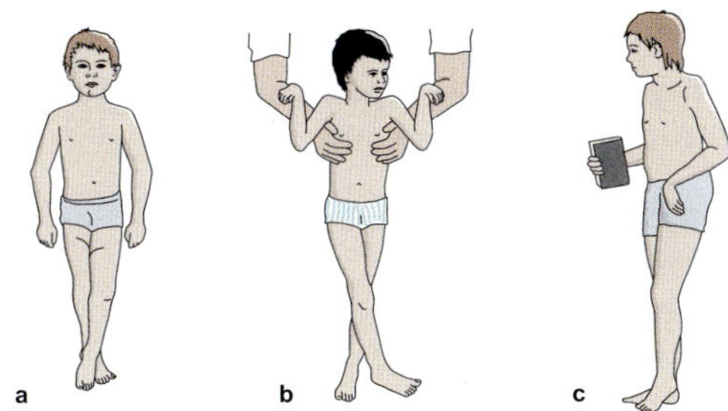

Abb. 9.3 Verschiedene Formen der ICP:
a) spastische Diparese
b) spastische Tetraparese
c) spastische Hemiparese links. [L106]

- **Tetraparese** (Paresen von Armen, Beinen und Rumpfmuskulatur) und
- **Hemiparese** (Parese einer Körperhälfte).

Dyskinetische Formen

Als **Dyskinesie** wird der ständige Wechsel des Muskeltonus der verschiedenen Muskelgruppen bezeichnet, der aufgrund einer Schädigung der Basalganglien auftritt.

Da sich die Symptomatik bei Anstrengung verstärkt, ist die gezielte Willkürmotorik erheblich erschwert. Zeigen sich langsam ablaufende, wurmartige Bewegungen der Extremitäten, spricht man von einer **Athetose,** während eine ruckartige Bewegungsunruhe als **Chorea** bezeichnet wird.

Bei der Dystonie ist vor allem die Rumpfmuskulatur betroffen. Die Kinder zeigen häufig eine grimassierende Mimik. Neben der Willkürmotorik ist die Sprachentwicklung erheblich beeinträchtigt; die Intelligenz ist meist normal.

Ataktische Formen

Bei der **Ataxie** ist der Grundtonus der Muskulatur herabgesetzt und die Tonusabstimmung der verschiedenen Muskelgruppen gestört. Bei gleichzeitig gesteigerten Muskeleigenreflexen sind die Bewegungsabläufe ausfahrend und überschießend. Ein Intentionstremor (Zittern der Gliedmaßen bei zielgerichteter Bewegung), Stand- und Gangatexie sowie eine Dysmetrie können auftreten.

Diagnostik

In der **Anamnese** werden mögliche Risikofaktoren erfasst:

- Schwangerschaftsanamnese: Infektionen, Rhesusunverträglichkeit, Hinweise auf Plazentainsuffizienz etc.
- Geburtsanamnese
- Hinweise auf Asphyxie (▸ 3.3), z. B. Apgar-Schema (▸ Tab. 3.1)

Die Diagnosestellung erfolgt frühestens mit 3, üblicherweise mit 5 Jahren. Bei bekannter Ursache ist bei typischem klinischem Bild eine frühzeitigere Diagnosestellung möglich. Grundlage der Diagnose ist die klinische Untersuchung. Dabei wird die motorische Entwicklung inkl. Muskeltonus beurteilt und mit der Altersnorm verglichen (▸ 1.5). Beim Versuch einer Diagnosestellung im Säuglingsalter werden die Neugeborenenreflexe (▸ Tab. 3.2) und die sieben **Lagereaktionen** untersucht: In verschiedenen Test wird die Körperposition des Säuglings plötzlich verändert und dabei die motorische Reaktion des Kindes beurteilt und mit definierten, altersspezifischen Reaktionen verglichen.

Bevor die Diagnose ICP endgültig gestellt werden kann, müssen Erkrankungen, die die motorische Entwicklung ebenfalls beeinträchtigen, ausgeschlossen werden. Differenzialdiagnostisch ist z. B. an Hirnfehlbildungen, Hirntumoren (▸ 15.5.3), neurodegenerative und neuromuskuläre Erkrankungen (▸ 9.5) zu denken. Diese sind durch bildgebende Verfahren, neurologische Zusatzdiagnostik, Genanalyse etc. auszuschließen.

Therapie

Die Behandlung erfolgt idealerweise als **Frühförderung** in interdisziplinären Einrichtungen. An der Therapie beteiligt sind Pädiaterinnen, Physiotherapeuten, Orthopädinnen, Ergotherapeutinnen sowie Logopäden. Ziele der Therapie sind:

- Regulation des gestörten Muskeltonus, z. B. Antispatika und Botulinumtoxin-Injektionen bei Spastik
- Reduktion abnormer Bewegungsmuster
- Verbesserung der Grob- und Feinmotorik
- Förderung der normalen sensomotorischen Wahrnehmung
- Stimulation der gesamten körperlichen und damit indirekt auch der mentalen Mobilität und Aktivität
- Vorbeugung und Behandlung von Sekundärschäden (Sturz-, Dekubitusprophylaxe)

Praxistipp

Sturzprophylaxe

- Der Umgang mit dem Rollstuhl oder Orthesen muss ausreichend geschult werden.
- Abhängig vom Sturzrisiko ist der Einsatz von gut abgepolsterten Bettseitenteilen zu erwägen.

Dekubitusprophylaxe

Wenn der Patient mit nicht selbst dazu in der Lage ist, ist er regelmäßig und bedarfsgemäß umzupositionieren, auch zur Kontraktur-/Spitzfußprophylaxe (► 13.5). Dazu eignen sich sowohl die komplette Umpositionierung als auch Mikropositionierungen, bei denen kleine Kissen oder gefaltete Tücher unter verschiedenen Körperstellen platziert werden und deren Position nach einem Rotationsschema alle 10–20 Minuten minimal verändert wird.

9.3 Hydrozephalus

Der **Hydrozephalus** ist eine Erweiterung der inneren und/oder äußeren Liquorräume des Gehirns (► Abb. 9.4). Diese ist meist mit einem intrakraniellen Druckanstieg verbunden. Beim Hydrozephalus handelt sich nicht um ein eigenständiges Krankheitsbild, sondern um ein Symptom, das bei verschiedenen Erkrankungen auftreten kann. Ein angeborener Hydrozephalus tritt mit einer Häufigkeit von 2–3 pro 1.000 Lebendgeborenen auf (Fosting, Jansen 2014).

Merke

Liquor (cerebrospinalis)

120–180 ml Liquor (cerebrospinalis) befinden sich in den inneren Liquorräumen im Ventrikelsystem und im äußeren Liquorraum, dem Subarachnoidalraum (► Abb. 9.4). Täglich werden etwa 500 ml Liquor im Plexus choroideus der beiden Seitenventrikel neu gebildet. Der Liquor fließt über den 3. Ventrikel in den 4. Ventrikel und von dort in den Subarachnoidalraum. Die Liquorresorption erfolgt im äußeren Liquorraum in den Arachnoidalzotten.

Einteilung

Die Einteilung der Formen des Hydrozephalus erfolgt nach der Lokalisation als **Hydrozephalus internus,** bei dem das Ventrikelsystem erweitert ist, und als **Hydrozephalus externus,** bei dem der Subarachnoidalraum erweitert ist. Des Weiteren wird der **produktive Hydrozephalus** von einem **Hydrozephalus e vacuo** unterschieden.

Produktiver Hydrozephalus

Ursachen

- Blockade des Liquorabflusses in den Subarachnoidalraum, z. B. durch Fehlbildungen (z. B. Arnold-Chiari-Syndrom, ► 9.1), Tumoren (► 15.5.3), Entzündungen (► 9.6) oder ein Blutgerinnsel (z. B. Ventrikelblutung bei Frühgeborenen)
- Liquorresorptionsstörung mit Verklebung der Arachnoidalzotten, z. B. nach Meningitis (► 9.6) oder Hirnblutung
- Vermehrte Liquorbildung, z. B. bei einem liquorproduzierenden Hirntumor

Klinik

Die klinischen Zeichen sind abhängig vom Alter. Beim Säugling sind die Schädelnähte und Fontanellen noch offen. Der intrakranielle Druckanstieg führt zu vermehrtem Kopfwachstum **(Makrozephalus).** Bei älteren Kindern stehen Hirndruckzeichen im Vordergrund.

Symptome beim **Säugling** sind:

- Allgemeinsymptome wie Trinkunlust, Erbrechen, schrilles Schreien
- Auffällige Größenzunahme des Kopfs, insbesondere des Gehirnschädels, mit Balkonstirn, klaffenden Schädelnähten, vergrößerten, vorgewölbten, pulsierenden Fontanellen und **Sonnenuntergangsphänomen** (► Abb. 9.5): Der Augapfel wird nach unten verdrängt, sodass die Bindehaut über der Iris sichtbar wird.
- Neurologische Symptome wie Spastik oder Ataxie treten erst sehr spät auf.

Bei Kleinkindern und älteren Kindern kann der erhöhte intrakranielle Druck nicht mehr durch gesteigertes Schädelwachstum kompensiert werden, es kommt zu **Hirndruckzeichen:**

- Dumpfe Kopfschmerzen
- Übelkeit, Erbrechen
- Zunehmende Bewusstseinstrübung
- Spastische Paresen, insbesondere der unteren Extremität
- Ataxie (gestörtes Zusammenspiel der Bewegungsabläufe)

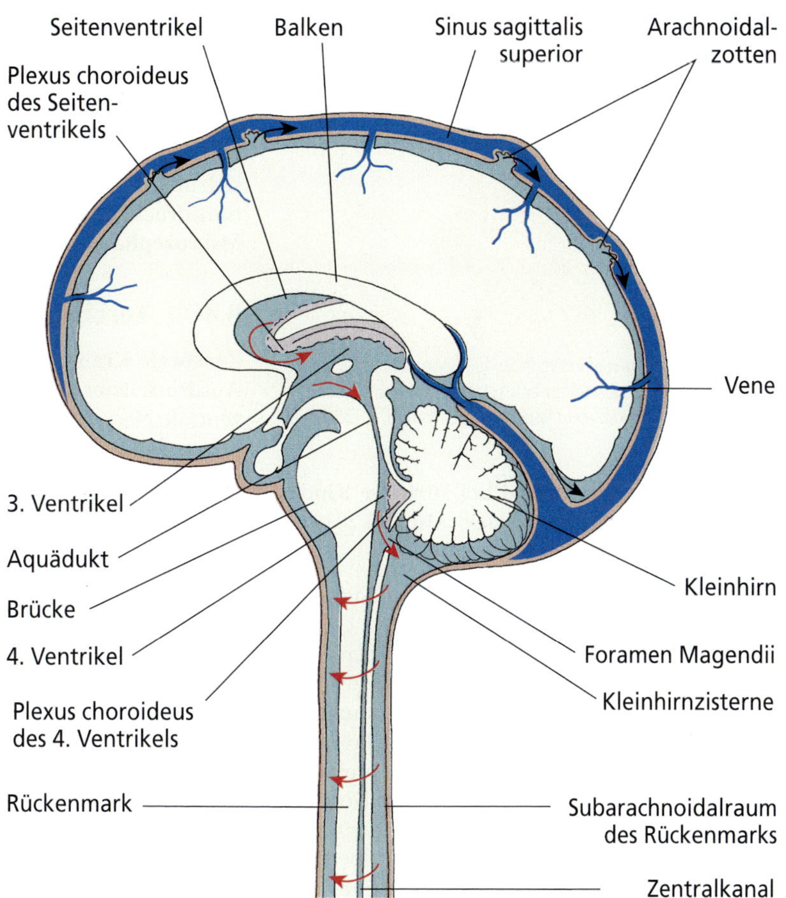

Abb. 9.4 Liquorräume. [L190]

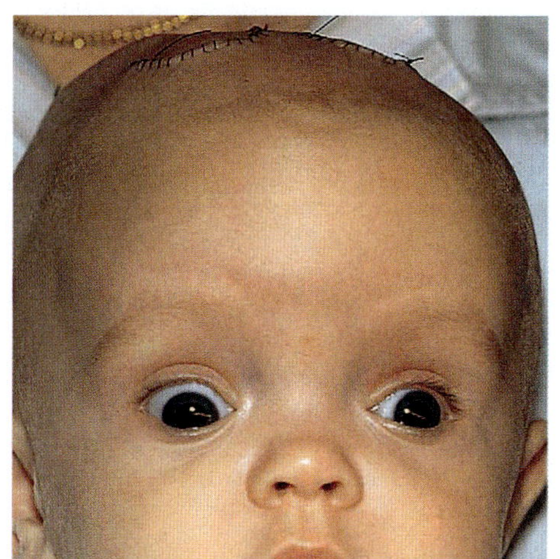

Abb. 9.5 Säugling mit Sonnenuntergangsphänomen. [E387-002]

Diagnostik

Die erweiterten Liquorräume werden im MRT oder CT nachgewiesen. Beim Säugling ist durch die offene Fontanelle eine sonografische Darstellung möglich.

Therapie

Eine kausale Therapie, indem z. B. ein Zirkulationshindernis neurochirurgisch entfernt wird, ist nur selten möglich. In der Regel erfolgt eine operative Shuntanlage zur Liquordrainage. Der Liquor wird dabei über ein druckgesteuertes Ventil in die Bauchhöhle **(ventrikuloperitonealer Shunt, VP-Shunt)** oder in den rechten Vorhof **(ventrikuloatrialer Shunt, VA-Shunt)** abgeleitet (► Abb. 9.6). Wegen der geringeren Komplikationsrate wird der ventrikuloperitoneale Shunt bevorzugt. Komplikationen wie Unterbrechung, Verlegung oder bakterielle Besiedlung machen Shuntrevisionen notwendig.

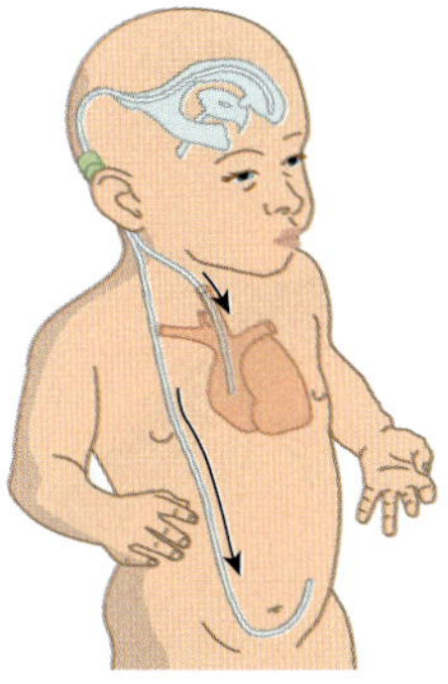

Abb. 9.6 Ventrikuloatriale und ventrikuloperitoneale Shuntanlage: Die Drainage verbindet den Seitenventrikel durch einen unter der Haut platzierten Silikonkatheter mit dem rechten Vorhof. [L138/N549]

Durch die Shuntanlage wird bei 70 % der Kinder eine anhaltende Besserung erzielt (Muntau 2018).

Pflege

- Bis zur Shuntanlage muss der Kopfumfang täglich in zwei Ebenen gemessen werden.
- Fontanelle und die Schädelnähte werden kontrolliert, um Wachstum des Kopfs zu beurteilen.
- Der Oberkörper wird zur Druckentlastung erhöht positioniert. Zur Dekubitusprophylaxe wird der Kopf weich und regelmäßig umpositioniert.
- Beim Hochnehmen des Kinds wird der Kopf gut unterstützt, da die Kopfhaltung durch die Größe und das Gewicht des Kopfs zusätzlich erschwert ist.
- Die Pflegenden führen die Pflegemaßnahmen sehr ruhig und behutsam durch. Dabei wird besonders auf das Verhalten des Kindes, auf Schmerzäußerungen und Hinweise auf Krampfanfälle geachtet.
- Die Pflegefachpersonen achten auch auf die Augenstellung und Lichtreagibilität der Pupillen.
- Nach der Shuntanlage erfolgt eine regelmäßige **Ventilkontrolle.**

Praxistipp

Ventilkontrolle bei bestehendem Shunt

- Offener abführender Katheter: Der Ballon des Ventils lässt sich leicht eindrücken, das Ventil leert sich schnell.
- Offener Ventrikelkatheter: Das Ventil füllt sich nach Kompression schnell wieder.
- Verstopfung des abführenden Katheters: Das Ventil ist nicht komprimierbar und hart.
- Verstopfung des Ventrikelkatheters: Das Ventil lässt sich zwar ausdrücken, füllt sich aber nicht wieder.

Hydrozephalus e vacuo

Beim Hydrozephalus e vacuo sind die Liquorräume infolge einer gestörten Hirnentwicklung oder Hirnatrophie kompensatorisch erweitert, d. h., Raum, der nicht von Hirnmasse eingenommen wird, ist mit Liquor gefüllt. Der Hirndruck zeigt sich nicht erhöht, und wegen des fehlenden Wachstumsdrucks auf die Schädelknochen kommt es zur **Mikrozephalie** (abnorm kleinem Kopfumfang).

9.4 Zerebrale Krampfanfälle

Zerebrale Krampfanfälle (zerebrale Anfälle) sind Ausdruck einer Hirnfunktionsstörung, bei der sich zentrale Nervenzellen synchron entladen. Tritt ein Krampfereignis nur ein- oder zweimal auf, so handelt es sich um einen **Gelegenheitsanfall.** 5 % aller Kinder haben mindestens einen zerebralen Anfall (Wiebe, Nill 2021).
Von einer **Epilepsie** spricht man bei chronisch-rezidivierend auftretenden Anfällen. 1 % der Bevölkerung leiden an einer Epilepsie, die in mehr als der Hälfte aller Fälle bereits in der Kindheit beginnt (Muntau 2018).

Anfallsformen

Eine Übersicht über die wichtigsten Anfallsformen bietet ▸ Tab. 9.1.

Tab. 9.1 Anfallsformen (ILAE-Klassifikation).

Generalisierte Anfälle	Kombiniert generalisierte und fokale Anfälle	Fokale Anfälle
• Tonisch-klonischer Anfall • Kleine Anfälle: myoklonisch-astatischer Anfall, Absencen, juvenile myoklonische Epilepsie	• Tonisch-klonischer Anfall fokaler Genese • West-Syndrom • Myoklonisch-astatischer Anfall fokaler Genese (Lennox-Gastaut-Syndrom)	• Motorischer Herdanfall (Jackson-Anfall) • Sensibler Herdanfall • Sensorischer Herdanfall • Adversivkrampf • Psychomotorischer Anfall (komplexer Partialanfall)

Generalisierte Anfälle

Es kommt zu einem **generalisierten Anfall,** wenn sich sämtliche Neuronen der Hirnrinde synchron entladen. Die bekannten generalisierten Anfälle unterscheiden sich hinsichtlich Manifestationsalter, Symptomatik und Prognose.

Tonisch-klonischer Anfall

Definition

Tonisch

Die Muskelspannung betreffend.

Klonisch

Die Muskelkontraktionen betreffend, schüttelnd.

Tonisch-klonische Anfälle (große generalisierte Anfälle, veraltet: *Grand mal*) manifestieren sich meist im Kleinkindesalter sowie in der Pubertät und sind gekennzeichnet durch:

- Plötzlichen Beginn, meist mit Aura
- Bewusstlosigkeit
- Hinstürzen
- Tonisch-klonische Bewegungsmuster (einer Phase der generalisierten Muskelanspannung folgt eine Phase der rhythmischen Muskelzuckungen)
- Atemstillstand mit Zyanose (▸ 4.1.3)
- Schaum vor dem Mund durch vermehrten Speichelfluss und Zungenschlag
- Evtl. Stuhl- und Urinabgang
- Evtl. Verletzungen wie Zungenbiss

Ein tonisch-klonischer Anfall dauert wenige Minuten und mündet in einen terminalen Schlaf. Treten große Anfälle in kurzen Abständen gehäuft auf, spricht man von einem **tonisch-klonischen Status.**

Kleine generalisierte Anfälle

Das Bild der **kleinen generalisierten Anfälle** (veraltet: *Petit mal*) unterscheidet sich grundlegend von einem großen generalisierten Anfall. Im weiteren Verlauf der Erkrankung können kleine generalisierte Anfälle in tonisch-klonische Anfälle übergehen.

- Bei **myoklonisch-astatischen Anfällen** handelt es sich um eine relativ seltene Anfallsform, die sich mit 3–5 Jahren manifestiert und vorzugsweise Jungen betrifft. Hauptsymptome sind ein plötzlicher Tonusverlust mit blitzartigem Hinstürzen und Muskelzuckungen im Bereich des Schultergürtels und Gesichts. Die Prognose ist ungünstig, da diese Anfälle häufig in eine tonisch-klonische Epilepsie übergehen und die mentale Entwicklung der Patienten beeinträchtigt ist.
- **Absencen** (*frz.* Abwesenheit) treten vor allem bei Mädchen zwischen dem 5. und 10. Lebensjahr auf. Leitsymptom ist die unvermittelt einsetzende Bewusstseinspause für 5–30 Sekunden. In dieser Zeit behalten die Kinder die aufrechte Körperhaltung bei, unterbrechen aber ihre Tätigkeit und bekommen einen starren Blick. Außerdem können rhythmische Zuckungen der Arme, Automatismen wie Schlucken, Schmecken oder Nesteln mit den Händen sowie vegetative Symptome, z. B. Erröten oder Erblassen, auffallen. Absencen können in Serien bis zu 200-mal am Tag auftreten. Oft besteht eine Häufung in den Morgenstunden. Bei sehr hoher Anfallssequenz ist es mitunter schwierig, die einzelnen Absencen voneinander zu unterscheiden. Nach der Pubertät treten Absencen tendenziell seltener auf, bei etwa 90 % kommt es bis zum 12. Lebensjahr zu Spontanheilungen. Etwa 10 % der Betroffenen entwickeln eine Epilepsie mit tonisch-klonischen Anfällen (Muntau 2018).
- Ein **juvenile myoklonische Epilepsie (JME)** (veraltet: *Impulsiv-Petit-mal*) manifestiert sich zwischen dem 12. und 20. Lebensjahr. Insbesondere nach dem Aufwachen kommt es zu blitzartigen, symmetrischen Zuckungen im Bereich des Schultergürtels und der Arme. Die Prognose ist gut, Rezidive sind nach Schlafentzug möglich.

Kombiniert generalisierte und fokale Anfälle

Bei einem **kombiniert generalisierten und fokalen Anfall** entsteht das Krampfpotenzial in einem umschriebenen Hirnbezirk. Das Gehirn des Säuglings bzw. des Kleinkinds ist jedoch noch nicht in der Lage, die fokal beginnende Erregung zentraler Neurone örtlich zu begrenzen. Sie breitet sich folglich auf benachbarte Regionen und oft auf die gesamte Hirnrinde aus, sodass diese Anfälle häufig als generalisierter Krampf verlaufen.

- Die typische Anfallsform des unreifen Gehirns ist das **West-Syndrom** (veraltet: *Blitz-Nick-Salaam-Krämpfe, BNS*), der überwiegend bei Säuglingen zwischen dem 2. und 8. Lebensmonat beobachtet wird. Jungen sind etwas häufiger betroffen als Mädchen und zeigen isoliert oder nebeneinander
  - **Blitz-Krämpfe:** Bei gleichzeitiger Rumpfbeugung werden die Extremitäten blitzartig nach vorne geworfen,

  - **Nick-Krämpfe:** Die Beugebewegung beschränkt sich auf den Kopf,
  - **Salaam-Krämpfe:** Das beschriebene Krampfmuster kann auch tonisch ablaufen, die langsam ablaufenden Bewegungen erwecken den Eindruck, dass sich das Kind zum Gruß verneigt.

In der Regel dauern die Krämpfe nur 1–4 Sekunden und treten in Serien auf, das Kind weint anschließend. Ursächlich ist meistens eine frühkindliche Hirnläsion, z. B. nach pränatalen Infektionen (► 1.3.1), nach Sauerstoffmangel oder bei Fehlbildungen, sodass die Prognose beim West-Syndrom ungünstig ist. Nur wenige betroffene Kinder entwickeln sich normal.

- Die **myoklonisch-astatischen Anfälle fokaler Genese** *(Lennox-Gaustaut-Syndrom)* manifestieren sich meistens im Kleinkindesalter. Ihnen gehen oft West-Syndrom-Anfälle voraus. Somit ist die Prognose auch beim Lennox-Gastaut-Syndrom ungünstig. Hauptsymptome sind Sturzanfälle, Blitzkrämpfe sowie tonische oder tonisch-klonische Anfälle, bei denen auch fokale Zeichen wie Kopfwendung oder Streckung eines Arms auffallen können.

Fokale Anfälle

Ursache der **fokalen Anfälle** (Herdanfälle) ist eine Funktionsstörung in einem umschriebenen Hirnbezirk, deren Lokalisation die Symptomatik bestimmt. Im Kindesalter sind fokale Anfälle selten, da sie meistens generalisieren. Die Anfälle werden nach der Symptomatik in **motorische** (Zuckungen des Arms), **sensible** (Kribbeln, Taubheitsgefühl), **sensorische** (optische, akustische Wahrnehmungen) und **psychomotorische Anfälle** (in Kombination mit Verhaltensauffälligkeiten oder Intelligenzminderung) unterschieden.

Merke

Status epilepticus

Dauert ein epileptischer Anfall außergewöhnlich lange (> 5 Minuten) oder tritt eine Serie von Anfällen auf, zwischen denen sich der Patient nicht vollständig erholt, spricht man von einem Status epilepticus. Dieser kann sich aus allen Anfallsformen entwickeln.

Ursachen und Auslöser

In ► Tab. 9.2 sind die häufigsten Ursachen von Gelegenheitskrämpfen und Epilepsien im Kindesalter zusammengetragen. Dabei ist zu beachten, dass nicht nur Störungen im Bereich des Gehirns, sondern auch Allgemeinerkrankungen die Krampfschwelle senken können.

Tab. 9.2 Häufige Ursachen zerebraler Anfälle im Kindesalter.

Gelegenheitskrämpfe	Epilepsien
• Extrazerebrale fieberhafte Infektionen (Infekt- oder Fieberkrämpfe, siehe unten) • Akute Schädigung des ZNS, z. B. durch – Meningitis (► 9.6), Enzephalitis, Hirnabszess – Hirntumor (► 15.5.3) – Schädel-Hirn-Trauma (► 9.7) – Hirnblutung • Akute Stoffwechselentgleisungen wie – Elektrolytstörungen (► 8.3) – Hypoglykämie (Unterzuckerung) • Intoxikationen (► 21.2)	• Idiopathische oder genuine Form: – keine organische Ursache nachweisbar • Angeborene Hirnfehlbildungen bzw. Fehlbildungen der hirnversorgenden Blutgefäße • Angeborene Stoffwechselerkrankungen wie – Galaktosämie (► 16.1.2) – Phenylketonurie (► 16.4.1) • Irreversible Hirnschädigung, z. B. durch – Asphyxie (► 3.3), Hypoxie – Meningitis (► 9.6), Enzephalitis, Hirnabszess – Hirnblutung – Schädel-Hirn-Trauma (► 9.7) – Selten Hydrozephalus (► 9.3)

Epileptiker und ihre Angehörigen sollten krampfauslösende Momente kennen und diese möglichst meiden. Als Auslöser kommen im Kindesalter infrage:

- Fieber
- Körperliche Anstrengung
- Psychische Erregung
- Hyperventilation
- Schlafentzug
- Aufwachen
- Bestimmte Sinnesreize wie Flackerlicht (fotosensible Epilepsie)

Diagnostik

In der Anamnese wird nach möglichen Ursachen, Auslösern und Vorkommen in der Familienanamnese gefahndet. Die Ursachenforschung beinhaltet eine körperliche Untersuchung sowie eine Laboruntersuchung von Blut und Urin. Besteht der Verdacht auf einen entzündlichen Prozess im Bereich des ZNS, wird eine Liquoruntersuchung durchgeführt. Bei Hinweisen auf Raumforderungen bzw. Fehlbildungen wird eine Schädel-MRT notwendig. Das **EEG (Elektroenzephalogramm)** ist ein diagnostisches Hilfsmittel und kann eine Epilepsie weder ausschließen noch beweisen. Es kann nur bei wiederholten Untersuchungen brauchbare Informationen liefern (als Langzeit-EEG bzw. bei Provokation durch Hyperventilation, Lichtreize oder Schlafentzug).

Therapie

Medikamentöse Therapie

Ein tonisch-klonischer Anfall oder ein Status epilepticus sollte medikamentös unterbrochen werden. Für die rektale Gabe wird Diazepam als Mikroklistier *(Rektiole)* angeboten. Mit Midazolam-Lösung und Lorazepam-Tabletten stehen orale/sublinguale Anwendungen zur Verfügung. Ansonsten müssen die i. v. Gabe und eine intensivmedizinische oder engmaschige Überwachung erfolgen.

Ziel der medikamentösen Langzeittherapie mit einem **Antikonvulsivum** *(Antiepileptikum)* ist die Anfallsfreiheit. Je nach Epilepsieart liegen Erfahrungen mit den entsprechenden Medikamenten vor. Je früher mit der Behandlung begonnen und je konsequenter sie durchgeführt wird, desto besser sind die Erfolgsaussichten. Die Patienten müssen engmaschig überwacht werden, um den Therapieerfolg zu kontrollieren und mögliche Nebenwirkungen der Medikamente wie Blut-, Leber- bzw. Nierenschäden rechtzeitig zu erfassen. Nach drei- bis fünfjähriger Anfallsfreiheit und bei entsprechendem EEG-Befund kann die Dosis zunächst reduziert und bei anhaltender Anfallsfreiheit das Antikonvulsivum abgesetzt werden.

Praxistipp

Selbsthilfegruppen

Es gibt viele regionale Selbsthilfegruppen für an Epilepsie Erkrankte und ihre Angehörigen. Auskünfte dazu gibt die Deutsche Epilepsievereinigung e. V., epilepsievereinigung.de.

Allgemeine Maßnahmen

- Auslösende Momente sollten möglichst gemieden werden, das bedeutet z. B.:
  - Geregelter Schlaf-wach-Rhythmus mit ausreichend Schlaf.
  - Keine Drogeneinnahme, Alkoholabstinenz.
  - Bei fotosensibler Epilepsie Vorsicht bei Fernsehen und Computerspielen.
- Die sozialmedizinische Beratung beinhaltet u. a. Fragen der Schul- und Berufswahl:
  - Die adäquate Schule sollte das Kind nicht unter- bzw. überfordern, die Lehrer müssen über die Erkrankung informiert sein.
  - Gegen eine sportliche Betätigung bestehen grundsätzlich keine Bedenken. Vorsicht ist in Phasen großer Anfallsgefährdung und bei besonders gefährlichen Sportarten, z. B. Schwimmen und Klettern, geboten.
  - Bei der Berufswahl müssen eine besondere Unfallgefährdung sowie die Notwendigkeit, im Schichtdienst, der keinen geregelten Schlaf-wach-Rhythmus gewährleistet, zu arbeiten, berücksichtigt werden.
  - Voraussetzung für den Erwerb eines Führerscheins ist eine mindestens zweijährige Anfallsfreiheit bei unauffälligem EEG-Befund.
  - Wichtig ist eine umfassende Aufklärung der Angehörigen und des sozialen Umfelds über den Umgang bei Krampfanfällen, die Medikamentengabe und der notwendigen Hilfeleistung.

Merke

Verhalten bei krampfendem Kind

- Auf die Uhr schauen, um die Anfallsdauer zu ermitteln, da nach ärztlicher Anordnung meist nach einigen Minuten ein Sedativa wie Midazolam sublingual, nasal oder rektal (Darreichungsform und Dosis sind altersabhängig) zu verabreichen ist.
- Die Art und Weise (Ablauf und Lokalisation) des Anfalls beobachten, bei Eltern erfragen, ob dies das bekannte Krampfmuster ist.
- Reanimationsbereitschaft bei Kindern, die neu mehrmals täglich oder heftiger bzw. anders als zuvor bekannt krampfen, da hier das Risiko eines Status epilepticus oder ein Herz-Kreislauf-Versagen erhöht ist.
- Information an die diensthabende Ärztin geben.
- Bei Vorankündigung des Anfalls ist das Kind auf den Boden oder ein flaches Bett zu legen.
- Ein Kind mit generalisierten Anfällen ist während des Anfalls bewusstlos, bei fokalen Anfällen kann es da-

gegen ansprechbar sein. Sollte sich der Anfall im Bett ereignen, sollte das Kind ganz aufgedeckt werden, damit auch die unteren Extremitäten beobachtet werden können.
- Harte Gegenstände und spitze Kanten müssen entfernt oder abgepolstert werden, damit sich das Kind nicht verletzen kann. Außerdem werden ggf. Brille oder Zahnspange entfernt.
- Der Bewegungsablauf darf nicht durch Festhalten gebremst werden. Das Kind darf auf keinen Fall allein gelassen werden.
- Die Pflegenden sorgen für eine freie Atmung. Beengende Kleidung wird geöffnet und Erbrochenes oder Schleim werden abgesaugt.
- Eine häufige Folge der Anfälle ist ein Zungenbiss des Patienten.
- Der Kopf des Kindes kann vorsichtig zur Seite gedreht werden, um eine Aspiration zu vermeiden. Wenn möglich, das Kind in die stabile Seitenlage bringen, damit die Zunge durch die Schwerkraft nach vorn fallen kann.
- Pflegende vermitteln dem Kind und den Eltern Ruhe.

Fieberkrämpfe

Fallbeispiel

Der große und der kleine Paul

Paul Jovanovic ist Auszubildender zum Pflegefachmann und befindet sich in seinem ersten Orientierungseinsatz Pädiatrie, dem ersten Stationseinsatz seit Ausbildungsbeginn. Es ist Winter, und Paul hat schon einige Infektionen mit verschiedenen Erregern kennengelernt.
Bei der Übergabe werden vier Patienten zur stationären Aufnahme angekündigt. Um 16 Uhr kommt der vierjährige Paul Waldmann mit seiner Mutter nach einem Fieberkrampf in seinen Bereich, den der Auszubildende mit der erfahrenen Pflegefachperson Kerstin Vogler betreut. Paul kuschelt sich müde, matt und mit blassem Hautkolorit an seine Mutter. Man sieht, dass er zuvor stark geschwitzt hat, auch seine Kleidung ist etwas feucht. Paul wurde bereits in der Notaufnahme ein intravenöser Zugang am Handrücken gelegt. Frau Vogler informiert Paul Jovanovic, dass dies bereits der zweite Fieberkrampf des kleinen Paul war. Die Mutter berichtet im anschließenden Anamnesegespräch, dass der Anfall so ablief wie das letzte Mal vor 1 Jahr. Er habe einen Harnwegsinfekt bekommen, dann Fieber, das innerhalb von 20 Minuten von 37,8 auf 39,8 °C anstieg, dann habe Paul einen 5 Minuten dauernden tonisch-klonischen Krampfanfall gehabt. Frau Waldmann hat ihm eine Diazepam-Rektiole verabreicht, die sie vom Kinderarzt bekommen hatte, und ist danach gleich in die Klinik. Sie meint, dass sie dies schon kenne, da Pauls große Schwester Sabine, die nun 6 Jahre alt sei, dies auch schon mehrfach gehabt habe.
Paul misst die Temperatur beim kleinen Paul. Sie beträgt aktuell 37,6 °C. Frau Vogeler weist Paul darauf hin, dass es bei Fieberkrämpfen wichtig ist, unverzüglich fiebersenkende Maßnahmen zu treffen, da das Krampfpotenzial erhöht ist.

Bei **Fieber**- oder **Infektkrämpfen** handelt es sich um die häufigste Form der Gelegenheitskrämpfe im Kindesalter. Etwa 3–5 % aller Kinder erleiden zwischen dem 1. und 5. Lebensjahr mindestens einen Fieberkrampf, ca. ein Drittel von ihnen wiederholt. Die Prognose ist relativ gut, denn nur 2,5–3 % der Betroffenen entwickeln eine Epilepsie (Blankenburg et al. 2019). Fieberhafte Infektionskrankheiten, von denen das Gehirn nicht unmittelbar betroffen ist, können insbesondere bei familiärer Disposition die Krampfschwelle von Kleinkindern senken und zu einem meist generalisierten tonisch-klonischen Anfall führen. Dieser dauert mit 5–10 Minuten relativ lang und lässt sich so von sonstigen Anfallsformen abgrenzen. Diagnostisch sind andere Ursachen für den zerebralen Anfall auszuschließen und die Ursache für das Fieber zu suchen.
Die Ersttherapie des Fieberkrampfs besteht, falls rechtzeitig möglich, in der Anfallsunterbrechung durch eine Diazepam-Rektiole und in der Fortführung der fiebersenkenden *(antipyretischen)* Maßnahmen. Erneuten Fieberkrämpfen wird durch die rechtzeitige und konsequente Durchführung von fiebersenkenden Maßnahmen vorgebeugt:
- Regelmäßige Temperaturkontrollen
- Antipyretische Therapie mit Paracetamol und/oder Ibuprofen bei Fieber ≥ 38,5 °C in Kombination mit physikalischen Maßnahmen

9.5 Neuromuskuläre Erkrankungen

Die wichtigsten Erkrankungen, bei denen es zu einer Funktionsstörung der neuromuskulären Einheit kommt, sind in ► Tab. 9.3 zusammengefasst. Ferner können primäre Muskelerkrankungen wie die Muskeldystrophie von den Erkrankungen unterschieden werden, bei denen die Muskulatur sekundär betroffen ist, z. B. spinale Muskelatrophie bzw. Neuropathie.

Tab. 9.3 Einteilung neuromuskulärer Erkrankungen.

Lokalisation der Störung	Resultierende Erkrankung
Motorische Vorderhornzelle	Spinale Muskelatrophie
Motorischer peripherer Nerv	Neuropathie
Motorische Endplatte	Myasthenia gravis
Muskulatur	Muskeldystrophie

Gemeinsame Symptome aller neuromuskulären Erkrankungen sind:
- Muskelschwäche
- Veränderte Muskeltrophik
- Muskelschmerzen
- Muskelzittern
- Abgeschwächte oder erloschene Muskeleigenreflexe (MER)

9.5.1 Spinale Muskelatrophien (SMA)

Eine **spinale Muskelatrophie (SMA)** ist eine meist autosomal-rezessiv vererbte Erkrankung (▸ 2.2.1) und beruht auf einem degenerativen Prozess der motorischen Vorderhornzellen. Für die Pädiatrie sind drei bekannte Varianten der Erkrankung relevant, die sich insbesondere hinsichtlich des Manifestationsalters, der Progredienz und der damit verbundenen Prognose unterscheiden (▸ Tab. 9.4). Etwa eins von 7000 Neugeborenen in Deutschland leidet an einer SMA (AWMF 2020). Eine kausale Behandlung gibt es nicht. Die symptomatischen Maßnahmen, Physiotherapie und orthopädische Maßnahmen dienen vor allem der Prophylaxe und Therapie lebensbedrohlicher Pneumonien.

Klinik und Diagnostik

Bei der körperlichen Untersuchung fallen schlaffe, beinbetonte Paresen, Muskelatrophien und Muskelfaszikulieren (leichtes Muskelzittern) auf. Diagnostische Maßnahmen sind:
- Elektromyogramm (EMG) mit typischem neurogenem Schädigungsmuster.
- Pränatale oder postnatale Diagnostik bei entsprechendem Verdacht durch den Nachweis der Genveränderungen. Bei positiver Genanalyse besteht keine Notwendigkeit für eine Muskelbiopsie.

9.5.2 Hereditäre motorische und sensorische Neuropathien (HMSN)

Den verschiedenen Verlaufsformen der **hereditären (erblichen) motorischen und sensorischen Neuropathien (HMSN)** liegt eine Degeneration der peripheren Nerven zugrunde, die sekundär zu einer Muskelatrophie führt. Die HMSN wird daher auch als **neurale Muskelatrophie** bezeichnet. Die häufigste Variante ist die HMSN Typ I, die nach den Neurologen Charcot, Marie und Tooth auch als **Charcot-Marie-Tooth-Neuropathie (CMT)**

Tab. 9.4 Gegenüberstellung der verschiedenen Formen der SMA.

SMA	Typ I	Typ II	Typ III
Synonyme	• Werdnig-Hoffmann • Infantile Form	• Intermediärform	• Kugelberg-Welander • Juvenile Form
Manifestationsalter	Pränatal	> 3. Lebensmonat	> 2. Lebensjahr
Verlauf	Rasch progredient	Allmählich progredient	Allmählich progredient
Folgen	• Froschhaltung • „Floppy Infant"* • Paradoxe Atmung • Trinkschwäche	• Kein Stehen bzw. Gehen • Kontrakturen • Skoliose (▸ 13.6.1)	• Watschelgang • Probleme beim Rennen und Treppensteigen • Evtl. Skoliose (▸ 13.6.1)
Prognose	Tod meist vor 3. Lebensjahr	Tod meist im 2. Lebensjahrzehnt	Normale Lebenserwartung, abhängig von respiratorischen Problemen

* Als Floppy Infant (*engl.* floppy = schlaff; infant = Kind) werden Säuglinge mit deutlich vermindertem Muskeltonus bezeichnet.

bezeichnet wird und meistens autosomal-dominant (► 2.2.1) vererbt wird.

Klinik

Charakteristisches Symptom ist die progrediente symmetrische Atrophie der Fuß- und Wadenmuskulatur („Storchenbeine“), die zum **Steppergang** führt. Dabei muss der Patient die Knie extrem anheben, um ein Schleifen der Zehen zu verhindern (*engl.* to stepp = schreiten, tanzen).

Diagnostik

Bei der Diagnostik geben neben einer Genanalyse die deutlich abgeschwächte motorische Nervenleitgeschwindigkeit (NLG) und die typischen Veränderungen in der Nervenbiopsie Aufschluss.

Therapie

Bei den rein symptomatischen Maßnahmen stehen Physiotherapie und Hilfsmittelversorgung mit z. B. Schienen oder Rollstuhl im Vordergrund.

9.5.3 Myasthenia gravis

Bei der **Myasthenia gravis** (schweren Muskelschwäche) handelt es sich um eine Autoimmunerkrankung, die sich gegen die Azetylcholinrezeptoren im Bereich der motorischen Endplatte richtet. Dadurch wird die neuromuskuläre Übertragung reversibel beeinträchtigt, und die Skelettmuskulatur ermüdet abnorm schnell. Die Erkrankung tritt mit einer Häufigkeit von 5–10 pro 100.000 Einwohner in Deutschland auf und betrifft bevorzugt das weibliche Geschlecht (AWMF 2017).

Klinik und Komplikationen

Die Erkrankung kann schleichend oder plötzlich beginnen und betrifft häufig zunächst die Gesichts-, insbesondere die Augenmuskulatur. Daher sind hängende Oberlider (*Ptosis,* ► 10.3.1), Schielen (► 10.2) und das Wahrnehmen von Doppelbildern frühe Krankheitszeichen. Später treten zudem Sprach- und Schluckstörungen sowie eine allgemeine belastungsabhängige Muskelschwäche auf, die im Tagesverlauf zunehmen. Eine akute Verschlechterung kann zu einer Insuffizienz der Atemmuskulatur führen. In einer solchen **myasthenischen Krise** sind die Patienten beatmungspflichtig.

Diagnostik

- Beim positiven **Simpson-Test** nimmt die Ptose des Oberlids bei längerem Blick nach oben zu.
- Beim **Tensilon-Test** wird ein kurzzeitig wirksamer Azetylcholinesterasehemmer verabreicht. Azetylcholin wird folglich nicht mehr gespalten, flutet im synaptischen Spalt an und verdrängt die Autoantikörper vom Azetylcholinrezeptor. So wird die Depolarisation der Muskelzelle wieder möglich und die Symptomatik bessert sich vorübergehend.
- Die rasche Ermüdbarkeit der Skelettmuskulatur wird im EMG sichtbar.
- Bei ca. 80 % der Patienten gelingt der **Nachweis von Antikörpern** gegen Azetylcholinrezeptoren im Plasma (AWMF 2017).

Therapie

Die medikamentöse Behandlung erfolgt mit:

- Azetylcholinesterasehemmern
- Immunsuppressiva wie Azathioprin und Kortison

In einigen Fällen konnten durch die operative Entfernung des Thymus *(Thymektomie)* gute Ergebnisse erzielt werden. Bei einer myasthenischen Krise werden mittels Plasmapherese die Autoantikörper entfernt.

9.5.4 Progressive Muskeldystrophien

Bei den progressiven Muskeldystrophien handelt es sich um eine Gruppe genetisch bedingter, degenerativer Erkrankungen der Skelettmuskulatur *(Myopathie),* die unterschiedlich rasch zur körperlichen Beeinträchtigung führen. Dabei sind das zentrale und periphere Nervensystem intakt. Die häufigsten Formen sind die Muskeldystrophien Duchenne und Becker-Kiener.

Muskeldystrophie Typ Duchenne (DMD)

Die **Muskeldystrophie Typ Duchenne** (**DMD,** Duchenne-Muskeldystrophie) ist die häufigste primäre Myopathie. Da sie X-chromosomal-rezessiv vererbt wird (► 2.2.1) oder infolge einer Neumutation auf dem X-Chromosom auftritt, erkranken nur Jungen.

Die Muskulatur atrophiert, und das interstitielle Binde- und Fettgewebe nimmt zu. Daraus resultiert eine scheinbare Größenzunahme des Muskels, die als **Pseudohypertrophie** bezeichnet wird. Initial spielen sich diese Prozesse symmetrisch an der

Beckengürtelmuskulatur, später an der Schultergürtel- sowie Oberarmmuskulatur, bei fortschreitender Erkrankung generalisiert ab.
Da keine kausale Therapie bekannt ist und im Verlauf die Atemmuskulatur und das Herz insuffizient werden, ist die durchschnittliche Lebenserwartung auf etwa 20 Jahre herabgesetzt.

Klinik und Komplikationen

Die Symptomatik entwickelt sich schleichend. Betroffene Neugeborene fallen möglicherweise durch eine muskuläre Hypotonie und eine verzögerte motorische Entwicklung auf. Auch die Sprachentwicklung kann verlangsamt sein.
Die zunehmende Kraftlosigkeit der Beine im Alter von 3–5 Jahren führt zum Watschelgang, raschem Ermüden und häufigen Hinstürzen. Es treten Kontrakturen und Veränderungen der Wirbelsäule infolge des muskulären Ungleichgewichts auf. Die Kinder können nicht frei aus der Hocke aufstehen, sondern klettern quasi an sich selbst empor, d. h., sie setzen langsam Stück für Stück die Hände auf den Oberschenkeln nach oben, um sich abzustützen und aufzustehen, und schieben sich so langsam von den Knien in die Aufrechte **(Gowers-Zeichen).**
Die meisten Jungen werden mit ca. 13 Jahren rollstuhlpflichtig. Verzögert greift der Prozess auch auf die Arme und den Rumpf über. Im Spätstadium können sich die Patienten kaum noch bewegen, die Lungen werden kaum noch belüftet und Pneumonien (▸ 4.5) häufen sich.
Da es sich beim Myokard auch um quergestreifte Muskulatur handelt, ist dieses ebenfalls betroffen, es kann eine Herzinsuffizienz (▸ 5.1) resultieren.

Diagnostik

- Herabgesetzte oder fehlende Muskeleigenreflexe (MER)
- Deutlich erhöhte Serumkreatinkinase (CK) im Labor
- Pathologisches EMG bei normaler Nervenleitgeschwindigkeit (NLG)
- Genanalyse mit Nachweis der Mutation auf dem X-Chromosom

Therapie

Eine kausale Therapie ist derzeit nicht bekannt. Insbesondere mit physiotherapeutischen Maßnahmen sollen Kontrakturen, Skoliose sowie Pneumonien verhindert und der Zeitpunkt des Gehverlusts hinausgezögert werden. Meist ist eine nicht invasive Heimbeatmung notwendig.

Muskeldystrophie Becker-Kiener (BMD)

Unterschiede zur Muskeldystrophie Typ Duchenne:

- Die **Muskeldystrophie Becker-Kiener (BMD)** ist mit einer Häufigkeit von ca.1 : 20.000 Jungen deutlich seltener (Chahrokh-Zadeh, Munzig o. J.).
- Die Erkrankung manifestiert sich meistens erst im 2. Lebensjahrzehnt und damit später als die DMD.
- Diese Muskeldystrophie schreitet langsamer fort, sodass die Gehfähigkeit meist bis ins 3. Lebensjahrzehnt erhalten bleibt.
- Die Patienten versterben meist im 4. oder 5. Lebensjahrzehnt an den Folgen der Ateminsuffizienz.

9.6 Meningitis

Bei einer **Meningitis** handelt es sich um eine durch Mikroorganismen hervorgerufene Entzündung der Hirn- und Rückenmarkshäute, an der in Deutschland jährlich etwa 0,5–4 von 100.000 Einwohnern erkranken. Bis zu 80 % der Betroffenen sind Kinder, vor allem Säuglinge und Kleinkinder (Blankenburg et al. 2019). Insbesondere die bakterielle Meningitis ist ein bedrohliches Krankheitsbild, das häufig Folgeschäden hinterlässt bzw. tödlich endet.

Ursachen

Hirnhautentzündungen werden hauptsächlich durch Viren, beispielsweise Entero-, Herpes- oder FSME-Viren hervorgerufen. Bakterielle Infektionen, die zu einer eitrigen Meningitis führen, sind deutlich seltener. Bakterien wie Streptokokken, Meningokokken, E. coli, Pneumokokken oder Haemophilus influenzae Typ B (HiB, ▸ 14.3.4) können eine schwere Meningitis verursachen.
Die Keime gelangen als Tröpfcheninfektion in den Nasen-Rachen-Raum und von dort auf dem Blutweg zu den Hirnhäuten. Fortgeleitete Infektionen, z. B. im Rahmen einer eitrigen Nasennebenhöhlen- bzw. Mittelohrentzündung, oder direkte Infektionen wie bei einem Schädel-Hirn-Trauma oder einer Liquorfistel kommen seltener vor.

Klinik

Die Symptomatik ist abhängig vom Alter des Patienten.

- Ein **Neugeborenes** zeigt meist nur uncharakteristische Symptome wie:

- Plötzliche Atemstörungen
- Trinkschwäche
- Erbrechen
- Gespannte Fontanelle; im Falle einer Dehydratation (▶ 8.1.2) nach Erbrechen eher eingesunkene Fontanelle
- Lethargie oder Berührungsempfindlichkeit
- Graue Hautverfärbung
- Temperaturinstabilität
- Selten Fieber und Krampfanfälle (▶ 9.4), die bei älteren Kindern typischen meningealen Reizsymptome fehlen

• Bei **älteren Säuglingen, Kindern** und **Erwachsenen** beginnt die Erkrankung plötzlich mit:
  - Hohem Fieber
  - Kopfschmerzen
  - Übelkeit und Erbrechen
  - Zeichen der meningealen Reizung wie Nackensteifigkeit und Opisthotonus (Überstreckung der Wirbelsäule)
  - Unruhe
  - Benommenheit bis zum Koma
  - Zerebralen Krampfanfällen (▶ 9.4)

Komplikationen

Akute Komplikationen

- Betrifft die Entzündung auch das Gehirn und weitet sich zu einer **Meningoenzephalitis** aus, fallen außer den genannten Krankheitszeichen Herdsymptome wie Paresen oder Sprachstörungen auf.
- Einen stürmischen Krankheitsverlauf zeigt die **Meningokokkenmeningitis.** Besonders gefürchtet ist eine **Meningokokkensepsis** (*Waterhouse-Friedrichsen-Syndrom).* Dabei treten punktförmige *(Petechien)* und flächige Einblutungen in die Haut, Schockzeichen und eine zunehmende Bewusstseinseintrübung auf. Eine Meningokokkensepsis ist ein sehr schweres Krankheitsbild, bei dem es häufig auch zu Einblutungen in innere Organe, vor allem in die Nebennieren, kommt. Dies kann zu Multiorganversagen und zum Versterben führen. Die Letalität liegt bei 5–25 % (Muntau 2018).

Folgeschäden

- Insbesondere nach einer eitrigen Meningitis können die äußeren Liquorräume verkleben. Folglich ist die Liquorresorption gestört. Es entwickelt sich ein Hydrozephalus (▶ 9.3).
- Hirnnervenausfälle, z. B. Hörstörungen.
- Epilepsie (▶ 9.4).
- Entwicklungsverzögerung.

Diagnostik

Beim geringsten Verdacht auf eine Meningitis muss eine Lumbalpunktion durchgeführt werden. In der **Liquoruntersuchung** ist eine Unterscheidung in virale und bakterielle Ursachen möglich, ggf. gelingt auch ein Nachweis von Keimen bzw. Antikörpern auf bestimmte Erreger. Daraufhin kann auch ein Antibiogramm erstellt werden.

Pflege

> **Definition**
>
> **Lumbalpunktion**
>
> Punktion des Duralsacks im Lendenwirbelbereich zu diagnostischen und/oder therapeutischen Zwecken.

Die richtige Positionierung und Fixierung des Kindes sind für eine erfolgreiche **Lumbalpunktion** von großer Wichtigkeit. Dem Kind werden die bevorstehenden Maßnahmen altersentsprechend erklärt. Dabei sollte sich viel Zeit genommen werden, damit möglichst viele Ängste abgebaut werden können. Die Punktion wird meist in Kurzzeitsedierung durchgeführt. Je nach Tiefe der Sedierung muss dem Kind dabei jeder Schritt angekündigt werden, damit dessen Vertrauen zu erhalten.
Die Vorbereitung der Materialien erfolgt am besten schon, bevor das Kind im Behandlungsraum ist, damit die Punktion zügig ablaufen kann und das Kind nicht durch Papierrascheln und Unruhe verunsichert wird. Eine Pflegefachperson kümmert sich um das Kind und betreut es auch im Anschluss an die Punktion weiter.

Therapie und Prognose

- Entscheidend für die Prognose der bakteriellen Meningitis ist die sofortige i. v. Gabe eines Antibiotikums. Bei schweren Verläufen wird zusätzlich Kortison verabreicht, da es antientzündlich wirkt. Eine virale Meningitis wird symptomatisch behandelt.
- Durch zügige Diagnosestellung und sofortige antibiotische Therapie konnte die Letalität bei der bakteriellen Meningitis gesenkt werden. Es können jedoch Folgeschäden zurückbleiben. Eine virale Meningitis hat eine gute Prognose.

Prävention

Als Präventionsmaßnahme stehen verschiedene Impfungen im Säuglingsalter (▸ 14.4) zur Verfügung:

- Impfung gegen Haemophilus influenzae B im Rahmen der Sechsfachimpfung
- Impfung gegen Pneumokokken
- Impfung gegen Meningokokken C (ab dem 12. Lebensmonat)
- Impfung gegen Meningokokken B

9.7 Schädel-Hirn-Trauma (SHT)

Äußere Gewalteinwirkungen, die zu einer Schädigung des Gehirns, der Kopfschwarte, des knöchernen Schädels, der Gefäße und oder der Dura führen, werden als **Schädel-Hirn-Trauma (SHT)** bezeichnet. Davon abzugrenzen ist die **Schädelprellung,** bei der keine weiteren Allgemeinsymptome auftreten.

Einteilung und Diagnostik

Die Einteilung der Schädel-Hirn-Traumata erfolgt entsprechend dem Punktwert der **Pediatric Glasgow-Coma-Scale (pGCS,** ▸ Tab. 9.5) in leicht (13–15 Punkte), mittelschwer (9–12 Punkte) und schwer (≤ 8 Punkte).

Tab. 9.5 Pediatric Glasgow-Coma-Scale für Kinder < 24 Monate

Punkte	Augenöffnen	Verbale Antwort	Motorische Antwort
6			Spontanmotorik
5		Brabbelt, plappert	Abwehr bei Berührung
4	Spontan	Irritables Schreien	Abwehr bei Schmerzreiz
3	Auf Ansprache	Schreien auf Schmerzreiz	Abnorme Beugereaktion
2	Auf Schmerzreiz	Stöhnen, Jammern auf Schmerzreiz	Abnorme Streckreaktion
1	Keine Antwort	Keine Antwort	Keine Antwort

Klinik

Die klinischen Symptome sind abhängig von der Schwere der Schädigung.

- Emesis, Schwindel, Übelkeit und Kopfschmerzen
- Neurologische Auffälligkeiten, z. B. veränderte Pupillenreaktion, Muskeleigenreflexe oder pathologische Reflexe
- Bewusstseinsstörung bis Bewusstlosigkeit, Orientierungsstörung
- Schwerwiegende Störungen des Atem- und Herz-Kreislauf-Systems beim schweren SHT
- Retrograde (den Zeitraum vor dem Trauma betreffende) oder anterograde (den Zeitraum nach dem Trauma betreffende) Amnesie beim schweren SHT

Therapie

Schädelprellung und leichtes SHT

Die Ursache für SHT im Kindesalter sind häufig Bagatellstürze, aber auch Verkehrsunfälle oder nicht akzidentielle (nicht unfallbedingte) Traumen.

Bei einer Schädelprellung ist keine stationäre Überwachung notwendig, die Eltern müssen jedoch über im Verlauf eventuell auftretende neurologische Symptome einer **Commotio cerebri** (Gehirnerschütterung) aufgeklärt werden, damit ggf. eine stationäre Commotio-Überwachung stattfinden kann. Diese ist angezeigt, wenn die Kinder Symptome wie Bewusstlosigkeit, Erbrechen, starke Übelkeit oder Kopfschmerzen zeigen oder auf ihre Eltern wesensverändert wirken. Bei älteren Kindern kann eine Orientierungsstörung oder retrograde Amnesie bezüglich des Unfallhergangs typisch sein.

Die Dauer der Überwachung und die Diagnostik beim leichten SHT (Commotio cerebri) wie MRT (in akuten Fällen auch CT), Schädel Sonografie, EEG oder eine augenärztliche Untersuchung sind je nach Klinik unterschiedlich.

Mittelschweres bis schweres SHT

Kinder mit mittelschwerem (*Contusio cerebri,* Gehirnprellung) und schwerem SHT (*Compressio cerebri,* Gehirnquetschung) werden primär im Rahmen der Schockraumversorgung (▸ 21.1) versorgt, ggf. mit frühzeitiger Intubation und Beatmung. Anschließend erfolgen die Diagnostik und die Versorgung anderer Verletzungen und die weitere Behandlung auf einer Intensivstation.

Prognose

Die Prognose eines leichten SHT ist sehr gut; es heilt meist innerhalb weniger Tage folgenlos aus. Die Hälfte der Kinder mit einer pGCS-Punktzahl ≤ 8, die mehr als 3 Tage besteht, sind dauerhaft behindert oder versterben an den Folgen des SHT.

Vorsicht

Verdacht auf Kindeswohlgefährdung

Ein besonderes Augenmerk ist auf nicht akzidentelle Verletzungen/Schütteltraumata zu legen, deren Ursache auf Gewalthandlungen zurückzuführen sein könnte (► 20.7). Beim leisesten Verdacht auf eine Kindeswohlgefährdung muss dieser im Team angesprochen werden, und ggf. müssen weitere Maßnahmen ergriffen werden.

Wiederholungsfragen

1. Nennen Sie Ursachen der Spina bifida.
2. Zu welchen Symptomen und Komplikationen kann es bei der MMC kommen?
3. Welche Ursachen können zu einer ICP führen?
4. Wie äußert sich ein Hydrozephalus typischerweise beim Säugling?
5. Welche Anfallsarten gehören zu den kleinen generalisierten Anfällen?
6. Was ist das West-Syndrom?
7. Welche Symptome zeigt ein Patient mit einer spinalen Muskelatrophie?
8. Erklären Sie den Tensilon-Test, der bei der Diagnosestellung der Myasthenia gravis eingesetzt wird.
9. Welche Symptome zeigt ein Kind mit einer Meningitis typischerweise?
10. Erklären Sie die Einteilung der Schädel-Hirn-Traumata anhand der pädiatrischen Glasgow-Coma-Scale.

LITERATUR

AWMF – Arbeitsgemeinschaft der Wissenschaftlichen Medizinischen Fachgesellschaften. S2k-Leitlinie: Diagnostik und Therapie der Myasthenia gravis und des Lambert-Eaton-Syndroms. 2017. Aus: https://register.awmf.org/assets/guidelines/030-087l_S2k_Myasthenia_gravis_Lambert-Eaton-Syndrom_2017-03-abgelaufen.pdf (letzter Zugriff: 10.2.2023).

AWMF – Arbeitsgemeinschaft der Wissenschaftlichen Medizinischen Fachgesellschaften. S1-Leitlinie: Ambulant erworbene bakterielle (eitrige) Meningoenzephalitis im Erwachsenenalter. 2016. Aus: dgn.org/leitlinie/158 (letzter Zugriff: 10.2.2023).

AWMF – Arbeitsgemeinschaft der Wissenschaftlichen Medizinischen Fachgesellschaften. S1-Leitlinie: Spinale Muskelatrophie (SMA), Diagnostik und Therapie. 2020. Aus: https://register.awmf.org/assets/guidelines/022-030l_S1_Spinale-Muskelatropie-SMA-Diagnostik-Therapie_2021-07_1.pdf (letzter Zugriff: 10.2.2023).

AWMF – Arbeitsgemeinschaft der Wissenschaftlichen Medizinischen Fachgesellschaften. S2k-Leitlinie: Das Schädel-Hirn-Trauma im Kindes- und Jugendalter. 2022. Aus: https://register.awmf.org/assets/guidelines/024-018l_S2k_Schaedel-Hirn-Trauma-Kinder-Jugendliche-SHT_2022_02.pdf (letzter Zugriff: 10.2.2023).

Blankenburg M, Aksu F. Neuropädiatrie. In: Mayatepek E. Pädiatrie: Grundlagen, Klinik und Praxis. München: Elsevier, 2019. S. 643–714.

Brandt C. Epilepsien in Zahlen. 2016. Aus: www.dgfe.org/home/showdoc,id, 387,aid, 217.html#:~:text=Man geht davon aus dass, 400000 bis 800000 Menschen (letzter Zugriff: 10.2.2023).

Chahrokh-Zadeh S, Munzig A. Muskelystrophie Duchenenne/Becker. Aus: www.medizinische-genetik.de/diagnostik/humangenetik/erkrankungen/syndrome/muskelerkrankungen/muskeldystrophie-duchenne-/-becker (letzter Zugriff: 10.2.2023).

Diakonie Kork. Anfallsformen. EPInfos. Band 3. Kehl-Kork: Epilepsiezentrum Kork, 2016. Aus: https://diakonie-kork.de/wp-content/uploads/2019/09/Broschuere-Epi-Infos_Band-3_Anfallsformen.pdf (letzter Zugriff: 10.2.2023).

Forsting M, Jansen O. MRT des Zentralnervensystems. 2. A. Stuttgart: Thieme, 2014.

Gwuzdz B, Schonhoff P. Pflege bei neurologischen Erkrankungen. In: Fley G, Schneider F (Hrsg.). PflegeHeute. Pädiatrische Pflege. München: Elsevier, 2019. S. 465–502.

Mayatepek E. Repetitorium Pädiatrie. München: Elsevier, 2008.

Muntau AC. Pädiatrie hoch 2. München: Elsevier, 2018.

Universitäts-Kinderspital Zürich. Anaphylaxie – Prävention und Management. Aus: www.kispi.live/wp-content/uploads/2021/03/Anaphylaxie-Kispi-Zuerich.pdf (letzter Zugriff: 10.2.2023).

via medici. Hirnblutungen bei Neu- und Frühgeborenen. Aus: https://viamedici.thieme.de/lernmodul/8675841/4958920/hirnblutungen+bei+neu+und+frühgeborenen (letzter Zugriff: 10.2.2023).

Wiebe B, Nill K. Zerebrale Krampfanfälle bei Kindern in der Notaufnahme – Teil 1. Vom Fieberkrampf bis zum Status epilepticus. Notaufnahme up2date. 2021; 3(2): 187–201.

10 Augenerkrankungen

Überblick

Im Kindesalter kann es zu Augenfehlern und unzureichender Sehschärfe mit und ohne Schielen (► 10.2) kommen. Viele dieser Erkrankungen können durch eine frühzeitige Diagnose und Therapie geheilt oder deutlich verbessert werden. Aus diesem Grund sind regelmäßige Vorsorgeuntersuchungen besonders wichtig. Auch tränende, juckende oder entzündete Augen treten bei Kindern häufig auf und sollten durch Spezialistinnen untersucht und behandelt werden. Pflegende erhalten in diesem Kapitel einen Überblick über die häufigsten Erkrankungen und Sehfehler im Kindesalter. In diesem Zusammenhang werden u. a. folgende Fragen beantwortet:

- Was ist eine Leukokorie? (► 10.1.3)
- Wie unterscheiden sich Strabismus paralyticus und concomitans? (► 10.2)
- Was versteht man unter einer Orbitaphlegmone, und wie wird sie behandelt? (► 10.3.3)
- Wie entsteht eine Frühgeborenenretinopathie? (► 10.6)

10.1 Leitsymptome

10.1.1 Lidschwellung

Die **Schwellung des Lids** kann lokale und systemische Ursachen haben. Abhängig von der Ursache tritt sie ein- oder beidseitig auf. Lidschwellungen werden auch **Lidödeme** genannt.

- **Lokale Ursachen:**
  - Konjunktivitis (► 10.3.2)
  - Orbitaphlegmone (► 10.3.3)
  - Insektenstich
  - Lokale Infektionen, z. B. Furunkel, Erysipel, Sinusitis
  - Tränen-Nasen-Gang-Stenose mit möglicher Entzündung (► 10.3.4)
  - Allergische Reaktion, z. B. bei Heuschnupfen (► 19.4.3)
  - Nach langem Weinen
  - Bei Verletzungen (► 10.7)
- **Systemische Ursachen:**
  - Nephrotisches Syndrom (► 7.5.1)
  - Myxödem bei Hypothyreose (► 17.1.1)
  - Infektionskrankheiten, z. B. Pfeiffer-Drüsenfieber (► 14.2.5)

10.1.2 Exophthalmus

Ein **Exophthalmus** (► Abb. 10.1) bezeichnet das Hervortreten des Augapfels *(Protrusio bulbi)* mit erweiterter Lidspalte. Das ein- oder beidseitige Auftreten ist möglich.

Ursachen

- Orbitaphlegmone (► 10.3.3)
- Entzündungen der Augenmuskeln
- Hochgradige Kurzsichtigkeit
- Blutungen, z. B. nach Verletzungen (► 10.7), Hämangiome
- Morbus Basedow bei Hyperthyreose (► 17.1.2)
- Retrobulbäre Tumoren

10.1.3 Leukokorie

Als **Leukokorie** wird eine weißlich schimmernde Pupille bezeichnet (► Abb. 10.2). Sie ist ein Hinweis auf:

- Trübungen von Linse (► 10.4) und Glaskörper
- Blutungen
- Morbus Coats (einseitige Störung der Netzhautarterien)
- Fortgeschrittenes Stadium der Retinopathia praematorum (► 10.6)
- Retinoblastom

10.2 Strabismus (Schielen)

Das Abweichen der Sehachsen von der Parallelstellung wird als **Strabismus** (► Abb. 10.3) bezeichnet. Dabei treffen sich die Sehachsen nicht in dem fixierten Sehobjekt.

Einteilung und Ursachen

- **Strabismus paralyticus** (Lähmungsschielen): Durch Lähmungen der Augenmuskeln oder Nerven
- **Strabismus concomitans** (Begleitschielen, eigentliches Schielen): vererbt oder Folge einer Amblyopie (► 10.5)

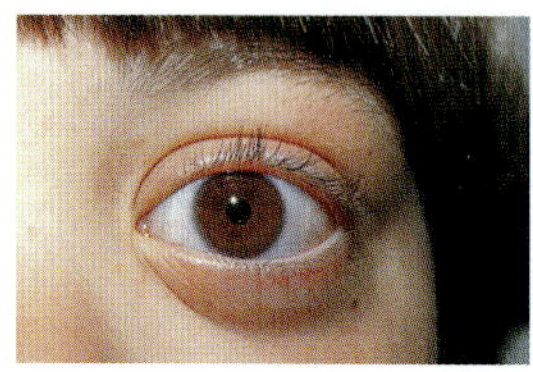

Abb. 10.1 Exophthalmus am linken Auge.

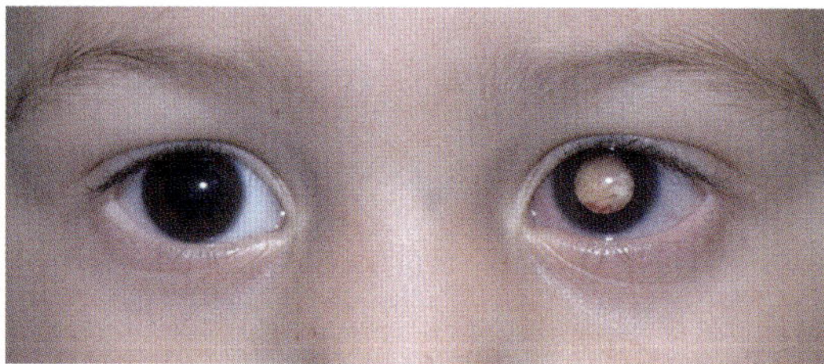

Abb. 10.2 Leukokorie am linken Auge. [R232]

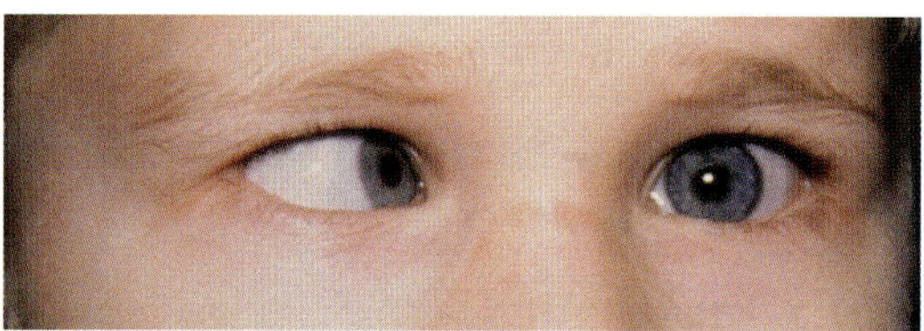

Abb. 10.3 Strabismus. [E792-002]

Klinik

Der **Strabismus concomitans** entwickelt sich fast immer im 1. Lebensjahr. Bei familiärer Belastung ist das Risiko für die Kinder, ein Schielen zu entwickeln, deutlich erhöht. Säuglinge haben einen eher großen Schielwinkel. Bei Kleinkindern liegt häufiger ein Mikrostrabismus mit einem Schielwinkel ≤ 5° vor, der häufig übersehen wird. Das Schielen kann unilateral (immer mit demselben Auge) oder abwechselnd mit beiden Augen auftreten.

Diagnostik

- **Beleuchtungstest:** Die Lichtquelle befindet sich unter dem zu untersuchenden Auge. Das Hornhautreflexbildchen muss direkt über der Pupillenmitte zu sehen sein.
- **Abdecktest:** Beim Abdecken des einen Auges darf sich die Stellung des anderen Auges nicht verändern.

Auffälligkeiten beim Beleuchtungstest und beim Abdecktest weisen auf einen Strabismus hin. Die gezielte Untersuchung sollte eine pädiatrisch erfahrene Augenärztin durchführen.

Therapie

Eine frühzeitige Therapie wird empfohlen. Die Sehschärfe wird bei Bedarf durch eine Brille korrigiert. Eine Amblyopie (► 10.5) wird durch wechselseitiges Abdecken behandelt. Bei Bedarf erfolgt eine korrigierende Operation an den Augenmuskeln.

10.3 Erkrankungen des Lids und der Tränenwege

Erkrankungen des Lids und der Tränenwege können wegen der damit verbundenen Schmerzen und Sehbeeinträchtigungen für Kinder besonders unangenehm sein.

10.3.1 Ptosis

Bei Gesunden liegt die Kante des Oberlids ungefähr im Bereich des Pupillenoberrands. Das Herabhängen des Oberlids über diesen Bereich wird als **Ptosis** bezeichnet. Sie kann angeboren oder erworben sein. Häufigste Ursache ist eine Lähmung der Augenmuskeln oder deren Nerven. Eine Kopfschiefhaltung zeigt eine funktionelle Störung an. Dann sollte die Ptosis frühzeitig behandelt werden, um eine Amblyopie (► 10.5) zu verhindern. Dabei reicht oft das Abdecken des „besseren“ Auges. Eine Operation kann ggf. im Vorschulalter erfolgen. Dabei wird der Muskel, der das Lid hebt, verkürzt.

10.3.2 Konjunktivitis

Die Entzündung der Bindehaut wird als **Konjunktivitis** bezeichnet.

Ursachen

- Bakteriell, z. B. durch Staphylokokken, Haemophilus influenzae
- Viral, z. B. durch Adenoviren, Herpes-Viren, Varizellen
- Mykotisch oder parasitär
- Allergische Reaktionen, z. B. beim Heuschnupfen (► 19.4.3)
- Chemische Reaktion, z. B. mit Laugen oder Säuren
- Bei systemischen Erkrankungen, z. B. Kawasaki-Syndrom (► 18.3.2)

Klinik

- Gerötete und geschwollene Bindehaut
- Je nach Erreger wässriges Sekret (virale, allergische, chemische Konjunktivitis) oder eitriges Sekret (bakterielle Konjunktivitis)

- Schmerzen
- Evtl. auch Juckreiz

Therapie

Die Behandlung erfolgt in Abhängigkeit von der Ursache:

- Antibiotische Augensalben und Augentropfen bei bakterieller Infektion, z. B. Gentamicin
- Kühlende Umschläge, abschwellende Augentropfen, Cromoglicinsäure, lokale Steroide bei allergischer Konjunktivitis
- Spülung und anästhesierende Augentropfen bei Verletzungen mit Chemikalien
- Bei systemischen Erkrankungen Therapie der Grunderkrankung

10.3.3 Orbitaphlegmone

Orbitalpflegmone sind bakterielle Entzündungen der Augenhöhlen, die nach einem Lidtrauma, einer lokalen Lidinfektion oder im Rahmen von Infekten der oberen Luftwege, der Zähne oder des Gesichts entstehen.
Typische Erreger sind Staphylokokkus aureus, Streptokokken und Haemophilus influenzae. Seltener geht die Erkrankung von einer Sinusitis (▸ 11.2.3) aus.

Klinik

- Geschwollene und gerötete Orbita mit eingeschränkter Okulomotorik.
- Fieber.
- Reduzierter Allgemeinzustand.
- Starke Schmerzen.
- Bei Fortleitung der Keime kann eine septische Sinus-cavernosus-Thrombose entstehen. Eine entzündliche Beteiligung des Nervus opticus kann zur Erblindung führen.

Therapie

In leichten Fällen ohne Hinweise auf ein septisches Geschehen kann die Behandlung ggf. mit oralen Antibiotika erfolgen.
Säuglinge und schwer kranke Kinder werden stationär aufgenommen und initial intravenös antibiotisch behandelt. Bei Abszessen erfolgt eine chirurgische Eröffnung.

Pflege

- Überwachung der Infusionstherapie
- Beobachtung und Beurteilung der Phlegmone
- Ggf. Analgetikagabe nach ärztlicher Anordnung

10.3.4 Dakryostenose

Die unvollständige Eröffnung des unteren Anteils des Tränen-Nasen-Gangs wird als **Dakryostenose** bezeichnet. Betroffen sind meist junge Säuglinge.

Klinik

- Unvollständiger Abfluss der Tränen
- Verklebte Lidränder, vor allem morgens
- Nur minimale Entzündung der Konjunktiva
- Bei einer bakteriellen Entzündung eitriges Sekret im nasalen Augenwinkel

Therapie

Meistens kommt es in den ersten 12 Monaten zu einer spontanen Sprengung der Stenose. Diese kann durch die Massage des Tränensacks zur Nase hin unterstützt werden. Kurzfristig helfen abschwellende Augentropfen. Bei bakterieller Infektion sollte eine antibiotische Augensalbe/Augentropfen verwendet werden. Die Augen sollten mehrmals täglich mit einem sauberen Tuch von außen nach innen von den Verklebungen gereinigt werden. Bereitet die Stenose über das 1. Lebensjahr hinaus Beschwerden, kann der Tränen-Nasen-Gang in Vollnarkose sondiert und gespült werden, ggf. erfolgt eine operative Eröffnung.

10.4 Katarakt

Die Trübung der Linse wird als **Katarakt** (▸ Abb. 10.4) oder als **grauer Star** bezeichnet.

Ursachen

- Stoffwechselerkrankungen, z. B. Galaktosämie (▸ 16.1.2)
- Genetische Erkrankungen, z. B. Trisomie 21, Turner-Syndrom (▸ 2.1.1)
- Pränatale Infektionen, z. B. Röteln (▸ 14.2.3), Toxoplasmose (▸ 1.3.1)
- Medikamente, z. B. Kortikosteroide
- Diabetes mellitus (▸ 16.1.1)

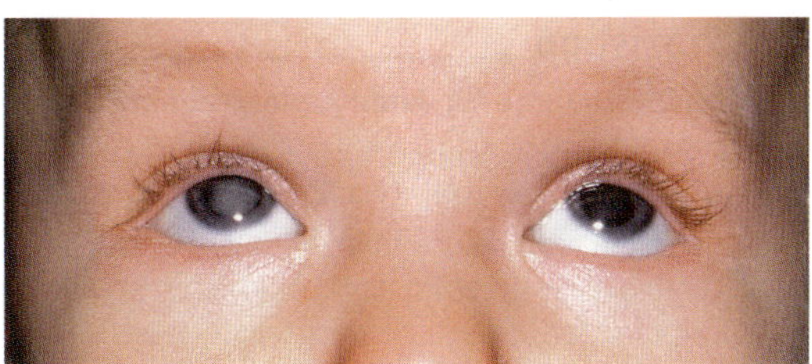

Abb. 10.4 Katarakt. [G802-002]

- Verletzungen
- Angeborene familiäre Form

Klinik und Diagnostik

Die Trübung der Linse führt zu Sehbehinderung, Strabismus (▸ 10.2), Lichtscheu und im Endstadium zur Leukokorie (▸ 10.1.3).

Eine Spaltlampenuntersuchung sollte durch einen pädiatrisch erfahrenen Augenarzt durchgeführt werden. Wichtig ist die Klärung der Ursache.

Therapie

Die getrübte Linse muss frühzeitig operativ entfernt werden. Zum Ersatz erhalten die Kinder dann eine Brille oder Kontaktlinsen. Um eine Amblyopie (▸ 10.5) zu verhindern, erfolgt zusätzlich ein abwechselndes Abdecken der Augen.

10.5 Amblyopie

Eine Störung des zentralen Sehens – vor allem in den ersten beiden Lebensjahren – wird als **Amblyopie** bezeichnet. Sie ist die häufigste kindliche Sehstörung und tritt in der Regel einseitig auf.

Ursachen

- Strabismus (▸ 10.2)
- Refraktionsanomalien (Kurzsichtigkeit, Weitsichtigkeit)
- Kongenitaler Katarakt (▸ 10.4)
- Hochgradige Ptosis (▸ 10.3.1)
- Veränderungen des Sehnervs oder der Netzhaut

Klinik

Bei Kindern besteht immer eine Schielstellung, bei der das betroffene Auge nicht fixieren kann. Es besteht die Möglichkeit eines Amblyopiescreenings, das mit einem Videorefraktrometer ab dem Alter von 5–6 Monaten, also ab der U5 (▸ 1.8), durchgeführt werden kann. Während der Aufnahme eines Fotos wird das Auge vermessen.

Praxistipp

Kostenübernahme für Amblyopiescreening

Viele kinderärztliche Praxen bieten dieses Screening inzwischen an, aber nicht alle Krankenkassen übernehmen die Kosten dafür. Ob diese Untersuchung Teil der Leistung ihrer gesetzlichen Krankenkasse ist, können Eltern unter www.krankenkassen.de/gesetzliche-krankenkassen/leistungen-gesetzliche-krankenkassen/geburt-kinder/amblyopie nachlesen.

Erste klinische Hinweise auf eine Amblyopie sind:

- Säugling wehrt sich gegen das Abdecken eines Auges
- Strabismus
- Nystagmus (unwillkürliche Augenbewegungen)
- Visusverlust (Verlust der Sehschärfe, des „Sehens“)

Bei klinischem Verdacht oder auffälligem Amblyopiescreening muss eine augenärztliche Untersuchung durchgeführt werden.

Therapie

Es erfolgt die Behandlung der Ursache, z. B. Kataraktoperation (▸ 10.4) oder Korrektur des Sehfehlers.

Weiterhin entscheidend ist der Gebrauch des amblyopen Auges. Dies wird durch das zeitweilige Abdecken des nicht betroffenen Auges erreicht. Dabei steht die Brillenglasokklusion ebenso wie das Okklusionspflaster oder die Okklusionskontaktlinse zur Verfügung. Die Prognose ist jedoch insgesamt schlecht.

10.6 Frühgeborenenretinopathie

Fallbeispiel

Frühgeborenenretinopathie?

Benisha Sahu arbeitet derzeit als Auszubildende zur Pflegefachfrau auf einer neonatologischen Station. Der Umgang mit den Frühgeborenen und deren Eltern macht ihr viel Spaß. Die Auszubildende hört bei der Übergabe zu, in deren Rahmen sich die Pflegefachpersonen über die Prognose einer Frühgeborenenretinopathie austauschen. Benisha kennt schon einige Fachbegriffe, aber dieses Wort hat sie noch nie gehört. Sie möchte das Gespräch nicht unterbrechen und notiert sich deshalb den Begriff auf einem Zettel.

Die **Frühgeborenenretinopathie** *(Retinopathia praematurorum, Retinopathy of Prematurity, ROP)* entsteht aufgrund der Unreife der Netzhautgefäße vor allem bei Frühgeborenen mit einem Geburtsgewicht ≤ 1.500 g und/oder < 32. SSW, die eine Sauerstofftherapie benötigten. Die Häufigkeit der ROP nimmt mit dem Unreifegrad des Frühgeborenen zu und liegt bei einer Frühgeburt in der 24.–25. SSW bei ca. 75 % (Muntau 2018).

Merke

Entstehung der Netzhautgefäße

Die Netzhautgefäße entstehen beim Fetus während der Schwangerschaft bei einem **relativen Sauerstoffmangel** in der Netzhaut. Diese Gefäßbildung ist bei einem reifen Neugeborenen zum Zeitpunkt der Geburt abgeschlossen.

Bei einem **Frühgeborenen** besteht aufgrund der notwendigen Beatmung mit Sauerstoff kein relativer Sauerstoffmangel in der Netzhaut. Daher unterbleibt zu diesem Zeitpunkt die physiologische Bildung der Netzhautgefäße. Anschließend kommt es zu einer überschießenden Gefäßneubildung und zum Umbau dieser Gefäße zu bindegewebigen Strängen, die zu Glaskörperblutungen und Netzhautablösungen führen können.

Erläuterungen zum Fallbeispiel

Frühgeborenenretinopathie?

Auf dem Heimweg tippt Benisha „Frühgeborenenretinopathie" in ihr Smartphone. Sie erfährt, dass es sich dabei um eine Netzhautschädigung handelt, die vor allem Frühgeborene mit Sauerstoffbedarf betrifft. Da sich die Netzhautgefäße normalerweise während der Schwangerschaft durch einen Sauerstoffmangel in der Netzhaut ausbilden und dieser Vorgang bei der Geburt abgeschlossen ist, besteht bei Frühgeborenen aufgrund der Beatmung kein Sauerstoffmangel in der Netzhaut und die Bildung der Netzhautgefäße bleibt aus. Später kann es dann auch zu Netzhautablösungen kommen. Benisha kann jetzt auch das Gespräch ihrer Kolleginnen verstehen, die erwähnt haben, dass manche Frühgeborene durch die Retinopathie sogar langfristig erblinden.

Klinik

Zunächst zeigen sich keine Veränderungen. Bei einer Erblindung eines Auges durch eine Glaskörperblutung oder Netzhausablösung kann sich ein Begleitschielen zeigen und eine Leukokorie (▸ 10.1.3) auffallen.

Die akute Phase tritt in den ersten Lebensmonaten auf. Dabei kann es zu einer raschen Befundverschlechterung kommen, die lebenslange Narben in der Retina hinterlässt. In den meisten Fällen erfolgt eine spontane Rückbildung der Gefäßveränderungen. Bei ausgeprägten Befunden kann eine deutliche Funktionsminderung bis zur Erblindung auftreten.

Tab. 10.1 Einteilung der Retinopathie.

Stadium	Befund
I	Grauweißliche Demarkationslinie zwischen normaler und unreifer Retina
II	Erhabener Grenzwall zwischen normaler und unreifer Retina
III	Bildung neuer Gefäße und weiterer Wucherungen von Bindegewebe am Rand des Grenzwalls, neu gebildete Gefäße wachsen extraretinal (z. B. in das Corpus vitreum)
IV	Partielle Netzhautablösung
V	Komplette Netzhautablösung

Einteilung

Die Einteilung erfolgt in die Stadien I–V entsprechend den Veränderungen der Netzhautgefäße bis zur Netzhautablösung (▸ Tab. 10.1).

Diagnostik

Untersuchung des Augenhintergrunds *(Fundoskopie)* bei Risikokindern ab der 6. Lebenswoche. Bei Veränderungen regelmäßige Kontrollen.

Therapie

Ab dem fortgeschrittenen Stadium III erfolgt eine Behandlung der Netzhaut mittels Laser- oder Kältetherapie oder der Gabe von Wachstumsinhibitoren. Bei einer Netzhautablösung ist eine Vitrektomie (Glaskörperentfernung) notwendig.

Prognose und Prävention

In über 80 % der Fälle kommt es im Stadium III zu einer spontanen Rückbildung (AWMF 2020). Die Therapie im Stadium IV und V ist schwierig. Die Erfolgsaussichten sind gering, und es kann zur Erblindung kommen.

Definition

Plus-Disease

Gefäßerweiterung und Schlängelung der Blutgefäße der Augennetzhaut *(Tortuositas)* am Augenhintergrund in mindestens zwei Quadranten.

Eine zusätzlich vorliegende Plus-Disease ist unabhängig vom Stadium mit einer schlechteren Prognose verbunden.

Vorsicht

Sauerstoffgabe bei Früh- und Neugeborenen

Die Dosierung der Sauerstoffgabe erfordert eine sehr genaue Überwachung, um eine Retinopathie zu verhindern.

10.7 Verletzungen

Eine **Verletzung** des Auges kann sehr schnell zu einem bleibenden Sehverlust führen. Daher erfordern Verletzungen, Verätzungen und das Eindringen von Fremdkörpern unverzüglich eine fachärztliche Untersuchung und Behandlung.

10.8 Pflege bei Augenerkrankungen

- Vor jeglichem Eingriff bzw. jeglicher Pflegemaßnahme am Auge muss das Kind durch die Pflegenden in einer altersgerechten Art und Weise über die bevorstehende Maßnahme aufgeklärt werden.
- Die Gabe von Salben oder Tropfen erfolgt ausschließlich nach ärztlicher Anordnung.
- Jedes Kind erhält eine eigene Flasche mit Tropfen oder seine eigene Tube mit Salbe. Diese werden mit Namen und Datum beschriftet.
- Werden Augentropfen oder -salben im Kühlschrank gelagert, müssen diese rechtzeitig vor der Applikation aus dem Kühlschrank genommen werden, damit sie sich vor der Anwendung auf Raumtemperatur erwärmen können.

Praxistipp

Augentropfen verabreichen

Bei Verabreichung von Augentropfen wird der Kopf etwas auf die Seite des zu tropfenden Auges gedreht, damit die Tropfen nicht in Richtung Nase/Tränenkanal fließen. Das Unterlid wird behutsam mit einem Finger nach unten gezogen und die Augentropfen werden in den Bindehautsack getropft, keinesfalls auf die Kornea (Hornhaut), da diese sehr empfindlich ist und die Tropfen Schmerzen verursachen können. Das Kind danach bitten, das Auge langsam zu schließen und zu blinzeln, um die Verteilung der Augentropfen zu unterstützen. Überschüssige Augentropfen werden mit einem Tupfer entfernt.

Augensalbe verabreichen

Bei der Verabreichung von Augensalbe ist zu beachten, dass die Salbe auf dem Auge einen Film hinterlässt und dieser das Sehen einschränkt. Darum ist es ratsam, die Salbe vor dem Schlafengehen zu applizieren. Der Salbenstrang wird auf die Innenseite des herabgezogenen Unterlids aufgetragen, beginnend von der Nase aus in Richtung äußerer Augenwinkel. Wenn möglich, sollte das Kind anschließend bei geschlossenen Lidern mit den Augen rollen, um eine möglichst gute Verteilung der Salbe zu erreichen.

Wiederholungsfragen

1. Nennen Sie lokale und systemische Ursachen einer Lidschwellung.
2. Was ist eine Leukokorie?
3. Erklären Sie den Unterschied zwischen Strabismus paralyticus und Strabismus concomitans.
4. Beschreiben Sie die Therapie der Konjunktivitis in Abhängigkeit von der Ursache.
5. Was ist eine Orbitaphlegmone?
6. Nennen Sie die Ursachen für Linsentrübungen.
7. Erklären Sie die Behandlung der Amblyopie.
8. Welche typischen Symptome können bei einer Dakryostenose auftreten?
9. Nennen Sie Ursachen der Retinopathie des Frühgeborenen.
10. In welche Stadien wird die Frühgeborenenretinopathie eingeteilt?

LITERATUR

AWMF – Arbeitsgemeinschaft der Wissenschaftlichen Medizinischen Fachgesellschaften. S2k-Leitlinie Augenärztliche Screening-Untersuchung bei Frühgeborenen. 2020. Aus: https://register.awmf.org/assets/guidelines/024-010l_S2k_Augenaerztliche_Screening-Untersuchung_Frühgeborene_2020-07.pdf (letzter Zugriff: 11.2.2023).

Gwuzdz B, Zimmermann A. Pflege von Frühgeborenen. In: Fley G, Schneider F (Hrsg.). PflegeHeute. Pädiatrische Pflege. München: Elsevier, 2019. S. 84–100.

Krankenkassen Deutschland. Amblyopie-Screening. Vorsorge-Untersuchung der Sehkraft im 3. oder 4. Lebensmonat. Aus: www.krankenkassen.de/gesetzliche-krankenkassen/leistungen-gesetzliche-krankenkassen/geburt-kinder/amblyopie (letzter Zugriff: 11.2.2023).

Muntau AC. Pädiatrie hoch 2. München: Elsevier, 2018.

Stahl A, Göpel W. Screening und Behandlung der Frühgeborenenretinopathie. Übersichtsarbeit. Deutsches Ärzteblatt. 2015; 112(43): 730–735. Aus: www.aerzteblatt.de/pdf.asp?id=172638 (letzter Zugriff: 11.2.2023).

11 Hals-Nasen-Ohren-Erkrankungen

Überblick

Zentrale Elemente der Hals-Nasen-Ohren-Heilkunde sind Erkrankungen, Fehlbildungen und Funktionsstörungen der Mundhöhle (► 11.3), des Rachens (► 11.4) und Kehlkopfs (► 11.5), der Nasennebenhöhlen und Nasenmuscheln (► 11.2) sowie des Außen- und Innenohrs (► 11.1). Diese können im Kindesalter bis zu einem verminderten Hörvermögen oder einer Sprachstörung führen. Darüber hinaus kann eine verlegte Nasenatmung bei Säuglingen erheblich zu Trinkschwierigkeiten sowie zu einer Sauerstoffunterversorgung beitragen. In diesem Zusammenhang erhalten (angehende) Pflegefachpersonen in diesem Kapitel einen Überblick über die häufigsten Erkrankungen der Hals-Nasen-Ohren-Heilkunde. Dabei werden u. a. folgende Fragen beantwortet:

- Wie entsteht eine Otitis media? (► 11.1.1)
- Wie wird eine Lippen-Kiefer-Gaumen-Spalte behandelt? (► 11.3.1)
- Was versteht man unter adenoiden Vegetationen? (► 11.4.2)
- Wie kann ein Kind während eines Pseudokrupp-Anfalls unterstützt werden? (► 11.5.2)

11.1 Ohr

11.1.1 Akute Otitis media

Die **akute Mittelohrentzündung** *(Otitis media)* entsteht als schmerzhafte Entzündung der Schleimhäute des Mittelohrs häufig als fortgeleitete Infektion über die Tuben aus dem Nasen-Rachen-Raum (► 4.3, ► 11.2). Die häufigsten **Erreger** sind Viren oder Bakterien wie z. B. Streptokokken, Staphylokokken oder Haemophilus influenzae. Innerhalb der ersten drei Lebensjahre erkranken zwei Drittel aller Kinder an einer akuten Otitis media.

Klinik

- Starke Ohrenschmerzen
- Ohrenreiben
- Hörminderung
- Fieber
- Unspezifische Atemwegssymptome
- Ggf. Emesis und Diarrhö

Therapie

Unter symptomatischer Therapie heilen etwa 80 % aller Otitiden spontan ab (Thomas et al. 2014). Diese setzt sich aus einer schmerzlindernden Therapie mit Paracetamol oder Ibuprofen und meist abschwellenden Nasentropfen oder -sprays zusammen.

Mit dem Einsatz von **Antibiotika** (z. B. Amoxicillin) kann in den ersten beiden Tagen abgewartet werden. Kommt es dann zu keiner ausreichenden Besserung, zu einer Verschlechterung oder zur Perforation des Trommelfells mit Othorrhö (Sekretaustritt aus dem Mittelohr) sollte eine orale antibiotische Therapie über 5 Tage durchgeführt werden.

Pflege

Bei der Otitis media wird symptomatisch gepflegt. Im Vordergrund steht das beeinträchtigte Wohlbefinden, bedingt durch die starken Schmerzen, Fieber und das allgemeine Krankheitsgefühl.

Die Kinder können in ihrer Kommunikation wegen einer Hörminderung beeinträchtigt sein. Der Schlaf ist, gerade bei Kleinkindern, oft infolge der starken Schmerzen gestört. Zudem tritt begleitend Appetitlosigkeit auf. Die Patienten benötigen eine aufmerksame Beobachtung und viel Einfühlungsvermögen.

11.1.2 Mastoiditis

Als **Mastoiditis** wird die Entzündung des Knochens und der Schleimhaut des Warzenfortsatzes bezeichnet. Sie ist eine mögliche Komplikation der akuten Otitis media, die nach etwa 2–4 Wochen auftritt.

Klinik

- Fieber
- Druckschmerz und teigige Schwellung über dem Warzenfortsatz
- „Abstehendes“ Ohr aufgrund der Schwellung
- Zunehmende Symptome der Otitis media

Therapie

Bei einer **leichten Entzündung** steht neben der Schmerzlinderung die antibiotische Therapie im Vordergrund. Tritt darunter keine ausreichende Besserung auf oder kommt es zu weiteren **Komplikationen,** besteht die dringende Indikation zur **operativen Therapie.** Dabei werden die entzündlichen Anteile des Warzenfortsatzes entfernt. Gefürchtete Komplikationen durch eine weitere Ausbreitung, z. B. Sinusvenenthrombose, Meningitis (► 9.6), Hirnabszess oder Hirnnervenausfälle, können durch frühzeitiges Handeln verhindert werden.

11.2 Nase und Nasennebenhöhlen

11.2.1 Choanalatresie

Der knöcherne oder membranöse Verschluss der hinteren Nasenöffnung wird als **Choanalatresie** bezeichnet. Der beidseitige Verschluss ist lebensbedrohlich.

Klinik

- Auffallende Atembehinderung beim Trinken, da Säuglinge normalerweise gleichzeitig atmen und schlucken können.
- Zyanose und Erstickungsanfälle, die sich beim Schreien bessern, da Säuglinge dann durch den Mund atmen *(paradoxe Zyanose).*

Therapie

Es besteht die Notwendigkeit einer **Operation** in den ersten Lebenswochen. Bei einem knöchernen Verschluss erfolgt meistens ein plastisch-chirurgischer Eingriff. Bei **beidseitigem Verschluss** wird sofort intubiert, und der membranöse Verschluss wird von der Nase her perforiert.

11.2.2 Rhinitis

> **Definition**
>
> **Superinfektion**
>
> Weitere Infektion, die zusätzlich zu einer noch bestehenden Infektion *(Primärinfektion)* erfolgt. Die Koinfektion kann durch einen anderen Stamm des gleichen Virus oder durch einen anderen Virus entstehen.

Die **akute infektiöse Rhinitis,** der Schnupfen, wird typischerweise durch Viren wie beispielsweise Rhino-, Respiratory-Syncytial-, Parainfluenza- oder Influenzaviren hervorgerufen. Gelegentlich kommt es zu einer **bakteriellen Superinfektion.** Die Entzündung bleibt nur selten auf die Nasenschleimhaut beschränkt, meist dehnt sie sich bis in den Rachen *(Rhinopharyngitis)* und vor allem beim Säugling rasch auch auf die übrigen Atemwege und die Ohren aus.

Klinik

- Wässrig-seröse bis mukös-putride nasale Sekretion, Schnupfen
- Beeinträchtigte Nasenatmung
- Bei Säuglingen: Trinkschwierigkeiten und Atemstörungen

Therapie

Symptomatisch:
- Abschwellende Nasentropfen oder -sprays über wenige Tage und in altersgerechter Konzentration
- Nasenspülung mit physiologischer Kochsalzlösung
- Kamillendampfinhalation

Bei bakterieller Superinfektion ggf. antibiotische Therapie.

> **Praxistipp**
>
> **Muttermilch als Nasentropfen**
>
> Bei Säuglingen kann auch Muttermilch als natürliche „Nasentropfen" verwendet werden.

> **Vorsicht**
>
> **Anwendungsdauer von abschwellenden Nasentropfen**
>
> Abschwellende Nasentropfen (z. B. Xylometazolin) dürfen maximal 5 Tage angewendet werden, da sie sonst nach Absetzen eine reaktive Schleimhautschwellung und eine **Rhinitis medicamentosa** (Arneimittelrhinitis) mit einer Schädigung der Nasenschleimhaut hervorrufen können.

11.2.3 Akute Rhinosinusitis

Unter der **akuten Rhinosinusitis** versteht man eine **Entzündung der Nasennebenhöhlen.** Diese stellt sich altersbedingt unterschiedlich dar, in Abhängigkeit von der Belüftung der Schädellufträume (► Abb. 11.1) im Kindesalter.

Kieferhöhle und Siebbeinzellen sind schon früh angelegt. Keilbein- und Stirnhöhle werden erst im

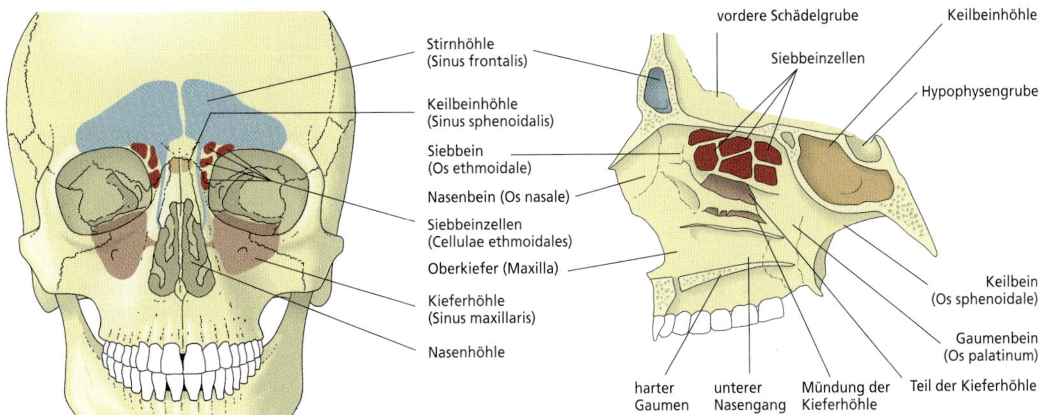

Abb. 11.1 Nasennebenhöhlen. [L190]

Vorschul- oder Schulalter belüftet und sind daher bei jüngeren Kindern nur selten betroffen.

Bei einer **viral bedingten Rhinitis** kommt es oft auch zu einer akuten Rhinosinusitis, die meist asymptomatisch bleibt. Die **akute bakterielle Sinusitis** als eigenständiges Krankheitsbild ist bei Kindern relativ selten.

Klinik

- Fieber
- Kopfschmerzen, die sich bei Kopftieflage verschlimmern
- Druckschmerz über den Nasennebenhöhlen und Nervenaustrittspunkten

Therapie

Bei unkompliziertem Verlauf erfolgt ebenso wie bei der Rhinitis eine **symptomatische Therapie:**

- Abschwellende Nasentropfen
- Nasenspülung mit physiologischer Kochsalzlösung
- Lokale Wärmeanwendungen wie Kamillendampfbad oder Rotlicht

Bei anhaltenden Symptomen über 7 Tage, Fieber und eitrigem Sekret Beginn einer antibiotischen Therapie, z. B. mit Amoxicillin oder Cefuroxim.

11.3 Mundhöhle

11.3.1 Lippen-Kiefer-Gaumen-Spalten

Spaltbildungen des Mundes und des Gesichts (▸ Abb. 11.2) sind häufig und treten in Deutschland jährlich bei etwa 1400 Kindern auf (Selbsthilfevereinigung für Lippen-Gaumen-Fehlbildungen o. J.). Die Vererbung ist multifaktoriell. Das Wiederholungsrisiko bei einem Elternteil mit Spaltbildung liegt je nach Art der Spalte zwischen 2 und 4 %. Das Risiko bei einem Geschwisterkind mit Spaltbildung und leerer Elternanamnese ist deutlich höher und liegt zwischen 4 und 6 %. Sind ein Elternteil und ein Geschwisterkind erkrankt, steigt das Risiko auf 15–17 % je nach Spaltbildung (Selbsthilfevereinigung für Lippen-Gaumen-Fehlbildungen o. J.).

Die häufigsten Spaltbildungen sind die **einseitigen Lippen-Kiefer-Gaumen-Spalten,** gefolgt von den **isolierten Gaumenspalten.** Alle anderen Formen treten deutlich seltener auf.

Klinik

- Beeinträchtigung der Kau- und Beißfunktion durch Veränderungen der Oberkieferform, der Zahnstellung und der fehlenden Abgrenzung zum Nasen-Rachen-Raum
- Ausgeprägte Sprachstörungen durch Gaumenspalte
- Hörstörung bei eingeschränkter Belüftung des Mittelohrs über die Tuba auditiva
- Ästhetisches Problem mit möglichen sekundären psychischen Störungen

Therapie

Die Therapiekonzepte einzelner Zentren unterscheiden sich z. T. erheblich. Entscheidend ist jedoch das Endresultat der Lösung oben genannter Probleme. Dafür ist eine gute Zusammenarbeit der unterschiedlichen Fachdisziplinen wichtig.

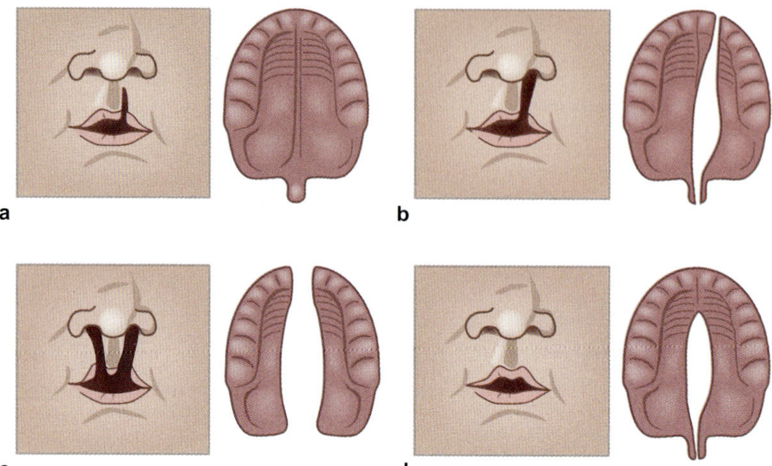

Abb. 11.2 Verschiedene Formen einer Lippen-Kiefer-Gaumen-Spalte:
a) Einbuchtung im Lippenrot, intakter Gaumen
b) Einseitige Spalte in Lippe und Gaumen
c) Beidseitige Spalten in Lippe und Gaumen
d) Gaumenspalte ohne Einbuchtung im Lippenbereich. [L157]

- 1. Lebenswoche: Anpassen einer kieferorthopädischen **Gaumenplatte** zur Trennung von Mund- und Nasenhöhle zur Verbesserung der Trinkfunktion
- 4.–6. Lebensmonat: Verschluss der Lippenspalte
- 9.–11. Lebensmonat: Verschluss von hartem und weichem Gaumen. Dies ist entscheidend für die Sprachentwicklung. Evtl. Anlage von Paukenröhrchen zur Verhinderung eine Hörstörung, ggf. logopädische Therapie
- 4.–6. Lebensjahr: Bei Bedarf Lippenkorrektur
- 8.–11. Lebensjahr: Verschluss der Kieferspalte
- Ergänzend kieferorthopädische Maßnahmen zur Verbesserung von Kieferform und Zahnstellung, ggf. sprachverbessernde Operationen und Korrektur der Nase

Pflege

- Wurde der Verdacht auf eine Lippen-Kiefer-Gaumen-Spalte beim Kind schon im pränatalen Ultraschall gestellt, sind die Eltern auf die Gesichtsveränderung des Kindes bereits vorbereitet und meistens auch ausführlich informiert. Manchmal wird die Lippen-Kiefer-Gaumen-Spalte auch erst bei der Geburt diagnostiziert.
- Die Begleitung und Betreuung der Eltern im Umgang mit ihrem Kind sind besonders wichtig. Die Eltern werden angeleitet, das Kind beim Trinken zu unterstützen. Anzustreben ist das Stillen, wobei das Kind in halb sitzender Position an die Brust gebracht wird. Kann das Stillen nicht gewährleistet werden, erhalten die Kinder eine Formelnahrung aus der Flasche. Hierzu empfehlen sich Spezialsauger.
- Auch beim Einsetzen der Gaumenplatte und bei der speziellen Mundpflege benötigen die Eltern Unterstützung. Vor dem Einsetzen der Gaumenplatte wird die Mundschleimhaut auf Druckstellen, entzündliche Veränderungen oder Beläge inspiziert.

Praxistipp

Mundpflege bei Kindern mit Gaumenplatte

Die Gaumenplatte wird zweimal täglich mit einer weichen Zahnbürste unter fließendem Wasser gereinigt. Vor dem Wiedereinsetzen der Platte wird die Mundschleimhaut auf Druckstellen, entzündliche Veränderungen oder Beläge inspiziert. Da aufgrund der Fehlbildung die Schleimhäute austrocknen können, wird ein regelmäßiges Befeuchten der Mundschleimhaut mit Muttermilch empfohlen. Auch die Lippen und die Nasenschleimhaut werden regelmäßig gereinigt und bei Bedarf mit einer Salbe gepflegt.

Praxistipp

Informationen für Angehörige

Betroffene Familien erhalten weiterführende Informationen und die Möglichkeit zum Austausch bei der Selbsthilfevereinigung für Lippen-Gaumen-Fehlbildungen e. V., www.lkg-selbsthilfe.de.

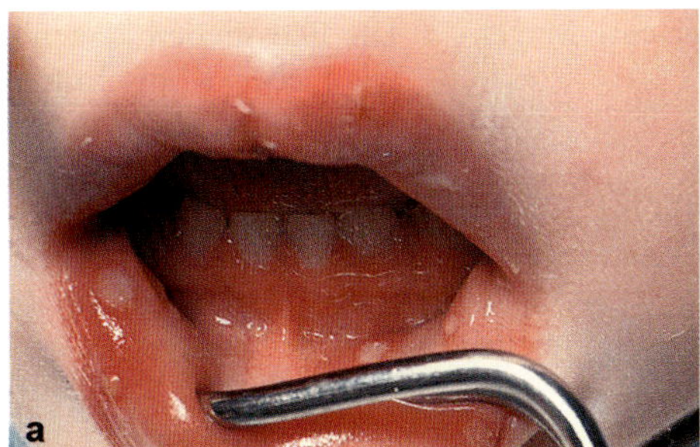

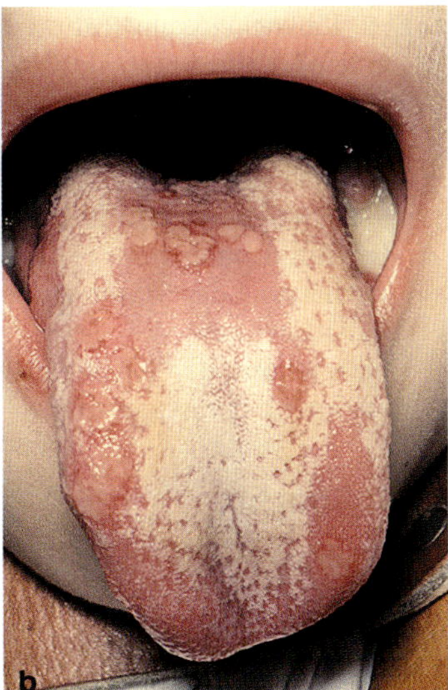

Abb. 11.3 Stomatitis aphthosa:
a) Aphthen an Unter- und Oberlippe
b) Ausgeprägte Aphthenbildung auf der Zunge. [O530]

11.3.2 Stomatitis aphthosa

Fallbeispiel

Sofia hat „Mundfäule"

Gemeinsam mit ihrer Praxisanleiterin Birgit Schnabel betreut die Auszubildende Wilma Andersson heute die dreijährige Sofia. Birgit erzählt: „Sofia wurde gestern mit Mundfäule stationär aufgenommen. Sie kann im Moment nicht genug essen und trinken und benötigt deshalb Flüssigkeit über den intravenösen Zugang. Sofias Papa ist ebenfalls auf unserer Kinderstation aufgenommen und kümmert sich rund um die Uhr um die Kleine." Wilma überlegt kurz und antwortet: „Mundfäule? Davon habe ich noch nie etwas gehört. Was genau bedeutet das?"

Die **Stomatitis aphthosa** (Mundfäule, ▸ Abb. 11.3) entsteht als Folge einer Erstinfektion mit dem Herpes-simplex-Virus 1 (HSV). Die Herpes-Viren persistieren in den Ganglienzellen. Durch verschiedene Stimuli wie Stress oder andere Virusinfektionen kann es zu einer Reaktivierung kommen, die sich dann als **Herpes labialis** manifestiert.

Erläuterungen zum Fallbeispiel

Sofia hat „Mundfäule"

Birgit freut sich sichtlich über das Interesse der Auszubildenden und erklärt: „Das Krankheitsbild Stomatitis aphthosa wird umgangssprachlich wegen des Mundgeruchs auch Mundfäule genannt. Es handelt sich dabei um die Folge einer Herpesinfektion. Gleich werden wir noch Sofias Mund inspizieren. Dabei wirst du feststellen, dass es im Bereich des Mundes viele kleine Bläschen gibt. Diese verursachen starke Schmerzen und machen die Nahrungsaufnahme fast unmöglich. Am besten nehmen wir auch noch das Fieberthermometer mit, Sofias Temperatur war gestern deutlich erhöht." Die Auszubildende holt rasch ihr Notizbuch aus der Kitteltasche und notiert die neuen Informationen. „Ach so! Ich lerne wirklich jeden Tag etwas Neues."

Klinik

- Auftreten in den ersten vier Lebensjahren
- Zahlreiche schmerzhafte, teils konfluierende (zusammenfließende) Bläschen in Mund, Rachenraum und perioral
- Vermehrter Speichelfluss *(Hypersalivation)* und Mundgeruch *(Foetor ex ore)*
- Hohes Fieber
- Schwellung der Halslymphknoten
- Nahrungsverweigerung
- Müdigkeit und Abgeschlagenheit

Therapie

- Schmerztherapie mit Ibuprofen oder Paracetamol (regelmäßig und vor den Mahlzeiten)
- Lokale Therapie mit verschiedenen Schleimhautanästhetika, z. B. in Kombination mit Kamillenextrakt

- Evtl. Flüssigkeitssubstitution über eine Magensonde oder als i. v. Infusion

Pflege

- Regelmäßige Kontrolle der Mundhöhle
- Weiterführen der Mundpflege: Zähneputzen oder Mundspülungen
- Einschätzung der Schmerzen und Verabreichen von Analgetika
- Überwachung der Flüssigkeitssubstitution, ggf. Versorgung der Magensonde

11.4 Rachen

Halsschmerzen, Schluckbeschwerden und eine Behinderung der Belüftung des Mittelohrs sind häufig auf Erkrankungen des Rachens, z. B. einer Tonsillitis, zurückzuführen.

11.4.1 Tonsillitis

Die Entzündung der Gaumenmandeln wird als **Tonsillitis** (► Abb. 11.4) bezeichnet.

Ursachen

Die akute Tonsillitis tritt meistens bei älteren Kindern oder Jugendlichen auf und wird in der Regel durch Streptokokken, aber auch durch andere Bakterien sowie durch Viren hervorgerufen. Außerdem kann eine Tonsillitis auch bei anderen Infektionskrankheiten auftreten, z. B. bei der infektiösen Mononukleose (► 14.2.5).

Klinik

Bei der typischen **Streptokokkenangina** sind die Tonsillen geschwollen, gerötet und eitrig belegt. Die Betroffenen klagen über Allgemeinsymptome wie Fieber, Kopfschmerzen und Abgeschlagenheit sowie über Halsschmerzen, Schluckbeschwerden und kloßige Sprache.

Komplikationen

- Lokal kann ein **Peritonsillarabszess** entstehen. Dabei kommt es zu einer Abszessbildung im Gewebe, das die Tonsillen umgibt, mit den Gefahren einer systemischen Infektion. Ein Peritonsillarabszess bedarf häufig neben einer antibiotischen Therapie einer operativen Spaltung mit anschließender Tonsillektomie.
- Besonders gefürchtet ist die **Poststreptokokkenerkrankung,** bei der es infolge der immunologischen Auseinandersetzung mit dem Erreger zum rheumatischen Fieber (► 5.3.2) bzw. zu einer Glomerulonephritis (► 7.5.2) kommen kann.

Therapie

Die akute bakterielle Tonsillitis wird mit **Antibiotika** (Penicillin V oder oralen Cephalosporinen) behandelt.

Die Indikation zur **Tonsillektomie** (operative Entfernung der Gaumenmandeln) muss vorsichtig gestellt werden. Sie ist gegeben:

- Bei mindestens drei schweren Tonsillitiden innerhalb eines Jahres
- Beim Vorliegen eines Peritonsillarabszesses
- Beim Auftreten einer Streptokokkenzweiterkrankung
- Beim Vorliegen von vergrößerten Mandeln, die die Atmung, die Nahrungsaufnahme oder das Sprechen behindern

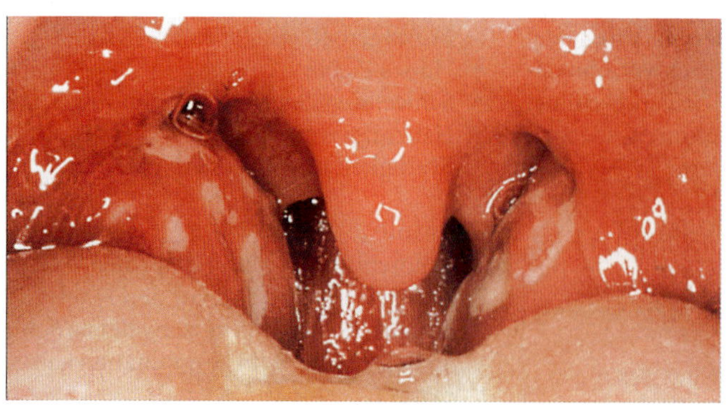

Abb. 11.4 Tonsillitis. Gut zu erkennen sind die geröteten, mit Eiter belegten Rachenmandeln. [G476-002]

Vorsicht

Nachblutungsgefahr nach einer Tonsillektomie

Nach der operativen Entfernung der Gaumenmandeln besteht eine hohe Nachblutungsgefahr am OP-Tag und aufgrund der Wundablösung auch nach 5–8 Tagen. Aus diesem Grund wird in den ersten Tagen nach der Operation Folgendes beachtet:

- Keine körperliche Aktivität
- Vermeiden von heißen Getränken oder Speisen
- Vermeiden von scharfen und knusprigen Speisen
- Kein Baden oder Haarewaschen mit heißem Wasser
- Kein Zähneputzen mit scharfer Zahnpasta

Erstmaßnahmen bei einer möglichen Nachblutung

- Information des HNO-Arztes
- Vitalwertkontrolle
- Kühlende Maßnahmen, z. B. Eiskrawatte oder Lutschen von Eiswürfeln
- Kopf nach vorn beugen lassen bzw. Patienten dabei unterstützen
- Menge des Blutverlusts beurteilen
- Kind nicht allein lassen
- Kind und Eltern beruhigen

11.4.2 Adenoide Vegetationen

Als **adenoide Vegetation** *(Polypen)* werden die **hyperplastischen Rachenmandeln** bezeichnet, die bei vielen Kindern im Alter zwischen 3 und 6 Jahren vorliegen.

Klinik

Bei zusätzlichen **Entzündungen** im Rahmen von meist viralen Infekten kommt es zu einer Hyperplasie (Schwellung). Die Nasenatmung wird dadurch behindert, und die Infektion kann sich auf das Ohr ausbreiten. Doch auch ohne Infektion kann es zu einer deutlichen Behinderung der Belüftung des Mittelohrs mit den Folgen einer Hör- und Sprachstörung kommen. Betroffene Kinder atmen daher häufig durch den Mund, schnarchen, haben eine kloßige Sprache und näseln.

Therapie

Eine Therapie mit einem kortisonhaltigen Nasenspray, z. B. Mometason, zum Abschwellen der Adenoiden kann durchgeführt werden. **Die operative Entfernung** *(Adenotomie)* oder eine Adenotonsillotomie wird bei rezidivierenden Infektionen des Ohrs und der Nase und Nasennebenhöhlen oder bei einer Hör- und/oder Sprachstörung durchgeführt.

11.5 Kehlkopf

11.5.1 Laryngomalazie

Bei der **Laryngomalazie** handelt es sich um eine angeborene Weichheit des Kehlkopfs. Auch die Trachea kann betroffen sein *(Tracheomalazie).*

Klinik

Typisches Symptom ist der hörbare **inspiratorische Stridor** (▸ 4.1.5), der sich bei Infekten der oberen Luftwege verschlechtert und in Bauchlage meist bessert. Die Diagnose wird klinisch oder laryngoskopisch gestellt.

Therapie

Eine Therapie ist meist nicht erforderlich, da der Kehlkopf sich im 1. Lebensjahr festigt.

11.5.2 Pseudokrupp

Die Schwellung und Entzündung der oberen subglottischen Atemwege wird als **Pseudokrupp** oder auch als *stenosierende Laryngitis* oder *Laryngotracheitis* bezeichnet. Pseudokrupp tritt häufig in den Frühjahr- und Herbstmonaten bei Kindern zwischen 6. Lebensmonat und 5. Lebensjahr auf.

Ursachen

Sehr häufig liegen **virale Infektionen** mit Parainfluenza- oder Influenzaviren vor. Aber auch unspezifische Faktoren und **Umwelteinflüsse** (z. B. Smog, Ozon) können einen Pseudokrupp auslösen. Selten entsteht ein Pseudokrupp durch eine bakterielle Infektion. Der echte, durch Diphtherie hervorgerufene Krupp (▸ 14.3.3) kommt kaum noch vor.

Klinik

- Bellender Husten
- Heiserkeit
- Inspiratorischer Stridor
- Akute Dyspnoe
- Ggf. Fieber
- Auftreten der Symptome meist abends oder nachts
- Einteilung in drei Schweregrade (▸ Tab. 11.1)

Therapie

Die Kinder werden in einer ruhigen und möglichst ungestörten Umgebung betreut. Die Behandlung erfolgt mit Glukokortikoiden und Epinephrin.

Tab. 11.1 Klinische Einschätzung des Pseudokrupps und entsprechende Therapie.

Pseudokrupp	Mild	Mittelgradig	Schwer
Klinik	• Vereinzelt bellender Husten • Kein Stridor in Ruhe	• Häufig bellender Husten • Hörbarer Stridor • Dyspnoe	• Häufig bellender Husten • Deutlicher Stridor • Dyspnoe • Kind agitiert und ängstlich
Therapie	Glukokortikoide oral oder rektal	• Glukokortikoide oral oder rektal • Bei ausbleibender Besserung Therapie wie bei schwerem Pseudokrupp	• Glukokortikoide oral oder rektal • Epinephrin inhalativ • Ggf. Sauerstoff verabreichen • Im Notfall Intubation

Glukokortikoide können inhalativ, oral, rektal oder i.v. verabreicht werden. Am häufigsten kommt Prednisolon zum Einsatz. Epinephrin wird vernebelt. Die Erkrankung heilt innerhalb weniger Tage aus.
Eine wirkungsvolle Präventionsmaßnahme ist die Grippeschutzimpfung.

Praxistipp

Maßnahmen bei einem akuten Pseudokrupp-Anfall

- Ruhiges Handeln und Vermeiden von Aufregung
- Beruhigung von Kind und Eltern
- Zufuhr von feuchter, kühler Luft (Fenster oder Kühlschrank öffnen)
- Anbieten von Flüssigkeit
- Ggf. Gabe von Glukokortikoiden (z. B. inhalativ oder rektal)
- Ggf. Inhalation mit Adrenalin

Wiederholungsfragen

1. Beschreiben Sie die Entstehung einer akuten Otitis media.
2. Was sind die häufigsten Erreger einer Otitis media?
3. Nennen Sie die typischen Symptome einer Mastoiditis.
4. Welche sind die häufigsten Spaltbildungen des Munds und des Gesichts?
5. Wie gestaltet sich die Therapie einer Lippen-Kiefer-Gaumen-Spalte?
6. Wie setzt sich die Behandlung der Stomatitis aphthosa zusammen?
7. Welche typischen klinischen Zeichen einer Streptokokkenangina kennen Sie?
8. Was ist eine Laryngomalazie?
9. Erklären Sie den Begriff „adenoide Vegetationen“.
10. Beschreiben Sie die Einteilung des Pseudokrupps und die davon abhängige Therapie.

LITERATUR

Deutscher Berufsverband der Hals-Nasen-Ohrenärzte e.V. HNO-Ärzte im Netz. Aus: www.hno-aerzte-im-netz.de (letzter Zugriff: 11.2.2023).

Muntau AC. Pädiatrie hoch 2. München: Elsevier, 2018.

Thomas JP, et al. Strukturiertes Vorgehen bei akuter Otitis media. Deutsches Ärzteblatt. 2014; 111(9): 151–160. Aus: www.aerzteblatt.de/pdf.asp?id=155701 (letzter Zugriff: 11.2.2023).

Selbsthilfevereinigung für Lippen-Gaumen-Fehlbildungen e.V. Aus: www.lkg-selbsthilfe.de (letzter Zugriff: 11.2.2023).

12 Hauterkrankungen

Überblick

Hauterkrankungen zu erkennen ist für Pflegefachpersonen wichtig, um bei Hautveränderungen den Patienten adäquate Behandlung zukommen zu lassen. Das Kapitel beginnt mit der Beschreibung nach Art, Anzahl, Ausdehnung, Anordnung und Lokalisation verschiedener Hauterkrankungen (► 12.1). Die Lesenden erfahren dann, wie sich eine Neugeborenenakne (► 12.2.1) von einem Furunkel unterscheidet (► 12.3), welche Ursachen Warzen (► 12.4.2.) und Dellwarzen (► 12.4.3) haben können, und wie sie im Pflegealltag Soor erkennen und welche Maßnahmen in diesem Fall zu ergreifen sind (► 12.5.1). Weitere Themen dieses Kapitels sind die häufigsten parasitären (► 12.6) und erblichen Hauterkrankungen wie Verhornungsstörungen (► 12.7.1) oder Naevi (► 12.7.3).

Nach der Lektüre dieses Kapitels werden folgende Fragen leicht zu beantworten sein:

- Was ist eine Warze? (► 12.4.2)
- Welche Therapie gibt es bei bakteriellen Hautveränderungen? (► 12.3)

12.1 Leitsymptome

Leitsymptome von Hauterkrankungen sind Blässe, Schuppung, Juckreiz oder Ekzem, die wichtigsten pathologischen Hautveränderungen *(Effloreszenzen)* sind Fleck, Quaddel, Bläschen, Pustel und Knötchen. Die Krankheitsbilder werden nach den vorhandenen Effloreszenzen, deren Anzahl, Ausdehnung, Anordnung und Lokalisation sowie weiterer Beschwerden beschrieben. Akut auftretende Ausschläge der Haut werden als **Exantheme** bezeichnet, die Veränderungen der Schleimhaut als **Enantheme.**

Fleck

Der **Fleck** wird auch als *Makula* bezeichnet. Darunter ist eine Veränderung der Hautfarbe, die sich im Niveau der Haut befindet, zu verstehen. Großflächige Rötungen werden Erytheme genannt.

Quaddel

Die **Quaddel** (► Abb. 12.1) ist eine umschriebene Erhebung der Haut, die durch ein Ödem entsteht. Sie besteht oft nur kurzzeitig (Stunden) und kann mit Juckreiz einhergehen. Quaddeln treten z. B. im Rahmen von allergischen Reaktionen (► 19.4.2) auf.

Bläschen

Als **Bläschen** *(Vesicula)* wird ein mit Flüssigkeit gefüllter Hohlraum in der Haut bezeichnet. Herpes labialis (► 12.4.1) z. B. ist durch die flüssigkeitsgefüllten Bläschen an den Lippen gekennzeichnet. Als **Bulla** wird ein Bläschen bezeichnet, das größer als 5 mm ist.

Pustel

Die **Pustel** ist ein mit Eiter gefüllter Hohlraum der Haut. Bakterielle Hauterkrankungen wie die Impetigo contagiosa (► 12.3) gehen mit Pustelbildung einher.

Knötchen

Das **Knötchen** wird auch als *Papel* bezeichnet. Es entsteht durch die Zellvermehrung der Haut oder durch Ablagerung von festen Bestandteilen als bis zu 1 cm große Volumenzunahme der Haut.

Pflege

Bei Kindern in stationärer Behandlung wird täglich eine systematische Hautbeobachtung durchgeführt. Hierbei achten die Pflegenden auf Hautfarbe, Hautturgor (Hautspannung), Hautbeschaffenheit und Hauttemperatur.

12.2 Hautveränderungen des Neugeborenen

Die Haut des **Neugeborenen** kann in den ersten Tagen vielfältige Veränderungen erfahren. Gutartige physiologische Veränderungen sind von ernsthaften Erkrankungen, die einer entsprechenden Therapie bedürfen, zu unterscheiden.

12.2.1 Gutartige physiologische Veränderungen

Milien

Milien treten als weißlich-gelbliche epidermale Retentionszysten (abgeschlossene Hohlräume in tieferen Hautschichten) von Talgdrüsen vor allem

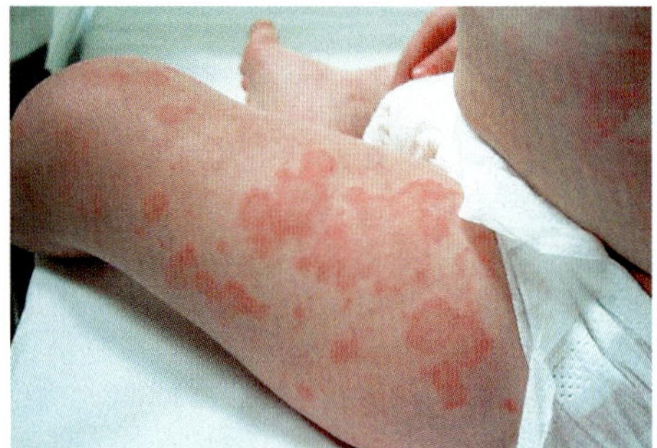

Abb. 12.1 Quaddeln bei Urtikaria. [G759-002]

im Gesicht und am Rumpf des Neugeborenen auf. Im Regelfall kommt es zum spontanen Abheilen in der 3.–6. Lebenswoche. Eine Therapie ist nicht erforderlich.

Erythema neonatorum

Das **Erythema (toxicum) neonatorum** ist die häufigste gutartige Hautveränderung der Neugeborenenperiode. Ungefähr die Hälfte der Neugeborenen zeigt in den ersten Lebenstagen eine flächige Rötung mit Papeln und Pusteln vor allem am Rumpf und an den Extremitäten. Diese heilen spontan innerhalb der folgenden Tage ab.

Neugeborenenakne

Fallbeispiel

... und dann waren da überall diese „Pickel"

Aicha Idrissi sitzt ein wenig ratlos vor Ihrem Laptop. Sie soll einen Praxisbericht schreiben und überlegt: „Bei der Auswahl an unterschiedlichsten Krankheitsbildern und Erlebnissen, die ich im ersten Jahr meiner Ausbildung zur Pflegefachfrau erlebt und gesehen habe, weiß ich gar nicht, wo ich anfangen soll." Sie telefoniert mit einer Mitauszubildenden, die gerade auf einer Wöchnerinnenstation mit Neugeborenenzimmer eingesetzt ist.

Aufgrund der mütterlichen Hormone kann sich beim Neugeborenen im Sinne einer Schwangerschaftsreaktion (► 3.1.1) eine Talgdrüsenüberfunktion entwickeln. Diese **Neugeborenenakne** zeigt sich mit rötlich-gelben Papeln vor allem im Gesicht und am Stamm. Diese heilen spontan wieder ab.

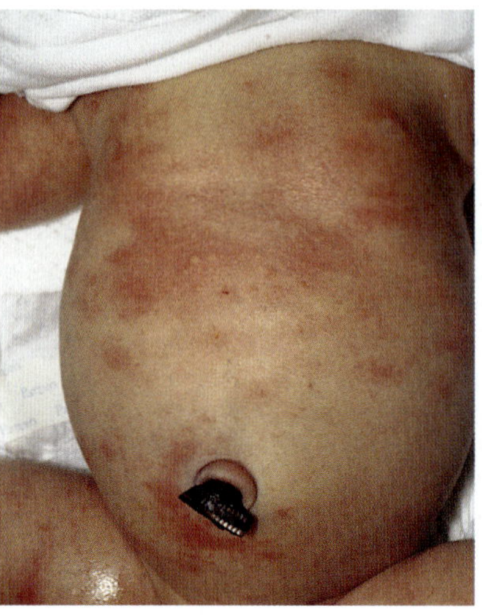

Abb. 12.2 Erythema neonatorum. [G550-003]

Erläuterungen zum Fallbeispiel

... und dann waren da überall diese „Pickel"

Während des Telefongesprächs erinnerst sich Aicha an Fiona, ein Neugeborenes ein, das sie bei ihrem Einsatz auf der Neugeborenenstation ab seinem 2. Lebenstag betreut hat. Die Kleine hatte überall im Gesicht und am Stamm viele „Pickel". Eine Hebamme erklärte Aicha diese Hauterscheinungen: „Fiona hat eine sogenannte Neugeborenenakne. Mütterliche Hormone können über die Plazenta auf den Fetus übergehen und als Schwangerschaftsreaktion eine Talgdrüsenüberfunktion hervorrufen. Dadurch entstanden die Papeln, die du als Pickel bezeichnet hast."

Aicha beginnt motiviert, ihren Praxisbericht in den PC zu tippen.

12.2.2 Staphylodermie

Eine bakterielle Hautinfektion mit Staphylokokken führt zur typischen Blasenbildung auf gerötetem Grund. Daraus können sich großflächige Hautablösungen bilden. Die Staphylodermie in Form des **Staphylococcal Scalded Skin Syndrome** ist häufig und kann bereits am 2. Lebenstag auftreten. Es handelt sich dabei um eine akute Epidermolyse (Ablösung der Epidermis) durch ein Staphylokokkentoxin. Zu den Symptomen zählen ausgedehnte Bullae (► 12.1) mit Abschälen der Epidermis. Die Diagnose erfolgt durch klinische Untersuchung und ggf. einer Biopsie.

Therapie

Kleinflächige Infektionen können lokal antiseptisch behandelt werden. Bei großflächiger Ausbreitung, ggf. auch unter lokaler Therapie wird eine systemische antibiotische Behandlung mit Cephalosporinen durchgeführt. Zur Verhinderung der Ausbreitung ist eine Isolierung des Säuglings zu empfehlen, Pflegende tragen Schutzhandschuhe.

12.3 Bakterielle Hauterkrankungen

Ursachen

Bakterielle Hautinfektionen werden hauptsächlich durch Staphylokokken und Streptokokken verursacht.

Therapie

Eine kleinflächige bakterielle Hautinfektion kann lokal antiseptisch oder antibiotisch behandelt werden. Bei weiterer Ausbreitung (u. a. auch bei Lymphangitis, Lymphadenitis) oder großflächigem Befall sollte eine antibiotische systemische Therapie, ggf. auch i. v. mit Penicillin oder Cephalosporinen, durchgeführt werden.

Impetigo contagiosa

Bei der **Impetigo contagiosa** entstehen häufig im Gesicht Bläschen und Pusteln auf erythemen Grund (▸ Abb. 12.3), die sich rasch öffnen und honiggelb-bräunliche Krusten bilden. Die Erkrankung ist sehr ansteckend. Gelegentlich treten Fieber und Abgeschlagenheit auf. Oft werden die Erreger durch eine Schmierinfektion an andere Körperstellen und andere Kinder weitergetragen.

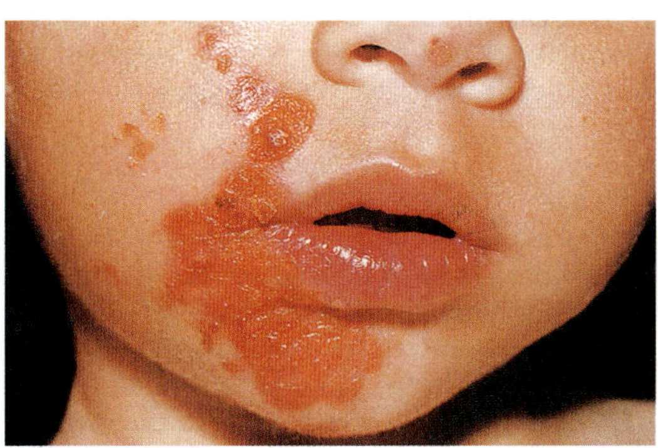

Abb. 12.3 Impetigo contagiosa. [M174]

Therapie

Die Therapie erfolgt wie oben genannt, zusätzlich tragen Pflegende und Eltern Schutzkleidung.

Furunkel

Als **Furunkel** wird die bakterielle Entzündung eines Haarfollikels bezeichnet. Anfangs zeigt sich häufig im Gesicht oder Perianalbereich (Bereich um den Anus) eine gerötete Papel, die schnell an Größe zunimmt und schmerzhaft wird. Die Papeln schmelzen ein oder entleeren spontan ihren eitrigen Inhalt.

Erysipel

Das **Erysipel** ist eine oberflächliche Hautinfektion, die durch Streptokokken hervorgerufen wird und sich als scharf begrenzte Rötung mit Schwellung und Druckschmerz zeigt. Eintrittspforten sind kleine Verletzungen der Haut. Begleitend kann Fieber auftreten. Vom Erysipel kann eine Entzündung der Lymphgefäße *(Lymphangitis)* ausgehen, die sich als roter Streifen auf der Haut zeigt. Weiterhin kann es zu einer Schwellung der Lymphknoten *(Lymphadenitis)* kommen.

Phlegmone

Eine **Phlegmone** ist eine bakterielle Entzündung der Haut und des zugehörigen weichen Bindegewebes, meist verursacht durch den *Staphylococcus aureus.* Sie tritt nach Verletzungen auf und kann sich in die Tiefe bis zur Muskulatur ausbreiten. Das Gewebe ist dunkelrot, geschwollen und schmerzempfindlich. Bei schweren Phlegmonen auch eitrig, dann ist ein chirurgischer Eingriff notwendig.

Panaritium

Als **Panaritium** bezeichnet man eine unspezifische eitrige Entzündung der Finger oder der Zehen. Verursacht meist durch Staphylokokken, Streptokokken, selten auch durch andere Bakterien. Die Erreger treten durch kleine Hautverletzungen, Stich- oder Bisswunden in den Körper ein. Zu den Symptomen gehören pulsierende Schmerzen an der betroffenen Stelle, Rötung, Schwellung und Bewegungseinschränkung. Wenn sich die Infektion ausdehnt, treten auch Fieber, Schüttelfrost und ein Anschwellen der benachbarten Lymphknoten auf.

12.4 Virale Hauterkrankungen

12.4.1 Erkrankungen durch Herpes-simplex-Viren

Stomatitis aphthosa

Die **Stomatitis aphthosa** ist die Erstmanifestation einer Herpes-simplex-Erkrankung im Kindesalter (► 11.3.2).

Herpes labialis

Ursachen

Die Reaktivierung einer Herpesinfektion manifestiert sich als **Herpes labialis.** Stress, Infekte, Sonneneinstrahlung und hormonelle Veränderungen können auslösende Faktoren dafür sein.

Klinik

Nach Juckreiz und Missempfindungen entstehen Bläschen, meist am Übergang von der Lippenschleimhaut zur Gesichtshaut. Der klare Bläscheninhalt ist hoch ansteckend.

Komplikationen

Das **Ekzema herpeticatum** ist eine schwere generalisierte Herpesinfektion mit Fieber, die insbesondere Kinder mit einer atopischen Dermatitis (► 19.4.2) befallen kann. Bei Säuglingen besteht die Gefahr einer schweren Verlaufsform mit Enzephalitis.

Therapie

Eine lokale Therapie mit Aciclovir verkürzt die Dauer der Erkrankung und die Beschwerden deutlich. Eine mögliche generalisierte Form und die Infektion von Säuglingen wird systemisch mit Aciclovir behandelt.

Pflege

Bei einer **Herpes-simplex-Infektion** ist das Wohlbefinden der Patienten zunächst durch Fieber, Juckreiz, Brennen und Spannungsgefühl gestört. Es besteht die Gefahr einer Superinfektion. Fiebersenkende Maßnahmen, kühle Umschläge und die Pflege der Haut mit entsprechend verordneten Salben können Linderung bringen. Zur frühzeitigen Erkennung von Komplikationen wird die Temperatur überwacht.

Sind Pflegende oder Bezugspersonen eines stationär behandelten Kindes mit **Herpes labialis** erkrankt, ist ein Mundschutz zu tragen. Die Patienten, besonders Neugeborene und Patienten mit einer Immunsuppression, müssen geschützt werden. Eltern waschen sich nach Kontakt mit den Herpesviren die Hände, bevor sie ihr Kind versorgen.

Varizellen

► 14.2.4

12.4.2 Warzen

Ursache

Durch eine Infektion mit Viren aus der Gruppe der *humanen Papillomaviren (HPV)* entstehen **Warzen** *(Verrucae vulgaris).*

Klinik

Warzen sind verhornende Papeln, die bevorzugt an verletzten oder feuchtwarmen Hautarealen wie Füßen, Händen und Gesicht auftreten.

Therapie

Warzen neigen zur spontanen Heilung nach Monaten oder Jahren. Bei Beschwerden stehen folgende Behandlungsmethoden zur Verfügung:

- Hornauflösende und virustatische Therapie
- Abdecken mit Pflaster und Salicylsäure
- Operatives Ausschneiden
- Kältetherapie

12.4.3 Dellwarzen

Ursachen

Dellwarzen *(Mollusken)* entstehen durch eine Infektion mit Mollusca-contagiosa-Viren. Häufig sind Kinder mit trockener Haut oder einer atopischen Dermatitis (► 19.4.2) betroffen.

Klinik

Die papulösen Effloreszenzen zeigen eine zentrale Eindellung. Durch Kratzen entsteht aufgrund der Aussaat des breiartigen Molluskusbreis eine Infektion.

Therapie

Eine lokale Behandlung zur Anregung des Hautimmunsystems kann mit Lösungen wie InfectoDell® oder Thuja durchgeführt werden. Dabei kommt es zu einer schmerzlosen Entzündung und in der Folge zum Abheilen der Dellwarzen. Ein Ausschneiden der Dellwarzen kann nach einer lokalen anästhetischen Vorbehandlung, z. B. mit Emla®-Pflaster, oder bei einem ausgeprägten Befund in Allgemeinnarkose durchgeführt werden.

12.4.4 Hand-Fuß-Mund Krankheit

Die **Hand-Fuß-Mund-Krankheit (HFMK)** ist eine sehr ansteckende Virusinfektion, die durch Enteroviren verursacht wird. Sie betrifft vor allem Kinder unter 10 Jahren.

Klinik

Den schmerzhaften Bläschen im Mund und dem Ausschlag an Händen und Füßen verdankt die Krankheit ihren Namen. Daneben treten Fieber, Appetitlosigkeit und Halsschmerzen auf. In der ersten Woche sind die Infizierten hoch ansteckend, vor allem bei Ulzeration der Bläschen. Die Viren können nach Abklingen der Symptome noch wochenlang im Stuhlgang ausgeschieden werden. Die Infektion verläuft meistens mild und klingt nach 5–7 Tagen von allein ab.

Therapie

Eine symptomatische Behandlung ist möglich.

12.5 Hauterkrankungen durch Pilze

Die häufigste **Pilzerkrankung** im Säuglings- und Kleinkindesalter ist der Windelsoor, der von einem Mundsoor begleitet sein kann. Dermatomykosen sind eher eine Erkrankung von Schulkindern.

12.5.1 Soor

Ursachen

Erreger des **Soors** ist der Hefepilz *Candida albicans*. Häufig ist die Haut im Windelbereich bereits durch Urin- und Stuhlbestandteile bei relativem Luftabschluss gereizt und gerötet, dies wird als **Windeldermatitis** bezeichnet. Der Soor entsteht dann durch eine Superinfektion mit Candida-Pilzen.

Klinik

- **Anogenitaler Soor:** Der infizierte Bereich ist gerötet, die Haut schuppt sich, und einzelne pustulöse Veränderungen treten auf.
- **Mundsoor:** Auf der Mundschleimhaut vor allem im Bereich der Wangen und Zunge zeigen sich weißliche Beläge, die anfangs schwer abwischbar sind und nicht mit Milchresten verwechselt werden dürfen.

Therapie

Bei der **Windeldermatitis** (▸ Abb. 12.4) sollte die Windel häufiger gewechselt werden. Eine Hautpflege sollte mit Zinkpaste oder Ringelblumensalbe (auch Salbe mit Kamille möglich) durchgeführt werden. Bei einer Candidainfektion erfolgt eine lokale antimykotische Therapie, beim **Windelsoor** mit Nystatin oder Miconazol. Der **Mundsoor** wird mit einer antimykotischen Suspension oder Mundgel mit den gleichen Wirkstoffen oder auch mit Amphotericin B behandelt.

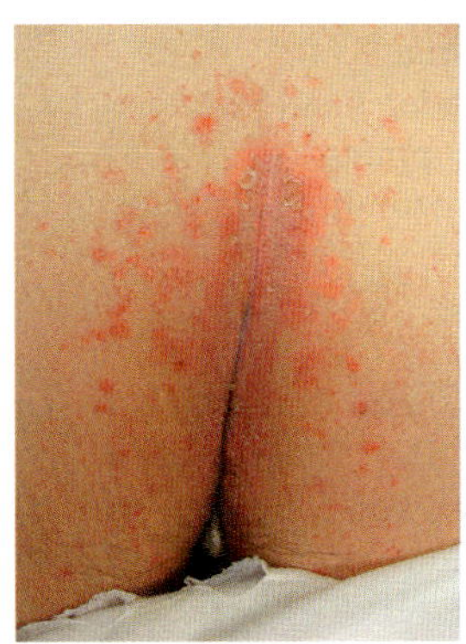

Abb. 12.4 Windeldermatitis. [G013]

> **Praxistipp**
>
> **Keine Feuchttücher bei wunder Haut**
>
> Bei geröteten oder nässenden Stellen im Genitalbereich keine Feuchttücher verwenden, denn aufgrund der Inhaltsstoffe tragen diese wenig zu einer Verbesserung der Situation bei, sondern zögern im Gegenteil die Heilung der Haut hinaus. Eine weiche Vlieskompresse mit lauwarmem Wasser oder Schwarztee sowie Heilwolle sind besser geeignet. Hilfreich ist auch, Zeiten ohne Windel einzuplanen, damit die Haut an der Luft trocknen kann.

12.5.2 Dermatomykose

Die **Dermatomykose** *(Tinea, Hautpilzerkrankung)* wird hauptsächlich durch Fadenpilze hervorgerufen. Nach der Lokalisation wird die **Tinea corporis** (des Körpers) von der **Tinea capitis** (der Kopfhaut) unterschieden.

Klinik

- **Tinea corporis:**
  - Kreisrunde, gerötete, scharf begrenzte Herde am Stamm und an den Extremitäten
  - Schuppung und Auftreten von kleinen Pusteln am Rand
  - Zentrale Abblassung mit verdicktem Rand

- **Tinea capitis:**
  - Kreisrunde, haarlose Bereiche mit Rötung und Schuppung
  - Auch Entzündung der tieferen Hautschichten möglich

Diagnostik

Die Diagnose wird durch das klassische klinische Bild gestellt. Der Erreger kann im mikroskopischen Präparat von Schuppen oder Haaren und in der kulturellen Anzüchtung nachgewiesen werden.

Therapie

Bei einem kleinen Areal kann eine lokale Therapie ausreichend sein. Empfohlen wird bei ausgeprägtem Befund am Körper oder bei der Tinea capitis die systemische antimykotische Therapie mit Fluconazol in Kombination mit einer lokalen Therapie (z. B. antimykotischen Salben und Shampoos).

12.6 Parasitäre Hauterkrankungen

12.6.1 Skabies

Ursachen

Skabies *(Krätze)* bezeichnet einen Hautbefall mit der Milbe *Sarcoptes scabiei.* Die Weibchen der Krätzmilbe legen Milbengänge in der Haut an, in die sie ihre Eier ablegen. Nach 3 Wochen schlüpfen aus diesen neue Milben. Die Erkrankung ist durch engen Körperkontakt und über Kleidung und Bettwäsche sehr leicht zu übertragen.

Klinik

Das typische klinische Bild zeigt kleine gerötete Papeln (▶ Abb. 12.5) und ggf. Gänge vor allem an den Beugeseiten der Handgelenke, im Genitalbereich und in den Finger- und Zehenzwischenräumen. Bei Säuglingen können Effloreszenzen auch im Gesicht und auf den Hand- und Fußinnenseiten auftreten. Besonders nachts kommt es der Bettwärme zu einem ausgeprägten Juckreiz.

Diagnostik

Zusätzlich erfolgt neben dem klinischen Bild der dermatoskopische Nachweis der Milben. Die Milben werden mit einer Nadel oder Lanzette aus dem Milbengang entfernt und mikroskopisch diagnostiziert.

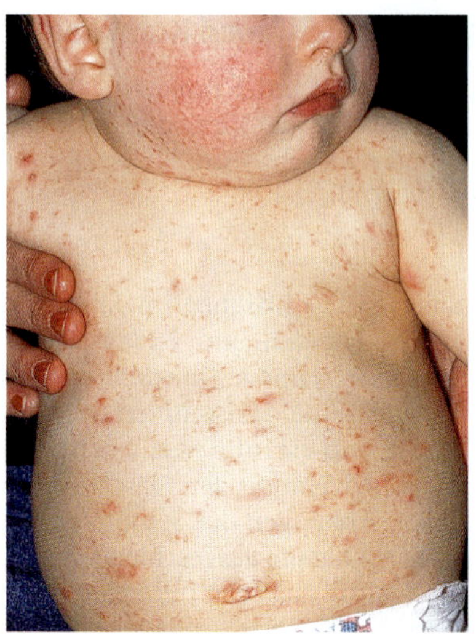

Abb. 12.5 Säugling mit Skabies. [E881-002]

Therapie

Skabies kann mit Anti-Milben-Mitteln (Antiskabiosa, Akarizide oder Skabizide) lokal oder systemisch behandelt werden.

Entscheidend ist die Therapie der gesamten Familie oder Wohngemeinschaft. Mittel der Wahl ist Permethrin-Creme 5 %; bei Neugeborenen und Säuglingen Permethrin-Creme 2,5 %. Diese wird nach dem Duschen am Abend aufgetragen, das Gesicht wird ausgespart. Nach mindestens 8 Stunden Einwirkzeit kann die Creme am Morgen abgeduscht oder abgebadet werden. Meist reicht eine einmalige Applikation aus. Gegebenenfalls muss beim Auftreten neuer Effloreszenzen die Behandlung nach 14 Tagen wiederholt werden.

Es besteht auch die Möglichkeit einer oralen Therapie einmalig mit Ivermectin (Scabioral®) für Kinder ab 15 kg KG. Da die meisten Präparate starke Nebenwirkungen haben, muss genau überlegt werden, welches Medikament zum Einsatz kommt. Erhöhtes Risiko besteht bei Schwangeren, Stillenden und Kindern.

Der Juckreiz und die Hautveränderungen bleiben nach erfolgreicher Abtötung der Milben meist noch einige Wochen bestehen.

Neben der Therapie müssen die **Umgebungsmaßnahmen** beachtet werden: Wäsche bei mindestens 50 °C mindestens 10 Minuten waschen, nicht waschbare Textilien über 48–72 Stunden in Plastiksäcken lagern oder für 2 Stunden bei -25 °C einfrieren.

12.6.2 Pediculosis capitis

Ursache

Der Läusebefall der Kopfhaut *(Pediculosis capitis)* tritt vor allem bei Kindergartenkindern und Schulkindern auf. Ausgewachsene Kopflausweibchen sind bis zu 3 mm lang und von grauer bzw. rötlicher (nach dem Blutsaugen) Farbe. Die Kopflaus heftet ihre Eier, aus denen die Larven schlüpfen, an den Haaren an. Die weißen bis gelblichen leeren Eihüllen (Nissen) sind ca. 0,8 mm lang. Aus den Larven haben sich nach ca. 7–10 Tagen wieder erwachsene Läuse entwickelt. Kopfläuse werden über Kopfhaarkontakt, Kleidung (Kopfbedeckung) und durch den wechselseitigen Gebrauch von Haarbürsten oder Kämmen von einem Patienten zum nächsten übertragen.

Klinik

- Ausgeprägter Juckreiz
- Evtl. Schwellung der Lymphknoten im Nacken
- Evtl. ekzematöse Veränderungen (Läuseekzem)

Therapie

Zur Behandlung der Kopfläuse können sowohl arzneilich wirksame Kopflausmittel (Permethrin) als auch erstickende Kopflausmittel (Dimeticon) angewendet werden. Diese Behandlung muss nach 8–10 Tagen wiederholt werden, damit geschlüpfte Larven abgetötet werden, bevor sie erneut Eier ablegen können. Eier, Nissen und Larven können durch nasses Auskämmen mit einem Nissenkamm in den Tagen dazwischen erfolgreich entfernt werden. Sehr wichtig ist die gleichzeitige Behandlung von erkrankten Familienmitgliedern oder den erkrankten Kindern einer Schulklasse.

Pflege

- Vor der Anwendung von Permethrin werden die Haare gewaschen und frottiert.
- Die Lösung wird in das leicht feuchte Haar einmassiert. Dabei werden besonders die Haaransätze sorgfältig behandelt.
- Permethrin muss 30–45 Minuten auf dem unbedeckten Kopfhaar einwirken. Anschließend wird die Lösung mit klarem, warmem Wasser ausgewaschen. Augen, Mund und Nase mit einem Waschlappen schützen!
- In den folgenden 3 Tagen dürfen die Haare nicht gewaschen werden. Sie werden jedoch täglich gründlich nach Läusen abgesucht. Diese werden entfernt, und Nissen mit einem Nissenkamm abgekämmt.
- Die vorherige Spülung mit Essigwasser (ein Teil Essig, zwei Teile Wasser) erleichtert das Abkämmen der Nissen. Um eine neue Infektion zu vermeiden, werden Bürsten und Kämme nach jedem Gebrauch gründlich gereinigt.
- Nach der Behandlung werden Kleidung, Kuscheltiere, Nachtwäsche und Bettwäsche bei mindestens 60°C gewaschen werden (kein Kurzwaschgang). Enge Kontaktpersonen werden informiert. Für den Therapieerfolg ist es wichtig, alle Kinder z. B. einer Kindergartengruppe/ Schulklasse gleichzeitig zu behandeln.

12.7 Angeborene/erbliche Hauterkrankungen

Verhornungsstörungen, fleckige Hautveränderungen und Blasenbildungen sind die Zeichen von angeborenen und erblichen Hauterkrankungen.

12.7.1 Verhornungsstörungen

Als Ichthyosen werden **Verhornungsstörungen** mit trockener schuppiger Haut bezeichnet. Am häufigsten tritt die **Ichthyosis vulgaris** auf. Sie wird autosomal dominant (▸ 2.2.1) vererbt.

Klinik

Die trockene schuppige Haut tritt ab dem 3. Lebensmonat im Kleinkindalter auf und findet sich besonders am Rücken, an den Streckseiten der Extremitäten und den Ohrmuscheln.

Therapie

Die Behandlung besteht in der regelmäßigen Anwendung von harnstoffhaltigen und rückfettenden Cremes.

12.7.2 Bullöse erbliche Veränderungen

Diese auch als **Epidermolysen** bezeichnete Gruppe von seltenen Erkrankungen zeichnet sich durch die **Blasenbildung** der Haut und z. T. der Schleimhäute aus. Eine pränatale Diagnostik ist möglich. Schon bei alltäglicher Belastung der Haut oder unter Wärme entstehen Blasen und Abschürfungen, die z. T. mit Narbenbildung abheilen. Eine kausale Therapie gibt es bisher nicht. Im Vordergrund steht die konsequente Hautpflege einschließlich der Vermeidung von Druck- und Wärmebelastung der Haut und Superinfektionen.

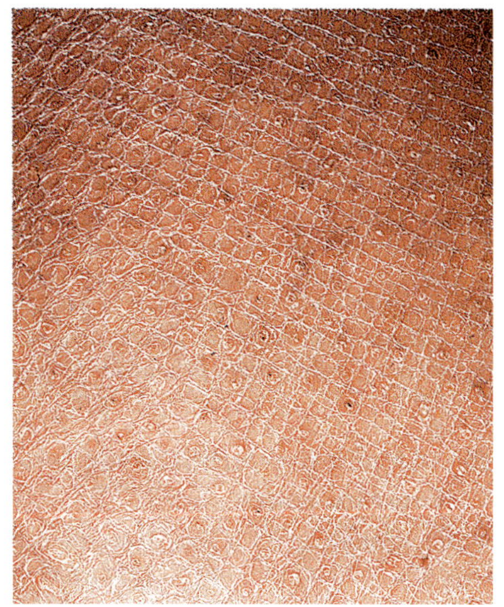

Abb. 12.6 Ichthyosis vulgaris. [E939-002]

12.7.3 Naevi

Als **Naevi** (Flecken) werden fleckartige Veränderungen der Haut bezeichnet. Die häufigsten Naevi werden in ▸ Tab. 12.1 dargestellt.

12.8 Akne vulgaris

Die **Akne** manifestiert sich typischerweise zwischen dem 12. und 25. Lebensjahr. Häufig tritt sie mit Beginn der Pubertät auf. In 80 % liegen leichte Formen vor (Gollnick, Zouboulis 2014). Doch auch eine leichte Form kann das psychische Gleichgewicht der Jugendlichen beeinträchtigen.

Ursachen

- Steigerung der Talgproduktion in der Pubertät
- Verhornungsstörung *(follikuläre Hyperkeratose)*
- Häufige Anwesenheit des *Propionibacterium acnes*
- Eine Akne kann auch durch Medikamente, z. B. Steroide, Kosmetika, Sonnenschutzmittel und Chemikalien ausgelöst werden
- Genetische Prädisposition

Klinik

Zum typischen klinischen Erscheinungsbild gehören Komedonen (Mitesser), Papeln und Pusteln. Sie treten vor allem in den talgdrüsenreichen Regionen von Gesicht, Nacken, Dekolleté und oberem Rücken auf. Bei schweren Formen bilden sich Knoten und Fisteln. Das Krankheitsbild wird in verschiedene Schweregrade eingeteilt (▸ Tab. 12.2).

Tab. 12.1 Häufige Naevi.

Name	Klinik	Therapie
Naevus flammeus medialis (Storchenbiss)	Vor allem im Nacken und auf der Stirn auftretender Blutgefäß-Naevus	Harmlos, blasst meist spontan im 1. Lebensjahr ab
Hämangiom (Blutschwamm)	Gutartige Gefäßtumoren, Entwicklung im 1. Lebensjahr, rasches Wachstum möglich, oft spontane Rückbildung	Bei ausgeprägtem Wachstum und störender Lokalisation frühzeitige orale Therapie mit Propanolol oder Kälte-, Laser-, selten operativer Therapie
Naevus fuscoaeruleus („Mongolenfleck")	Über dem Steißbein lokalisierte dunkelblaue Verfärbung der Haut, gehäuft bei afrikanischen, asiatischen oder südosteuropäischen Kindern	Harmlos, spontane Rückbildung in den ersten Lebensjahren

Tab. 12.2 Schweregrade der Akne.

Akne	A. comedonica	A. papulosa/pustulosa	A. conglobata
Schweregrad	Leicht	Mittel	Schwer
Klinik	Komedonen	Papeln und Pusteln	Knötchen, schwere Hautveränderungen

Therapie

Die Behandlung erfolgt in Abhängigkeit vom Schweregrad:

- Als **Lokaltherapie** erfolgt die Reinigung der Haut mit synthetischen Tensiden wie Benzoylperoxid oder mit Alkohol.
- Als **Basistherapeutika** werden topische Retinoide (z. B. Adapalen) und/oder Benzylperoxid (BPO) 1–2 × tgl. zur Behandlung der Verhornungsstörung verwendet.
- Durch die Einnahme von Antiandrogenen (Hemmern der männlichen Sexualhormone) bei jungen Frauen nach gynäkologischer Beratung kann eine Reduktion der Talgproduktion erreicht werden.
- Bei schwerer Ausprägung führt eine systemische orale Therapie mit Antibiotika (z. B. Erythromycin) zu einer Reduktion der Keimzahl.
- Häufig ist eine **Erhaltungstherapie** mit Basistherapeutika notwendig.

12.9 Psoriasis vulgaris

Die **Psoriasis vulgaris** *(Schuppenflechte)* ist nach dem atopischen Ekzem (► 19.4.2) die häufigste chronisch-entzündliche Hauterkrankung, die sich mit zunehmenden Alter manifestiert: 0,12 % der Säuglinge und 1,2 % der Jugendlichen sind betroffen (Höger, Hamm 2014). Bei positiver Familienanamnese manifestiert sich die Erkrankung meist im Kindes- oder Jugendalter. Eine genetische Veranlagung und eine autoimmune Ursache werden diskutiert. Ebenso spielen Triggerfaktoren wie Streptokokkeninfektionen (Tonsillitis, ► 11.4.1) und Stress eine Rolle.

Klinik

Als typische Hautveränderungen zeigen sich gerötete, leicht erhabene und scharf begrenzte Plaques mit silbergrauer Schuppung. Juckreiz und Brennen können auftreten. Häufig finden sich Plaques an den Streckseiten der Extremitäten, auf dem Kopf und in der Analfalte. Im Säuglingsalter ist häufig die Windelregion betroffen. Durch Reiben oder Scheuern eng anliegender Kleidung können innerhalb von Tagen neue Herde entstehen. Im Sommer verbessern sich die Befunde meist durch das antientzündlich wirkende Sonnenlicht.

Therapie

Definition

Keratolyse

Auf- und Ablösen von Hornzellen der äußeren Hautschicht.

Die Behandlung beginnt mit einer **Keratolyse,** damit die lokale antientzündliche Therapie wirken kann. Diese kann mit Vitamin-D-Derivaten und Steroiden durchgeführt werden. Ggf. erfolgt begleitend eine UV-Therapie. Weiterhin bestehen bei ausgeprägtem Befund Möglichkeiten der systemischen immunsuppressiven Therapie. Die Erkrankung ist nicht heilbar, aber die Symptome können deutlich gebessert werden.

12.10 Weitere Hauterkrankungen

Folgende Erkrankungen mit Hauterscheinungen werden in anderen Kapiteln dargestellt:

Infektionskrankheiten

- Masern (► 14.2.1)
- Röteln (► 14.2.3)
- Windpocken (► 14.2.4)
- Infektiöse Mononukleose (► 14.2.5)
- Scharlach (► 14.3.1)

Allergische Erkrankungen

Auch bei allergischen Krankheiten kann die Haut betroffen sein.

- Atopische Dermatitis (► 19.4.2)
- Urtikaria (► 19.4.4)

Wiederholungsfragen

1. Was ist eine „Quaddel“?
2. Welches sind gutartige Hautveränderungen des Neugeborenen?
3. Erklären Sie die Therapie bakterieller Hautinfektionen.
4. Welche Komplikationen einer Herpes-labialis-Infektion kennen Sie?
5. Was ist eine Warze?
6. Wie heißt der Erreger des Soors?
7. Beschreiben Sie das klinische Erscheinungsbild der Skabies.
8. Was ist ein Naevus flammeus medialis?
9. Nennen Sie die Formen der Akne vulgaris.
10. Beschreiben Sie den Hautbefund der Psoriasis.

LITERATUR

Fley G, Schneider F. Pflege bei Hauterkrankungen. In: Fley G, Schneider F (Hrsg.). PflegeHeute. Pädiatrische Pflege. München: Elsevier, 2019. S. 399–418.

Gollnick H, Zouboulis CC. Akne ist nicht gleich Acne vulgaris. Deutsches Ärzteblatt. 2014; 111(17): 301–312. Aus: www.aerzteblatt.de/archiv/159362/Akne-ist-nicht-gleich-Acne-vulgaris (letzter Zugriff: 11.2.2023).

Höger P, Hamm H. Psoriasis vulgaris bei Kindern und Jugendlichen. Monatsschrift Kinderheilkunde. 2014; 162: 163–177. Aus: https://link.springer.com/article/10.1007/s00112-013-3062-9 (letzter Zugriff: 11.2.2023).

Jandek M. Epidermalzyste. Aus: https://dermanostic.com/hautlexikon/epidermalzyste/ (letzter Zugriff: 11.2.2023).

Muntau AC. Pädiatrie hoch 2. München: Elsevier, 2018.

13 Krankheiten des Bewegungsapparats

Überblick

Krankheiten des Bewegungsapparats werden in angeborene Entwicklungsstörungen (► 13.1) und erworbene Erkrankungen unterteilt. Zu den angeborenen Entwicklungsstörungen gehören u. a. die seltene Glasknochenkrankheit, der Klumpfuß oder die Hüftdysplasie. Zu den erworbenen Erkrankungen des Bewegungsapparats werden z. B. entzündliche oder traumatologische Erkrankungen gezählt. In der pflegerischen Versorgung ist es wichtig, die unterschiedlichen Krankheiten des Bewegungsapparats und deren Behandlungsmöglichkeiten zu kennen, um die Kinder und Jugendlichen adäquat unterstützen zu können. Aus diesem Grund finden sich in diesem Kapitel u. a. Antworten auf folgende Fragen:

- Zu welchen Symptomen kann es bei einer Rachitis kommen? (► 13.2)
- Wie wird eine Osteomyelitis behandelt? (► 13.3.1)
- Welche Veränderungen sind bei einer Skoliose zu beobachten? (► 13.6.1)
- Wie werden Frakturen im Kindesalter behandelt? (► 13.8.1)

13.1 Angeborene Entwicklungsstörungen von Skelett und Bindegewebe

Angeborene Entwicklungsstörungen von Skelett und Bindegewebe können häufig bereits vor der Geburt oder bei den ersten Vorsorgeuntersuchungen festgestellt werden.

13.1.1 Anlagebedingte Dysplasien

Bei den **anlagebedingten Dysplasien**((Fehlentwicklungen) des Skeletts *(Osteochondrodysplasien)* entwickelt sich das Knochen- und Knorpelgewebe nicht regelrecht. Es liegt ein systemischer Gewebedefekt vor, der sämtliche Knochen betrifft.

- Eine Störung des **Längenwachstums** des Knochens führt zu einem dysproportionalen Kleinwuchs. Eines der häufigsten Krankheitsbilder ist die Achondroplasie.
- Liegt eine Störung des **Dickenwachstums** des Knochens vor, so kommt es zu Krankheitsbildern mit vermehrter oder verminderter Knochendichte wie der Osteogenesis imperfecta.

Achondroplasie

Die **Achondroplasie** *(Chondrodysplasie)* ist eine relativ häufige Skelettdysplasie. es handelt sich um eine Störung des Längenwachstums, die auch Folge einer Neumutation sein kann. Sie zeigt ein gehäuftes Vorkommen bei hohem Alter des Vaters. In schweren Fällen fallen die Betroffenen schon bei der Geburt durch ein stark reduziertes Längenwachstum der langen Röhrenknochen auf.

Klinik und Komplikationen

- Leitsymptom ist der dysproportionale Kleinwuchs, da bei fast normaler Rumpflänge besonders die rumpfnahen Gliedmaßen verkürzt sind.
- Ohne Behandlung beträgt die prognostische Endgröße 120–145 cm.
- Häufig haben die Patienten auch Genua vara („O-Beine"), Dreizackhände (vergrößerter Abstand zwischen erstem und zweitem sowie drittem und viertem Finger) und einen vergrößerten Hirnschädel mit Balkonstirn und Sattelnase.
- Infolge einer gestörten Liquorzirkulation kann es zu einem Hydrozephalus (► 9.3) kommen. Die mentale Entwicklung ist meist bei verzögerter Entwicklung regelrecht.

Diagnostik

Die Verdachtsdiagnose wird durch die charakteristische Klinik und Röntgenbefunde der langen Röhrenknochen, der Hand, der Wirbelsäule und des Beckens gesichert.

Therapie

Die Therapie ist symptomatisch, stabilisierende Eingriffe an der Wirbelsäule sind erforderlich. Gegebenenfalls wird eine Therapie mit Wachstumshormonen versucht.

Osteogenesis imperfecta

Die **Osteogenesis imperfecta** wird auch als **Glasknochenkrankheit** bezeichnet. Bei dieser Erkrankung sind die Kollagensynthese sowie das Dickenwachstum der Knochen beeinträchtigt, es kommt zu einer herabgesetzten Knochendichte. Die Erkrankung ist sehr selten und betrifft aktuell etwa 6000 Menschen in Deutschland (Deutsche Gesellschaft für Osteogenesis imperfecta [Glasknochen] Betroffene o. J.).

Klinik

Gemeinsame Symptome aller Formen:
- Osteoporose
- Erhöhte Knochenbrüchigkeit, z. T. intrauterine Frakturen
- Zunehmende Deformierungen
- Sekundäre Verkürzungen langer Röhrenknochen, obwohl das Längenwachstum nicht gestört ist
- Beteiligung der Sehnen, Bänder sowie des Zahnschmelzes

Die Formen unterscheiden sich im Beginn der Erkrankung und im Verlauf bzw. in der Prognose.

Diagnostik

Beim Typ II lässt sich die Erkrankung bereits pränatal sonografisch erkennen. Ansonsten wird die Diagnose mittels der Klinik und Röntgenuntersuchung gestellt. Zur Differenzierung kann eine biochemische Analyse von Kollagen I durchgeführt werden.

> **Merke**
>
> **Abgrenzung der Verletzungen einer Osteogenesis imperfecta zu denen einer Kindesmisshandlung**
> - Häufige Frakturen, die jedoch zum Unfallmechanismus passen
> - Frakturen an unterschiedlichen Körperstellen
> - Inadäquat geringe Traumata
> - Keine anderen Anzeichen einer Kindesmisshandlung

Therapie

Die Therapie ist rein symptomatisch. In der Behandlung wird die Vertikalisierung (Aufrichtung in den Stand) der Kinder mithilfe von Gehapparaten angestrebt. Eine Therapie mit Bisphosphonaten führt zur Erhöhung der Knochendichte. Auch Vitamin D und Kalzium werden verabreicht.
Bei zunehmenden Deformierungen werden möglicherweise operative Eingriffe notwendig. So können z. B. eingebrachte Teleskopnägel den Knochen begradigen und stabilisieren. Die Patienten erhalten regelmäßige Physiotherapie.

13.1.2 Anlagebedingte Dysostosen

Im Gegensatz zu den anlagebedingten Dysplasien (► 13.1.1) sind die **anlagebedingten Dysostosen** angeborene Entwicklungsstörungen einzelner Knochen. Sie werden nach ihrer Lokalisation an Schädel, Wirbelsäule und an den Extremitäten unterteilt.

Gliedmaßendefekte

Gliedmaßenfehlbildungen *(Dysmelien)* sind die Folge endogener, d. h. genetischer, oder exogener Faktoren. Zwischen dem 29. und 38. Schwangerschaftstag können äußere Einflüsse wie Infektionskrankheiten, Medikamente (z. B. Contergan®) und Strahlen die Anlage der Extremitäten stören und zu Dysmelien führen. Dabei wird zwischen transversalen und longitudinalen Gliedmaßendefekten unterschieden (► Abb. 13.1):
- **Transversale Gliedmaßendefekte** sind Fehlbildungen, bei denen in der Transversalebene (Horizontalebene) Teile der Extremität nicht

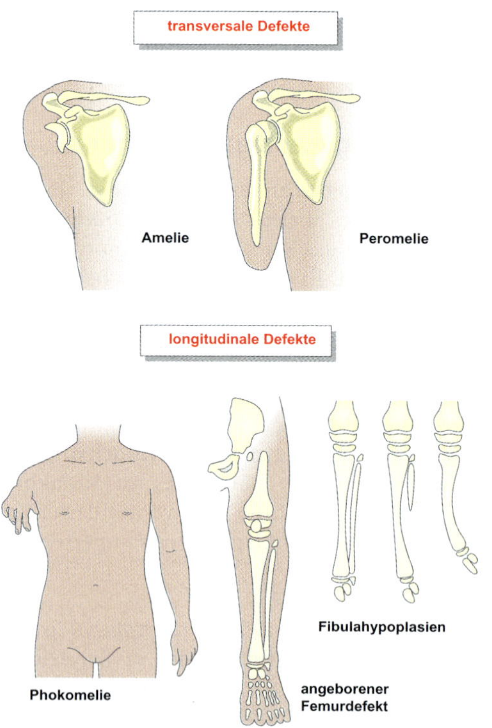

Abb. 13.1 Gliedmaßendefekte. [A300–106]

angelegt oder abgeschnürt sind. Je nach Höhe des Defekts unterscheidet man zwischen:
  - **Perodaktylie** (Stumpfbildung im Bereich der Finger oder Zehen)
  - **Peromelie** (Stumpfbildung im Bereich der Extremitäten)
  - **Amelie** (Fehlen einer Extremität)
- Bei **longitudinalen Gliedmaßendefekten** sind einzelne proximale bzw. distale Extremitätenabschnitte minderentwickelt oder fehlen völlig, z. B.:
  - **Hypoplasie:** Minderentwicklung eines Extremitätenabschnitts
  - **Aplasie:** Fehlen eines Extremitätenabschnitts
  - **Phokomelie:** flossenartiges Aussehen der Extremität aufgrund von Fehlen der langen Röhrenknochen, sodass Hand bzw. Fuß direkt am Rumpf ansetzen
  - **Syndaktylie:** häutige oder knöcherne Verbindung von Finger- oder Zehengliedern; Maximalvariante ist die Löffelhand, bei der alle Finger verschmolzen sind
  - **Spalthand:** Defekt des zentralen Hand- bzw. Fußstrahls

13.2 Rachitis

Eine Störung des Knochenstoffwechsels, die zu einer unzureichenden Mineralisation der Knochen führt, wird als **Rachitis** bezeichnet. Die Mineralisation des Knochens erfolgt unter Einfluss von Vitamin D, indem Kalzium und Phosphate eingelagert werden. Von einer unzureichenden Mineralisation ist beim Kind vor allem die Wachstumszone betroffen. Tritt die Erkrankung nach Abschluss des Knochenwachstums auf, wird sie als **Osteomalazie** bezeichnet.
Ursächlich für die Rachitis bzw. Osteomalazie sind:
- Vitamin-D-Mangel.
- Phosphatmangel:
  - Phosphatdiabetes: Phosphat wird in der Niere nicht rückresorbiert und daher vermehrt ausgeschieden.
  - Phosphat wird nur unzureichend zugeführt.

Vitamin-D-Mangelrachitis

Vitamin D wird zu kleinen Teilen mit der Nahrung aufgenommen und kann vom Körper selbst gebildet werden. In der Haut werden dabei durch UV-Strahlen des Sonnenlichts Vorstufen des Vitamin D synthetisiert, das in der Leber und Niere zum wirksamen Vitamin D_3 umgebaut wird. Unter Einfluss von Vitamin D wird
- Kalzium im Darm resorbiert,
- Kalzium in der Niere rückresorbiert, d. h. vermindert ausgeschieden,
- Kalzium in den Knochen eingebaut.

Fallbeispiel

Wieso Vitamin D?

Die beiden Auszubildenden Benjamin Stark und Dilara Yildirim verbringen ihre Pause zusammen. Sie befinden sich im ersten Ausbildungsdrittel und sind seit einer Woche auf einer pädiatrischen Station eingesetzt. Dilara erzählt: „Ich fühle mich in der Kinderklinik sehr wohl, und die Arbeit mit den kleinen Patienten macht mir viel Spaß." Benjamin erwidert: „An den Umgang mit den Kindern muss ich mich noch etwas gewöhnen ... Mein letzter praktischer Einsatz war auf einer Station mit erwachsenen Patienten. Da gibt es schon viele Unterschiede! Und einige Dinge sind mir bei der Versorgung von Kindern noch unklar. Warum sollen z. B. Säuglinge einmal täglich Vitamin D einnehmen?"

Ursachen

Hauptursachen eines Vitamin-D-Mangels sind geringe Sonnenlichtexposition und unzureichende Zufuhr des Vitamins mit der Nahrung. Auch Darmerkrankungen, die die Resorption von Nahrungsbestandteilen beeinträchtigen (Maldigestion und Malabsorption, ► 6.4.2), oder eine chronische Leber- (► 6.6.4) oder Niereninsuffizienz (► 7.5.4) können Ursachen einer Rachitis sein.

Klinik

Wegen des ausgeprägten Knochenwachstums sind Kinder in den ersten beiden Lebensjahren besonders anfällig für einen Vitamin-D-Mangel. Die Symptomatik der **Frührachitis** bleibt nicht auf das Skelett beschränkt, sondern umfasst:
- Unruhe, Reizbarkeit
- Appetitlosigkeit
- Obstipation
- Vermehrtes Schwitzen
- Blässe
- Muskuläre Hypotonie, verzögerte motorische Entwicklung
- Infektanfälligkeit
- Evtl. hypokalzämischer Krampfanfall (► 8.3.2)

Auffälligkeiten im Bereich des Stützapparats treten in der Regel erst nach einigen Wochen auf:

- **Deformation der weichen Knochen:** Beim Säugling imponiert der weiche Schädelknochen *(Kraniotabes).* Das Hinterhaupt flacht ab, und die Kopfform wird quadratisch *(Caput quadratum).*
- Seitliche horizontale Thoraxeinziehungen *(Harrison-Furche)*
- Aufgetriebene Enden der langen Röhrenknochen an Knöcheln und Handgelenken sowie Knochen-Knorpel-Grenze der Rippen *(Marfan-Zeichen* und *rachitischer Rosenkranz)*
- **Wachstumsstörungen**
  - Verzögerter Fontanellenschluss
  - Verspäteter Zahndurchbruch und Schmelzdefekte der bleibenden Zähne
  - Kleinwuchs bei schwerem Krankheitsverlauf

Die **Spätrachitis** im Kindesalter imponiert durch ausgeprägte **Knochendeformitäten:**

- Abgeflachtes Becken
- Veränderungen des Schenkelhalses
- Genu varum („O-Beine")
- Knick-Senk-Füße (► Tab. 13.1)
- Thoraxdeformität, z. B. Kielbrust (► 13.6.3)
- Skoliose (► 13.6.1) und Veränderungen der Lendenwirbelsäule

Therapie

Zur Behandlung der Vitamin-D-Mangelrachitis wird **Vitamin D** oral verabreicht. Bei ausgeprägtem Mangel und klinischen Symptomen erfolgt ergänzend eine Therapie mit **Kalzium** für mehrere Wochen, da dies unter der Therapie mit Vitamin D vermehrt in den Knochen eingebaut wird.

Prophylaxe

> **Erläuterung zum Fallbeispiel**
>
> **Wieso Vitamin D?**
>
> Dilara weiß den Grund: „Kinder im 1. und 2. Lebensjahr sollten täglich Vitamin D mit der Nahrung einnehmen, weil sie über die Muttermilch oder Nahrung zu wenig Vitamin D erhalten. So soll einer Rachitis vorgebeugt werden." Benjamin wiederholt unsicher: „Rachitis?" Dilara fährt fort: „Rachitis ist eine Störung des Knochenstoffwechsels. Dadurch können sich z. B. Wachstumsstörungen entwickeln." Benjamin staunt über Dilaras Wissen. Sie freut sich und macht Benjamin Mut: „Du wirst dich bestimmt auch bald eingewöhnen. Es ist ganz normal, dass du davon noch nichts gehört hast, wenn du bisher noch keine Erfahrungen in der Pädiatrie sammeln konntest."

Um einer Vitamin-D-Mangelrachitis vorzubeugen, sollten grundsätzlich alle Säuglinge ab dem 10. Lebenstag im ersten und zweiten Lebensjahr täglich 500 IE Vitamin D zur Nahrung erhalten, denn sowohl Mutter- als auch Formelmilch (► 1.7.2) enthalten zu wenig Vitamin D. Die Vitamin-D-Gabe wird üblicherweise mit der Fluoridprophylaxe (► 3.1.4) kombiniert. Für alle anderen Altersklassen empfiehlt die Deutsche Gesellschaft für Ernährung zur endogenen Vitamin-D-Synthese eine Sonnenlichtexposition von 5–25 Min./Tag abhängig vom Hauttyp und Monat mit unbedecktem Gesicht, Armen und Beinen zur Mittagszeit. Ansonsten sollte eine Vitamin-D-Gabe von 500–1.000 IE/Tag erfolgen.

13.3 Entzündliche Erkrankungen

13.3.1 Osteomyelitis

Bei der **Osteomyelitis** handelt es sich um eine meist bakteriell bedingte, eitrige Entzündung des Knochenmarks, die erst sekundär auf das Knochengewebe übergreift.

Ursachen

Häufigste Erreger der Osteomyelitis sind **Staphylokokken,** die auf verschiedenen Wegen den Knochenmarkraum erreichen:

- Meist hämatogen, d. h., auf dem Blutweg gelangen Keime von einem primären Eiterherd, z. B. in der Haut oder im Nasen-Rachen-Raum, in die Knochenmarkhöhle.
- Direkt, durch Infektion bei offenen Frakturen.
- Selten fortgeleitet, z. B. bei Muskel- oder Weichteilinfektion.

Häufigkeit

Bei einer Osteomyelitis sind meist die Metaphysen der langen Röhrenknochen der unteren Extremität betroffen. Bei wenigen Kindern sind mehrere Knochen betroffen. Insbesondere im Säuglingsalter können wegen besonderer Gefäßverbindungen benachbarte Gelenke in den entzündlichen Prozess einbezogen werden. Es entwickelt sich eine bakterielle Arthritis (► 13.3.2).

Klinik

Typische Symptome sind die fünf **lokalen Entzündungszeichen:**

- Massive Schmerzen
- Ödematöse Schwellung

- Rötung bzw. blaurote Verfärbung
- Überwärmung
- Funktionseinschränkungen oder Unbeweglichkeit der betroffenen Extremität

Je jünger das Kind ist, umso mehr imponieren zu Beginn die unspezifischen Symptome einer Allgemeinerkrankung mit Fieber und Bewegungsarmut bzw. Schmerzen bei passiver Bewegung. Innerhalb weniger Stunden folgen lokale Entzündungszeichen wie bei den älteren Kindern.

Diagnostik

- Labor:
  - Entzündungszeichen wie erhöhte Leukozytenzahlen, CRP und BSG
  - Erregernachweis im Blut (Blutkultur) oder Punktat
- Bildgebende Verfahren:
  - Sonografie mit Darstellung des Weichteilödems, evtl. Gelenkbeteiligung oder Arthritis
  - Magnetresonanztomografie (MRT)
  - Röntgen (entzündlicher Prozess erst nach 10–14 Tagen auf dem Röntgenbild sichtbar)
  - Knochenszintigrafie zur Diagnose anderer Herde, die evtl. symptomlos sind

Therapie und Prognose

Der möglichst frühzeitige Beginn der Behandlung ist entscheidend für den weiteren Verlauf. Therapeutische Maßnahmen sind:

- Hochdosierte Antibiotikatherapie über 3–6 Wochen, in den ersten Wochen i. v.
- Ruhigstellung der betroffenen Extremität zur Schmerzlinderung, bei Beschwerdefreiheit ggf. physiotherapeutische Maßnahmen
- Bei Bedarf Analgetika
- Chirurgische Sanierung evtl. bestehender Infektionsherde mit Einlage von Saugspüldrainagen (► Abb. 13.2)

Unter einer frühzeitigen und konsequenten Antibiotikatherapie ist die Prognose günstig. Meist kommt es zu einer vollständigen Heilung. Dennoch kann es in einzelnen Fällen, besonders bei Zerstörung der Epiphysenfugen, zu Folgeschäden wie Fehlstellungen bzw. Fehlwachstum kommen.

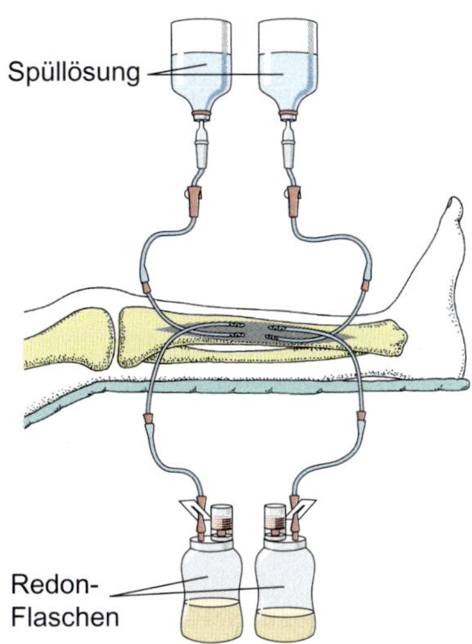

Abb. 13.2 Saugspüldrainage. [L190]

Pflege

Merke

Pflege bei einer Saugspüldrainage

- Die Saugspüldrainage besteht aus zwei Komponenten:
  - Die zuführende Komponente spült kontinuierlich eine sterile Flüssigkeit in den Knochen (z. B. Ringerlösung, der ein Antibiotikum auf ärztliche Anordnung zugesetzt sein kann). Der zuführende Schlauch hat seitliche Perforationen, sodass sich die Spülflüssigkeit in der gesamten Wundhöhle verteilen kann.
  - Die ableitende Komponente sorgt dafür, dass die Flüssigkeit über ein Schlauchsystem, in dem sich ein kontinuierlicher Sog befindet, wieder aus dem Knochen fließt. Dies wird entweder durch ein Redon®-System oder durch eine Sekretsammelflasche, die mit einem Vakuum-Wandanschluss verbunden ist, erreicht.
- Jeglicher Umgang mit dem Drainagesystem wird **steril** durchgeführt, um weitere Infektionen zu vermeiden.
- Das abgeleitete Sekret wird auf Menge und Aussehen kontrolliert. Dabei muss das gesamte Ableitungssystem von der Austrittstelle bis in das Sekretauffanggefäß beobachtet werden. Der Flüssigkeitsstand wird in regelmäßigen Abständen mit Datum und Uhrzeit dokumentiert.
- Die Drainage-Austrittsstelle wird auf Rötung und Schwellung im Rahmen der pflegerischen Versorgung kontrolliert.

- Bei Kontrolle des Drainagesystems werden der Sog und die Durchgängigkeit überprüft. Weiterhin wird die Festigkeit der Steckverbindung zwischen Ableitungsschlauch und Redon®-Flasche sowie die des Spülsystems kontrolliert.
  - Nach der pflegerischen Versorgung des Patienten müssen die Systeme auf Durchgängigkeit überwacht werden.
  - Die Klemmen müssen offen sein.
  - Die Schläuche dürfen nicht unter dem Patienten liegen oder abgeknickt sein.
- Zug am Drainagesystem muss vermieden werden. Schläuche und Flaschen werden gut an den dafür vorgesehenen Halterungen fixiert.

- Kinder mit einer Osteomyelitis sind oft schwer krank und benötigen viel Zuwendung und Unterstützung.
- Pflegende kontrollieren Vitalfunktionen wie Puls, Blutdruck und Temperatur, führen eine systematische verbale Schmerzerfassung durch und achten zudem auf nonverbale Schmerzäußerungen.
- Pflegefachpersonen überwachen die ärztlich angeordnete i. v. Therapie.
- Die erkrankte Extremität wird in einer Schiene oder Gipsschale, vor allem zur Schmerzreduktion, ruhiggestellt.
- Sobald der Schmerzzustand des Kindes es zulässt, werden physiotherapeutische Maßnahmen begonnen, um Gelenkkontrakturen zu verhindern.
- Ist der Akutzustand der Osteomyelitis überstanden, muss das Kind in einen weitgehend normalen Tagesablauf integriert werden. Die Kinder werden adäquat beschäftigt, Schulkinder erhalten Klinikunterricht.

13.3.2 Akute bakterielle Arthritis

Eine **akute bakterielle Arthritis** bezeichnet die durch Bakterien ausgelöste Infektion eines oder mehrerer Gelenke.

Ursachen

Die akute bakterielle Arthritis entsteht am häufigsten im Rahmen einer Osteomyelitis (► 13.3.1). Weitere Ursachen sind eine hämatogene Infektion oder eine Infektion nach einem Trauma.

Klinik, Diagnostik und Therapie

Die Symptome unterscheiden sich nicht von denen der Osteomyelitis (► 13.3.1).

Die akute Entzündung des Gelenks ist relativ einfach zu diagnostizieren, denn die entzündlichen Veränderungen sind in der Sonografie schnell und sicher darstellbar. Eine Knochenbeteiligung bei einer primären Arthritis muss durch die obigen Maßnahmen ausgeschlossen werden.

Die antibiotische Therapie ist abhängig vom Erreger und unterscheidet sich nicht von der Therapie der Osteomyelitis (► 13.3.1). Bei fehlendem Erfolg der antibiotischen Therapie muss ggf. eine operative Sanierung des Gelenks mit einer Drainageneinlage erfolgen.

13.3.3 Coxitis fugax

Die **Coxitis fugax,** die auch „Hüftschnupfen" genannt wird, ist kein eigenes Krankheitsbild, sondern eine Reaktion des Hüftgelenks auf einen Infekt der oberen Luftwege (► 4.3).

Klinik und Diagnostik

Eine Coxitis fugax entsteht bei Kindern im Alter von 2 bis 8 Jahren, häufiger bei Jungen, nach einem Infekt der oberen Luftwege. Die Kinder klagen über Schmerzen, die ins Knie oder die Leiste ausstrahlen. Die Bewegung im Hüftgelenk ist eingeschränkt, die Kinder humpeln. Leichtes Fieber kann auftreten.

In der Sonografie zeigt sich ein Erguss.

Therapie

Eine symptomatische Therapie mit Analgetika und antientzündlichen Medikamenten (z. B. mit Ibuprofen) sollte über einige Tage durchgeführt werden. Das Gelenk soll geschont werden. Die Symptome verschwinden nach ca. 1 Woche von selbst.

13.4 Angeborene Hüftgelenksdysplasie und Hüftgelenksluxation

Bei der **angeborenen Hüftgelenksdysplasie** *(Hüftdysplasie)* ist infolge einer gestörten oder verzögerten Ossifikation (Verknöcherung) die Hüftpfanne nicht ausreichend ausgebildet.

Häufigkeit und Prognose

Die Erkrankung ist die häufigste kongenitale Skelettfehlentwicklung. Bei etwa der Hälfte der Patienten liegt eine beidseitige Hüftdysplasie vor. Wird eine angeborene Dysplasie in den ersten Lebenstagen erkannt und konsequent behandelt, entwickelt sich die Hüfte in den meisten Fällen vollkommen normal. Unbehandelt verschiebt sich der Hüftkopf zwangsläufig aus der Mitte und es kommt zu einer **Hüftgelenksluxation** *(Hüftluxation).*

Ursachen

Die Hüftdysplasie tritt familiär gehäuft auf, sodass von einer genetischen Disposition ausgegangen wird. Die Erkrankung wird multifaktoriell vererbt (▸ 2.2.2). Außerdem wird sie vermehrt bei Frühgeborenen, Säuglingen nach Geburt aus Beckenend- oder Steißlage und bei Kindern mit neuromuskulären Grunderkrankungen (z. B. Mmeningomyelozele, ▸ 9.1; Zerebralparese, ▸ 9.2) beobachtet.

Klinik

Die angeborene Hüftdysplasie kann erstaunlich symptomarm sein. Krankheitszeichen manifestieren sich häufig erst, wenn der Hüftkopf luxiert ist. Die Kinder zeigen eine verminderte Bewegung des betroffenen Beins und eine Abspreizbehinderung. Eine Beinlängenverkürzung und eine Asymmetrie der Oberschenkel- und Gesäßfalten können bei einer beidseitigen Erkrankung fehlen.

Diagnostik

Die Sonografie der kindlichen Hüfte ist der klinischen Untersuchung deutlich überlegen, sodass im Rahmen der U3 ein **sonografisches Hüftscreening** durchgeführt wird (▸ 3.1.3). Die erhobenen Befunde werden in vier Schwereformen der Veränderung des Hüftgelenks nach Graf eingeteilt.
Die Röntgenuntersuchung dient in erster Linie der Therapiekontrolle.

Therapie

> **Definition**
>
> **Abduktion**
>
> Wegführen eines Körperteils oder Organs von der Körpermitte.

Je früher mit der Behandlung begonnen wird, desto geringer ist der therapeutische Aufwand und desto besser ist die Prognose. Therapeutisches Ziel ist es, den Hüftkopf in der Pfanne zu zentrieren, sodass die Pfanne nachreifen und sich normal ausbilden kann. Dies gelingt durch eine **Abduktion im Hüftgelenk.**

- Bei der **Hüftdysplasie** wird die Abduktion mittels Spreizhose, Tübinger Hüftbeugeschiene oder Pavlik-Bandage eingestellt (▸ Abb. 13.3). In leichten Fällen kann breites Wickeln ausreichend sein. Die Behandlungsdauer ist abhängig vom Therapiebeginn sowie vom Schweregrad der Dysplasie und beträgt mehrere Monate. Während dieser Zeit werden regelmäßig klinische und sonografische Kontrollen durchgeführt.
- Die **bereits luxierte Hüfte** wird durch die Overhead-Extension reponiert (▸ Abb. 13.3). Eine operative Reposition wird nur selten notwendig. Anschließend wird die ausreichend stabile Hüfte mit Schienen, die instabile Hüfte mit einem Becken-Bein-Gips (Gips-Retention) ruhig gestellt.

Pflege

- Schon bei Verdacht auf eine Hüftgelenksdysplasie sowie bei bekannter familiärer Belastung bietet sich das **„Breit-Wickeln"** an:

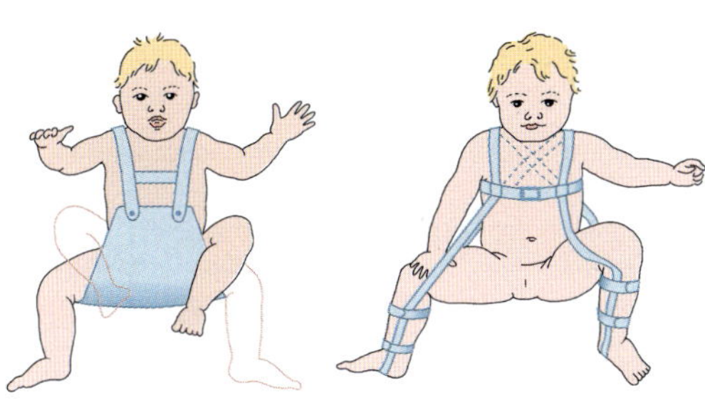

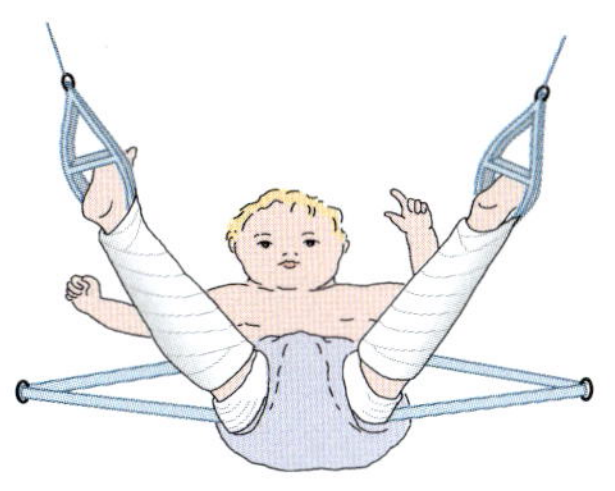

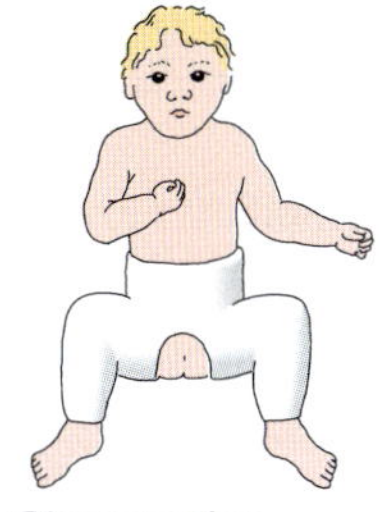

Abb. 13.3 Behandlungsformen bei Hüftdysplasie und -luxation. [L190]

  - Dem Kind wird eine zweite Einmalwindel mit der Einlage eines Stoffwindelstegs über die Kleidung gezogen.
  - Das Hüftgelenk sollte sich immer in Spreizstellung befinden.
  - Das Kniegelenk muss frei beweglich bleiben.
  - Bei der Anwendung von Tragehilfen muss auf die korrekte Hüftspreizung und -beugung geachtet werden.
- Wird eine **Spreizhose** oder eine **Tübinger Hüftbeugeschiene** verordnet, werden diese vom Orthopädietechniker individuell an die Körpermaße des Kindes angepasst und alle 4–8 Wochen der körperlichen Entwicklung des Kindes angeglichen.
  - Die Eltern werden über die Wichtigkeit der Spreizhilfe und über den richtigen Umgang damit informiert.
  - Die Spreizhilfe muss während des ganzen Tages über (!) der Kleidung getragen werden. Zum Wickeln wird sie entfernt, anschließend sofort wieder angelegt.
  - Unter der Spreizhilfe dürfen sich keine Falten bilden. Bei jedem Wickeln müssen die Oberschenkel des Kindes auf mögliche Druckstellen untersucht werden.

13.5 Fußdeformitäten

► Tab. 13.1 und ► Abb. 13.4 bieten eine Übersicht über Ursachen und Therapie der wichtigsten Fußdeformitäten.

Tab. 13.1 Übersicht über die wichtigsten Fußdeformitäten.

Deformität (Synonym)	Ursachen	Beschreibung	Therapie und Verlauf
Klumpfuß	► 13.5.1		
Spitzfuß *(Pes equinus)*	• Meist erworben, z. B. bei Zerebralparese • Posttraumatisch • Immobilität	• Plantarflexion • Fersenhochstand • Typisches Gangbild	• Physiotherapie • Ggf. Operation
Hackenfuß *(Pes calcaneus)*	• Angeboren infolge intrauteriner Zwangsstellung • Selten erworben bei Ausfall der Wadenmuskulatur	• Dorsalextension • Fußrücken kann Unterschenkel berühren • Plantarflexion eingeschränkt	• Spontankorrektur innerhalb weniger Wochen • Redressionsgips • Orthopädischer Schuh, ggf. Operation
Angeborener Plattfuß *(Talus verticalis, Tintenlöscherfuß)*	Seltene angeborene Fußdeformität; schwer zu erkennen, da Längsgewölbe bei NG abgeflacht ist; familiäre Häufung	• Konvexe Fußsohle • Fersenhochstand	• Korrigierende Gipsverbände • Operation
Knick-Senk-Fuß *(Pes valgus et planus, erworbener Plattfuß)*	Statische Deformität durch ungenügende Stabilität des Halteapparats	• Abgeflachtes Fußlängsgewölbe • Evtl. abgeflachtes Quergewölbe (Spreizfuß)	• Physiotherapie • Ggf. Einlagen • Operation nur in schwersten Fällen
Hohlfuß *(Pes cavus)*	• Konstitutionell • Paresen der kleinen Fußmuskeln	• Verstärktes Fußlängsgewölbe • Steilstellung der Mittelfußknochen • Krallenzehen	• Wenn möglich kausale Therapie • Physiotherapie • Orthopädische Maßschuhe • Operative Korrektur
Sichelfuß *(Pes adductus)*	• Selten angeboren • Folge bevorzugter Bauchlage des Säuglings	• Vorfußadduktion • Abgeflachtes Fußlängsgewölbe • Später Einwärtsgang	• Manuelle Korrektur • Ggf. korrigierende Gipsverbände • Nur selten operative Korrektur notwendig

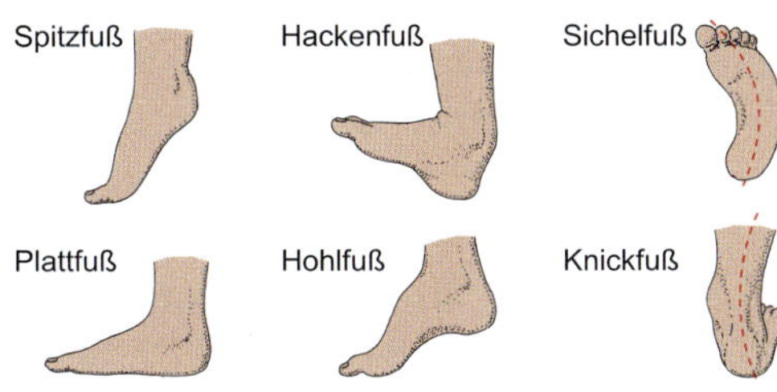

Abb. 13.4 Fußdeformitäten. [L190]

Praxistipp

Spitzfußprophylaxe

- Regelmäßige Mobilisation und Bewegungsübungen des Fußes in alle Richtungen
- Sitzen am Tisch mit aufgestellten Füßen, Stehen und Gehen
- Positionierung in physiologischer Mittelstellung mit Hilfsmitteln
- Bettdecke über das Brett am Fußende oder über Bettenbogen hängen lassen, um die Füße vom Druck der Bettdecke zu entlasten
- Anheben des Beckens und Aufstellen des Fußes, um den Fuß großflächig zu belasten

13.5.1 Kongenitaler Klumpfuß

Der **kongenitale Klumpfuß** ist die häufigste angeborene Fußdeformität. Er tritt in Mitteleuropa bei etwa zwei von 1.000 Neugeborenen auf (Taurman o. J.). Jungen sind doppelt so häufig betroffen wie Mädchen. Bei etwa der Hälfte der Fälle sind beide Füße deformiert.

Ursachen

Der Klumpfuß (► Abb. 13.5) kann als eigenständiges Krankheitsbild, das wahrscheinlich multifaktoriell (► 2.2.2) vererbt wird, oder als sekundäre Erkrankung auftreten. So können Grunderkrankungen mit muskulärer Dysbalance wie die Spina bifida (► 9.1) oder die Zerebralparese (► 9.2) zu dieser Fußdeformität führen.

Klinik

Bereits bei der Geburt fällt die komplexe Fußdeformität auf. Der Klumpfuß ist passiv nicht korrigierbar und setzt sich aus vier Komponenten zusammen:

- Spitzfuß
- Supination (Auswärtsdrehung) des Vorfußes

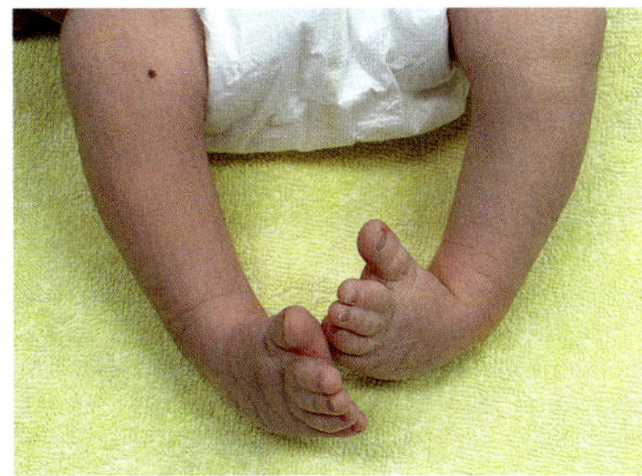

Abb. 13.5 Klumpfuß. [P551]

- Sichelfuß mit Adduktion des Vorfußes
- Hohlfuß

Wegen der Einzelkomponenten wird der Klumpfuß auch als *Pes equinovarus adductus et excavatus* bezeichnet. Schon beim Neugeborenen ist die Wadenmuskulatur atrophiert und nach proximal verlagert (Klumpfußwade). Unbehandelt überwiegt weiterhin die mediale Fußmuskulatur. Dies führt zur Verstärkung der Symptomatik.

Therapie

Konservativ: Entscheidend für den Erfolg ist der frühe Behandlungsbeginn. Innerhalb der ersten Lebenstage wird der erste korrigierende Gipsverband angelegt. Dieser muss zunächst täglich, dann alle 2 Tage und später bis zum Ende des 3. Lebensmonats wöchentlich gewechselt werden. An die Gipsbehandlung schließt sich eine Abduktionsschienenversorgung an.

Operativ: Bei ungenügenden Korrekturergebnissen, Rezidiven oder lange unbehandelten Klumpfüßen werden operative Eingriffe notwendig. Postoperativ erfolgt erst eine Ruhigstellung im Gipsverband, anschließend erhält das Kind Physiotherapie.

13.6 Erkrankungen von Wirbelsäule und Thorax

Wirbelsäulenerkrankungen und Deformitäten des Thorax sind bei Kindern und Jugendlichen meist durch Wachstumsstörungen verursacht oder angeboren.

13.6.1 Skoliose

Definition

Idiopathische Erkrankung
Erkrankung ohne erkennbare Ursache.

Die idiopathische **Skoliose** (► Abb. 13.6) ist eine Wachstumsdeformität der Wirbelsäule. Die Erkrankung schreitet bei starkem Wirbelsäulenwachstum, insbesondere in der Pubertät, rasch fort. Daher sollte sie rechtzeitig erkannt und behandelt werden.
Bei der Skoliose handelt es sich um ein dreidimensionales Geschehen mit:

- Fixierter Seitverbiegung der Wirbelsäule
- Drehung der einzelnen Wirbel
- Rotation und Lordosierung (Biegung bauchwärts) des betroffenen Wirbelsäulenabschnitts

Ursachen

Meist ist die Ursache der Skoliosen unbekannt. Diese idiopathischen Skoliosen werden nach dem Erkrankungsbeginn eingeteilt:

- Infantile Skoliose (< 3 Jahre)
- Juvenile Skoliose (3–9 Jahre)
- Adoleszente Skoliose (10–18 Jahre)

In seltenen Fällen ist eine Ursache bekannt:

- Angeborene knöcherne Fehlbildungen, z. B. Halbwirbel
- Neurologische Erkrankungen, z. B. Zerebralparese (► 9.2), Spina bifida (► 9.1) oder Poliomyelitis (► 14.2.6)
- Muskelerkrankungen, z. B. Muskeldystrophie (► 9.5.4), spinale Muskelatrophie (► 9.5.1)
- Knochenerkrankungen, z. B. bei Frakturen, Tumoren, Entzündungen, Rachitis (► 13.2) oder Osteogenesis imperfecta (► 13.1.1)

Komplikationen

- Durch die Fehlstatik verändert sich die Wirbelsäule. Störungen der Beweglichkeit zwischen Wirbelkörpern und Bandscheiben können bis zur Invalidität führen.
- Durch die Verformung des Thorax kann die kardiopulmonale Leistungsfähigkeit eingeschränkt werden, und die Dehnfähigkeit des Lungen-Thorax-Zwerchfell-Systems ist herabgesetzt. Es liegt dann eine Belüftungsstörung der Lunge vor, die zu einer zunehmenden Rechtsherzbelastung führen kann.
- In Extremfällen kann sogar die Funktion des Magen-Darm-Trakts oder der Nieren beeinträchtigt sein.

Diagnostik

Entscheidend für die Diagnostik ist die körperliche Untersuchung des entkleideten Kindes. Dabei zeigt der Verlauf der Dornfortsätze die Skolioseform an. Folgende Auffälligkeiten sind zu finden:

- Schulterhochstand
- Unterschiedliche Taillendreiecke bei lumbalen und thorakolumbalen Skoliosen (► Abb. 13.6)
- Beckenschiefstand
- Rippenbuckel bei thorakalen Skoliosen
- Lendenwulst bei lumbalen Skoliosen

Durch ein Röntgenbild lassen sich Form und Ausmaß der Skoliose beurteilen. Dabei wird im Stand die gesamte Wirbelsäule geröntgt, wobei eine Beinlängendifferenz durch untergelegte Brettchen auszugleichen ist.

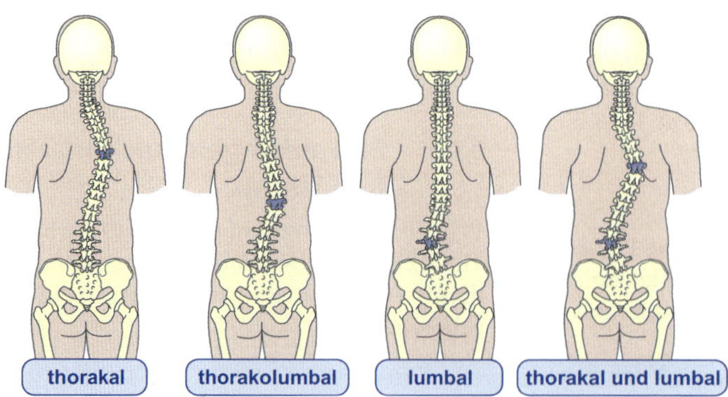

Abb. 13.6 Skolioseformen. [L106]

Therapie

Das Behandlungskonzept richtet sich insbesondere nach dem Ausmaß der Skoliose.

- Leichtere Formen: physiotherapeutische Behandlung
- Schwerere Formen: zusätzliche Korsettbehandlung
- In sehr schweren Fällen: **operative Korrektur,** bei der bestimmte Wirbelsäulenabschnitte versteift werden *(Spondylodese)*

Säuglingsskoliose

Die meist C-förmige, großbogige **Säuglingsskoliose** ist **keine** echte Skoliose. Die Seitverbiegung der Wirbelsäule ist nicht fixiert, Drehungskomponenten und strukturelle Veränderungen der Wirbelkörper liegen nicht vor.

Klinik

Die prognostisch günstige Säuglingsskoliose, die nicht mit der Fehlbildungsskoliose verwechselt werden darf, ist wahrscheinlich die Folge einer intrauterinen Zwangslage. Den Eltern fällt meist die **Schräglage** ihres Kindes auf.

Therapie

Die Bauchlage des wachen Säuglings und Physiotherapie unterstützen die Rückbildung. Die vollständige Rückbildung kann bei den meisten Kindern beobachtet werden.

13.6.2 Morbus Scheuermann

Definition

Kyphose

(Buckel)

Krümmung der Wirbelsäule nach hinten.

Als **Morbus Scheuermann** *(juvenile Kyphose)* wird eine Wachstumsstörung der Wirbelsäule bezeichnet, bei der es im Bereich der Brustwirbel zu einer verstärkten konvexen Krümmung der Wirbelsäule nach hinten *(Hyperkyphose)* kommt. Jungen erkranken häufiger als Mädchen, meistens zwischen dem 11. und 13. Lebensjahr (Grenzwürker 2014).

Ursachen

Bei genetischer Veranlagung ist das Wachstum an den knorpeligen Grund- und Deckplatten der Wirbelkörper gestört. Ventral bleibt das Wachstum zurück, sodass sich die Wirbelkörper keilförmig entwickeln und sich die Kyphose fixiert *(Keilwirbel).* Zusätzlich bricht Bandscheibengewebe in die Deckplatte ein, bildet Schmorl-Knötchen (knorpelige Bandscheibeneinbrüche) und der Zwischenwirbelraum flacht ab.

Klinik

Nur wenige der betroffenen Kinder klagen über Schmerzen. In der Regel fallen sie wegen ihrer „schlechten Haltung", der starken Kyphosierung der Wirbelsäule, auf. Im weiteren Verlauf fixiert sich die Kyphosierung, und es entsteht zusätzlich eine sekundäre Lendenhyperlordose.

Diagnostik

Bei der körperlichen Untersuchung fällt eine fixierte, nicht ausgleichbare Kyphose und ggf. eine Lendenhyperlordose auf.

Im Röntgenbild zeigen sich die typischen Veränderungen, z. B. Keilwirbel, Randkantenablösung, Schmorl-Knötchen.

Therapie

- Bei leichten Erkrankungsformen steht die Physiotherapie mit dem Ziel der Haltungsschulung und der Kräftigung der Rückenmuskulatur im Vordergrund. Sportliche Betätigung, insbesondere Rückenschwimmen, wirkt sich günstig aus. Eine generelle Befreiung vom Schulsport wird nicht empfohlen, eine körperliche Überbelastung ist aber zu vermeiden.
- Bei stärkerer Ausbildung der Kyphose stehen die Korsettbehandlung und ggf. eine Operation zur Verfügung.

13.6.3 Thoraxdeformitäten

Trichterbrust

Als *Trichterbrust* (*Pectus excavatum,* ▸ Abb. 13.7) wird die Verformung des Thorax bezeichnet, bei der das Brustbein *(Sternum)* durch Veränderungen in den Knorpelverbindungen im mittleren und unteren Anteil trichterförmig eingesunken ist. Die Trichterbrust kann sich während des Wachstums, vor allem in der Pubertät, verstärken.

Kielbrust

Die **Kielbrust** (*Pectus carinatum,* ▸ Abb. 13.8) ist deutlich seltener als die Trichterbrust und beschreibt das Hervorstehen des unteren Sternum-

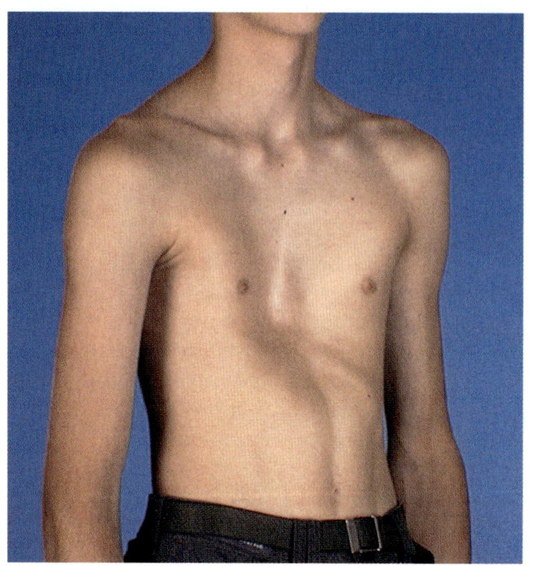

Abb. 13.7 Trichterbrust. [O624]

anteils. Dabei wölben sich die Knorpelverbindungen zwischen Brustbein und Rippe nach vorne. Im Gegensatz zur Trichterbrust wird die Kielbrust oft erst im 3.–4. Lebensjahr deutlich.

Klinik und Therapie

Infolge der Thoraxdeformitäten kann es bei höhergradiger Ausprägung zur Funktionsbeeinträchtigung der Herz- und Lungenfunktion kommen. Daneben können häufig körperliche Fehlhaltungen sowie Fehlentwicklungen der weiblichen Brust beobachtet werden.
Ein operativer Eingriff zur Brustwandkorrektur wird je nach Ausprägung der Deformität minimalinvasiv oder offen-chirurgisch ab dem 12. Lebensjahr durchgeführt.

Merke

Seelischer Leidensdruck

Die Folgen einer Thoraxdeformität sind meist subjektiv. Die meisten Patienten klagen über eine kosmetische Entstellung ihres Brustkorbs. Damit liegt bei vielen Betroffenen ein hoher seelischer Leidensdruck vor, der gerade ab Pubertätsbeginn zu sozialer Isolation führen kann. Dadurch besitzt der psychische Aspekt der Symptomatik ernst zu nehmenden Krankheitswert.

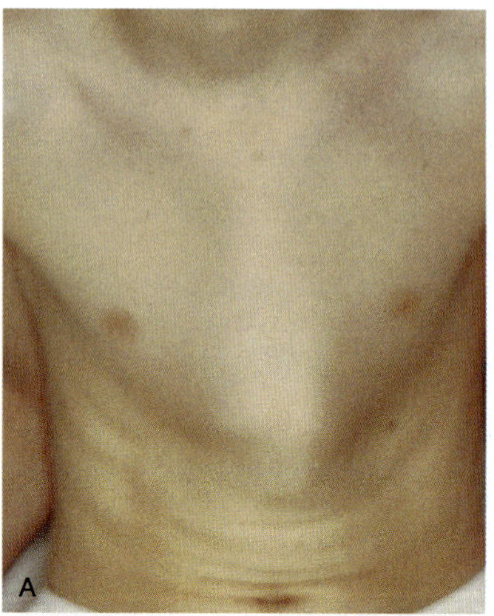

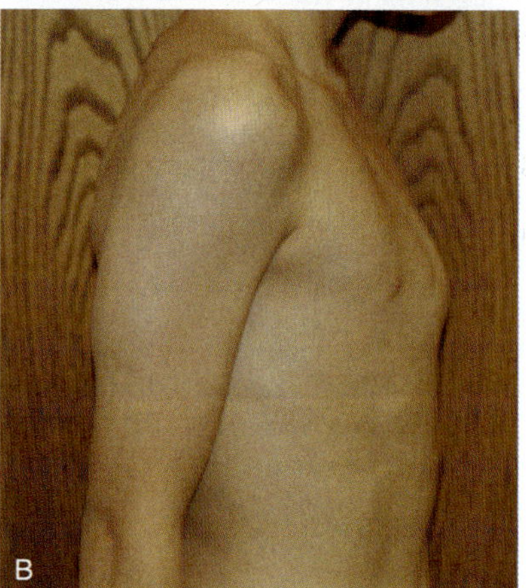

Abb. 13.8 Kielbrust. [E387-002]

13.7 Aseptische Knochennekrosen

Insbesondere im Bereich der Wachstumsfugen und Knochenenden verschiedener Knochen kann das Knochenwachstum gestört sein. Als Auslöser werden lokale Minderdurchblutungen unklarer Genese angenommen, aus denen **aseptische Knochennekrosen** resultieren. Diese werden auch als **Osteochondrosen** bezeichnet und treten vor allem an der unteren Extremität auf.

13.7.1 Morbus Perthes

Der **Morbus Legg-Calve-Perthes** (kurz: *Morbus Perthes*) ist eine **aseptische Knochennekrose** des Hüftkopfs. Die Erkrankung betrifft Kinder zwi-

schen dem 4. und 8. Lebensjahr, Jungen häufiger als Mädchen.
Die Ursache ist ungeklärt. Gelegentlich tritt der Morbus Perthes nach einem Trauma oder einer Entzündung auf.
Die Erkrankungsdauer unterliegt breiten Schwankungen und beträgt 2–5 Jahre. In dieser Zeit ist der Knochen vermindert belastbar, und der Hüftkopf kann deformieren, sodass eine spätere **Arthrose** begünstigt wird.

Klinik

Die Krankheit entwickelt sich langsam. Häufig beobachten die Eltern, dass ihr Kind rasch ermüdet und hinkt. Belastungsabhängige Knie- und Leistenschmerzen können auftreten.

Diagnostik

Bei der körperlichen Untersuchung fällt eine Bewegungseinschränkung im Hüftgelenk auf. In der Röntgenuntersuchung zeigt sich das Ausmaß der Hüftkopfnekrose. Die Veränderungen werden in vier Stadien eingeteilt.

Therapie

Die Behandlung wird durch die Orthopädin durchgeführt und soll in der Phase der verminderten Belastbarkeit verhindern, dass der Hüftkopf deformiert. Dazu wird eine Bewegungstherapie (z. B. Schwimmen und Radfahren) durchgeführt, die nicht zu einer Überlastung führt.
Verformt sich der Hüftkopf dennoch, muss durch eine Orthesenanpassung und ggf. operative Korrektur die Gelenkfunktion wiederhergestellt werden.

Prognose

Die Erkrankung heilt in einem Großteil der Fälle vollständig aus. Je älter das Kind jedoch bei Erkrankungsbeginn ist, desto schlechter ist die Chance für eine Ausheilung. Die Gefahr einer späteren Arthrose ist dann relativ groß.

13.7.2 Epiphysiolysis capitis femoris

Bei der **Epiphysiolysis capitis femoris** handelt es sich um eine Verschiebung der Wachstumszone des Femurkopfs. Die Erkrankung, von der meist Jungen sowie adipöse oder hochwüchsige Kinder betroffen sind, manifestiert sich zwischen dem 9. Lebensjahr und dem Wachstumsabschluss.

Einteilung

Eine verzögerte Form, die **Epiphysiolysis capitis femoris lenta,** wird von der akuten Form, der **Epiphysiolysis capitis femoris acuta,** unterschieden.

Klinik

- Die Symptome der **Lenta-Form** sind anfänglich oft diskret und werden häufig verkannt:
  - Rasche Ermüdbarkeit und Hinken
  - Schmerzen in der Leiste, an der Oberschenkelvorderseite, vor allem aber Knieschmerzen
  - Verkürzung des betroffenen Beins
  - Positives Drehmann-Zeichen (Außenrotationshaltung bei eingeschränkter Innenrotation)
- Die Symptomatik der **Epiphysiolysis capitis femoris acuta** beinhaltet:
  - Plötzliche Belastungsunfähigkeit
  - Beinlängenverkürzung
  - Außenrotationshaltung

Vorsicht

Akute Epiphysenlösung

Bei der akuten Form, der **Epiphysiolysis capitis femoris acuta,** löst sich die Wachstumsfuge komplett. Es handelt sich um einen **orthopädischen Notfall,** da es infolge einer Gefäßschädigung zur Hüftkopfnekrose kommen kann.

Diagnostik

Im Röntgenbild ist die Wachstumsfugenlösung zu erkennen. Das Ausmaß der Verschiebung kann bestimmt werden.

Therapie

- Bei der **Epiphysiolysis capitis femoris acuta** muss die Epiphyse schnellstmöglich und schonend zurückgeführt werden. Sie wird z. B. durch Kirschner-Drähte fixiert. Ein bestehendes Hämatom wird ausgeräumt.
- Auch bei einer geringgradigen **Epiphysiolysis capitis femoris lenta** wird der Hüftkopf operativ fixiert. Bei deutlicheren Veränderungen muss ggf. eine operative Korrektur des Schenkelhalses erfolgen, um wieder eine gute Gelenkfunktion zu erlangen.

13.8 Traumatologische Erkrankungen

Zu den **traumatologischen Erkrankungen** im Kindesalter zählen z. B. Knochenbrüche *(Frakturen)* und ausgekugelte Gelenke *(Luxationen)*. Auch Verletzungen von Muskeln und Sehnen können auftreten.

13.8.1 Fraktur

Bei einer **Fraktur** kommt es zu einer Verletzung der natürlichen Form des Knochens. Durch äußere Kräfte, z. B. einen Sturz, können sich Knochen verbiegen, einreißen, zersplittern, teilweise oder komplett brechen.

Klinik und Diagnostik

Typische Anzeichen einer Fraktur sind:

- Starke Schmerzen
- Schwellung und Hämatome
- Bewegungseinschränkung oder Schonhaltung
- Abnorme Stellung der verletzten Gliedmaßen

Nach einer klinischen Untersuchung wird ein Röntgenbild angefertigt, um Art und Lokalisation der Fraktur festzustellen.

Grünholzfraktur

Eine besondere **Frakturform im Wachstumsalter** ist die **Grünholzfraktur.** Sie bezeichnet einen Biegungsbruch mit teilweise erhaltenem Periost (Knochenhaut). Am häufigsten tritt eine Grünholzfraktur im Bereich des Unterarmschafts auf. Sie wird je nach Ausprägung konservativ oder operativ versorgt.

Therapie

Definition

Geschlossene Reposition

Wiederherstellung der richtigen Knochenposition ohne Operation, z. B. durch Drücken und Ziehen der Extremität.

Die Therapie einer Fraktur kann konservativ oder operativ erfolgen. Zur konservativen Behandlung zählen die geschlossene Reposition der Fraktur sowie die Anlage eines **Gipsverbands.**

Praxistipp

Pflege bei Gipsverbänden

- Regelmäßige Kontrolle der Durchblutung, Mobilität und Sensibilität der betroffenen Extremität
- Ggf. Kompartmentüberwachung
- Beobachtung auf Druckstellen oder allergische Reaktionen
- Evtl. Hochpositionierung und Kühlung der Extremität zur Vermeidung von Schwellungen

Die **operative Behandlung** von Frakturen wird auch **Osteosynthese** (Verbindung der Knochenfragmente) bezeichnet. Zur Stabilisierung der Fraktur stehen unterschiedliche Osteosyntheseverfahren zur Verfügung:

Definition

Fixateur externe

Äußere Haltevorrichtung, die die Ruhigstellung der Knochenfragmente in einer exakt definierten Stellung ermöglicht und mittels Pins und Schrauben durch die Haut am Knochen befestigt wird (► Abb. 13.9).

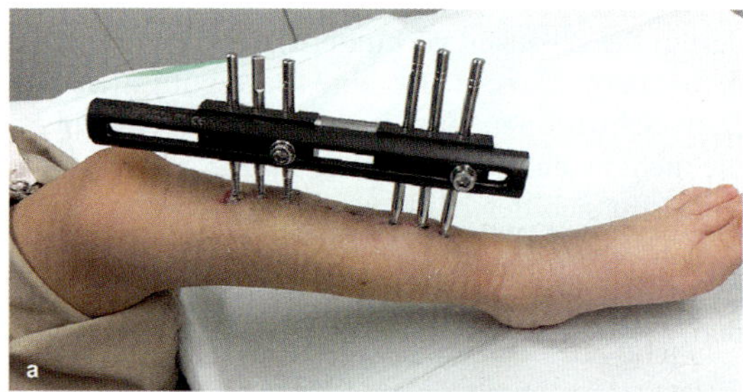

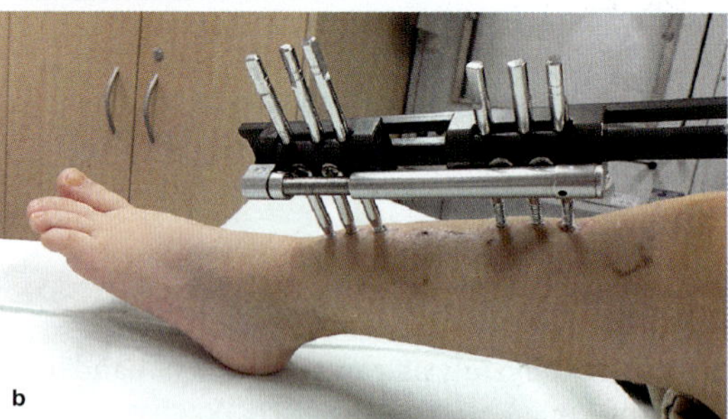

Abb. 13.9 Fixateur externe. [P551]

- Spickdraht- oder Kirschnerdraht-Osteosynthese
- Marknagelung ESIN (elastisch-stabile intramedulläre Nagelung)
- Schraubenosteosynthese
- Plattenosteosynthese
- Fixateur externe

Pflege

Da Frakturen und deren Behandlung meist mit starken Schmerzen einhergehen, sind die **Schmerzeinschätzung** und **Schmerztherapie** zentrale Aspekte der pflegerischen Versorgung. Darüber hinaus gilt es, Folgendes zu beachten:

- Patientenbeobachtung
- Adäquate, stabile Positionierung (z. B. mittels Positionierungsschienen) Hochpositionierung
- Regelmäßige Kühlung
- Achsengerechte Mobilisation

> **Vorsicht**
>
> **Infektionsgefahr bei Fixateur externe**
>
> Da bei einem Fixateur externe an den Befestigungspunkten *(Pins)* eine erhöhte Infektionsgefahr besteht, sind regelmäßige Wundkontrollen, Pinpflege und Verbandwechsel besonders wichtig.

13.8.2 Patellaluxation

Die **Patellaluxation** bezeichnet die Dislokation (Verschiebung) der Patella (Kniescheibe) aus dem Gleitlager zur Seite. Patellaluxationen treten überwiegend bei älteren Jugendlichen auf.

Ursache

- Die **akute traumatische Patellaluxation** entsteht durch ein Trauma bei einem belasteten Knie mit Außenrotation des Unterschenkels und ist eher selten.
- Die **akute dispositionelle Patellaluxation** tritt häufiger auf und kann bereits durch alltägliche Ereignisse ausgelöst werden. Im Verlauf kann es zu **rezidivierenden Patellaluxationen** kommen. Mögliche Ursachen sind z. B.:
  - Allgemeine Bandlaxizität (gelockerte Gelenkbänder)
  - Veränderung des Halteapparats (z. B. nach primärer Luxation)
  - Patelladeformitäten, Patellahochstand
  - Achsen- und Rotationsfehlstellungen des Beins (z. B. „X-Bein“)

Klinik und Diagnostik

Eine Patellaluxation zeigt sich mit starken Schmerzen und einer Bewegungsunfähigkeit des betroffenen Knies. Zudem können Schwellung und Hämatome entstehen.

Es erfolgt eine sofortige Reposition unter Führung der Patella und Streckung des Kniegelenks. Manchmal geschieht die Reposition auch spontan. Im Anschluss werden Röntgenbilder des Kniegelenks angefertigt, um mögliche abgesprengte osteochondrale Fragmente auszuschließen. Zur weiteren Beurteilung typischer Begleitverletzungen, z. B. eines blutigen Ergusses des Kniegelenks, wird ein MRT durchgeführt.

Therapie

Je nach Ausmaß der Luxation und möglicher Begleitverletzungen kommen nach der Reposition verschiedene Behandlungsstrategien zum Einsatz:

- Stabilisierende Knieschiene (z. B. Mecronschiene) für mehrere Wochen
- Quadrizepstraining
- Operative Behandlung der Begleitverletzungen
- Behandlung der Ursachen (z. B. Korrektur der Fehlstellung)

Wiederholungsfragen

1. Zu welchen Symptomen kann es bei einer Frührachitis kommen?
2. Wie wird eine Osteomyelitis behandelt?
3. Nennen Sie Ursachen und Risikofaktoren für eine Hüftdysplasie.
4. Nennen Sie die Komponenten des Klumpfußes.
5. Beschreiben Sie die dreidimensionalen Veränderungen der Skoliose.
6. Wie wird ein Morbus Scheuermann behandelt?
7. Wie lässt sich eine Trichterbrust beschreiben?
8. Beschreiben Sie die typischen klinischen Symptome beim Morbus Perthes.
9. Welche Therapie wird bei der Epiphysiolysis capitis femoris angewendet?
10. Welche Osteosyntheseverfahren kennen Sie?

LITERATUR

Deutsche Gesellschaft für Osteogenesis imperfecta (Glasknochen) Betroffene e.V. Information für Betroffene. Aus: https://oi-gesellschaft.de/home/betroffene/ (letzter Zugriff: 11.2.2023).

Hefti F. Kinderorthopädie in der Praxis. Heidelberg: Springer, 2015.

Huesmann B, Welp R. Pflege bei orthopädischen und traumatologischen Erkrankungen. In: Fley G, Schneider F (Hrsg.). PflegeHeute. Pädiatrische Pflege. München: Elsevier, 2019. S. 361–397.

Genzwürker et al. AllEx – Alles fürs Examen: Das Kompendium für die 2. ÄP. Stuttgart: Thieme, 2014.

Muntau AC. Pädiatrie hoch 2. München: Elsevier, 2018.

Niethard F, Pfeil J, Biberhaler P. Orthopädie und Unfallchirurgie. Duale Reihe. Stuttgart: Thieme, 2017.

Taurman, R. Klumpfuß. Aus: https://orthinform.de/lexikon/klumpfuss (letzter Zugriff: 11.2.2023).

Trobisch P, Suess O, Schwab F. Die idiopathische Skoliose. Deutsches Ärzteblatt. 2010; 107(49): 875–884. Aus: www.aerzteblatt.de/pdf.asp?id=79564 (letzter Zugriff: 11.2.2023).

14 Infektionskrankheiten

Überblick

Das Kapitel der Infektionskrankheiten befasst sich mit den wichtigsten infektiösen Kinderkrankheiten. Das heißt, mit Krankheiten, bei denen eine hohe Wahrscheinlichkeit besteht, dass sich Kinder mit deren Erreger infizieren.

Den Auftakt machen die viralen Infektionskrankheiten (► 14.2) wie Mumps (► 14.2.2) oder Röteln (► 14.2.3), gefolgt von den bakteriellen Infektionskrankheiten wie Keuchhusten (► 14.3.2). Dabei wird auch auf die vielfältigen Symptome eingegangen, die sich während der Erkrankung stetig verändern und auf die mit den jeweils adäquaten Therapie- und Pflegemaßnahmen reagiert werden muss.

Auch die verschiedenen Impfungen mit den empfohlenen Impfzeitpunkten (► 14.4.3) werden in diesem Kapitel beschrieben sowie die Indikationen für eine passive (► 14.4.1) und eine aktive Impfung (► 14.4.2). Zudem werden Fragen beantwortet wie:

- Was sind typische Komplikationen bei einer Mumpserkrankung? (► 14.4.2)
- Welche Symptome hat ein Kind mit Masern? (► 14.2.1)
- Was sind Kontraindikationen für Impfungen? (► 14.4.4)

14.1 Grundlagen

Kinderkrankheiten

Definition

Immunität

Angeborener oder erworbener Schutz vor einer Infektion.

Nestschutz

(Leihimmunität)
Form der passiven Immunisierung von Neugeborenen und Säuglingen mit Antikörpern der Mutter, die in der Schwangerschaft über die Plazenta, nach der Geburt über die Muttermilch erfolgt.

Die **wichtigsten Infektionskrankheiten im Kindesalter** sind in ► Tab. 14.1 aufgeführt. Bestimmte Eigenschaften des Erregers und des Immunsystems sind dafür verantwortlich, dass diese Erkrankungen sich hauptsächlich im Kindesalter manifestieren und daher als Kinderkrankheiten bezeichnet werden. Neugeborene und Säuglinge erkranken an manchen Erkrankungen aufgrund des **Nestschutzes** – vorausgesetzt, die Mutter hat die Infektionskrankheit selbst vor der Schwangerschaft durchgemacht – nicht. Er bewahrt das Kind ungefähr 6 Monate vor einer Infektionskrankheit.

Die Erreger von Kinderkrankheiten sind häufig hochinfektiös. Ein Maß für die Ansteckungsgefahr ist der **Kontagions**- oder **Infektionsindex,** der z. B. für Masern 95 % beträgt (Pharmazeutische Zeitung o. J.). Das bedeutet, dass von 100 Personen, die erstmals mit dem Virus Kontakt hatten, 95 an Masern erkranken. Daher ist die Wahrscheinlichkeit sehr groß, sich bereits beim Erstkontakt in der Kindheit anzustecken. Eine einmal durchgemachte Erkrankung führt zur Bildung von Antikörpern und hinterlässt mit Ausnahme von Keuchhusten und Scharlach **lebenslange Immunität.**

Definition

Inkubationszeit

Zeit zwischen der Infektion und dem Auftritt erster Krankheitszeichen.

Prodromalstadium

(Vorläuferstadium)
Krankheitsphase, in der erste, uncharakteristische Symptome auftreten.

Kinderkrankheiten werden meist durch **Tröpfcheninfektion** übertragen. Nach Ablauf einer **Inkubationszeit,** die symptomlos und bei den verschiedenen Erkrankungen unterschiedlich lang ist (► Tab. 14.2), treten im **Prodromalstadium**

Tab. 14.1 Übersicht über die wichtigsten viralen und bakteriellen Infektionskrankheiten im Kindesalter.

Viren	Bakterien
• Masern *(Morbilli)* • Röteln *(Rubella, Rubeola)* • Windpocken *(Varizellen)* • Infektiöse Mononukleose (Pfeiffer-Drüsenfieber) • Ziegenpeter (Mumps, *Parotitis epidemica*) • Kinderlähmung *(Poliomyelitis)*	• Scharlach • Keuchhusten *(Pertussis)* • Diphtherie • Epiglottitis

erste unspezifische Krankheitszeichen wie Husten, Schnupfen oder Fieber auf.

Merke

Ansteckungsgefahr

Auch in der Inkubationszeit und im Prodromalstadium kann bereits Ansteckungsgefahr bestehen (► Tab. 14.2)!

Dem Prodromalstadium folgt die für das Krankheitsbild typische Symptomatik, dic in den jeweiligen Kapiteln ausführlich beschrieben ist. Die Symptome sind in der Regel eindeutig und diagnostisch wegweisend. Ergänzende diagnostische

Tab. 14.2 Inkubationszeit, Ansteckungsdauer und empfohlene Isolationsdauer bei verschiedenen Infektionskrankheiten (RKI 2023).

Erkrankung	Inkubationszeit	Dauer der Ansteckung → Dauer der Isolierung	Isolierung von Kontaktpersonen
Masern (► 14.2.1)	8–10 Tage	5 Tage vor bis 5 Tage nach Auftreten des Exanthems	Entfällt nach Impfung oder durchgemachter Erkrankung; sonst 14 Tage nach Kontakt
Mumps (► 14.2.2)	12–25 Tage	5 Tage vor bis 9 Tage nach Beginn der Parotisschwellung	Entfällt nach Impfung oder durchgemachter Erkrankung; sonst 18 Tage nach Kontakt
Röteln (► 14.2.3)	14–21 Tage	7 Tage vor bis 7 Tage nach Auftreten des Exanthems	Nicht erforderlich
Windpocken (► 14.2.4)	8–28 Tage, häufig 14–16 Tage	2 Tage vor Auftreten der ersten bis 5 Tage nach Auftreten der letzten Effloreszenz	Nicht erforderlich
Infektiöse Mononukleose (► 14.2.5)	8–21 Tage (selten 50 Tage)	Keine Isolierung erforderlich	Nicht erforderlich
Poliomyelitis (► 14.2.6)	5–14 Tage (selten 35 Tage)	Virusausscheidung beginnt 3 Tage nach der Infektion und dauert mehrere Wochen	Nach Impfung nicht erforderlich, sonst 3 Wochen nach Kontakt
Scharlach (► 14.3.1)	2–4 Tage	24 Stunden nach Beginn der Antibiose	Nicht erforderlich
Keuchhusten (► 14.3.2)	7–14 Tage	• Solange Bakterien nachweisbar sind • 5 Tage nach Beginn der Antibiose • Unbehandelt 4–6 Wochen	Isolierung erst bei Symptomen
Diphtherie (► 14.3.3)	2–5 Tage (selten 8 Tage)	• Solange Bakterien nachweisbar sind • 4 Tage nach Beginn der Antibiose • Unbehandelt 4 Wochen	Bei prophylaktischer Antibiose nicht erforderlich; sonst eine Woche nach Kontakt und bis zum dreimaligen negativen Abstrich
Epiglottitis (► 14.3.4)	Wenige Tage	24 Stunden nach Beginn der Antibiose	Bei prophylaktischer Antibiose (bis zum 5. Lj.) nicht erforderlich

Maßnahmen wie Erreger- bzw. Antikörpernachweise *(Serologie)* sind nur in Ausnahmefällen angezeigt.
Die **Therapie** ist bei den Viruserkrankungen rein symptomatisch, bei den bakteriellen Infektionskrankheiten sind Antibiotika wirksam. In beiden Fällen sind die betroffenen Kinder in der Zeit der Ansteckungsgefahr zu **isolieren.** Die Empfehlungen des Robert Koch-Instituts für die Wiederzulassung in Kindergärten, Schulen und sonstigen Gemeinschaftseinrichtungen sind in ▸ Tab. 14.2 zusammengefasst.

Merke

Prophylaxe

Die wirksamste Prophylaxe ist die Schutzimpfung (▸ 14.4).

Pflege

Isolierung

Definition

Isolierung

(Isolation)
Abtrennung, Absonderung von Patienten, um die Übertragung von oder die Infektion mit Krankheitserregern zu verhindern.

- Bei Verdacht auf eine Infektionserkrankung wird das erkrankte Kind im Krankenhaus von anderen Patienten isoliert, um einer Übertragung vorzubeugen. Eine Klinik mit **Isolierstation** verfügt über ein separates Aufnahmezimmer bestenfalls mit eigenem Eingang. Dadurch ist es möglich, Personen mit Verdacht auf eine Infektionskrankheit von den anderen Patienten zu trennen. Auf der Isolierstation gibt es Einzelzimmer mit eigener Toilette, und zwischen dem Patientenzimmer und dem Stationsflur befindet sich eine Schleuse. So können die Türen getrennt voneinander geöffnet und geschlossen werden. Eventuell ist in der Schleuse und in dem Patientenzimmer eine Be- und Entlüftungsanlage installiert, die eine Umwälzung der Raumluft ermöglicht. Bei einer strikten Isolierung sind die hygienischen Vorschriften noch genauer einzuhalten. Die Kinder haben grundsätzlich ein Einzelzimmer und dürfen dieses nicht verlassen. Schwangere dürfen hier nicht arbeiten.
- Eine **Umkehrisolierung** dient dem Schutz des Patienten, z. B. von immunsupprimierten Kindern. Hier tragen alle Personen, die das Zimmer betreten, Schutzkittel und Mundschutz zum Schutz des Kindes. Gegenstände, die in das Zimmer gebracht werden, müssen zuvor keimarm bzw. keimfrei gemacht werden. Schmutzwäsche wird direkt aus dem Patientenzimmer entfernt.

Hygienemaßnahmen

Fallbeispiel

Robert und der Umgang mit dem Schutzkittel

Robert Siebenkorn ist motiviert. Heute beginnt endlich sein Einsatz auf der Isolationsstation des Kinderkrankenhauses. In den eineinhalb Jahren seiner Ausbildung hat er schon ein paar Mal von der Arbeit auf dieser Station gehört und hatte auch bereits Unterricht zum Thema Infektionskrankheiten und den dabei zu beachteten Hygienemaßnahmen. Als Robert das Zimmer mit seinem Praxisanleiter Andreas Bergmann betritt, ist er allerdings verwirrt. So hat er sich das nicht vorgestellt. In dem Raum ist es eng, und es befindet sich nur ein Waschbecken darin, an Haken hängende Schutzkittel sowie je eine Packung mit Haarnetzen und medizinischen Masken. Von der vierjährigen Dorea, die an Windpocken erkrankt ist und um die er sich heute kümmern soll, keine Spur. Er schließt die Tür und schaut fragend zu seinem Praxisanleiter. „Warum sind wir denn hier und nicht im Zimmer?"

- Grundsätze zur **Hygiene** dienen dem Schutz der eigenen Person, aber auch dem anderer Personen. Die Pflegenden tragen bei Gefahr einer aerogenen Ansteckung (Tröpfcheninfektion) Schutzkittel und Mundschutz. Schutzhandschuhe werden außerdem beim Umgang mit potenziell infektiösen Flüssigkeiten oder Ausscheidungen getragen. Gegenstände, die der Pflege und dem alltäglichen Gebrauch dienen, werden nach Benutzung desinfiziert.
- Nach Entlassung wird alles Verwendete, z. B. persönliche Gegenständen, Bücher, Spielsachen, desinfiziert. Aus wirtschaftlichen Gründen sollte sich im Krankenzimmer immer nur ein Tagesbedarf an Pflegeutensilien befinden.
- Das Kind darf nur in Ausnahmefällen und mit Genehmigung des Arztes (z. B. für Untersuchungen) das Zimmer verlassen. Alle Pflegenden und andere Mitarbeiter sowie die Angehöri-

gen erhalten eine Einweisung in die bestehenden Schutzmaßnahmen.

Erläuterungen zum Fallbeispiel

Robert und der Umgang mit dem Schutzkittel

Pflegefachmann Andreas erklärt Robert: „Das ist das, was ein Schleusenzimmer, also ein Patientenzimmer, an dem eine Schleuse angegliedert ist, ausmacht. Es gibt einen Zwischenraum, die Schleuse, in dem man seine Schutzbekleidung anlegt. Und zwar anders als vor einem Isolationszimmer ohne Schleuse. Kannst du dir vorstellen, warum?"
Robert überlegt. Weiß er das noch? „Normal zieht man sich die Schutzbekleidung, je nach Erkrankung, im Gang oder direkt am Eingang zum Zimmer an, und dabei bleibt die Außenseite des Kittels auch im Zimmer nach außen gewendet."
Andreas nickt. Robert hat recht. „Und in einem Schleusenzimmer ist es genau anders herum. Da ist die kontaminierte Seite, also die Außenseite, nach innen gewandt, da wir den Zwischenraum „sauber", also unkontaminiert, betreten. Verstehst du?"
Robert nickt. Das ergibt Sinn.

Praxistipp

Rund um den Infektionsschutz

Weitere Infos zum Infektionsschutz gibt das Robert Koch-Institut (RKI): https://www.rki.de/DE/Content/Infekt/infekt_node.html.

14.2 Viruserkrankungen

14.2.1 Masern

Das **Masernvirus** gehört zu den weltweit verbreiteten Paramyxoviren, die nach uncharakteristischen, katarrhalischen Erscheinungen das typische Masernexanthem (Hautausschlag) bei Kindern im Alter von 1 bis 4 Jahren hervorrufen. Komplikationen können zu einem tödlichen Ausgang der Infektionskrankheit führen, sodass eine Schutzimpfung inzwischen medizinischer Standard ist.

Klinik

- In der **Prodromalphase** fällt das Kind durch uncharakteristische Vorzeichen auf:
  - Schweres Krankheitsgefühl
  - Husten, Schnupfen
  - Tracheobronchitis

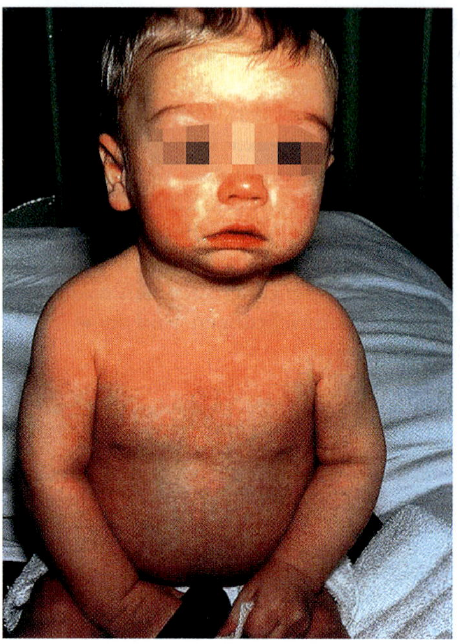

Abb. 14.1 Masernexanthem. [G161]

  - Fieber bis 40 °C
  - Konjunktivitis, Lichtscheu
  - Geschwollenes Gesicht
  - Dunkelrote Flecken am Gaumen (Enanthem)
- Außerdem treten am 2.–3. Tag der Erkrankung **Koplik-Flecken** auf. Dies sind kalkspritzerartige Flecken im Bereich der Wangenschleimhaut, die für Masern typisch sind und eine Frühdiagnose ermöglichen. Am Ende der Prodromalphase normalisiert sich die Körpertemperatur, um mit Ausbruch der charakteristischen Hautveränderungen wieder auf bis zu 40 °C anzusteigen. Der Fieberverlauf ist also zweigipfelig.
- Das **Masernexanthem** (► Abb. 14.1) beginnt am 4. Krankheitstag hinter den Ohren und breitet sich innerhalb von 2 Tagen über das Gesicht, den Rumpf und die Extremitäten aus. Es handelt sich um rote, leicht erhabene Flecken, die z. T. zusammenfließen, sodass die betroffenen Hautareale eine diffuse Rötung aufweisen. Die Lymphknoten sind in der zweiten Krankheitsphase vergrößert, eine verminderte Immunabwehr begünstigt bakterielle Superinfektionen. Ca. 4 Tage nach Exanthemausbruch entfiebert das Kind, und das Allgemeinbefinden bessert sich schlagartig.

Komplikationen

An den Komplikationen der Masernerkrankung sterben weltweit jährlich immer noch mehr als 200.000 Menschen (RKI 2020a).

Bakterielle Superinfektion

- Otitis media
- Bronchopneumonie
- Diarrhö

Erkrankung des ZNS

- **Masernenzephalitis:** Sie geht einher mit Kopfschmerzen, Bewusstseinsstörungen bis hin zum Koma sowie Fieber und setzt ca. 4–7 Tage nach Beginn des Exanthems ein. Die Letalität beträgt ca. 10–20 %, bei etwa 20–30 % der Betroffenen bleiben dauerhafte Schädigungen zurück (RKI 2020a).
- **Subakute sklerosierende Panenzephalitis:** chronisch-progrediente Erkrankung des ZNS bei persistierender Maserninfektion. Die Erkrankung führt in den meisten Fällen innerhalb von 3 bis 5 Jahren zum Tod. Eine spezifische Therapie gibt es nicht. Die Masernimpfung schützt mit großer Sicherheit vor der Erkrankung.

Therapie

Da es sich um eine Virusinfektion handelt, gibt es keine kausale Therapie. Bakterielle Superinfektionen werden antibiotisch behandelt, ansonsten erfolgt die Therapie symptomatisch.

Pflege

- Durch die standardisierte Schutzimpfung ist die Masernerkrankung eine der selteneren Infektionen, die man heutzutage auf einer Kinderstation findet. Falls dennoch Kinder mit Masern hospitalisiert werden, handelt es sich meist um Kinder mit einem sehr schweren Krankheitsverlauf. Sie werden vom Tag der Prodromie bis 5 Tage nach Auftreten des Exanthems isoliert.
- Durch die Konjunktivitis sind die Kinder sehr lichtscheu und fühlen sich in einem abgedunkelten Zimmer wohler.
- Zur therapeutischen Unterstützung bei Husten und Schnupfen erhalten die Kinder atemerleichternde Maßnahmen wie z. B. Kontaktatmung, Oberkörperhochpositionierung und nach ärztlicher Anordnung Inhalationen und Nasentropfen.
- Die Mundschleimhaut ist durch das hohe Fieber und die Exsikkose sehr trocken. Die Kinder nehmen eine Anfeuchtung der Mundschleimhaut mit angefeuchteten Stäbchen oder Tee meist gern an.
- Das Fieber wird durch ärztlich angeordnete Medikamente gesenkt. Es können auch physikalische Maßnahmen wie Waden- oder Bauchwickel durchgeführt werden, wenn die Kreislaufsituation des Kindes dies zulässt. Pflegemaßnahmen wie häufiger Wäschewechsel und vor allem Ruhe tragen zum Wohlbefinden bei.
- In regelmäßigen Abständen werden die Vitalzeichen und der Bewusstseinszustand kontrolliert, um Komplikationen rechtzeitig zu erkennen.
- Wichtig ist die Auswahl der zu den Symptomen passenden Pflegeassessments und Pflegediagnosen zu Beginn der Betreuung.

Prophylaxe

Empfohlen wird die Regelimpfung aller Säuglinge ab dem 11. Lebensmonat im Rahmen der Masern-Mumps-Röteln-Impfung (▸ 14.4.3).

14.2.2 Mumps

Mumps *(Ziegenpeter,* Parotitis *epidemica)* wird durch Paramyxoviren hervorgerufen und befällt vor allem 5- bis 15-Jährige. Durch die hohe Infektiosität kommt es zu einer weitgehenden Durchseuchung in der erwachsenen Bevölkerung. Die Erkrankung manifestiert sich an Drüsen, insbesondere an der Ohrspeicheldrüse *(Glandula parotis),* kann aber auch eine Orchitis (▸ 7.7.4) oder eine Meningitis (▸ 9.6) hervorrufen.

Klinik

Leichte **Prodromalzeichen** wie Abgeschlagenheit, eine mäßige Temperaturerhöhung, Kopf-, Hals- und Ohrenschmerzen können fehlen, sodass das Kind häufig erst durch die charakteristische, von außen sichtbare Schwellung der Ohrspeicheldrüse symptomatisch wird (▸ Abb. 14.2). Die Parotitis beginnt einseitig, innerhalb von 1–2 Tagen schwillt meistens auch die andere Parotis an. Die Entzündung der Ohrspeicheldrüse ist von Schmerzen begleitet, die sich beim Kauen und Öffnen des Munds verstärken. Die Parotitis erreicht nach 2–3 Tagen ihren Höhepunkt und bildet sich nach 5 Tagen zurück. In 30–40 % der Fälle verläuft die Erkrankung stumm (RKI 2020b).

Komplikationen

Die **Mumpsmeningitis** tritt bei jedem zehnten Patienten auf und ist damit eine fast regelhafte

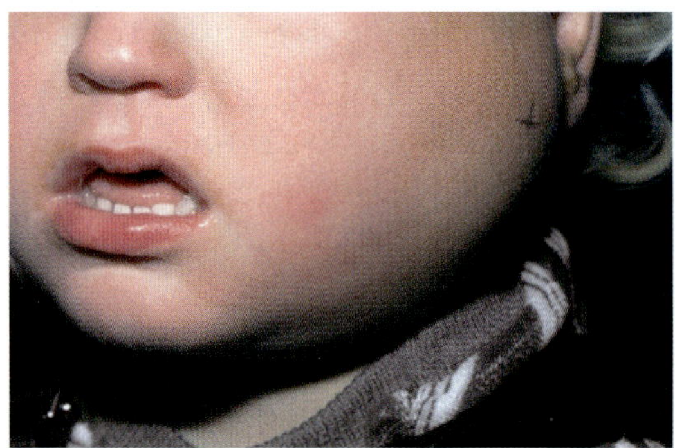

Abb. 14.2 Parotisschwellung bei Mumps. [G089]

Begleiterkrankung mit guter Prognose (RKI 2020b). Die deutlich seltenere Enzephalitis kann jedoch bleibende Schäden wie eine Hemiparese oder einen Hydrozephalus (► 9.3) hinterlassen. Eine Schädigung des VIII. Hirnnervs *(N. vestibulocochlearis)* kann zur Taubheit führen. Daher ist nach einer Mumpsinfektion das Hörvermögen zu überprüfen. Eine Orchitis entwickeln ca. 15–30 % der mumpsinfizierten Jungen, die während oder nach der Pubertät erkranken (RKI 2020b). Dies kann zu einer einseitigen Hodenatrophie führen, eine Sterilität ist jedoch selten. Eine Entzündung des Pankreas ist möglich und äußert sich in Appetitlosigkeit, Erbrechen und Oberbauchschmerzen; die Pankreasenzyme Lipase und Amylase können erhöht sein.

Therapie

Die rein symptomatische Behandlung beinhaltet z. B. schmerzstillende Maßnahmen und die Gabe flüssig-breiiger Kost bei starken Kaubeschwerden. Bei einer Orchitis helfen Bettruhe, leicht kühlende Umschläge, erhöhte Positionierung des Hodens, Analgesie und ggf. Kortikosteroidgabe.

Prophylaxe

Empfohlen wird die Regelimpfung aller Säuglinge ab dem 11. Lebensmonat im Rahmen der Masern-Mumps-Röteln-Impfung (► 14.4.3).

14.2.3 Röteln

Röteln werden durch das Rubella-Virus hervorgerufen, ein Virus, das hinsichtlich der Ansteckungsgefahr eine Besonderheit aufweist: Der Infektionsindex von nur 15–20 % (Pharmazeutische Zeitung o. J.) bedingt, dass die Durchseuchung in der Bevölkerung relativ gering ist.

Auch die Röteln zählen zu den Infektionskrankheiten mit Exanthem. Der Krankheitsverlauf ist vergleichsweise mild, in 50 % der Fälle sogar asymptomatisch. Tritt die Erkrankung aber in den ersten drei Monaten einer Schwangerschaft auf, kann es zur gefürchteten Rötelnembryopathie kommen. Da die Erkrankungswahrscheinlichkeit vor der Geschlechtsreife wegen des niedrigen Infektionsindex eher gering ist und eine Erstinfektion in der Schwangerschaft ernsthafte Folgen hat, wird die aktive Impfung bereits im Kleinkindalter empfohlen.

Klinik

Nur jedes zweite Kind mit einer Rötelninfektion zeigt Symptome, wobei das Krankheitsgefühl nur gering ausgeprägt ist. Die ein- bis zweitägige **Prodromalphase** mit mäßiger Temperaturerhöhung (bis 38 °C), Schnupfen, Husten und einer Konjunktivitis kann sogar fehlen. Eine Lymphknotenschwellung besonders hinter den Ohren und im Nacken ist typisch für Röteln.
Das **Rötelnexanthem** (► Abb. 14.3) beginnt hinter den Ohren sowie im Gesicht und breitet sich rasch über den Stamm und die Extremitäten aus. Die einzeln stehenden Flecken sind kleiner als beim Masernexanthem und bilden sich schon nach 2–3 Tagen zurück.

Komplikationen

Eine Rötelninfektion im ersten Trimenon der Schwangerschaft kann beim Kind zum Abort oder zu Fehlbildungen im Sinne einer **Rötelnembryopathie** *(Gregg-Syndrom)* führen:

- Eine Augenbeteiligung geht mit einer Katarakt (► 10.4), einem Glaukom (erhöhtem Augen-

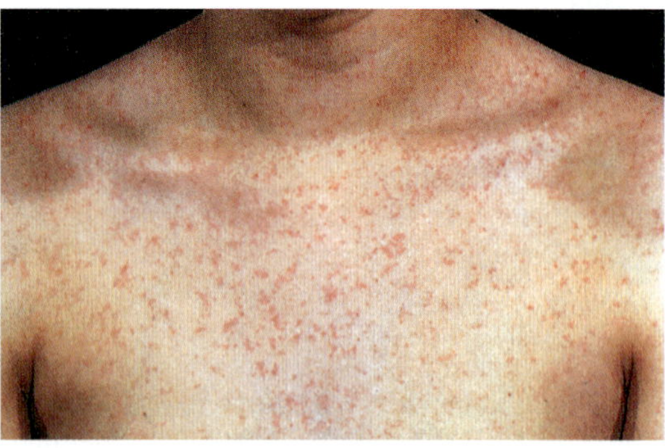

Abb. 14.3 Rötelnexanthem. [R132]

innendruck) bzw. einer Retinopathie (Netzhautveränderung) einher.

- Eine Innenohrbeteiligung kann zur Taubheit führen.
- Viele der betroffenen Kinder haben einen angeborenen Herzfehler, insbesondere einen persistierenden Ductus arteriosus Botalli (▸ 5.2.2).

Neben dieser typischen Trias fallen ein geringer Kopfumfang als Ausdruck einer ZNS-Beteiligung *(Mikrozephalie)* sowie ein Geburtsgewicht unter 2.500 g (*Dystrophie,* ▸ 3.2) auf.

Abgesehen von der Rötelnembryopathie handelt es sich bei den Röteln um eine eher harmlose Erkrankung, denn Komplikationen wie Arthritis, Enzephalitis oder Thrombozytopenie treten nur ausgesprochen selten auf.

Prophylaxe

Vorbeugende Maßnahme ist die flächendeckende **aktive Immunisierung** (▸ 14.4.2). Die 1. Impfung erfolgt für Jungen und Mädchen im Alter von 11–14 Monaten, die 2. Impfung im Alter von 15–23 Monaten (▸ 14.4.3). Eine Titerkontrolle vor einer geplanten Schwangerschaft soll den Impferfolg bzw. eine durchgemachte Infektion bestätigen. Trotz dieser Maßnahmen sind hierzulande ca. 5 % der Schwangeren nicht durch Antikörper vor einer Rötelninfektion geschützt (AWMF 2021). Bei Rötelnkontakt einer Schwangeren kann versucht werden, der Embryopathie durch eine passive Immunisierung (▸ 14.4.1) vorzubeugen.

14.2.4 Windpocken

Bei den **Windpocken** *(Varizellen)* handelt es sich um eine hochinfektiöse Erkrankung, hervorgerufen durch das Varizella-Zoster-Virus aus der Gruppe der Herpesviren. Das Virus wird durch direkten Hautkontakt, Tröpfcheninfektion und Luftzug auch über größere Distanzen übertragen. Infektionsindex und Übertragungsmodus bedingen, dass bis zum 14. Lebensjahr bereits 95 % der Bevölkerung an Windpocken erkranken (RKI 2019a). Eine durchgemachte Infektion hinterlässt lebenslange Immunität. Das Virus persistiert in den Spinalganglien und kann bei einer reduzierten Abwehrlage erneut aktiv werden. Dann entsteht eine **Gürtelrose** *(Herpes zoster).* Der Kontakt mit Herpes-zoster-Patienten verursacht bei nicht immunen Kindern Varizellen.

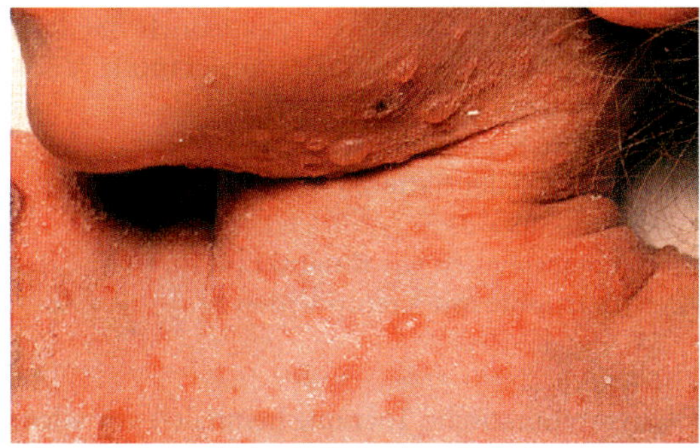

Abb. 14.4 Windpockenexanthem mit Effloreszenzen in verschiedenen Stadien („Sternenhimmel"). [O530]

Klinik

Häufig fehlen Prodromalerscheinungen: Die Kinder werden durch Ausbruch des Exanthems auffällig. Die Hautveränderungen jucken stark und befallen die gesamte Körperoberfläche. Effloreszenzen können auch am behaarten Kopf und auf den Schleimhäuten auftreten. Das **Exanthem** (▸ Abb. 14.4) verändert sich in typischer Weise: Aus kleinen ovalen Flecken werden Papeln (kleine Knötchen), die sich zu klar gefüllten Bläschen, später zu Krusten entwickeln. Diese fallen nach 2–3 Wochen ab. Bei mechanischer Irritation (Kratzen) bzw. bakterieller Superinfektion können charakteristische, gestanzt wirkende Narben zurückbleiben. Da schubweise immer neue Flecken auftreten, resultiert ein buntes Bild aus Flecken, Papeln, Bläschen und Krusten, das auch als „Sternenhimmel" bezeichnet wird. Je ausgeprägter das Exanthem ist, umso stärker ist das Allgemeinbefinden u. a. durch Fieber und Juckreiz beeinträchtigt.

Komplikationen

Eine häufige Komplikation ist die **bakterielle Superinfektion.** Zu den Komplikationen, die das ZNS betreffen, gehören die Entzündungen von Kleinhirn *(Zerebellitis)* und Großhirn *(Enzephalitis).* Besonders schwer verlaufen die Windpocken bei immunsupprimierten Kindern. Hier sind folgende Komplikationen möglich:

- Pneumonie
- Enzephalitis
- Hepatitis
- Pankreatitis

Bei den Windpocken handelt es sich um eine typische Kinderkrankheit, die selten erstmals in der

Schwangerschaft auftritt. Ist dies jedoch der Fall, entwickelt sich beim Kind das **kongenitale Varizellensyndrom** mit:

- Schweren Hautveränderungen
- Hypoplasie der Extremitäten und Muskeln
- Dystrophie
- Augenanomalien wie Katarakt (▸ 10.4)
- Hirnatrophie mit Krampfleiden

Therapie

Die symptomatische Therapie beinhaltet vor allem juckreizstillende Maßnahmen (z. B. Antihistaminika oral oder lokal) und das Verhindern einer bakteriellen Superinfektion der Haut (z. B. Zinkschüttelmixtur lokal). Bei immunsupprimierten Patienten ist eine virusstatische Behandlung mit Aciclovir oral oder i. v. notwendig.

Prophylaxe

Empfohlen wird die Regelimpfung aller Säuglinge im Alter von 11 bis 14 Monaten (▸ 14.4.3) sowie die Impfung für folgende Personen, sofern sie noch keine Infektion durchgemacht haben:

- Kinder mit Leukämie oder soliden Tumoren
- Kinder vor geplanter Immunsuppression
- Eltern und Geschwister vorstehend genannter Kinder
- Medizinisches Personal vor allem in pädiatrischen und schwangerenbetreuenden Einrichtungen
- Frauen mit Kinderwunsch

14.2.5 Infektiöse Mononukleose

Die **infektiöse Mononukleose** *(Pfeiffer-Drüsenfieber, Kissing Disease)* wird durch das Epstein-Barr-Virus (EBV) hervorgerufen. Mehr als 90 % der erwachsenen Bevölkerung haben Antikörper gegen EBV (Bundesministerium für Bildung und Forschung 2017). Der Erreger aus der Gruppe der Herpesviren wird nur bei engem Kontakt durch infizierten Speichel übertragen. EBV zeichnet sich durch eine hohe Affinität zu lymphatischen Zellen und Geweben aus. Dies bedingt die Symptomatik und die typischen Blutbildveränderungen mit einer Erhöhung der mononukleären Zellen.

Klinik

Dauer und Schwere der Symptome variieren stark. Grundsätzlich gilt, dass die Erkrankung bei Säuglingen und Kleinkindern eher stumm verläuft und sich das Vollbild der Erkrankung bei Schulkindern und Erwachsenen zeigt. Dazu zählen:

- Befall lymphatischer Organe:
  - Tonsillitis mit weißgrauen Belägen
  - Generalisierte, halsbetonte Lymphknotenschwellung
  - Tastbare Milzvergrößerung
  - Evtl. Hepatitis
- Ggf. Fieber
- Rötelnähnliches Exanthem bei 20 % der Erkrankten (Bundesministerium für Bildung und Forschung 2017)

Bei Kindern dauert die Erkrankung etwa 10 Tage, bei Erwachsenen möglicherweise doppelt so lange. Oft wird noch längere Zeit über ein Schwächegefühl geklagt.

Komplikationen

Die Krankheit verläuft in der Regel gutartig. Häufigste Komplikation ist die bakterielle Superinfektion der Tonsillen (▸ 11.4.1). Selten treten neurologische Komplikationen wie Enzephalitis (▸ 9.6), Polyradikulitis oder Fazialisparese auf. Eine Beteiligung innerer Organe, z. B. in Form einer Myokarditis, Nephritis (▸ 7.5.1) oder Pneumonie (▸ 4.5) ist möglich.

Diagnostik

Die Diagnosestellung stützt sich auf das klinische Bild in Kombination mit den charakteristischen Blutbildveränderungen mit der Erhöhung der mononukleären Zellen und dem Nachweis der spezifischen Antikörper gegen EBV.

Therapie

Wie bei den meisten Virusinfektionen ist die Therapie rein symptomatisch. Erst bei nachgewiesener bakterieller Superinfektion ist die Gabe eines Antibiotikums angezeigt.

14.2.6 Poliomyelitis

Die **Poliomyelitis** *(spinale Kinderlähmung)* ist eine akute Infektionskrankheit, bei der es durch Befall der motorischen Vorderhornzellen zu schlaffen Lähmungen kommen kann. Dank der Impfung tritt die Erkrankung hierzulande nur noch sporadisch auf. Der Erreger, der zu den Enteroviren zählt, wird unter schlechten hygienischen Umständen fäkal-oral durch Schmier- und Tröpfcheninfektion übertragen. Im Rachen und im Darm vermehren sich die Viren und gelangen auf dem Blutweg ins ZNS.

Klinik

Die Symptome der **Initialphase** sind leichtes Fieber, katarrhalische Erscheinungen der Luftwege sowie Durchfall und Erbrechen. Nach etwa einwöchiger Latenz (symptomloser Zeit) kann es zu neurologischen Symptomen im Sinne einer meningitischen oder paralytischen Polio kommen. Für das **paralytische Stadium,** das maximal 1 % der Patienten durchlaufen (RKI 2021), sind zwei Verläufe bekannt:

- Bei der **spinalen Form** sind meistens zunächst die Beine, dann erst die Arme und die Rumpfmuskulatur von den schlaffen Lähmungen betroffen. Eine periphere Atemlähmung ist möglich.
- Bei der **bulbär-pontinen Form** kann es zur prognostisch ungünstigen zentralen Atemlähmung und zur Hirnnervenbeteiligung kommen.

Prognose

Die Prognose lässt sich am besten aus dem persönlichen Krankheitsverlauf ablesen. Weitere mögliche Krankheitsfolgen sind Kontrakturen, Deformierungen sowie Wachstumsrückstand der betroffenen Extremitäten.

Therapie

Die Therapie ist rein symptomatisch. Es steht eine wirksame Schutzimpfung (► 14.4.3) zur Verfügung.

14.3 Bakterielle Erkrankungen

14.3.1 Scharlach

Scharlach wird hervorgerufen durch Streptokokken der Gruppe A, die ein Toxin bilden. Am häufigsten erkranken Kinder im Vorschulalter in den Herbst- und Wintermonaten. Meistens werden die Bakterien durch gesunde Keimträger, seltener durch Scharlachpatienten übertragen. Die Ansteckungsgefahr ist als gering einzustufen. Scharlach geht mit einer eitrigen **Angina tonsillaris** *(Tonsillitis)* und einem charakteristischen **Exanthem** einher, das durch das Toxin hervorgerufen wird. Reinfektionen mit Streptokokken führen zu einer erneuten Erkrankung.

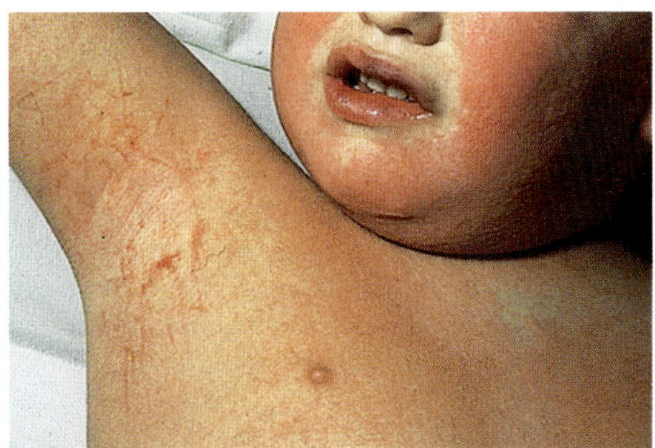

Abb. 14.5 Kind mit Scharlachexanthem. Typisch ist die periorale Blässe. [O530]

Klinik

- Akuter Krankheitsbeginn mit hohem Fieber und Halsschmerzen
- Verdickte, eitrig belegte Tonsillen, geschwollene Halslymphknoten
- Dunkelrotes Enanthem (entzündliche Veränderung der Schleimhäute) am Gaumen und charakteristische „Himbeerzunge“
- Beginn des Exanthems meist in den Leisten und Achselhöhlen: rote Papeln, maximal stecknadelkopfgroß, Ausbreitung über gesamte Körperoberfläche mit Ausnahme des Munddreiecks, das blass bleibt (► Abb. 14.5)
- Feine Schuppung der Haut nach Abklingen des Exanthems, grobe Schuppung an Handflächen und Fußsohlen

Komplikationen

- Eine seltene schwere Komplikation ist das **Streptokokken-bedingte toxische Schocksyndrom.** Dabei kommt es infolge einer Toxinüberschwemmung des Körpers zu Haut- und Schleimhauteinblutungen, Myokarditis, Bewusstseinseintrübungen sowie zerebralen Krampfanfällen. Im Rahmen der Schocksymptomatik (► 21.1) kann ein Multiorganversagen auftreten. Die Letalität liegt im Kindesalter bei 30 % (RKI 2019b).
- Die immunologische Auseinandersetzung kann nach 2–3 Wochen zu **Poststreptokokkenerkrankungen** führen. Die gebildeten Antikörper richten sich nicht nur gegen den Erreger und das Toxin, sondern fälschlicherweise auch gegen körpereigene Strukturen. Die wichtigsten Streptokokkenzweiterkrankungen sind das rheumati-

sche Fieber (► 5.3.2) sowie die Glomerulonephritis (► 7.5.2).

Therapie

Da es sich bei Scharlach um eine bakterielle Erkrankung handelt, ist eine kausale Therapie mit einem Antibiotikum (Penicillin oder Cephalosporin) möglich. Schon 24 Stunden nach Behandlungsbeginn besteht keine Ansteckungsgefahr mehr, und die Isolierung kann aufgehoben werden.

14.3.2 Keuchhusten

Bordetella pertussis ist der toxinbildende Erreger des **Keuchhustens** *(Pertussis)*. Diese sehr ansteckende Infektionskrankheit verläuft in drei Stadien. Der Infektionsindex beträgt im Initialstadium 90 % (DOCMedicus o. J.). Eine durchgemachte Infektion hinterlässt keine lebenslange Immunität. Ein „Nestschutz" für junge Säuglinge besteht deshalb nicht. Daher wird die Impfung (► 14.4.3) ab Vollendung des 2. Lebensmonats empfohlen.

Klinik

Die Erkrankung wird in drei Stadien eingeteilt (► Tab. 14.3). Bei einer möglichen Zweitinfektion weicht das Krankheitsbild mit grippalen Symptomen vom typischen Verlauf ab.

Tab. 14.3 Die drei Stadien des Keuchhustens.

Stadium	Dauer	Symptome
Stadium catarrhale	1–2 Wochen	Husten, Schnupfen und subfebrile Temperaturen
Stadium convulsivum	4–6 bzw. 8 Wochen	Hustenattacken mit Herauswürgen von zähem, glasigem Schleim; Erbrechen, inspiratorischem Keuchen, bei Säuglingen Bradykardien und Apnoen
Stadium decrementi	2–4 Wochen	Abnahme der Hustenanfälle, häufig noch Gewohnheitshusten („Keuchhusten-Tic")

Diagnostik

Die klinische Verdachtsdiagnose wird durch den Erregernachweis im Abstrich oder besser durch einen PCR-Nachweis bestätigt.

Therapie

Eine antibiotische Therapie mit Erythromycin (über 14 Tage) sollte möglichst zeitig im Stadium catarrhale oder zu Beginn des Stadiums convulsivum begonnen werden.
Dadurch wird der Krankheitsverlauf deutlich verkürzt, die Symptome gemildert und eine weitere bakterielle Superinfektion wird verhindert.

Vorsicht

Überwachung von Säuglingen

Säuglinge mit Pertussis sollen aufgrund der Apnoe-Gefahr stationär überwacht werden.

Prophylaxe

Die aktive Schutzimpfung, die ab Vollendung des 2. Lebensmonats durchgeführt werden kann, stellt die sicherste Prophylaxe dar. Nach einer Grundimmunisierung besteht jedoch kein lebenslanger Impfschutz. Daher wird die regelmäßige Auffrischungsimpfung für Jugendliche und Erwachsene empfohlen, da sie sonst Ansteckungsquelle für junge, ungeimpfte Säuglinge sein können.

14.3.3 Diphtherie

Corynebacterium diphtheriae heißt der weltweit vorkommende Erreger der **Diphtherie.** Dank Schutzimpfung ist die Erkrankung hierzulande selten geworden, für teilweise dramatische Krankheitsverläufe ist das Diphtherietoxin verantwortlich.

Klinik

Die typische Erkrankung manifestiert sich als Rachendiphtherie, die sich zu einer Kehlkopfdiphtherie ausweiten kann (► Abb. 14.6).

- **Rachendiphtherie:**
  - Angina tonsillaris mit dicken, speckigen Belägen (Pseudomembranen)
  - Süßlich-fader Mundgeruch
- **Kehlkopfdiphtherie** *(echter Krupp)*:
  - Kloßige Sprache
  - Bellender Husten

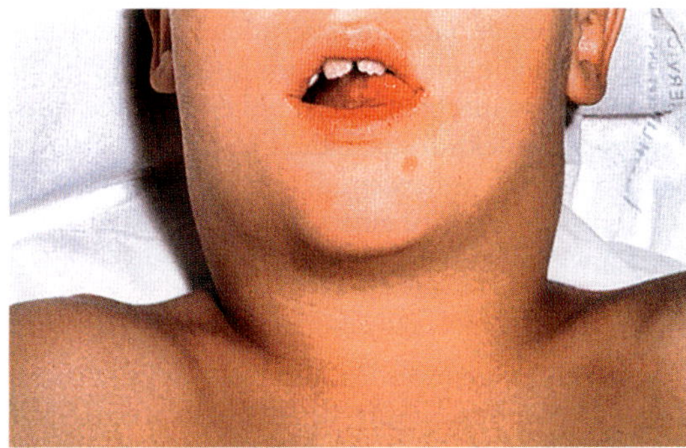

Abb. 14.6 Kind mit Diphtherie. [E503]

- Dyspnoe mit Erstickungsängsten
- Inspiratorischer Stridor (▸ 4.1.5)

Eine systemische Manifestation der Diphtherie kann durch die Toxinwirkung in der 4.–6. Krankheitswoche auftreten.

Komplikationen

Gefürchtete Komplikationen sind die Myokarditis und Erkrankungen des Nervensystems. Eine durchgemachte Infektion hinterlässt *keine* lebenslange Immunität.

Diagnostik

Die Diagnose wird anhand der Symptome gestellt und durch den Erregernachweis im Rachenabstrich gesichert.

Therapie

- Die einzige spezifische Behandlung besteht in der schnellstmöglichen Gabe von Diphtherie-Antitoxin, ohne erst das bakteriologische Untersuchungsergebnis abzuwarten. Ein gleichzeitig gegebenes Antibiotikum (z. B. Penicillin oder Erythromycin) dient der Keimsanierung und verhindert so eine weitere Toxinbildung.
- Die Prognose hängt entscheidend vom Therapiebeginn ab. Kontaktpersonen erhalten bei unvollständigem oder unklarem Impfstatus prophylaktisch Antitoxin. Bei Kontakt sollte ebenfalls der Impfstatus aufgefrischt werden, wenn die Impfung über 5 Jahre zurückliegt, bei unklarem Status erfolgt die Grundimmunisierung mit drei Impfungen (▸ 14.4.3).
- Diphtheriepatienten werden stationär aufgenommen und isoliert.
- Die reguläre Schutzimpfung im ersten Lebensjahr wird empfohlen und bietet einen ausreichenden Schutz vor der Erkrankung. Auffrischungsimpfungen müssen regelmäßig erfolgen.

14.3.4 Epiglottitis

Bei der **Epiglottitis** handelt es sich um eines der gefürchtetsten Krankheitsbilder in der Pädiatrie. Die Entzündung des Kehlkopfdeckels, die durch vollständige Verlegung der Atemwege zum Tod führen kann, wird meistens durch *Haemophilus influenzae Typ B (HiB)*, seltener durch Streptokokken oder Pneumokokken bedingt. HiB-Infektionen betreffen vor allem Zwei- bis Fünfjährige und verursachen außer der Epiglottitis auch Pneumonien (▸ 4.5) und Meningitiden (▸ 9.6). Seit Einführung der Impfung (▸ 14.4.3) 1990 sind die Erkrankungszahlen deutlich rückläufig.

Klinik

Die Erkrankung beginnt mit plötzlichem hohem Fieber. Durch die entzündliche Schwellung des Kehlkopfdeckels kommt es zu:

- Kloßiger Sprache
- Schluckstörungen mit Speichelfluss
- Inspiratorischem Stridor (▸ 4.1.5)
- Zyanose
- Schnell zunehmender Atemnot bis zum Erstickungstod

Vorsicht

Keine Racheninspektion

Bei (Verdacht auf) Epiglottitis keine Racheninspektion vornehmen, da die Gefahr des Atemstillstands besteht!

Komplikationen

Neben der respiratorischen Insuffizienz kann es zu Komplikationen wie Otitis media (▸ 11.1.1), Pneumonie (▸ 4.5) oder Meningitis (▸ 9.6) kommen.

Therapie

Der Transport in die Klinik erfolgt in ärztlicher Begleitung und sitzend. Die kausale Therapie besteht in der Gabe eines Antibiotikums (z. B. Amoxicillin, Cephalosporine), das prophylaktisch auch ungeimpften Kontaktpersonen unter 5 Jahren gegeben wird. Die Kinder werden sediert, und häufig ist eine Intubation für einige Tage zur Atemwegssicherung unumgänglich. Rezidive sind selten.

14.4 Impfungen

Die physiologischen Grundlagen der Immunologie werden in ▶ 18.1 dargestellt. Bei den Impfungen werden aktive von passiven Impfungen unterschieden.

14.4.1 Passive Impfung

Bei der **passiven Impfung** erhält der Patient spezifische Antikörper gegen bestimmte Erreger bzw. Toxine, die eingedrungene Krankheitserreger markieren. Somit wird die Bildung eines Antigen-Antikörper-Komplexes aufgelöst, und weitere Abwehrvorgänge werden dadurch eingeleitet. Die Impfseren stammen von Menschen, deren Immunsystem sich bereits mit dem Erreger auseinandergesetzt und Antikörper gebildet hat *(homologe Seren)*, oder von Tieren *(heterologe Seren)*. Da es sich bei Letzteren um Fremdeiweiße handelt, bergen sie ein Allergierisiko (▶ 19.1).

Indikation

Ist nach Exposition mit einer Infektionskrankheit ein sofortiger Schutz notwendig, wird eine passive Immunisierung durchgeführt. Die verabreichten Immunglobuline werden nach einer gewissen Zeit abgebaut und hinterlassen keine Gedächtniszellen. Daher bietet die passive Impfung keinen lang andauernden Schutz.

Beispiele

- Gabe von Tetanus-Antitoxin nach Verletzung eines Patienten ohne sicheren Impfschutz, zusätzlich wird in diesem Fall auch aktiv geimpft.
- Gabe von Röteln-Immunglobulin, nachdem eine Schwangere ohne ausreichenden Rötelntiter Kontakt zu einem Kind mit Röteln hatte.

14.4.2 Aktive Impfung

Bei der **aktiven Impfung** werden verwendet:
- Toxoidimpfstoffe (abgeschwächte Bakterientoxine)
- Lebendimpfstoffe (abgeschwächte Krankheitserreger)
- Totimpfstoffe

Das Immunsystem der Patientin setzt sich aktiv mit den verabreichten Toxinen oder Erregern auseinander. Es bildet Antikörper und Gedächtniszellen, die einen lang andauernden Schutz garantieren. Im Falle einer Lebendimpfung kann es zu einem unerwünschten, meist abgemilderten Ausbruch der Infektionskrankheit kommen. Da Lebendimpfstoffe außerdem diaplazentar übertragen werden können, wird eine aktive Impfung nicht in der Schwangerschaft durchgeführt.

Indikation

Aktive Impfungen werden durchgeführt, um einen lang anhaltenden Schutz vor den entsprechenden Infektionskrankheiten zu erhalten.

14.4.3 Impfkalender

Die **Ständige Impfkommission am Robert Koch-Institut (STIKO)** gibt regelmäßig Empfehlungen für Standardimpfungen und Indikationsimpfungen heraus. Die folgenden Impfungen gehören zur Grundimmunisierung, die für Säuglinge und Kleinkinder empfohlen wird:
- Beginn mit Vollendung der 6. Lebenswoche:
  - Rotaviren (▶ 6.4.3)
- Beginn mit Vollendung des 2. Lebensmonats:
  - Tetanus, Diphtherie (▶ 14.4.3), Pertussis (▶ 14.3.2), Poliomyelitis (▶ 14.2.6), Haemophilus influenzae Typ B (HiB, ▶ 14.3.4), Hepatitis B (HB, ▶ 6.6.3) als Kombinationsimpfung (▶ 14.2, ▶ 14.3)
  - Pneumokokken (▶ 4.5)
- Beginn im 11.–14. Lebensmonat
  - MMR (Mumps, Masern, Röteln, ▶ 14.2)
  - Varizellen (▶ 14.2.4)
  - Meningokokken C (▶ 9.6)

Über notwendige Wiederholungs- und Auffrischimpfungen informiert der Impfkalender (▶ Abb. 14.7).

14.4.4 Kontraindikationen

Bei allen Impfungen sind folgende **Kontraindikationen** zu beachten:
- Akute behandlungsbedürftige Erkrankungen (Impfung frühestens 2 Wochen nach Genesung)
- Frühere Impfkomplikationen
- Bekannte Allergien gegen Bestandteile des Impfstoffs
- Immundefekte (Impfung in Rücksprache mit Spezialambulanz)
- Schwangerschaft: keine Lebendimpfstoffe

Impfung	Alter in																	
	Wochen	Monaten									Jahren							
	6	2	3	4	5–10	11*	12	13–14	15	16–23	2–4	5–6	7–8	9–14	15–16	17	ab 18	ab 60
		U4			U5	U6				U7	U7a/ U8	U9	U10	U11/ J1		J2		
Rotaviren	G1*		G2	(G3)														
Tetanus[b]		G1		G2		G3[c]						A1		A2			A*	
Diphterie[b]		G1		G2		G3[c]						A1		A2			A*	
Pertussis[b]		G1		G2		G3[c]						A1		A2			A3*	
Hib[b]–H. influenzae Typ b		G1		G2		G3[c]												
Poliomyelitis[b]		G1		G2		G3[c]								A1				
Hepatitis B[b]		G1		G2		G3[c]												
Pneumokokken[b]		G1		G2		G3[c]												S[g]
Meningokokken C							G1											
Masern						G1			G2								S[f]	
Mumps, Röteln						G1			G2									
Varizellen						G1			G2									
HPV– Humane Papillomviren														G1[d] G2[d]				
Herpes Zoster																		G1[h] G2[h]
Influenza																		S (jährlich)

Empfohlener Impfzeitpunkt (dunkelorange)

Nachholimpfzeitraum für Grund- bzw. Erstimmunisierung aller noch nicht Geimpften bzw. für Komplettierung einer unvollständigen Impfserie (hellorange)

- **G** Grundimpfung (in bis zu 3 Teilimpfungen G1–G3)
- **A** Auffrischimpfung
- **S** Standardimpfung

- **a** Erste Impfstoffdosis bereits ab dem Alter von 6 Wochen, je nach verwendetem Impfstoff 2 bzw. 3 Impfstoffdosen im Abstand von mind. 4 Wochen
- **b** Frühgeborene: zusätzliche Impfstoffdosis im Alter von 3 Monaten, d.h. insgesamt 4 Impfstoffdosen
- **c** Mindestabstand zur vorangegangenen Impfstoffdosis: 6 Monate
- **d** Zwei Impfstoffdosen im Abstand von mind. 5 Monaten, bei Nachholimpfung im Alter ≥ 15 Jahren oder bei einem Impfabstand von < 5 Monaten zwischen 1. und 2. Dosis ist eine 3. Dosis erforderlich.
- **e** Td-Auffrischimpfung alle 10 Jahre. Nächste fällige Td-Impfung einmalig als Tdap- bzw. bei entsprechender Indikation als Tdap-IPV-Kombinationsimpfung
- **f** Einmalige Impfung mit einem MMR-Impfstoff für alle nach 1970 geborenen Personen ≥18 Jahre mit unklarem Impfstatus, ohne Impfung oder mit nur einer Impfung in der Kindheit
- **g** Impfung mit dem 23-valenten Polysaccharid-Impfstoff
- **h** Zweimalige Impfung mit dem adjuvantierten Herpes-Zoster-Totimpfstoff im Abstand von mind. 2 bis max. 6 Monaten
- ***** Impfungen können auf mehrere Impftermine verteilt werden. MMR und V können am selben Termin oder in 4-wöchigem Abstand gegeben werden.

Abb. 14.7 Impfkalender des RKI. [L157]

Wiederholungsfragen

1. Erklären Sie den Begriff „Kinderkrankheiten".
2. Welche Symptome hat ein Kind mit Masern?
3. Welche Veränderungen können bei einer Rötelnembryopathie auftreten?
4. Welche Symptome hat ein Kind mit einer infektiösen Mononukleose?
5. Nennen Sie die typischen Komplikationen bei einer Mumpserkrankung.
6. Beschreiben Sie das Krankheitsbild des Scharlachs.
7. Nennen Sie die Stadien der Keuchhustenerkrankung mit den typischen Symptomen.
8. Was macht eine HiB-Infektion so gefährlich?
9. Erklären Sie den Unterschied zwischen aktiven und passiven Impfungen.
10. Welche Impfungen gehören zur Grundimmunisierung im Säuglings- und Kleinkindalter?

LITERATUR

AWMF – Arbeitsgemeinschaft der Wissenschaftlichen Medizinischen Forschungsgesellschaften. S2k-Leitlinie Labordiagnostik schwangerschaftsrelevanter Virusinfektionen. 2021. Aus: https://register.awmf.org/assets/guidelines/093-001l_S2k_Labordiagnostik-schwanger schaftsrelevanter-Virusinfektionen_2022-02.pdf (letzter Zugriff: 11.2.2023).

Bundesministerium für Bildung und Forschung. Epstein-Barr-Virus: Von harmlos bis folgenschwer. 2017. Aus: www.gesundheitsforschung-bmbf.de/de/epstein-barr-virus-von-harmlos-bis-folgenschwer-7238.php (letzter Zugriff: 11.2.2023).

DOCMedicus. Keuchhusten (Pertussis). Aus: www.gesund heits-lexikon.com/Infektionskrankheiten/Keuchhusten -Pertussis (letzter Zugriff: 11.2.2023).

Fley G, Schneider F, Schonhoff P. Pflege bei Infektionskrankheiten. In: Fley G, Schneider F (Hrsg.). PflegeHeute. Pädiatrische Pflege. München: Elsevier, 2019. S. 427–458.

Muntau AC. Pädiatrie hoch 2. München: Elsevier, 2018.

Pharmazeutische Zeitung. Wie der Körper Infekte abwehrt. Was bedeuten Kontagiosität, Infektionsdosis und Co? Aus: www.pharmazeutische-zeitung.de/wie-der-koerper-infekte-abwehrt/seite/2 (letzter Zugriff: 11.2.2023).

RKI – Robert Koch-Institut. Infektionsschutz. 2012. Aus: www.rki.de/DE/Content/Infekt/infekt_node.html (letzter Zugriff: 11.2.2023).

RKI – Robert Koch-Institut. Windpocken (Varizellen), Gürtelrose (Herpes zoster). RKI-Ratgeber. 2019a. Aus: www.rki.de/DE/Content/Infekt/EpidBull/Merkblaetter/Ratgeber_Varizellen.html#doc2374554bodyText3 (letzter Zugriff: 11.2.2023).

RKI – Robert Koch-Institut. Streptococcus pyogenes-Infektionen. RKI-Ratgeber. 2019b. Aus: www.rki.de/DE/Content/Infekt/EpidBull/Merkblaetter/Ratgeber_Strepto coccus_pyogenes.html#doc2374548bodyText2 (letzter Zugriff: 11.2.2023).

RKI – Robert Koch-Institut. Masern. RKI-Ratgeber. 2020a. Aus: www.rki.de/DE/Content/Infekt/EpidBull/Merk blaetter/Ratgeber_Masern.html#doc2374536bodyText7 (letzter Zugriff: 11.2.2023).

RKI – Robert Koch-Institut. Mumps. RKI-Ratgeber. 2020b. Aus: www.rki.de/DE/Content/Infekt/EpidBull/Merk blaetter/Ratgeber_Mumps.html#doc13018560bodyText1 (letzter Zugriff: 11.2.2023).

RKI – Robert Koch-Institut. Poliomyelitis. RKI-Ratgeber. 2021. Aus: www.rki.de/DE/Content/Infekt/EpidBull/Merk blaetter/Ratgeber_Poliomyelitis.html#doc2374544body-Text7 (letzter Zugriff: 11.2.2023).

RKI – Robert Koch-Institut. Masern in Deutschland und weltweit. Epidemiologisches Bulletin. 2022; 34. Aus: www.rki.de/DE/Content/Infekt/EpidBull/Archiv/2022/Aus gaben/34_22.pdf?__blob=publicationFile (letzter Zugriff: 11.2.2023).

RKI – Robert Koch-Institut. Empfehlungen des Robert Koch-Instituts für die Wiederzulassung in Gemeinschaftseinrichtungen gemäß § 34 Infektionsschutzgesetz. 2023. Aus: www.rki.de/DE/Content/Infekt/EpidBull/Merk blaetter/Wiederzulassung/Wiederzulassung_Tabelle. pdf?__blob=publicationFile (letzter Zugriff: 11.2.2023).

15 Krankheiten der blutbildenden Organe, Gerinnungsstörungen und Krebserkrankungen

Überblick

Der erste Teil dieses Kapitels gibt eine Übersicht über die Grundlagen des Blutbilds (► 15.1.1) und befasst sich mit Krankheiten der blutbildenden Organe (► 15.2, ► 15.3) sowie mit Gerinnungsstörungen (► 15.4). Hämatologische Erkrankungen sind systemische Erkrankungen, die unterschiedliche Symptome zeigen können. Man differenziert dabei angeborene und erworbene Erkrankungen sowie unterschiedliche Defekte der verschiedenen Blutzellen.
Krebserkrankungen im Kindes- und Jugendalter (► 15.5) stehen im zweiten Teil dieses Kapitels im Fokus. Onkologische Erkrankungen treten bei Kindern und Jugendlichen selten auf und sind meist heilbar. Dennoch birgt das Fachgebiet der Onkologie eine besondere Belastung für die Betroffenen, ihre Familien und das Behandlungsteam. Eine optimale pflegerische Versorgung während einer Krebsbehandlung ist daher für Kinder und Angehörige von zentraler Bedeutung. Pflegefachpersonen benötigen dafür ein breites Wissen über Krebserkrankungen im Kindes- und Jugendalter sowie deren Behandlung.
Unter anderem werden diese Fragen beantwortet:
- Welche Ursachen für Anämien gibt es? (► 15.2.1)
- Was ist eine Verbrauchskoagulopathie? (► 15.4.4)
- An welchen Krebsarten leiden Kinder am häufigsten? (► 15.5.1)
- Welche Aspekte müssen in der pflegerischen Versorgung bei einer Krebserkrankung im Kindes- und Jugendalter berücksichtigt werden? (► 15.5.1)
- Welche Symptome treten bei einer Leukämie auf? (► 15.5.2)

15.1 Laboruntersuchungen

Die wichtigste allgemeine Blutuntersuchung ist das Blutbild, ggf. inklusive Differenzialblutbild. Zur Diagnose spezifischer Erkrankungen der blutbildenden Organe und der Gerinnungsstörungen stehen weitere wichtige Laboruntersuchungen zur Verfügung.

15.1.1 Blutbild

- **Erythrozyten** (rote Blutkörperchen): transportieren O_2 und CO_2 durch Bindung an Hämoglobin
- **Hämoglobin (Hb):** roter Blutfarbstoff, besteht zu einem großen Teil aus Eisen
- **Hämatokrit (Hk):** Anteil der zellulären Blutbestandteile am Gesamtvolumen des Bluts
- **MCV** *(mittleres korpuskuläres Volumen):* Erythrozytenvolumen
- **MCH** *(mittlerer korpuskulärer Hämoglobingehalt):* Wert für den Hämoglobingehalt eines Einzelerythrozyten
- **MCHC** *(mittlere korpuskuläre Hämoglobinkonzentration):* Wert für die Hämoglobinkonzentration der Erythrozyten
- **Retikulozyten:** Vorstufe der Erythrozyten, Maß für die Neuproduktion der Erythrozyten
- **Leukozyten** (weiße Blutkörperchen): zuständig für Immunabwehr und Entzündungsreaktionen; im **Differenzialblutbild (großem Blutbild)** werden folgende Leukozyten unterschieden:
  - Neutrophile (Granulozyten): unspezifische Abwehr (► 18.1)
  - Lymphozyten: teilen sich in T- und B-Lymphozyten auf, spezifische Abwehr (► 18.1)
  - Monozyten: werden zu Makrophagen, unspezifische Abwehr (► 18.1)
  - Eosinophile (Granulozyten): Mithilfe bei der Abwehr
  - Basophile (Granulozyten): Mithilfe bei der Abwehr
- **Thrombozyten** (Blutplättchen): an der Blutstillung (► 15.4.1) beteiligt

15.1.2 Blutausstrich

Blut wird auf einen Objektträger aufgetragen und ausgestrichen. Unter dem Mikroskop kann so die Form der Blutzellen beurteilt werden. Die Anzahl der Blutzellen kann dabei korrekt ausgezählt werden („Hand-Differenzialblutbild"). Dieses

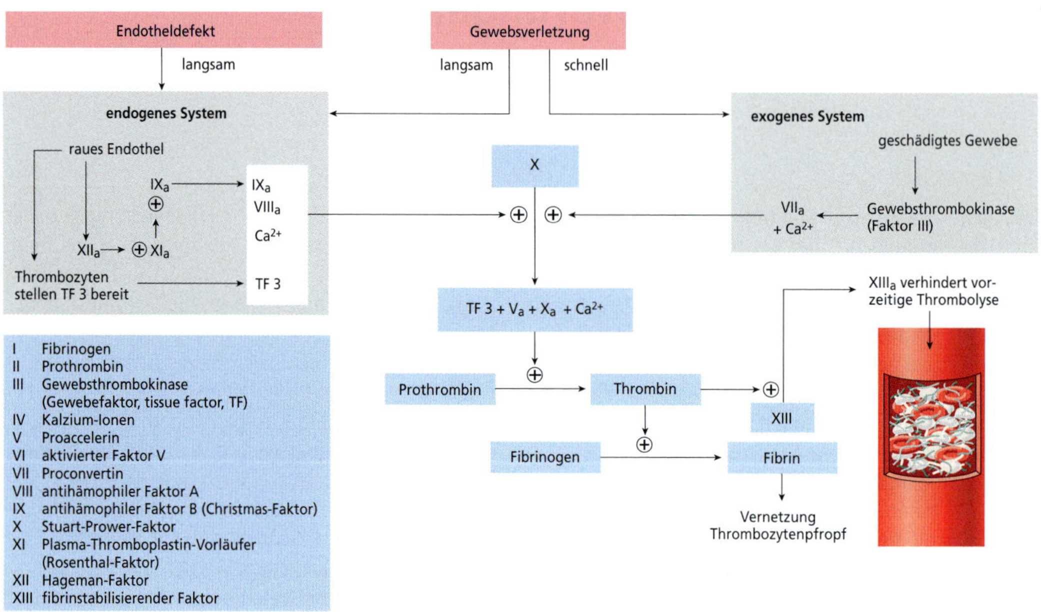

Abb. 15.1 Gerinnungskaskade. [L190]

Vorgehen ist oft genauer als die Angaben der Blutbildmaschine im Labor. So können z. B. Fragmentozyten, die beim HUS (► 7.5.3) auftreten, diagnostiziert werden.

15.1.3 Eisenparameter

- **Eisen:** wichtiger Bestandteil des Hämoglobins
- **Transferrin:** Transporteisen, Eisen wird für den Transport zu den Geweben an Transferrin gebunden
- **Ferritin:** Speichereisen, zur Speicherung im Gewebe wird Eisen an Ferritin gebunden

15.1.4 Gerinnungswerte

- **Quick (Thromboplastinzeit, INR):** abhängig von der Aktivität der Gerinnungsfaktoren VII, X, V, II und I; Funktion des exogenen Gerinnungssystems in der 1. Phase der Gerinnung bei Schäden im Gewebe (► Abb. 15.1), vermindert z. B. bei Vitamin-K-Mangel (► 15.4.4)
- **PTT (partielle Thromboplastinzeit):** abhängig von der Aktivität der Gerinnungsfaktoren XII, XI, IX, X, V, VIII und II, Funktion des endogenen Gerinnungssystems in der 1. Phase der Gerinnung bei Schäden der Gefäßwand (► Abb. 15.1), erhöht bei Hämophilie (► 15.4.4)
- **TZ (Thrombinzeit):** abhängig von Fibrinogen, Antithrombin III und Heparin, Funktion der 2. Phase der Blutgerinnung (Umwandlung von Thrombin in Fibrin, ► Abb. 15.1)
- **Fibrinogen:** Bestandteil der 2. Phase der Blutgerinnung (► Abb. 15.1), auch erhöht als akuter Entzündungsparameter
- **Antithrombin III:** Bestandteil der 2. Phase der Blutgerinnung (► Abb. 15.1)
- **D-Dimere (Fibrinogenspaltprodukte):** entstehen beim Abbau des Fibrins, deutlich erhöht bei Verbrauchskoagulopathie (► 15.4.4), Lungenembolie und im Rahmen einer Sepsis (► 21.1.3).

15.1.5 Normwerte im Kindesalter

► Tab. 15.1 zeigt die Normbereiche der Blutwerte für Säuglinge, Kinder und Jugendliche.

Merke

Normwerte bei Neugeborenen

Für Neugeborene gelten andere Normwerte als für Säuglinge. Diese sind abhängig vom Lebenstag bzw. der Lebenswoche.

Tab. 15.1 Normwerte der Blutwerte für Säuglinge, Kinder, und Jugendliche.

Blutwerte	Säuglinge	Kinder	Jugendliche
Erythrozyten (Mio./µl)	4–6,5	4,5–5,5	4,3–5,7
Hämoglobin (g/dl)	9,2–15	10,8–14,3	10–14
MCV (fl)	75–120	70–90	70–90
MCH (pg)	21–36	23–31	23–31
Hämatokrit (%)	30–54	31–43	33–43
Leukozyten (/µl)	9.000–15.000	8.000–12.000	4.000–9.000
Thrombozyten (/µl)	200.000–300.000	200.000–300.000	200.000–300.000

15.2 Erkrankungen der Erythrozyten

15.2.1 Anämien

Erniedrigte Erythrozyten- und Hämoglobinwerte werden als **Anämie** bezeichnet.

Ursachen

- Normochrom (MCH normal) und normozytär (MCV normal)
  - Blutungen
  - Hämolytische Anämien, d.h. vorzeitige Zerstörung der Erythrozyten und erhöhte Nachproduktion (Retikulozyten ↑), z.B. bei Sichelzellanämie, Kugelzellanämie, beim HUS (► 7.5.3) oder bei Antikörpern gegen Erythrozyten bei z.B. Blutgruppenunverträglichkeit
- Hypochrom (MCH ↓) und mikrozytär (MCV ↓)
  - Eisenmangel
  - Bei Infekten oder Krebserkrankungen (► 15.5)
  - Thalassämie (Bildungsstörung des Hämoglobins)
- Hyperchrom (MCH ↑) und makrozytär (MCV ↑)
  - Folsäuremangel
  - Vitamin-B_{12}-Mangel

Klinik

Die Kinder zeigen ein blasses Hautkolorit und blasse Schleimhäute. Schwere Anämien sind durch allgemeine Symptome wie Ermüdung, Abgeschlagenheit, Spielunlust, Konzentrationsschwäche, aber auch durch Schwindel, Tachykardie und Dyspnoe (► 4.1.1) gekennzeichnet.

Ein langsamer Abfall des Hämoglobins wird recht lange gut kompensiert. Ein akuter Abfall aufgrund einer Blutung kann zu einem Schockgeschehen (► 21.1.2) führen.

Diagnostik

Die Diagnose ergibt sich aus den Laborwerten. Entsprechend der Ursache werden neben dem Blutbild weitere Parameter notwendig, z. B. Eisenparameter bei V.a. Eisenmangelanämie oder Hämolyseparameter wie LDH und Bilirubin bei V.a. eine hämolytische Anämie.

Therapie

Die Therapie beinhaltet in erster Linie die Beseitigung der Ursache. Bei starkem Abfall des Hämoglobinwerts erhält das erkrankte Kind eine Bluttransfusion (Erythrozytenkonzentrat).

15.2.2 Polyglobulie

Eine Erhöhung der Erythrozyten- und Hämoglobinwerte wird als **Polyglobulie** bezeichnet.

Ursachen

Eine **primäre Polyglobulie** tritt bei Kindern äußerst selten im Rahmen einer überschießenden Produktion des Knochenmarks auf.

Sekundäre Formen treten auf bei:

- Hypoxie (mehr Erythrozyten können mehr Sauerstoff transportieren)
- Dehydratation durch Verlust von Flüssigkeit (► 8.1.2)
- Neugeborenen auch im Sinne eines Flüssigkeitsverlusts (► 3.1.2)

Klinik

- Blaurötliches Hautkolorit
- Kopfschmerzen
- Schwindel und Ohrensausen
- Sehstörungen
- Belastungsdyspnoe

Diagnostik
Die Laborwerte zeigen die Polyglobulie an.

Therapie
Eine **primäre Polyglobulie** wird mit Aderlässen und ggf. zytostatisch mittels einer Chemotherapie behandelt. Bei den **sekundären Formen** steht die Beseitigung der Ursache im Vordergrund.

15.3 Erkrankungen der Leukozyten

Die Erhöhung der Anzahl der weißen Blutkörperchen wird als **Leukozytose** bezeichnet. Die Verminderung der Leukozyten nennt sich **Leukopenie.** In diesem Kapitel werden Erhöhung und Verminderung der neutrophilen Granulozyten näher dargestellt. Die akuten Leukämien werden in ▸ 15.5.2 behandelt.

15.3.1 Neutrophilie

Als **Neutrophilie** wird die Erhöhung der Anzahl der neutrophilen Granulozyten bezeichnet.

Ursachen
- Physiologisch bei Neugeborenen und Schwangeren
- Gesteigerte Produktion
  - Akute Infektionen durch Bakterien, Pilze oder Parasiten
  - Chronische Entzündungen, z. B. chronisch entzündliche Darmerkrankungen (▸ 6.4.5), rheumatische Erkrankungen (▸ 18.4.1)
  - Karzinome
- Vermehrte Mobilisation aus dem Knochenmark
  - Körperliche Anstrengung
  - Stress
  - Therapie mit Kortikosteroiden
- Verlängerte Überlebenszeit der Granulozyten
  - Nach Entfernung der Milz

Klinik und Therapie
Die Symptome sind gänzlich abhängig von der Ursache. Die Behandlung der ursächlichen Erkrankung steht im Vordergrund.

15.3.2 Neutropenie

Die Verminderung der absoluten Neutrophilenzahl unter 1.500/µl wird ab dem Kleinkindalter als **Neutropenie** bezeichnet, Werte unter 500/µl als **Agranulozytose.** Beim Säugling sind Werte zwischen 1.000 und 1.500/µl noch normal.

Ursachen
- Akute Virusinfektionen, z. B. Varizellen (▸ 14.2.4)
- Vitamin-B_{12}- und Folsäuremangel
- Sepsis (▸ 21.1.3) bei Früh- und Neugeborenen
- Autoimmunneutropenie: gutartige chronische Erkrankung, die meist in den ersten beiden Lebensjahren zufällig entdeckt wird und sich durch gehäufte Haut- und Schleimhautinfektionen äußert
- Primäre Immundefekte (▸ 18.2)
- Krebserkrankungen (▸ 15.5)
- Angeboren im Rahmen von Syndromen, z. B. Shwachman-Bodian-Diamond-Syndrom (exokrine Pankreasinsuffizienz, Neutropenie, Knochenveränderungen, Minderwuchs)
- Medikamente, z. B. Chemotherapeutika, Antibiotika

Klinik
Die Symptome sind abhängig von der Grunderkrankung. Aufgrund der Neutropenie kann es zu vermehrten Infektionen kommen.

Diagnostik
Die Laborwerte zeigen die verminderte Neutrophilenzahl. Die absolute Neutrophilenzahl errechnet sich aus dem Leukozytenwert und der Angabe des Differenzialblutbilds für die Neutrophilen. Entsprechend der Verdachtsursache sind weitere Untersuchungen notwendig, z. B. die Untersuchung auf Autoantikörper.

Therapie
An erster Stelle steht die Ursachenbeseitigung.
Bei einer **Agranulozytose** sollte aufgrund der eingeschränkten Immunabwehr neben der hygienischen Infektionsprophylaxe auch eine antibiotische und ggf. antimykotische Prophylaxe begonnen werden. Zur hygienischen Infektionsprophylaxe gehört eine gute Mundhygiene.

> **Vorsicht**
>
> **Schleimhautverletzungen vermeiden**
>
> Rektales Fiebermessen und die Gabe von Suppositorien sollten bei Neutropenie unterbleiben, um eine Verletzung der Schleimhaut und eine mögliche Eintrittspforte für Keime zu vermeiden.

Tab. 15.2 Reaktionen des Organismus auf eine Gefäßläsion mit Blutung, mögliche Ursachen einer erhöhten Blutungsneigung.

Reaktion	Beschreibung	Mögliche Ursachen einer erhöhten Blutungsneigung
1. Gefäßreaktion	Gefäß zieht sich zusammen *(Vasokonstriktion)*, Intima rollt sich ein	**Vaskulopathie:** krankhaft veränderte Gefäße, z. B. Purpura Schönlein-Henoch (► 18.3.1)
2. Blutstillung	Thrombozyten lagern sich an das Gefäßleck und bilden einen Thrombozytenpfropf *(Thrombozytenaggregation)*. Dieser sog. weiße Thrombus ist instabil	• **Thrombozytopenie** (Thrombozytenmangel, ► 15.4.3): z. B. bei Leukämie (► 15.5.2) und anderen Bildungsstörungen • **Thrombozytopathie** (Thrombozytenfunktionsstörung): selten, z. B. medikamentös durch Acetylsalicylsäure
3. Gerinnung	Eine Reihe verschiedener Gerinnungsfaktoren veranlassen in einer Kettenreaktion die Bildung eines Fibrinnetzes, das sich über den weißen Thrombus legt und ihn stabilisiert. Es entsteht der sog. rote Thrombus	**Koagulopathie:** angeborener Mangel an Gerinnungsfaktoren, z. B. bei Hämophilie (► 15.4.4) oder medikamenteninduziert, z. B. durch Marcumar®

15.4 Erkrankungen der Thrombozyten und Gerinnungsstörungen

15.4.1 Pathophysiologische Grundlagen

Thrombozyten (Blutplättchen), **Gerinnungssystem** und **Gefäße** sind die drei wichtigen Faktoren, die ein Gleichgewicht zwischen Blutgerinnung und Auflösung von Blutgerinnseln (Fibrinolyse) herstellen.

Störungen der Gerinnung können zu einer krankhaft gesteigerten Blutungsneigung führen, die als **hämorrhagische Diathese**(bezeichnet wird. ► Tab. 15.2 fasst die Reaktionen des Organismus auf eine Gefäßläsion mit Blutung und mögliche Störungen zusammen.

Störungen der Fibrinolyse führen zur Thrombenbildung, die den Blutfluss im entsprechenden Gefäß behindert. Eine mögliche Ursache ist eine Thrombozytose (► 15.4.2). Auf die Veränderungen der Thrombozyten und die Störungen im Gerinnungssystem wird in diesem Kapitel näher eingegangen. Störungen der Gefäße, die zu Blutungen führen können, werden in ► 18.3. behandelt.

15.4.2 Thrombozytose

Als **Thrombozytose** wird die Erhöhung der Thrombozytenzahl bezeichnet.

Ursachen

Die **primäre Thrombozytose** durch eine gesteigerte Thrombozytenproduktion des Knochenmarks wird von sekundären Thrombozytosen unterschieden.

Zu **sekundären Thrombozytosen** kommt es bei:

- Entzündlichen Erkrankungen, z.B. akuten viralen und bakteriellen Infektionen, bei chronisch entzündlichen Erkrankungen wie Morbus Crohn (► 6.4.5) oder rheumatischen Erkrankungen (► 18.4)
- Immunologischen Erkrankungen, z.B. nephrotischem Syndrom (► 7.5.1), Kawasaki-Syndrom (► 18.3.2)
- Krebserkrankungen, z.B. Lymphomen (► 15.5.4), Neuroblastom (► Tab. 15.3)

Klinik

Die sekundären Formen sind in der Regel klinisch unauffällig. Bei deutlicher Erhöhung der Thrombozytenzahl besteht die Gefahr einer Thrombose.

Diagnostik

Bei der Laboruntersuchung fallen die erhöhten Thrombozytenzahlen auf. Eine primäre Störung oder eine Krebserkrankung wird durch die Beurteilung des Knochenmarkausstrichs diagnostiziert.

Therapie

Die Behandlung der Ursache steht an erster Stelle. Erkrankungen im Rahmen von Knochenmarksstörungen bedürfen einer entsprechenden Therapie. Bei Thromboseneigung werden Acetylsalicylsäure (ASS) und ggf. Heparin eingesetzt.

Praxistipp

Thromboseprophylaxe

Neben der medikamentösen Thromboseprophylaxe (z. B. Clexane) und der Verwendung von MTS (medizinischen Thromboseprophylaxestrümpfen) können bei Bedarf aktive und passive Bewegungsübungen durchgeführt werden:
- Frühzeitige Mobilisation
- Fußwippen (Zehenspitzen abwechselnd in Richtung Bettende ausstrecken oder in Richtung Körper anziehen)
- Einkrallen (Zehen abwechselnd in die Matratze einkrallen)
- Füße kreisen
- Radfahren im Bett
- Tiefes Ein- und Ausatmen (Förderung des Blutflusses durch den Unterdruck)

15.4.3 Thrombozytopenie

Die Verminderung der Thrombozytenzahl wird als **Thrombozytopenie** bezeichnet. Das Blutungsrisiko ist abhängig von der Größe und der Anzahl der Thrombozyten. Junge, große Thrombozyten haben eine bessere Funktion.

Ursachen

- Verminderte Produktion:
  - Angeborene und vererbte Thrombozytopenien
  - Medikamente, z. B. Heparin, Acetylsalicylsäure, Indometacin
  - Mangelernährung, z. B. Eisen- oder Folsäuremangel
  - Krebserkrankungen, z. B. Leukämien (► 15.5.2), Lymphome (► 15.5.4)
- Erhöhter Umsatz und Abbau:
  - Antikörper gegen Thrombozyten, z. B. immunthrombozytopenische Purpura (ITP)
  - Hämolytisch-urämisches Syndrom (HUS) (► 7.5.3)
  - Künstliche Herzklappen
  - Verbrauchskoagulopathie (► 15.4.4)
  - Vergrößerte Milz

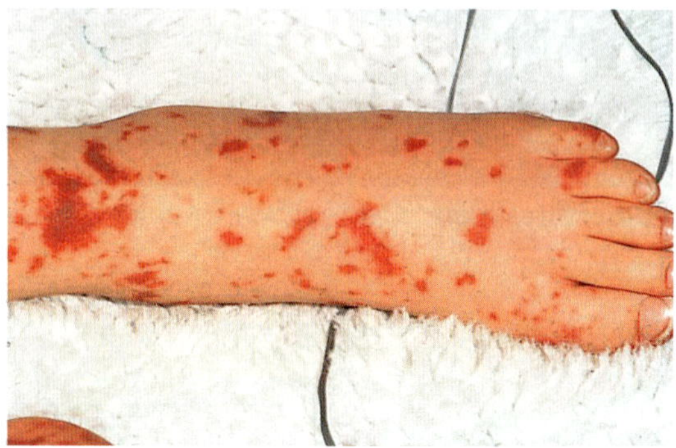

Abb. 15.2 Petechien. [G764-002]

Klinik

Aufgrund der Thrombozytopenie ist die Blutstillung gestört.

Klinische Zeichen einer erhöhten Blutungsneigung sind:
- Petechien (Einblutungen in die Haut, ► Abb. 15.2)
- Haut- und Schleimhautblutungen
- Gastrointestinale Blutungen
- Hämaturie
- Bei Säuglingen evtl. Hirnblutungen

Therapie

Die Behandlung der Ursache steht an erster Stelle. Bei einer ITP ist eine abwartende Haltung bei gutem Allgemeinbefinden und Thrombozytenzahlen ≥ 30.000/µl zu empfehlen. Bei Thrombozytenzahlen < 30.000/µl ist die Therapie mit Immunglobulinen oder Prednisolon i. v. zu erwägen. Diese Kinder sollten stationär aufgenommen werden.

Pflege

Eine Thrombozytopenie führt zu einer **verstärkten Blutungsneigung.** Aus diesem Grund müssen folgende Maßnahmen beachtet werden:
- Schutz vor Stürzen und Verletzungen
- Regelmäßige Untersuchung auf Blutungszeichen (z. B. Petechien, Hämatome, gastrointestinale Blutungen, Schleimhautblutungen, Hämaturie, Bewusstseinsstörungen)
- Vermeidung von heißen Bädern oder Dampfbädern aufgrund der gefäßerweiternden Wirkung
- Vermeidung von heftigem Naseputzen
- Bei Nasenbluten:
  - Tamponade
  - Lokale Behandlung mit einem Hämostatikum

- Kühlung mit Eiskrawatten
- Bei andauerndem Nasenbluten Konsultation einer HNO-Ärztin
- Angemessene Obstipationsprophylaxe zur Vermeidung von Pressen beim Stuhlgang
- Vermeidung von Einläufen und rektalen Temperaturkontrollen
- Keine i. m. und s. c. Injektionen

15.4.4 Koagulopathien

Koagulopathien können durch **angeborene Störungen** wie den Mangel an Gerinnungsfaktoren, z. B. bei der Hämophilie A und B, ausgelöst werden. **Erworbene Störungen** treten auf bei:

- Mangelhafter Bildung, z. B. bei Lebererkrankungen, Vitamin-K-Mangel
- Vermehrtem Verbrauch, z. B. Verbrauchskoagulopathie

Hämophilie (Bluterkrankheit)

Die umgangssprachlich als **Bluterkrankheit** bezeichnete **Hämophilie** ist eine Erbkrankheit, die mit einer gestörten Blutgerinnung einhergeht.

Ursachen, Formen und Häufigkeit

Bei der Hämophilie handelt es sich um eine X-chromosomal-rezessiv (► 2.2.1) vererbte Koagulopathie, die in der Regel nur Jungen und Männer mit einer Häufigkeit von 1 : 5.000 betrifft (Deutsche Hämophiliegesellschaft o. J.). Es können auch Neumutationen auftreten, d. h., in diesen Familien war zuvor niemand erkrankt.

Zwei Formen werden unterschieden:

- **Hämophilie A:** Mangel an Gerinnungsfaktor VIII (F VIII)
- **Hämophilie B:** Mangel an Gerinnungsfaktor IX (F IX)

Die vorhandene Restaktivität des Gerinnungsfaktors bestimmt den Schweregrad der Erkrankung, z. B. schwere Hämophilie bei 1 %, leichte Hämophilie bei 5–15 % Aktivität.

Klinik

Die Symptome treten in Abhängigkeit vom Schweregrad der Erkrankung auf. Kinder, die an einer leichten bis mittelschweren Form der Hämophilie erkrankt sind, neigen zu ausgedehnten **Hämatomen.** Relativ geringe Verletzungen führen zu Blutungen über Stunden oder Tage. Charakteristisch für die schweren Formen sind Blutungen in Muskeln und Gelenken *(Hämarthros),* vor allem in Ellenbogen- und Kniegelenken, die zu degenerativen Veränderungen und Versteifungen führen können (► Abb. 15.3).

Diagnostik

Bei vielen Patienten sind eine positive Familienanamnese und die entsprechende Klinik wegweisend. In der Gerinnungsdiagnostik ist die PTT (► 15.1.4) verlängert. Ebenso wird die Aktivität von F VIII und F IX zur Spezifizierung bestimmt.

Therapie

Bei einer schweren Hämophilie werden regelmäßig F VIII und F IX i. v. substituiert. Bei leichteren Formen werden sie nur bei Bedarf verabreicht, z. B. bei Blutungen oder vor Operationen.

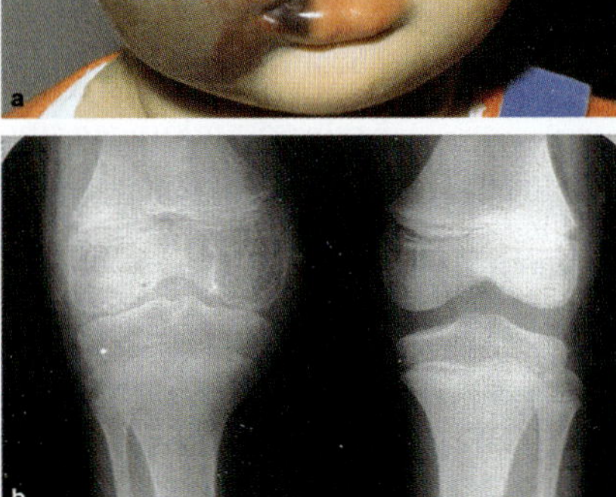

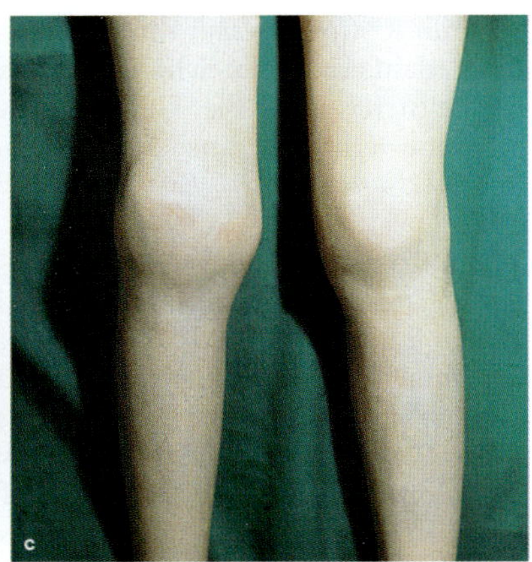

Abb. 15.3 Hämophilie:
a) Weichteilblutungen
b) Röntgenbild der Kniegelenke: Arthropathie (Gelenkerkrankung) des rechten Kniegelenks
c) Hämophile Arthropathie mit Schwellung und Deformierung des rechten Kniegelenks. [T409]

Praxistipp

Angehörigeninformation

Die Deutsche Hämophiliegesellschaft e. V. versorgt betroffene Familien mit weiterführendem Wissen zur Erkrankung und zur Bewältigung des Alltags: www.dhg.de/blutungskrankheiten/haemophilie.html

Vitamin-K-Mangel

Vitamin K ist ein fettlösliches Vitamin. Der Körper benötigt es für die Bildung der Gerinnungsfaktoren II, VII, IX, X sowie der Proteine C und S, die bei der Fibrinolyse eine wichtige Rolle spielen. Bei einem Mangel an Vitamin K kommt es daher zu einer Gerinnungsstörung.

Ursachen

- Neugeborene oder Frühgeborene, die keine Substitution erhalten haben
- Malabsorptionssyndrome (► 6.4.2)
- Verschlussikterus
- Lebererkrankungen (► 6.6)

Klinik

Aufgrund des Mangels an Gerinnungsfaktoren sind Blutungen in allen Körperregionen möglich:

- Gastrointestinale Blutungen
- Blutungen der Mund- und Nasenschleimhaut
- Hautblutungen
- Bei Neugeborenen: schwere Hirnblutungen und Blutungen aus dem Nabelstumpf

Diagnostik

In der Laboruntersuchung zeigen sich eine verlängerte PTT und ein erniedrigter Quick-Wert. Die Faktoren II, VII, IX, X sind erniedrigt.

Therapie

Vitamin K wird langsam i. m. oder i. v., im weiteren Verlauf oral verabreicht. Unter dieser Therapie normalisieren sich die Gerinnungswerte. Neugeborene erhalten eine Vitamin-K-Prophylaxe (► 3.1.4).

Verbrauchskoagulopathie

Bei der disseminierten intravasalen Gerinnung entstehen durch Überaktivierung des plasmatischen Gerinnungssystems in den Mikrogefäßen kleine Thromben. Damit werden Gerinnungsfaktoren und Thrombozyten verbraucht. Es liegt eine **Verbrauchskoagulopathie** vor, die zu Blutungen führt. Somit treten Thromben und Blutungen gleichzeitig auf.

Ursachen

- Peripartale Asphyxie (► 3.3) mit Sauerstoffmangel und Schock
- Unfälle, z. B. mit Schädel-Hirn-Trauma (► 9.7), Schock (► 21.1)
- Septische Erkrankungen, z. B. Meningokokkensepsis (► 9.6), auch andere bakterielle Infektionen

Klinik

- Großflächige Blutungen
- Mikrozirkulationsstörungen mit Thrombenbildung
- Marmorierte Haut mit Petechien und Purpura
- Schocksymptomatik
- Multiorganversagen

Diagnostik

- Gerinnungswerte: PTT ↑, Quick ↓, Thrombozyten ↓, Antithrombin III ↓, Fibrinogen ↓, D-Dimere ↑ ↑
- Veränderungen entsprechend der Grunderkrankung beim Säure-Basen-Haushalt (► 8.2), der Nierenfunktion (► 7.5.4) sowie Entzündungszeichen

Therapie

- Die Behandlung der Grundkrankheit, z. B. des Schocks oder der Sepsis, steht an erster Stelle. Ein Sauerstoffmangel muss z. B. durch Beatmung behoben, eine Azidose ausgeglichen werden. Die erkrankten Kinder erhalten ggf. Thrombozyten und Gerinnungsfaktoren, z. B. im Fresh Frozen Plasma (FFP).
- Weiterhin ist eine Therapie der Verbrauchskoagulopathie mit der i. v. Gabe von Antithrombin III möglich. Sollte dies nicht zur Stabilisierung der Situation führen, beginnt die Therapie mit Heparin i. v.

15.5 Krebserkrankungen im Kindes- und Jugendalter

15.5.1 Übersicht

Krebserkrankungen sind bei Kindern und Jugendlichen im Vergleich zu Erwachsenen selten. Jedes Jahr erkranken in Deutschland etwa 2000 Kinder unter 18 Jahren an einer Krebserkrankung (Bochennek, Wolf 2019b). Obwohl die Heilungschancen im Gegensatz zu onkologischen Erkrankungen im Erwachsenenalter hoch sind, stellen Krebserkrankungen im Kindes- und Jugendalter nach Unfällen die zweithäufigste Todesursache dar.

Ursachen

Krebs ist ein Oberbegriff für über hundert verschiedene Arten maligner (bösartiger) Erkrankungen, die sich in Verlauf, Therapie und Prognose oft sehr stark voneinander unterscheiden. Alle sind jedoch durch ein verändertes, unkontrolliertes Zellwachstum gekennzeichnet. Daher spricht man auch von **Neoplasien** (Neubildungen). Die entstehenden unreifen Zellen übernehmen keine Funktion für den Organismus, sondern beeinträchtigen und verdrängen zunehmend die gesunden Zellen. Neoplasien beruhen auf einer Fehlschaltung der Zellgene, die das Zellwachstum regulieren. Die Ursachen dieser Fehlverschaltung sind bis heute weitgehend ungeklärt. Gesichert ist die Bedeutung von:

- Genetischen Faktoren: Kinder mit Trisomie 21 (► 2.1.1) erkranken z.B. ca. 20-mal häufiger an einer Leukämie im Vergleich zu gesunden Kindern (Geissler 2002).
- Radioaktiven Strahlen und anderen karzinogenen Noxen (krebserregenden Stoffen oder Umständen).

Pflege

Die Pflege gestaltet sich nach der **individuellen Situation** des kranken Kindes. Die Krankheitszeichen sind abhängig von der Art und Lokalisation des Tumors. Hinzu kommen Beschwerden, welche durch das Tumorwachstum oder die Behandlung verursacht werden. Weiterhin hängt die Pflege vom Krankheitsstadium, der Art und Wirkung der Therapie und natürlich auch von der Persönlichkeit des Kindes ab.

- Eine **Blutungsneigung** kann durch eine Thrombozytopenie, die Zytostatikatherapie, die Tumorinfiltration ins Knochenmark etc. auftreten. Die pflegerischen Maßnahmen sind unter ► 15.4.3 aufgeführt.
- Bedingt durch eine verminderte Leukozytenzahl, besonders bei Bestrahlung und/oder Chemotherapie, sind die Kinder oft **infektanfällig.** Darum ist auf eine sorgfältige Körperhygiene mit guter Haut- und Schleimhautbeobachtung zu achten. Viele Zytostatika schädigen die Schleimhäute. Durch eine gute Mundinspektion und Mundpflege können Infektionen im Mund verhindert oder rechtzeitig erkannt und behandelt werden.
- Pflegefachpersonen überwachen die individuelle Therapie und beobachten dabei die Vitalfunktionen und den Allgemeinzustand der Kinder. Zur medikamentösen Therapie werden meist **(teil-)implantierte zentrale venöse Zugänge** benötigt (z.B. Hickman-Katheter oder Port). Eine hygienisch korrekte Versorgung der Katheter ist besonders wichtig.
- Nicht alle Patienten haben **Schmerzen.** Die Angst vor Schmerzen und unangenehmen Untersuchungen ist für die Kinder oft viel schlimmer. Wichtig ist, die Kinder ernst zu nehmen und während der ärztlich verordneten Therapie als Ansprechpartnerin immer in der Nähe zu sein. Oft hilft es schon, zuzuhören oder einfach nur da zu sein.

Definition

Tumor

Lokale Zunahme des Gewebevolumens (lat. *tumor* = Schwellung) oder Raumforderung jeder Art. Tumoren werden in gutartige (benigne) und bösartige (maligne) gewebliche Neubildungen (Neoplasien) aufgeteilt.

Chemotherapie

(*Zytostatikatherapie)*
Medikamentöse Behandlung zur Hemmung von Infektionserregern oder Tumorzellen im Organismus.

- Häufig treten **Ernährungsprobleme** durch konsumierende Tumoren (Tumoren mit erhöhtem Energiebedarf) auf, was bis zu einer Kachexie führen kann. Die intensiven Therapien gehen meist mit Appetitlosigkeit, Übelkeit und Erbrechen einher. Bei einer Chemotherapie fehlt oft die Geschmacksempfindung. Durch die Ulzerationen und Infektionen der Mundschleimhaut kommt es zu Schmerzen beim Essen und Schluckstörungen. Diese Probleme ziehen meist Gewichtsverlust, Müdigkeit, Erschöpfung und eine psychische Beeinträchtigung nach sich. Durch die negative Erfahrung von Übelkeit und Erbrechen während der Chemotherapie ist bei vielen Kindern die Nahrungsaufnahme gestört. Eine zeitlich gut geplante ärztlich angeordnete antiemetische Therapie ist strikt zu befolgen. Um die Kinder überhaupt zum Essen zu motivieren, ist es wichtig, dass ihre Wünsche und Bedürfnisse berücksichtigt werden. Die Ernährung sollte ausgewogen sein.

Definition

Darmatonie

Verminderter oder fehlender Spannungszustand der Darmmuskulatur.

Tab. 15.3 Übersicht über weitere solide Tumoren im Kindesalter.

Tumor	Wichtige Merkmale
Nephroblastom *(Wilms-Tumor)*	• Sichtbarer und tastbarer maligner Tumor im Bauchraum, der von Nierenzellen ausgeht • Diagnose mittels Sonografie, keine Biopsie • Präoperativ Chemotherapie, Operation; postoperativ Chemotherapie oder Bestrahlung
Neuroblastom	• Häufigster Tumor nach den Hirntumoren, ausgehend von unreifen Zellen des sympathischen Nervensystems oder dem Nebennierenmark, produziert Katecholamine, Metastasen in Knochenmark und Knochen • Mögliche Diagnose durch Nachweis von Tumormarkern: Vanillinmandel- und Homovanillinsäure, Dopamin und neuronenspezifischer Enolase • Operative Entfernung in Kombination mit Chemo- und Strahlentherapie sowie Stammzelltherapie
Knochentumor	• Schmerzen und Schwellung des Knochens, häufig durch Trauma fehlinterpretiert • Diagnose durch Röntgen, ggf. CT, MRT, Knochenszintigrafie • Therapie durch Kombination aus Operation, Chemotherapie und Bestrahlung
Retinoblastom	• Tumor ausgehend von den Zellen der Netzhaut, in ca. 10 % vererbt, ein- und beidseitige Erkrankung • Klinische Hinweise: mögliche Leukokorie (► 10.1.3), Strabismus (► 10.2) • Lokale Bestrahlung, Laser- oder Kältetherapie, ggf. Chemotherapie

- Eine **Obstipationsprophylaxe** ist erforderlich, weil bestimmte Medikamente eine Darmatonie verursachen und damit zu schwerer Obstipation führen können.
- Neben der pflegerischen Versorgung ist die **psychosoziale Betreuung** ein wichtiger Aspekt. Die Kinder – und auch ihre Angehörigen – leiden häufig durch die lebensbedrohliche Erkrankung an einem Ohnmachtsgefühl oder einer Schockstarre. Hinzu kommen die Trauer und die Angst vorm Sterben. Da das Krankheitserleben spezifisch ist, ist auf jedes Kind und seine Angehörigen individuell einzugehen.
- Die pflegerische **Beratung** der Kinder und Eltern gehört in der Kinderonkologie zum Alltag und befasst sich u. a. mit folgenden Themen:
  - Hygienische Verhaltensregeln (Umgang mit implantierten Kathetern, Haut- und Mundpflege etc.)
  - Ernährungsverhalten
  - Verhalten während der Therapie (soziale Kontakte, sportliche Aktivitäten etc.)
  - Beobachtung von Auffälligkeiten, z. B. Fieber

Krebsarten

Das Spektrum der Krebserkrankungen bei Kindern unterscheidet sich deutlich von dem Erwachsener. Am häufigsten erkranken Kinder an (Muntau 2018):

- Leukämien (ca. 35 %, ► 15.5.2)
- Hirntumoren (ca. 20 %, ► 15.5.3)
- Lymphomen (ca. 10 %, ► 15.5.4)

Seltenere Tumoren sind in ► Tab. 15.3 zusammengefasst.

Viele weitere onkologische Erkrankungen wie Rhabdomyosarkom, Gonadentumor oder Hepatoblastom können im Kindes- und Jugendalter auftreten, werden in diesem Kapitel aber nicht näher beschrieben.

15.5.2 Leukämien

Pathomechanismus und Formen

Etwa ein Drittel aller krebskranken Kinder in Deutschland leidet an **Leukämien** (Muntau 2018). Somit stellen Leukämien die häufigste maligne Erkrankung in der Pädiatrie dar.

Leukämien entstehen im Knochenmark, dem Ort der Blutbildung. Der normale Reifungsprozess der Leukozyten ist gestört und unreife weiße Blutkörperchen, sog. **Leukoblasten** (Blasten), nehmen explosionsartig zu. Dadurch wird die normale Blutbildung behindert und die Anzahl der funktionstüchtigen Leukozyten, Erythrozyten und Thrombozyten nimmt ab.

Definition

Akute Leukämie

Entartung eines Blutzellklons. Unreife pathologische Zellen werden vor allem ins Blut und die blutbildenden Organe gestreut.

Es werden **akute** und **chronische Leukämien** unterschieden. Kinder leiden in der Regel an akuten Formen, von denen es wiederum zwei Arten gibt:

- Die **akute lymphatische Leukämie (ALL)** geht von den Lymphozyten aus. Die ALL ist mit 80 % die häufigere Form und betrifft hauptsächlich Kinder im Alter von 3 bis 7 Jahren (Muntau 2018). Die Heilungschancen sind heute ausgesprochen gut.
- Die **akute myeloische Leukämie (AML)** geht von den Granulozyten aus. Die Prognose ist ungünstiger als bei der ALL.

Klinik

- Meistens beginnt die Erkrankung schleichend mit uncharakteristischen Allgemeinsymptomen wie Appetitlosigkeit, Bauchschmerzen, Gewichtsverlust, nächtlichem Schwitzen und unklarem Fieber.
- Hinzu kommen Krankheitszeichen, die auf die gestörte Blutbildung zurückzuführen sind:
  - Anämie (▸ 15.2.1) mit Blässe, Müdigkeit und Leistungsminderung
  - Leukopenie (▸ 15.3) mit erhöhter Infektanfälligkeit
  - Thrombozytopenie (▸ 15.4.3) mit Blutungen, z. B. Nasenbluten und Hämatomen (Blutergüssen) bei nur geringen äußeren Einflüssen
- Mit fortschreitendem Prozess können die Blasten über das Blut in andere Organsysteme gelangen und es kommt ggf. zu:
  - Fieber
  - Gewichtsverlust
  - Vergrößerten Lymphknoten
  - Leber- und Milzvergrößerung
  - Wechselnden Gelenk- und Knochenschmerzen; Kleinkinder werden dadurch unleidlich und wollen getragen werden
  - Seltener Haut- oder Hodenbefall
- Bei der gefürchteten ZNS-Beteiligung können folgende Symptome auftreten:
  - Kopfschmerzen und Erbrechen
  - Hirnnervenausfälle, z. B. Sehstörungen

Fallbeispiel

Luisa hat Leukämie

Viola Herbst ist Auszubildende zur Pflegefachfrau im dritten Ausbildungsdrittel. Sie absolviert seit einiger Zeit einen praktischen Einsatz auf der kinderonkologischen Station. Heute lernt sie die vierjährige Luisa Nowak, die an einer akuten lymphatischen Leukämie leidet, und ihre Mutter kennen. Luisa wurde aktuell für eine hochdosierte intravenöse Chemotherapie stationär aufgenommen. Ihre Mutter schläft nachts in einem Wohnheim, tagsüber ist sie ständig bei ihrer Tochter. Frau Nowak wirkt auf Viola sehr freundlich und aufgeschlossen. Sie hat der Auszubildenden bereits gezeigt, wie die Mundpflege bei Luisa durchgeführt wird. Als Viola Luisas Vitalwerte kontrolliert, kommt sie mit Frau Nowak ins Gespräch: „Wie haben Sie eigentlich bemerkt, dass Luisa krank ist?" Frau Nowak erzählt: „Zu Beginn war Luisa etwas schlapper als sonst und hat sich im Kindergarten einige Infekte eingefangen. Da haben wir uns noch keine großen Sorgen gemacht. Als Luisa allerdings plötzlich viele punktförmige Einblutungen, diese Petechien, in der Haut bekommen hat, sind wir zu unserem Kinderarzt gefahren. Dieser hat dann geschwollene Lymphknoten am Hals bemerkt und daraufhin weitere Untersuchungen gemacht. Und dann ging alles ganz schnell … Jetzt ist Luisa bereits in ihrem vierten Therapieblock. Sie ist so tapfer!"

Diagnostik

Definition

Staging

Stadienbestimmung eines bösartigen Tumors. Durchführung klinischer Untersuchungen, Bildgebung, Histologie und Einordnung in ein Klassifikationssystem zur Festlegung des Therapieplans und zur Prognoseeinschätzung.

Die umfangreiche Diagnostik beinhaltet:

- Blutuntersuchungen inklusive Blutausstrich (▸ 15.1)
- Knochenmarkpunktion
- Lumbalpunktion (▸ 9.6), um eine ZNS-Beteiligung zu erkennen
- Bildgebende Verfahren wie Röntgen-Thorax und Sonografie des Abdomens, um eine Organbeteiligung auszuschließen
- MRT und CT zum kompletten Staging

Knochenmarkpunktion

Definition

Knochenmarkpunktion

Einstich mit einer Hohlnadel in die Markräume platter Knochen zur Entnahme von Knochenmark für die histologische Diagnostik von Erkrankungen des blutbildenden Knochenmarks oder zur Knochenmarkspende. Die Punktionsstellen können je nach Alter des Kindes unterschiedlich sein: Beim Neugeborenen bis zum Alter von 4 Wochen wird die Tibia punktiert, bei allen anderen Altersstufen der vordere und hintere Beckenkamm.

- Das Patientenzimmer sollte für die Kinder unbedingt ein Raum relativen Wohlfühlens sein und bleiben. Daher empfiehlt es sich, die Maßnahme in einem anderen Raum durchzuführen, z. B. im Behandlungsraum der Station. Hier ist die nötige Ruhe vorhanden, um den Eingriff unter korrekten hygienischen Verhältnissen durchzuführen. Darüber hinaus kann die Intimsphäre der Kinder so am besten geschützt werden. Zudem ist der Eingriff in dem separaten Raum sehr gut vorzubereiten.
- **Vorbereitung:** Sowohl das Kind als auch die Eltern sollten von der Ärztin und den Pflegefachpersonen in einer altersgerechten und gut verständlichen Weise auf den Eingriff vorbereitet werden. Blutwerte wie die Gerinnung und das Blutbild werden kontrolliert. Da das Kind für den Eingriff eine Sedierung oder Kurznarkose erhält, muss es für den Eingriff nüchtern sein. Das Material für die Punktion wird vorbereitet, bevor das Kind in den Eingriffsraum gebracht wird.
- **Durchführung:** Am günstigsten mithilfe von zwei Pflegenden:
  - Eine Pflegende kümmert sich um die **Positionierung** und **Fixierung** des Kindes und achtet gleichzeitig während des Eingriffs auf Schmerzäußerungen und Veränderungen von Bewusstseinslage und Vitalfunktionen.
  - Die zweite Pflegende reicht der Ärztin die entsprechenden **Materialien** an und versorgt das entnommene Knochenmark für das Labor. Außerdem legt sie nach der Punktion einen Druckverband an.
- **Nachsorge:**
  - Beschweren der Punktionsstelle mit einem Sandsack
  - Einhalten einer Bettruhe (bis zum Nachlassen der Sedierung/Narkose)
  - Kontrolle des Verbands auf Nachblutungen
  - Regelmäßige Temperaturkontrollen (rechtzeitiges Erkennen einer Infektion)

Therapie

Kinder mit einer Leukämie müssen in pädiatrisch-onkologischen Zentren behandelt werden. Die Therapie dauert insgesamt 2–3 Jahre und gliedert sich in zwei große Abschnitte:

- Induktionsbehandlung
- Dauerbehandlung

Induktionsbehandlung

- Während der stationär durchgeführten **Induktionsbehandlung** wird eine hoch dosierte, kombinierte **Chemotherapie** eingesetzt. Durch den Einsatz von **Zytostatika** (Medikamenten, welche die Zellteilung hemmen) werden bereits im ersten Behandlungsmonat 99 % der Leukämiezellen zerstört. Damit erreicht man eine Remission. Zusätzlich erfolgt eine Infektionsprophylaxe mit Antibiotika und Antimykotika.
- Während der **Remission** gehen die Krankheitszeichen zurück. Da jedoch ein Rezidiv (Rückfall) möglich ist, bedeutet Remission nicht Heilung. Um das ZNS vor Leukämiebefall zu schützen, werden die Medikamente auch in den Spinalkanal eingebracht, und bei einigen Kindern wird zusätzlich prophylaktisch der Schädel bestrahlt.

Dauerbehandlung

- Während der ambulanten **Dauerbehandlung** erhält das Kind die Medikamente in Form von Tabletten und stellt sich für regelmäßige Kontrolluntersuchungen vor.
- Ziel der Dauertherapie ist es, aus der Remission eine Heilung zu machen, d. h., zu verhindern, dass aus vereinzelten Leukämiezellen ein Rezidiv entsteht.

Definition

Stammzell- und Knochenmarktransplantation

Übertragung von Stammzellen aus peripherem Blut oder Knochenmark (Knochenmarktransplantation) nach vorbereitender Konditionierungstherapie (hochdosierter Chemo- oder kombinierter Chemo-Strahlen-Therapie) des Empfängers. Man unterscheidet dabei **autologe** Stammzelltransplantation (patienteneigene Stammzellen) und **allogene** Stammzelltransplantation (patientenfremde Stammzellen).

- Bei Risikopatienten oder bei Patienten mit einem Rezidiv besteht die Möglichkeit einer Knochenmarktransplantation (KMT) oder peripheren Stammzelltransplantation mit sehr guter Prognose.

Prognose

Bleibt das Kind insgesamt 5 Jahre rezidivfrei, kann es mit großer Sicherheit als geheilt angesehen werden.

- 75 % aller Kinder mit einer ALL können geheilt werden (Muntau 2018).

- Bei 80 % aller Kinder mit der selteneren AML wird eine Remission erzielt, davon werden 50 % geheilt (Muntau 2018).
- Komplikationen: Tumorlyse-Syndrom, Cushing-Syndrom (▸ 17.3.2) durch Prednisolon-Gaben, Sekundärmalignome nach Schädelbestrahlung, AML.

15.5.3 Hirntumoren

Tumoren des ZNS sind nach den Leukämien die zweithäufigsten Neoplasien des Kindesalters. Sie treten meistens vor dem 10. Lebensjahr auf und befinden sich vor allem im Kleinhirn und im Hirnstamm. In Abhängigkeit von der histologischen Beschaffenheit handelt es sich z. B. um:

- **Medulloblastome:** Maligne Tumoren des Kleinhirns. Infolge der Lokalisation können Liquorzirkulationsstörungen mit Hirndrucksteigerung auftreten. Behandelt wird das Medulloblastom primär operativ mit anschließender Chemotherapie und Bestrahlung. Die Prognose hängt stark von der Ausbreitung des Tumors ab.
- **Astrozytome:** Tumoren des Gehirns, welche von astroglialen Zellen (Stützgewebe des Gehirns) ausgehend sind. Astrozytome können auch im Rückenmark vorkommen. Therapie und Prognose sind von Staging, Lokalisation und Ausdehnung abhängig.
- **Ependymome:** Vom Ependym (Zellauskleidung der Hirnventrikel und des Rückenmarks) ausgehende Tumoren. Nach histopathologischer Diagnosesicherung wird der Tumor chirurgisch und je nach Staging zusätzlich mit Strahlentherapie oder Chemotherapie behandelt.

Symptomatik und Prognose sind abhängig von der Art, der Größe und der Lokalisation des Tumors.

Klinik

Hirntumoren verursachen in Abhängigkeit von ihrer Lage und Ausdehnung zahlreiche höchst **unterschiedliche Symptome:**

- Hirndruckzeichen, z. B. starke Kopfschmerzen und Nüchternerbrechen
- Säugling: abnormes Schädelwachstum (Kopfumfang kreuzt die Perzentilen, ▸ 1.4.2)
- Kleinhirntumoren: muskuläre Hypotonie, Ataxie, Fallneigung, Gangstörung und Kopfschiefhaltung
- Tumoren im Hirnstamm: Hirnnervenausfälle, Sprachstörungen
- Verhaltensauffälligkeiten wie Antriebsminderung, Spielunlust und Verstimmung
- Tumoren im Großhirn: selten, zerebrale Anfälle (▸ 9.4), Paresen oder Sensibilitätsstörungen

Diagnostik

Die Diagnostik beinhaltet eine umfangreiche neurologische Untersuchung, einen Nachweis von Tumorzellen im Liquor und bildgebende Verfahren wie CT bzw. MRT, um die Tumorlokalisation und Ausdehnung exakt zu bestimmen.

Therapie und Prognose

Hirntumoren werden neurochirurgisch entfernt, falls die Lage des Tumors und der Zustand des Kindes eine Operation zulassen. In Abhängigkeit vom Operationserfolg und vom histologischen Befund wird zusätzlich eine Strahlen- bzw. Chemotherapie durchgeführt. Die Heilungschancen für Hirntumoren im Kindesalter variieren aufgrund unterschiedlicher Lokalisation und Operabilität beträchtlich, sie liegen etwa zwischen 30 und 70 % (Muntau 2018).

15.5.4 Lymphome

Lymphome sind Krebsformen, die von den Lymphknoten und der Milz ausgehen. Dabei werden **Morbus-Hodgkin-Lymphome** histologisch von **Non-Hodgkin-Lymphomen** unterschieden.

Klinik

- Lymphknotenschwellung, bei Hodgkin-Lymphomen häufig schmerzloser Befall der Halslymphknoten
- Allgemeinsymptome wie Fieber, Abgeschlagenheit, Gewichtsverlust, Nachtschweiß
- Infektanfälligkeit
- Hepatosplenomegalie (Leber- und Milzvergrößerung)
- Symptome in Abhängigkeit von der Lokalisation:
  - Befall der Lymphknoten im Mediastinum mit Kompression der Trachea oder Bronchien, Reizhusten, Atemnot, Pleuraerguss
  - Bei Non-Hodgkin-Lymphomen häufig Befall der abdominalen Lymphknoten, Beschwerden wie bei einer Appendizitis (▸ 6.4.4) oder Invagination (▸ 6.4.6)
  - Knochenmarksbefall mit Thrombozytopenie (▸ 15.4.3), Anämie (▸ 15.2.1)
  - ZNS-Befall mit Hirndruckzeichen, Kopfschmerzen, Hirnnervenschädigungen

Diagnostik

- Laborwerte: Blutbild, Leber-, Nierenwerte, LDH
- Lymphknotenbiopsie
- Sonografie von Lymphknoten und Abdomen
- Röntgen-Thorax, CT oder MRT, Skelett- und Knochenmarkszintigrafie, Knochenmarkpunktion (► 15.5.2), um das Ausmaß der Erkrankung zu erfassen

Therapie

Definition

Studienprotokoll

(Prüfplan)

Detaillierte Beschreibung einer wissenschaftlichen Studie, u. a. unter Angabe von wissenschaftlichem Hintergrund, Studiendesign, Zielparameter, genauer Vorgehensweise, Ein- und Ausschluss-, sowie Abbruchkriterien.

Lymphome werden in Abhängigkeit vom histologischen Typ in unterschiedlichen **Studienprotokollen** behandelt. Somit werden alle Kinder in Deutschland, ggf. in Europa, nach demselben Schema therapiert. Die Studienzentrale legt im **Therapieprotokoll** die Art und Länge der Behandlung und die Kombination der Zytostatika fest. Weiterhin bestehen entsprechende Einschlusskriterien für verschiedene Untergruppen des Protokolls. Beim Hodgkin-Lymphom erfolgt ggf. eine Bestrahlung.
Patienten mit einem Rezidiv oder einem schnell fortschreitenden Hodgkin-Lymphom werden mit einer intensivierten Chemotherapie mit ggf. Stammzelltransplantation behandelt.

Prognose

Die Hodgkin-Lymphome sind derzeit die Tumoren mit der besten Heilungschance von ≥ 90 % (Muntau 2018).

Wiederholungsfragen

1. Welche Ursachen für Anämien gibt es?
2. Wie ist die Neutropenie definiert?
3. Wodurch entsteht eine Neutrophilie?
4. Nennen Sie die Ursachen für sekundäre Thrombozytosen.
5. Beschreiben Sie die Symptome einer Thrombozytopenie.
6. Welche Diagnostik wird beim V.a. einen Vitamin-K-Mangel durchgeführt?
7. Was ist eine Verbrauchskoagulopathie?
8. An welchen Krebsarten leiden Kinder am häufigsten?
9. Welche Aspekte müssen bei der pflegerischen Versorgung einer Krebserkrankung im Kindes- und Jugendalter berücksichtigt werden?
10. Welche Symptome treten bei einer Leukämie auf?

LITERATUR

AWMF – Arbeitsgemeinschaft der Wissenschaftlichen Medizinischen Fachgesellschaften e.V. S1-Leitlinie. Nachsorge von krebskranken Kindern, Jugendlichen und jungen Erwachsenen – Vermeiden, Erkennen und behandeln von Spätfolgen. 2021. Aus: https://register.awmf.org/assets/guidelines/025-003l_S1_Langzeit-Nachsorge-von-krebskranken-Kindern-Jugendlichen-jungen-Erwachsenen–Vermeiden-Erkennen-Behandeln-Spaetfolgen_2021-05.pdf (letzter Zugriff: 11.2.2023).

Bochennek K, Wolf A. Pflege bei hämatologischen Erkrankungen. In: Fley G, Schneider F (Hrsg.). PflegeHeute. Pädiatrische Pflege. München: Elsevier, 2019a. S. 283–307.

Bochennek K, Wolf A. Pflege bei onkologischen Erkrankungen. In: Fley G, Schneider F (Hrsg.). PflegeHeute. Pädiatrische Pflege. München: Elsevier, 2019b. S. 309–337.

Deutsche Hämophiliegesellschaft e.V. zur Bekämpfung von Blutungskrankheiten. Hämophilie. Aus: www.dhg.de/blutungskrankheiten/haemophilie.html (letzter Zugriff: 11.2.2023).

Deutsche Kinderkrebsstiftung. Deutsches Kinderkrebsregister. Aus: www.kinderkrebsstiftung.de/nachsorge/informationsmarkt/deutsches-kinderkrebsregister/?gclid=Cj0KCQiAt66eBhCnARIsAKf3ZNHNMMNi87mbHk8RHs0lhdMEeenZCDZdUlY0QJ5ltJCOCbhOf5eDzgaAtd_EALw_wcB (letzter Zugriff: 11.2.2023).

DGPI – Deutsche Gesellschaft für pädiatrische Infektiologie, GPOH – Gesellschaft Pädiatrische Onkologie und Hämatologie. S2k-Leitlinie: Diagnostik und Therapie bei Kindern mit onkologischer Grunderkrankung, Fieber und Granulozytopenie (mit febriler Neutropenie) außerhalb der allogenen Stammzelltransplantation. 2016. Aus: https://dgpi.de/wp-content/uploads/2016/04/048-014_S2k_onkologische_Grunderkrankung_Fieber_Granulozytopenie_2016-04.pdf (letzter Zugriff: 11.2.2023).

Geissler J. Trisomie 21/Down-Syndrom: Gen löst Leukämie aus. Leukämie-Online. 2002. Aus: www.leukaemie-online.de/41-forschung/537-trisomie-21down-syndrom-gen-loestleukaemie (letzter Zugriff: 11.2.2023).

Muntau AC. Pädiatrie hoch 2. München: Elsevier, 2018.

16 Stoffwechselkrankheiten

Überblick

Das Kapitel der Stoffwechselkrankheiten legt den Themenschwerpunkt u. a. auf Störungen des Kohlenhydratstoffwechsels wie beim Diabetes mellitus (▸ 16.1.1). Über die physiologischen Grundlagen hinaus wird auch auf die Unterschiede zwischen primärem und sekundärem Diabetes mellitus eingegangen. Die Lesenden erfahren zudem, welche Notfallsituationen aufgrund des Diabetes mellitus entstehen können und wie sich die Pflege eines Patienten mit Diabetes mellitus im Krankenhausalltag gestaltet.

Neben Diabetes mellitus gibt es noch andere Stoffwechselkrankheiten des Kohlenhydratstoffwechsels, z. B. die Fruktoseintoleranz (▸ 16.1.3) oder Störungen des Aminosäurenstoffwechsels (▸ 16.4), und auch Glykogenspeicherkrankheiten (▸ 16.1.4) werden vorgestellt.

Zudem werden Fragen beantwortet wie:

- Was ist die Ursache einer Galaktosämie? (▸ 16.1.2)
- Was versteht man unter lysosomalen Speicherkrankheiten? (▸ 16.2)
- In wie vielen Formen tritt der Morbus Gaucher auf? (▸ 16.3.1)

16.1 Störungen des Kohlenhydratstoffwechsels

16.1.1 Diabetes mellitus

Physiologische Grundlagen

Die **Glukosekonzentration im Blut** (Blutzucker, BZ) wird normalerweise konstant auf einem Nüchternwert von 70 bis 100 mg/dl gehalten. Bei Abweichungen spricht man von:

- Hyperglykämie (BZ ≥ 140 mg/dl)
- Hypoglykämie (BZ ≤ 50 mg/dl)

In dem hormonellen Regelsystem spielt das Insulin, das von den B-Zellen der Langerhansinseln im Pankreas gebildet wird, eine wichtige Rolle. Insulin ist ein lebenswichtiges Peptidhormon aus 51 Aminosäuren. Es wird ausgeschüttet, wenn der Blutzuckerspiegel ansteigt. Nachdem es die Insulinrezeptoren der Zelle besetzt hat, wirkt es folgendermaßen:

- Insulin fördert die Aufnahme von Glukose in die Zelle.
- Insulin stimuliert den Aufbau von Glykogen und Fett.
- Insulin hemmt den Abbau von Glykogen und Fett.
- Insulin stimuliert die Aufnahme von Aminosäuren.
- Insulin hemmt den Abbau von Proteinen.

Die **Empfindlichkeit der Insulinrezeptoren** wird durch einige Faktoren beeinflusst:

- Muskelaktivität erhöht die Empfindlichkeit der Insulinrezeptoren, d. h., Glukose wird vermehrt in die Zelle eingeschleust und in Speicherformen überführt → der Blutzuckerspiegel sinkt.
- Unter permanentem Insulineinfluss, z. B. infolge übermäßiger Glukosezufuhr, nimmt die Empfindlichkeit der Insulinrezeptoren ab. Dieser Prozess wird auch als Down-Regulation bezeichnet. Es resultiert eine Insulinresistenz → der Blutzuckerspiegel steigt.

Das in den A-Zellen des Pankreas gebildete **Glukagon** ist der (Haupt-)Gegenspieler *(Antagonist)* des Insulins, d. h., Glukagon wird bei einer Hypoglykämie ausgeschüttet und sorgt für einen Anstieg des Blutzuckerspiegels. Zu den insulinantagonistischen Hormonen zählen auch Glukokortikoide, ACTH, Katecholamine, Thyroxin und Wachstumshormone.

Formen

Diabetes mellitus (Zuckerkrankheit) bezeichnet eine Gruppe von Erkrankungen, denen eine Hyperglykämie im Nüchternzustand und nach den Mahlzeiten gemeinsam ist. Man unterscheidet einen primären von einem sekundären Diabetes mellitus.

Primärer Diabetes mellitus

Typ-1-Diabetes

Beim **Typ-1-Diabetes** gehen infolge eines Autoimmunprozesses (▸ 18.4) die insulinproduzieren-

Tab. 16.1 Gegenüberstellung von Typ-1- und Typ-2-Diabetes (diabinfo a, b o. J.).

	Typ-1-Diabetes	Typ-2-Diabetes
Synonyme	• Juveniler Diabetes • Insulinabhängiger Diabetes mellitus (IDDM)	• Altersdiabetes • Nicht insulinabhängiger Diabetes mellitus (NIDDM)
Häufigkeit	• Ca. 0,4 % der Bevölkerung • Ca. 5 % der Diabetiker	• Ca. 7–8 % der Bevölkerung • Ca. 95 % der Diabetiker
Pathogenese	Autoimmunprozess → absoluter Insulinmangel	• Insulinresistenz • Evtl. sekundäre Erschöpfung der Insulinreserve
Körperbau	Schlank	Überwiegend adipös
Therapie	Insulintherapie	Stufenplan: 1. Diät und Bewegung 2. Orale Antidiabetika 3. Insulintherapie bei sekundärem Insulinmangel

den B-Zellen des Pankreas zugrunde, und es liegt ein absoluter Insulinmangel vor (► Tab. 16.1). Die Autoimmunreaktion kann genetisch veranlagt sein oder durch Virusinfektionen, z. B. Mumps (► 14.2.2), oder andere Umweltfaktoren ausgelöst werden. Es besteht eine Assoziation zu anderen Autoimmunerkrankungen. Der Typ-1-Diabetes manifestiert sich vor allem im Kindes- und Jugendalter.

Typ-2-Diabetes

Der **Typ-2-Diabetes** zählt zum **metabolischen Syndrom** (Wohlstandssyndrom). Bei diesen Patienten führen übermäßige Glukosezufuhr sowie Bewegungsmangel zu einer Insulinresistenz. Da der anhaltend hohe Blutzuckerspiegel die Bauchspeicheldrüse veranlasst, immer mehr Insulin zu produzieren, kann sie mit der Zeit erschöpfen (► Tab. 16.1). In der Vergangenheit waren Typ-2-Diabetiker bei Erkrankungsbeginn in der Regel älter als 40 Jahre. Seit ungefähr 10 Jahren beobachtet man diese Form jedoch vereinzelt auch bei Kindern, die infolge falscher Ernährungsgewohnheiten und Bewegungsmangel massives Übergewicht entwickelt haben.

Sekundärer Diabetes mellitus

Ein **sekundärer Diabetes** wird durch eine Grunderkrankung, z. B. Pankreasinsuffizienz bei Mukoviszidose (► 4.8) oder beim Cushing-Syndrom (► 17.3.2), hervorgerufen.

Klinik

Die Symptomatik des **Typ-1-Diabetes** entwickelt sich innerhalb weniger Tage bis Wochen. Dagegen macht sich der **Typ-2-Diabetes** eher schleichend bemerkbar. Unspezifische Allgemeinsymptome sind Müdigkeit, Leistungsminderung, Übelkeit und Erbrechen. Folgende Krankheitszeichen sind auf den Insulinmangel bzw. die Hyperglykämie zurückzuführen:

- **Glukosurie** (► 7.1.2): Da bei Hyperglykämie die Nierenschwelle der Glykose überschritten wird, kann Glukose nicht mehr vollständig rückresorbiert werden und wird mit dem Urin ausgeschieden.

> **Merke**
>
> **Namensgeber Glukosurie**
>
> Die Glukosurie ist verantwortlich für den Namen dieser Stoffwechselerkrankung: Diabetes *(griech.)* mellitus *(lat.)* heißt wörtlich „honigsüßer Durchfluss".

- **Polyurie** (► 7.1.1): Die Glukose im Urin bindet osmotisch Wasser, sodass die Patienten vermehrt Urin ausscheiden. Kinder fallen möglicherweise durch Bettnässen auf.
- Ein gesteigertes **Durstgefühl** trotz vermehrter Flüssigkeitszufuhr resultiert aus der Polyurie.
- Der Fettabbau *(Lipolyse)* wird durch den Mangel an Insulin nicht mehr gehemmt. Es kommt zu einem deutlichen **Gewichtsverlust.**
- Der Typ-1-Diabetes kann sich aber auch durch eine **Ketoazidose** bemerkbar machen.

Komplikationen

Diabetiker sind von Stoffwechselentgleisungen bedroht. Unbehandelt können Hyperglykämien mit Ketoazidosen und auch Hypoglykämien auftreten. Weiterhin treten bei ungenügender Einstellung des Blutzuckers Spätkomplikationen auf, die sich an verschiedenen Organsystemen manifestieren können.

Ketoazidose

Im Kindesalter ist die **ketoazidotische Stoffwechselentgleisung** häufig die Erstmanifestation des Diabetes. Sie ist eine Folge der ausgeprägten Lipolyse. Die freien Fettsäuren im Blut werden zu Ketonkörpern, z. B. Azeton, verstoffwechselt, was schließlich zu einer metabolischen Azidose (► 8.2.1) führt.

> **Vorsicht**
>
> **Ketoazidose**
>
> Die Ketoazidose ist ein Notfall im Rahmen der Erstmanifestation, aber auch im weiteren Krankheitsverlauf bei Insulinmangel, Diätfehlern oder erhöhtem Insulinbedarf, z. B. bei Infektionskrankheiten oder Operationen.

Klinische Hinweise sind:

- Dyspnoe (► 4.1.1) und Azetongeruch in der Atemluft
- Kußmaulatmung (vertiefte Atmung)
- Übelkeit, Erbrechen und Bauchschmerzen, die mit einer Appendizitis verwechselt werden können
- Zeichen der Exsikkose (► 8.1.2), Elektrolytentgleisung mit Hypokaliämie und Hyponatriämie
- Bewusstseinseintrübungen bis hin zum Coma diabeticum

Meist ist eine intensivmedizinische Betreuung zur Einstellung des BZ und der Behandlung der Elektrolytentgleisungen und Exsikkose notwendig.

Diabetisches Koma

Seltener als die Ketoazidose tritt das lebensbedrohliche **diabetische Koma** *(Coma diabeticum)* mit massiver Hyperglykämie, Dehydratation und Bewusstseinsverlust auf:

- Bei einem **Diabetes mellitus Typ 1** entsteht ein ketoazidotisches Koma. Typisch dafür ist die vertiefte Atmung (Kußmaulatmung) sowie ein obstartiger Geruch in der Ausatemluft.
- Beim **Diabetes mellitus Typ 2** kommt es zum hyperosmolaren Koma (zu hohe Blutglukosekonzentration) mit einer Exsikkose und Kollapsneigung.

Die Therapie ist identisch mit der bei Ketoazidose.

Hypoglykämie

> **Fallbeispiel**
>
> **Joes Beobachtung**
>
> Joe Bondarenko arbeitet als frisch examinierter Pflegefachmann in der Notaufnahme. Dort herrscht Hochbetrieb, denn das Wochenende steht vor der Tür und es soll wieder einen neuen Hitzerekord geben.
> Am späten Nachmittag verliert er den Anschluss an seine Praxisanleiterin Angelika Johannson, die ihn anlernt. Als er sich auf die Suche nach ihr macht, fällt seine Aufmerksamkeit auf einen Mann mit einem Jungen neben sich. Der Kleine ist nach Joes Einschätzung 6 oder 7 Jahre alt und sieht außergewöhnlich blass aus. Außerdem schwitzt er stark und zittert, als er nach der Wasserflasche greift, die ihm der Mann, wahrscheinlich sein Vater, anbietet.
> Joe geht auf die beiden zu, während er gleichzeitig weiter und zunehmend verzweifelter nach Angelika Ausschau hält, denn er hat einen kleinen weißen Sensor am Oberarm des Jungen entdeckt.

Unter einer Insulintherapie kann sich eine **Hypoglykämie** (BZ < 50 mg/dl, Unterzucker) rasch entwickeln. Die gefürchtete Unterzuckerung ist durch ein unzureichendes Nahrungsangebot, Insulinüberschuss, erhöhten Glukoseverbrauch, z. B. bei körperlicher Belastung, oder durch Alkoholgenuss bedingt.

> **Vorsicht**
>
> **Lebensbedrohlicher Notfall Hypoglykämie**
>
> **Symptome**
>
> Typische klinische Zeichen sind:
>
> - Heißhunger
> - Schwitzen
> - Tachykardie
> - Tremor (Zittern)
> - Blässe
> - Konzentrationsschwäche, Unruhe und Verwirrtheit
> - Bewusstlosigkeit
> - Krämpfe
>
> **Achtung:** Diese typischen Symptome können individuell variieren!
>
> **Notfalltherapie**
>
> Einem bewusstseinsklaren Patienten wird **rasch resorbierbarer Zucker** in Form von Traubenzuckerlösungen oder Fruchtsaft verabreicht. In schweren Fällen wird Glukose i. v. bzw. Glukagon s. c. oder i. m. unter engmaschigen Blutzuckerkontrollen injiziert.

Erläuterungen zum Fallbeispiel

Joes Beobachtung

Als Joe Angelika aus einem benachbarten Behandlungszimmer kommen sieht, hält er sie energisch auf: „Angelika! Siehst du den Jungen da vorne? Er hat an seinem Oberarm einen Sensor zur Blutzuckerbestimmung, und ich habe gesehen, dass er blass ist, schwitzt und zittert. Er hat wahrscheinlich eine Hypoglykämie. Komm schnell!"
Angelika erfasst die Situation mit einem Blick und meint zu Joe: „Das hast du richtig beobachtet. Du kannst bei dem Kleinen gleich den Blutzucker mit unserem BZ-Messgerät bestimmen."

Hyperglykämie

Eine **Hyperglykämie** (BZ >100 mg/dl nüchtern, > 140 mg/dl nach dem Essen) entwickelt sich meist schleichend über mehrere Tage mit Schwäche und Appetitlosigkeit. Im weiteren Verlauf kann es zu Bewusstseinsstörungen (diabetisches Koma) kommen.

Vorsicht

Notfalltherapie

Eine großzügige Volumengabe ist wichtig, um die hohe Blutzuckerkonzentration zu verdünnen und die Exsikkose auszugleichen.

Nach Ausgleich der Exsikkose und der Elektrolytentgleisungen wird nach Schema Insulin i. v. oder s. c. verabreicht. Die Infusions- und Insulintherapie sowie die Urinuntersuchungen auf Ketone erfolgen nach ärztlicher Anordnung.

Spätkomplikationen

Spätkomplikationen entstehen durch eine **chronische Hyperglykämie** und beeinflussen die Lebensqualität und Mortalität (Sterblichkeitsrate) wesentlich. Sie treten bei ungenügender Einstellung der Blutzuckerwerte meist 10–15 Jahre nach Erkrankungsbeginn auf. Die Hyperglykämie begünstigt die Entstehung einer Arteriosklerose (*Makroangiopathie),* die sich an den Herzkranzgefäßen (koronare Herzkrankheit), an den peripheren arteriellen Gefäßen (periphere arterielle Verschlusskrankheit) und an den Hirngefäßen (zerebrale Ischämien) bemerkbar machen kann. Daneben fallen krankheitsspezifische Veränderungen an den kleinsten arteriellen Blutgefäßen auf. Diese werden als **diabetische Mikroangiopathien** bezeichnet und betreffen verschiedene Organsysteme:

- Diabetische Nephropathie: Nierenfunktionsstörung mit fortschreitender Niereninsuffizienz, die bis zur Dialysepflichtigkeit (► 7.5.5) führen kann; 50 % der Dialysepatienten sind Diabetiker (Grenzwürker et al. 2014).
- Diabetische Retinopathie: 50 % aller Diabetiker haben nach 10 Jahren erste Netzhautschäden, aus denen eine Erblindung resultieren kann (Grenzwürker et al. 2014).
- Diabetische Neuropathie: Die Mikroangiopathie verändert die nervenversorgenden Blutgefäße, es entsteht eine periphere Polyneuropathie mit meist strumpfförmigen Sensibilitätsstörungen, Missempfindungen und Paresen. Weiterhin kann es zu Kreislaufregulationsstörungen, einer verminderten Hypoglykämiewahrnehmung, Verdauungsstörungen sowie zu Störungen des Urogenitaltrakts kommen.

Das **diabetische Fußsyndrom,** bei dem bereits aus kleinsten Läsionen ausgedehnte, schmerzlose Ulzerationen werden können, resultiert aus der Makro- und Mikroangiopathie sowie aus der peripheren Polyneuropathie und der für Diabetiker typischen **Infektneigung.**

Diagnostik

Definition

C-Peptid

Nebenprodukt der Insulinsynthese, das Aufschluss darüber gibt, ob es sich um einen Diabetes Typ 1 oder Typ 2 handelt.

Folgende Laborparameter spielen in der Diagnostik eines Diabetes mellitus eine Rolle:

- Blutzucker (BZ), HbA_{1c} als Blutzuckergedächtnis zur Therapiekontrolle, Autoantikörper bei Typ-1-Diabetes, C-Peptid
- Urinwerte: Glukosurie (► 7.1.2), Ketonurie (► 7.1.2)

Vor allem bei V. a. einen Typ-2-Diabetes wird ein **oraler Glukosetoleranztest (oGTT)** durchgeführt, bei dem 30, 60 und 120 Minuten nach Aufnahme einer standardisierten Glukosemenge der BZ gemessen wird (pathologisch > 200 mg/dl bei 120 Min.). Bei bekanntem Diabetes mellitus werden regelmäßig augenärztliche Untersuchungen und Kontrollen der Nierenfunktion durchgeführt, um Spätkomplikationen rechtzeitig zu diagnostizieren und zu behandeln.

Therapie

Im Folgenden wird schwerpunktmäßig die Therapie des Typ-1-Diabetes beschrieben. Die Maßnahmen bei einem Typ-2-Diabetes sind ▸ Tab. 16.1 zu entnehmen.

In spezialisierten Zentren werden Patienten und Eltern nach der Erstmanifestation während eines ca. zweiwöchigen stationären Aufenthalts geschult. Das Diabetesschulungsteam setzt sich zusammen aus erfahrenen Kinderärzten, Diabetologinnen, Diabetesberatern, Diätassistentinnen und Psychologen. Spezialambulanzen übernehmen die Verlaufskontrollen, bei denen sie die Stoffwechselführung beurteilen und nach möglichen Folgeschäden suchen, z. B. durch regelmäßige augenärztliche Untersuchungen. Ziel der Langzeitbehandlung von Kindern mit einem Typ-1-Diabetes ist die Normoglykämie. Dadurch wird die normale Entwicklung des Kindes gefördert und der Entstehung von Akutkomplikationen, Stoffwechselentgleisungen und Folgeschäden vorgebeugt. Angestrebt wird, die Lebensqualität und Spontanität des Kindes im Alltag so weit wie möglich zu erhalten.

Hauptgesichtspunkte der Therapie sind:

- Basistherapie: vermehrte Bewegung, Normalgewicht, ausgewogene Ernährung
- Insulintherapie
- Ernährung unter Beachtung der Menge und Zusammensetzung der Kohlenhydrate
- Stoffwechselkontrolle: regelmäßige BZ-Kontrollen und Verlaufskontrolle mittels $Hba1_c$
- Kontrolluntersuchungen von Folgeschäden

Insulintherapie

Dem vorliegenden absoluten Insulinmangel muss mit **Insulingaben** entgegengewirkt werden. Dabei kommt vorzugsweise gentechnologisch hergestelltes Humaninsulin zum Einsatz, das s.c. z. B. mittels Pen oder Insulinpumpe injiziert wird.

Es werden kurz wirksame von lang wirksamen Insulinen unterschieden, die nach dem **Basis-Bolus-Prinzip** appliziert werden. Dabei wird eine tägliche Basaldosis mit einem lang wirksamen Verzögerungsinsulin und zusätzlich an die Mahlzeiten angepasste Boli mit kurz wirksamem Insulin verabreicht. Wichtig ist, dass die Dosierung des Insulins exakt an die Mahlzeiten angepasst wird.

Bei vielen Kindern kommt es 1–4 Wochen nach Erstmanifestation und Beginn der Insulintherapie zu einer Remission, d. h., die Inselzellen des Pankreas erholen sich kurzzeitig, sodass sich der Insulinbedarf vorübergehend verringert oder auch keine Insulintherapie mehr notwendig ist. Der Patient und die Eltern müssen darüber informiert werden, dass dieser sog. Honeymoon zeitlich begrenzt ist und keine Heilung bedeutet.

Ernährung

Ein ausgeglichenes **Nahrungsangebot** trägt zu normalen Glukosespiegeln im Tagesverlauf bei. Dabei wird die Gesamtkalorienmenge folgendermaßen auf die Nährstoffe verteilt:

- 40–60 % langsam resorbierbare Kohlenhydrate
- Max. 35 % Fett
- 10–20 % Eiweiß

Die Ernährung bei Diabetes mellitus entspricht also der für Gesunde empfohlenen optimierten Mischkost (▸ 1.7.3). Dabei ist wichtig, dass die Gesamtkalorienmenge auf drei Hauptmahlzeiten und ggf. drei bis vier Zwischenmahlzeiten am Tag verteilt wird.

Bewegung und Sport

Körperliche Aktivität beziehungsweise **Sport** ist erwünscht und erfordert eine Anpassung der Ernährung bzw. Insulindosis, denn durch Muskelarbeit wird der Insulinbedarf gesenkt.

Pflege

Kinder mit Diabetes mellitus werden in der Regel nur zur Erstmanifestation sowie zur Einstellung der Insulintherapie stationär betreut. Hierbei liegt ein Hauptaugenmerk auf der **Schulung** des Kindes und der Eltern im Umgang mit der chronischen Krankheit. Ein Krankenhausaufenthalt kann darüber hinaus erforderlich sein, wenn Komplikationen auftreten oder eine Therapieumstellung durchgeführt werden muss.

Die **optimale Einstellung des Blutzuckerspiegels** über die Insulingabe ist im Krankenhaus erschwert, da das Kind im Alltag zu Hause und in der Kita oder Schule unter anderen Bedingungen lebt als in der Klinik. Während der Zeit des Einstellens soll das Kind daher möglichst alltägliche körperliche Betätigungen ausführen, damit auch nach der Entlassung der Blutzuckerspiegel stabil bleibt.

Kind und Eltern sind unbedingt zum selbstständigen Umgang mit der Erkrankung anzuleiten. Es ist deshalb notwendig, dass die Betroffenen und deren Bezugspersonen über die Krankheit gut informiert

sind und die Säulen der Therapie (Insulin, Ernährung und Bewegung) beherrschen. Außerdem sollten die möglichen Komplikationen bekannt sein.
In der Regel können Kinder mit Diabetes mellitus ab dem Schulalter die **Körperpflege** selbstständig durchführen. Wichtig ist, die Haut und Schleimhäute vor Beschädigungen zu schützen. Außerdem müssen Verletzungen bei der Nagelpflege vermieden werden, da eine erhöhte Infektionsgefahr besteht. Kind und Eltern werden geschult, auf Körpergewicht, Appetit, Heißhunger, Bewusstseinslage, Zittern, Schwitzen und Urinausscheidung zu achten. Diese Symptome sind wichtige Faktoren, die auf Komplikationen der Erkrankung hinweisen können.

Blutzuckerbestimmung

Die **Blutzuckerbestimmung** erfolgt bei der Einstellung des Blutzuckerspiegels vor der Nahrungsaufnahme. Bei labilem Blutzuckerspiegel wird in der Regel ein Blutzuckertagesprofil bestimmt. Kommt es zu häufigen schweren Hypoglykämien, vor allem nachts, oder sind die Hypoglykämiezeichen schwer zu erkennen, besteht die Möglichkeit, über eine **kontinuierliche Blutzuckermessung (CGM)** den Blutzucker zu überwachen. Hierbei wird über eine mit einem Sender verbundene Sonde auf der Haut der Blutzucker im Unterhautfettgewebe gemessen und an einen Empfänger weitergeleitet (► Abb. 16.1). Bei Verlassen des Zielbereichs kommt es zu einem akustischen und haptischen Alarm. Diese Art der Messung findet immer häufiger Anwendung, da mit dem Gerät schnelle und unkomplizierte Blutzuckermessungen erfolgen, somit eine zügige Dosisanpassung vollzogen werden kann und die für die Kinder mit Schmerz verbundene „blutige“ Blutzuckermessung entfällt.

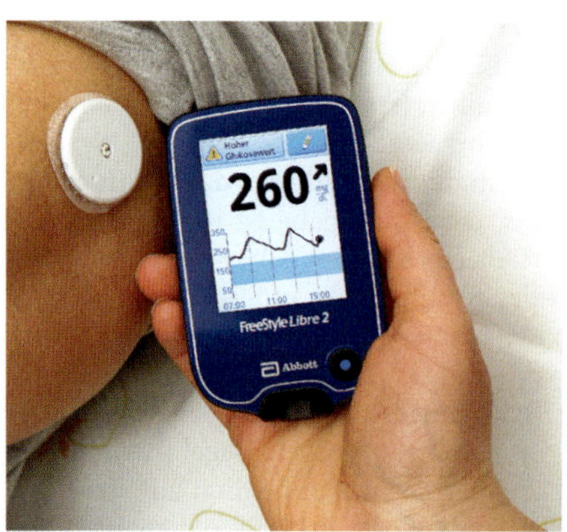

Abb. 16.1 Sonde zur kontinuierlichen Blutzuckermessung (CGM). [K115]

Praxistipp

Kapilläre Blutzuckerbestimmung

Benötigte Materialien

BZ-Messgerät, Teststreifen, Hautdesinfektionsmittel, Händedesinfektionsmittel, unsterile Tupfer, Handschuhe, Stechlanzette, Nadelabwurf.

Durchführung

- Patienten und Begleitperson über die BZ-Messung informieren
- Hände waschen lassen, um die Durchblutung zu fördern
- Hände desinfizieren (durchführende Pflegefachperson)
- Finger desinfizieren (nur im Krankenhaus)
- Hautdesinfektionsmittel trocknen lassen
- In die Fingerkuppe des Mittel-, Ring- oder kleinen Fingers seitlich mit Stechlanzette stechen
- Nicht quetschen, ersten Blutstropfen mit Tupfer wegwischen
- Zweiten Blutstropfen mit Teststreifen aufnehmen
- Ergebnis nach Ablauf der Analysezeit am Gerät ablesen
- Hände desinfizieren (durchführende Pflegefachperson)
- Messung wiederholen, falls Messgerät unerklärlichen Wert oder Fehlermeldung anzeigt

Nachbereitung

- Materialien aufräumen oder entsprechend entsorgen (Stechlanzette im Nadelabwurf)
- Maßnahme dokumentieren

Insulingabe

Die **Insulingabe** erfolgt nach der Akuttherapie ausschließlich subkutan. Die Technik zur s. c. Verabreichung der Medikation muss individuell erlernt werden. Bei sehr kleinen Kindern applizieren in der Regel anfangs die Eltern das Insulin.
Prinzipiell kann Insulin an allen Körperstellen injiziert werden, die sich für die s. c. Injektion eignen. Die Insulininjektion erfolgt vor Beginn der Mahlzeit. Am besten ist es, die Einstichstellen (Bauch, Oberschenkel) gemäß einem Plan zu variieren (Spritzenkalender, ► Abb. 16.2). Die Insulinmenge wird individuell für den Patienten und nach den Blutzuckerwerten und der Tageszeit errechnet.
Das zu verabreichende Insulin soll handwarm sein und kann bei Zimmertemperatur gelagert werden. Der Insulinvorrat muss, da es sich um eine Eiweißsubstanz handelt, im Kühlschrank aufbewahrt

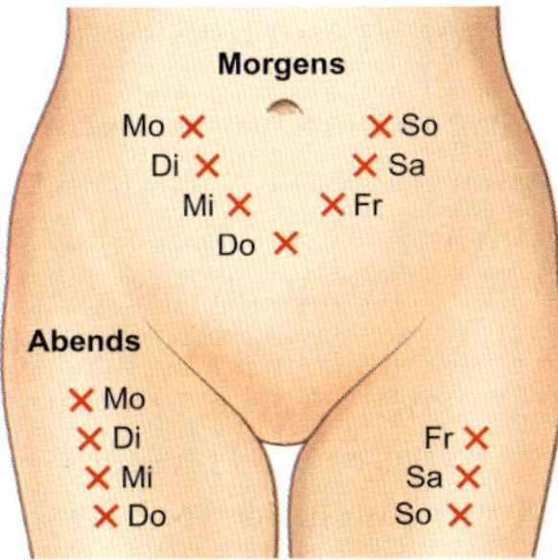

Abb. 16.2 Beispiel für einen Spritzenkalender. [L234]

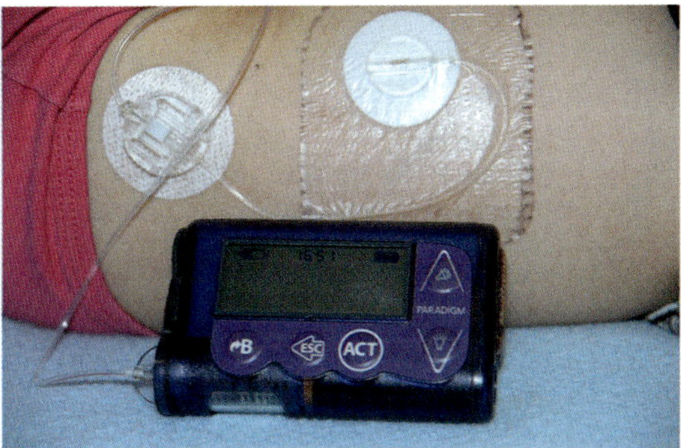

Abb. 16.3 Insulinpumpe bei einem Kind. [M328]

werden. Das Verfallsdatum muss stets beachtet werden. Vor Gebrauch wird das Insulin gemischt, aber nicht geschüttelt. Die Haut wird vor der Injektion desinfiziert, außer die Patienten befinden sich im häuslichen Umfeld. Es gelten die Regeln der Krankenhaushygiene.

Beim Einsatz einer **Insulinpumpe** (► Abb. 16.3) gibt diese kleine, elektronisch gesteuerte Pumpe über ein Infusionssystem kontinuierlich Insulin unter die Haut ab. Da nur ein kurz wirksames Insulin auf diese Weise verabreicht wird, wird die mahlzeitenunabhängige Insulinsekretion der Bauchspeicheldrüse imitiert. Um hohe BZ-Werte zu korrigieren, kann zusätzlich Insulin als Bolus abgegeben werden.

Diabetikerpass

Jeder Diabetiker führt einen **Diabetikerpass.** Dieser wird in der Klinik der Patientendokumentation beigelegt. Anhand des Passes haben der Patient sowie die behandelnde Ärztin einen Überblick über den Verlauf der Erkrankung. Im Pass vermerkt werden – jeweils mit Zeitangabe – die Blutzuckerwerte, die applizierte Insulinart und -dosierung sowie die aufgenommene Kalorienmenge, aufgeschlüsselt in Kohlenhydrate, Eiweiße und Fette. Hinzu kommen Informationen über den Verlauf der Urinanalyse (Menge, spezifisches Gewicht, Urinzucker, Azeton), die auch zu Hause durchgeführt werden kann. Die Dokumentation dieser Daten kann auch mittels einer Smartphone-App erfolgen. Diese hat den Vorteil, dass sie mit der CGM-Einheit verbunden werden kann und ermittelte Daten direkt an die behandelnde Diabetologin übermittelt.

Praxistipp

Selbsthilfegruppen

Selbsthilfegruppen und weiterführende Informationen sind auf diabinfo.de zu finden.

16.1.2 Galaktosämie

Definition

Galaktose

Neben Glukose Bestandteil des Milchzuckers (Laktose).

Als **Galaktosämie** werden Abbaustörungen der Galaktose und ihrer Abbauprodukte bezeichnet, die alle autosomal-rezessiv (► 2.2.1) vererbt werden. Entsprechend dem Enzymdefekt wird die klassische Galaktosämie, eine relativ seltene (1:60.000), aber folgenschwere Erkrankung, von den beiden anderen, milderen Formen unterschieden (Hidding et al. 2019).

Klinik

Klinische Symptome treten bei der klassischen Galaktosämie innerhalb der ersten Lebenswoche mit **Beginn der Laktosezufuhr** durch Milchfütterung auf und beruhen auf einer Galaktoseanhäufung in verschiedenen Organsystemen:

- Trinkschwäche, Emesis und Diarrhö, schwere Hypoglykämien
- Schwere Leberfunktionsstörung mit Leberzirrhose und Ikterus (► 6.5)
- Krampfanfälle (► 9.4), Lethargie, Koma, später psychomotorische Retardierung
- Linsentrübung bis Katarakt (► 10.4)

Bei den beiden anderen, milderen Formen entwickeln die Kinder zum Teil eine Linsentrübung in der Säuglingszeit, die neurologische Entwicklung verläuft normal.

Diagnostik und Therapie

Im Rahmen des Stoffwechselscreenings bei Neugeborenen (▸ 3.1.3) wird die Galaktosämie festgestellt. Die Betroffenen müssen nach der Diagnose lebenslänglich eine möglichst **galaktosefreie oder -arme Diät** einhalten. Erkrankte Säuglinge werden mit Sojamilch oder Kaseinhydrolysatnahrung ernährt und können nicht gestillt werden.
Ohne eine entsprechende Therapie verläuft die Erkrankung aufgrund des Leberversagens innerhalb weniger Tage tödlich. Bei Einhalten der Therapie kommt es trotz strenger Diät bei vielen Kindern zu einer Entwicklungsverzögerung, Störung der Feinmotorik sowie der geistigen und sprachlichen Entwicklung. Die Katarakt bildet sich meist rückbilden.

16.1.3 Fruktoseintoleranz

Die autosomal-rezessiv (▸ 2.2.1) vererbten Enzymdefekte führen zum **gestörten Abbau von Fruktose** zu Glukose. Fruktose und deren Abbauprodukte reichern sich in Leber, Niere und Darm an. Es werden drei verschiedene Formen der Fruktoseintoleranz unterschieden.

Klinik

Akute Symptome bei und nach der Nahrungsaufnahme sind Hypoglykämie, Emesis, Übelkeit, Blässe, Diarrhö und Schwitzen, ggf. treten Krampfanfälle auf. Bei weiterer Fruktosezufuhr leiden die Kinder an einer ausgeprägten Gedeihstörung. Es entwickelt sich dann eine ausgeprägte Leber- (▸ 6.6) und Nierenfunktionsstörung (▸ 7.5.4).

Diagnostik

Die Diagnose wird nach dem klinischen Verdacht durch den Nachweis des Enzymdefekts in Leber- oder Dünndarmzellen und durch den Nachweis des Gendefekts gestellt.

Therapie

Bei den beiden schweren Formen ist eine **fruktosefreie Diät** erforderlich. Bei den milderen Formen verhindern langes Stillen bis zum 6. Lebensmonat und die Einführung von fruktosearmer Beikost nach einem Diätplan schwere, lebensbedrohliche Verläufe mit Leberversagen bei jungen Säuglingen. Die Prognose ist unter Diätkontrolle gut.

16.1.4 Glykogenspeicherkrankheiten

Als **Glykogenspeicherkrankheiten** werden verschiedene Enzymdefekte zusammengefasst, bei denen der Abbau des Glykogens gestört ist (Ausnahme Typ 0: Glykogenbildungsstörung). Die Typen I–VII und IX, XI werden nach dem Enzymdefekt unterschieden. Alle Erkrankungen werden autosomal-rezessiv (▸ 2.2.1) vererbt, bis auf den Typ VI, der X-chromosomal (▸ 2.2.1) vererbt wird.

Klinik

Entsprechend dem Enzymdefekt kommt es zur Anreicherung von Glykogen in Leber, Nieren, Muskeln und Erythrozyten. Die wichtigsten Symptome sind Hypoglykämien sowie Leber- (▸ 6.6) und Nierenfunktionsstörungen (▸ 7.5.4). Bei Anreicherung des Glykogens im Muskel kommt es zu Muskelschwäche oder Herzmuskelschwäche.

Therapie

Die Therapie ist abhängig vom Enzymmangel. Wichtig sind kleine Mahlzeiten, ggf. eine nächtliche Sondenernährung. Bei einigen Formen kann eine Enzymersatztherapie versucht werden; ggf. ist eine Lebertransplantation (▸ 6.6.4) notwendig. Die Kinder sollten in einer Stoffwechselambulanz betreut werden.

Prognose

Die Erkrankungen Typ II und IV führen häufig zum Tod in den ersten Lebensjahren. Die Prognose der anderen Formen ist bei Einhalten der Therapie gut.

16.2 Lysosomale Speicherkrankheiten

Definition

Lysosomal

Die Lysosomen betreffend. Lysosomen sind Zellorganellen, die Enzyme zum Abbau von Fremd- und körpereigenen Stoffen enthalten.

Speicherkrankheiten bezeichnen vererbte Erkrankungen, bei denen es aufgrund eines Enzymdefekts zur Ansammlung von Speichersubstanzen in den Zellen kommt. Häufig führt die Ansammlung in Zellen des ZNS zur ausgeprägten psychomotorischen Behinderung und zum Verlust bereits erlernter Fähigkeiten.

16.2.1 Mukopolysaccharidosen

Definition

Mukopolysaccharide

(Glykosaminoglykane)
Gelartige Mehrfachzucker, die im Körper als Stütz-, Schutz- und Gleitsubstanzen dienen, z. B. Hyaluronsäure.

Aufgrund eines Enzymdefekts kommt es zur Ansammlung von **Mukopolysacchariden** in Knochen, Bindegewebe und Nervensystem. Die Häufigkeit der Erkrankungen wird auf 1 : 40.000–250.000 Geburten in Deutschland geschätzt (Grenzwürker et al. 2014).

Einteilung und Klinik

Die Einteilung der Mukopolysaccharidosen erfolgt entsprechend dem Enzymdefekt in die Typen I–IV sowie VI, VII und IX. Typische klinische Symptome bei den schweren Verlaufsformen sind vergröberte Gesichtszüge, große Zunge, Kleinwuchs mit kurzem Rumpf, Knochenveränderungen, Gelenkkontrakturen (eingeschränkte Gelenkbeweglichkeit) und Augenveränderungen (beispielsweise Hornhauttrübungen). Weiterhin zeigen sich eine Hepatosplenomegalie und Veränderungen an den Herzklappen. Die Kinder entwickeln eine geistige und motorische Behinderung und erreichen primär den Entwicklungsstand von Zwei- bis Dreijährigen. Ab dem 4. Lebensjahr kommt es zum zunehmenden Verlust bereits erworbener Fähigkeiten.
Viele Kinder erleiden gehäufte Infekte. Kinder mit leichten Verlaufsformen leiden an Kleinwuchs (► 17.4.1) sowie Hornhauttrübungen und haben eine normale Intelligenz.

Diagnostik

- Nachweis der erhöhten Mukopolysaccharid-Ausscheidung im Urin
- Nachweis des Enzymdefekts in Leukozyten oder Bindegewebszellen

Therapie

Die Hauptaufgabe der symptomatischen Therapie ist die Verhinderung von Komplikationen bzw. deren Behandlung. Gegebenenfalls kann eine Knochenmarktransplantation erfolgreich durchgeführt werden. Die Substitution der entsprechenden Enzyme wird teilweise erprobt.
Grundsätzlich ist die Prognose nicht gut, nur wenige Kinder erreichen die dritte Lebensdekade.

16.3 Hyperlipidämien

Hyperlipidämien sind Störungen im Fettstoffwechsel, die zum Anstieg der Serumlipide oder ihrer Transportproteine, der Lipoproteine, im Nüchternplasma führen.

Einteilung

Die Störungen im Fettstoffwechsel werden eingeteilt in **primäre,** familiär vererbte Formen und **sekundäre Formen** im Rahmen anderer Erkrankungen. Hypercholesterinämien werden von Hypertriglyzeridämien und von kombinierten Hyperlipidämien (Cholesterin und Triglyzeride sind erhöht) unterschieden.

Diagnostik

In der Anamnese und körperlichen Untersuchung lassen sich Hinweise auf eine Fettstoffwechselstörung finden. Es erfolgt eine Blutuntersuchung morgens nüchtern zur Bestimmung von Gesamtcholesterin, Triglyzeriden, HDL- und LDL-Cholesterin und Lipoprotein A.

Klinik und Therapie

Die Symptome und Folgeschäden sind abhängig von der Form der Erkrankung. Die wichtigsten Krankheitsbilder werden im Folgenden genauer dargestellt.

Familiäre Hypercholesterinämie

Die **familiäre Hypercholesterinämie** ist eine autosomal-dominat (► 2.2.1) vererbte Fettstoffwechselstörung. Eine **heterozygote** (► 2.2.1) Form mit Lipideinlagerungen (Xanthomen, Xanthelasmen, Arcus lipoides corneae) und Herzinfarkten ab dem 40. Lebensjahr wird von der **homozygoten** (► 2.2.1) Form mit deutlich schwererem Verlauf und Herzinfarkten aufgrund der Arteriosklerose bereits im Jugend- oder jungen Erwachsenenalter unterschieden.

Merke

Lipideinlagerungen

Xanthome: gelbe Knoten in der Haut, die lokale Lipideinlagerungen beinhalten
Xanthelasmen: gelbe Platten im Sinne von Lipideinlagerungen am Augenlid
Arcus (lipoides) corneae: ringförmige Lipideinlagerungen in der Hornhaut

Bei der **heterozygoten Form** sollte eine fett- und cholesterinarme Kost eingehalten werden, um die LDL-Werte umgehend zu senken. Führt dies nicht zum Erfolg, ist eine Behandlung mit lipidsenkenden Medikamenten indiziert. Bei der **homozygoten Form** ist durch Diät und medikamentöse Therapie keine ausreichende Senkung möglich. Es erfolgt zusätzlich die Entfernung der LDL-Partikel durch Plasmaaustausch oder selektive Apherese. Gegebenenfalls muss eine Lebertransplantation (► 6.6.4) durchgeführt werden, die zur Normalisierung der Stoffwechselsituation führt.

Familiäre kombinierte Hyperlipidämie

Die **familiäre kombinierte Hyperlipidämie** ist eine relativ häufige Erkrankung. Die Patienten haben ein deutlich erhöhtes Risiko für eine Erkrankung der Herzkranzgefäße. Eine fettarme Diät und ggf. eine lipidsenkende medikamentöse Therapie sollten neben regelmäßigen Kontrollen durchgeführt werden.

Sekundäre Hyperlipidämien

Bei den folgenden Erkrankungen sind **Hyperlipidämien** möglich. Diese sollten vor der Diagnose einer primären Form ausgeschlossen werden.

- Hypothyreose (► 17.1.1), Hyperthyreose (► 17.1.2)
- Nephrotisches Syndrom (► 7.5.1)
- Chronische Niereninsuffizienz (► 7.5.4)
- Cholestase
- Glykogenspeichererkrankung Typ I (► 16.1.4)
- Steroidtherapie

16.3.1 Morbus Gaucher

Der **Morbus Gaucher** gehört zu den Speicherkrankheiten, bei denen durch Enzymdefekte Membranbestandteile vorwiegend in Nervenzellen gespeichert werden. Es werden drei Formen, die unterschiedliche Verläufe haben, unterschieden.

Klinik

Die Ausprägung der Symptome ist abhängig vom Typ:

- Spleno- ggf. Hepatosplenomegalie
- Panzytopenie: Anämie (► 15.2.1), Leukopenie (► 15.3), Thrombopenie (► 15.4.3) durch Schäden am Knochenmark
- Kleinwuchs und Röhrenknochendeformitäten
- Verlust psychomotorischer Fähigkeiten
- Spastik, Krampfanfälle (► 9.4)

Diagnostik

Die Diagnose wird anhand des Knochenmarkausstrichs gestellt, hierbei zeigen sich die Panzytopenie und typischen Gaucher-Zellen. Weiterhin kann die Glukozerebrosidaseaktivität in den Leukozyten oder Bindegewebszellen bestimmt werden.

Therapie und Prognose

Beim Typ I und Typ III besteht die Möglichkeit der **Enzymersatztherapie.** Das Enzym wird lebenslang in 14-tägigen Abständen i. v. injiziert. Milde und behandlungsfähige Formen haben eine gute Prognose, schwerere Formen können zum intrauterinen Fruchttod oder zum Versterben in den ersten Lebensjahren führen.

16.4 Eiweißstoffwechselstörungen

16.4.1 Phenylketonurie

Die **Phenylketonurie (PKU)** ist die häufigste erbliche Störung des Aminosäurestoffwechsels. Die Umwandlung der Aminosäure Phenylalanin in Tyrosin, einen Baustein des Hautpigments Melanin, ist durch den Defekt des Enzyms gestört. Phenylalanin häuft sich an und wird vermehrt mit dem Urin ausgeschieden (daher der Name). Tyrosin tritt in verringerter Konzentration auf. Dieser Enzymdefekt wird autosomal-rezessiv vererbt (► 2.2.1). Er tritt mit einer Häufigkeit von 1 : 10.000 Menschen in Mitteleuropa auf (AWMF 2022).

Klinik und Folgen

Neugeborene mit PKU sind völlig unauffällig. Erste Symptome treten etwa im 3. Lebensmonat auf und beruhen auf der Anhäufung des Phenylalanin sowie der verringerten Tyrosinkonzentration.

- Emesis, Trinkschwäche, Gedeihstörung
- Psychomotorische Retardierung mit neurologischen Symptomen wie muskulärer Hypertonie, Hyperreflexie, Hyperaktivität, zerebralen Krampfanfällen (► 9.4)
- Psychiatrische Auffälligkeiten wie Psychosen, Demenz, Unruhe, Reizbarkeit und Autoaggression
- Deutlich hellere Haut im Vergleich zu gesunden Familienmitgliedern, blaue Augen, blonde Haare, bei Säuglingen und Kleinkindern oft Ekzeme
- Muffiger Körpergeruch, da Phenylalanin als Phenylessigsäure mit Urin und Schweiß ausgeschieden wird

Diagnostik und Therapie

Im Rahmen des Stoffwechselscreenings bei Neugeborenen (► 3.1.3) wird der Guthrie-Test zum Nachweis der Phenylketonurie durchgeführt. Da Phenylalanin eine essenzielle Aminosäure ist, darf es nicht vollständig in der Nahrung fehlen. Die Betroffenen müssen also eine lebenslängliche **phenylalaninarme Diät** einhalten. Bei Einhalten der Diät bleibt eine Entwicklungsretadierung aus.

Wiederholungsfragen

1. Wie unterscheidet sich der Typ-1-Diabetes vom Typ-2-Diabetes?
2. Nennen Sie die klinischen Zeichen einer Hypoglykämie.
3. Welche Komplikationen des Diabetes kennen Sie?
4. Nennen Sie die typischen Symptome einer Galaktosämie.
5. Was sind Glykogenspeicherkrankheiten, und wie werden sie eingeteilt?
6. Erklären Sie die beiden Formen der familiären Hypercholesterinämie.
7. Wie werden Mukopolysaccharidosen diagnostiziert?
8. Nennen Sie die klinischen Symptome des Morbus Gaucher.
9. Welche Therapie kann beim Morbus Gaucher angewendet werden?
10. Beschreiben Sie das Krankheitsbild der Phenylketonurie.

LITERATUR

AWMF – Arbeitsgemeinschaften der Wissenschaftlichen Medizinischen Fachgesellschaften. S2k-Leitlinie: Neugeborenen-Screening auf angeborene Stoffwechselstörungen, Endokrinopathien, schwere kombinierte Immundefekte (SCID), Sichelzellkrankheit, 5q-assoziierte spinale Muskelatrophie (SMA) und Mukoviszidose. 2022. Aus: https://register.awmf.org/assets/guidelines/024-012l_S2k_Neugeborenenscreening_2022-02_01.pdf (letzter Zugriff: 11.2.2023).

Danne T. Typ 2 Diabetes bei Kindern immer häufiger. 2003. Aus: www.diabetes-deutschland.de/archiv/archiv_2289.htm (letzter Zugriff: 11.2.2023).

diabinfo [a]. Wie verbreitet ist Diabetes Typ 1? Aus: www.diabinfo.de/leben/typ-1-diabetes/grundlagen/verbreitung.html (letzter Zugriff: 9.5.2023).

diabinfo [b]. Wie weit ist der Diabetes Typ 2 verbreitet? Aus: www.diabinfo.de/leben/typ-2-diabetes/grundlagen/verbreitung.html (letzter Zugriff: 9.5.2023).

Grenzwürker H et al. AllEx – Alles fürs Examen. Das Kompendium für die 2. ÄP. Stuttgart: Thieme: 2014.

Gwudz B et al. Pflege in der Neonatologie. In: Fley G, Schneider F (Hrsg.). PflegeHeute. Pädiatrische Pflege. München: Elsevier, 2019. S. 44–79.

Hidding A, Oesingmann S. Pflege bei endokrinologischen und stoffwechselbedingten Erkrankungen. In: Fley G, Schneider F (Hrsg.). PflegeHeute. Pädiatrische Pflege. München: Elsevier, 2019. S. 265–276.

Muntau AC. Pädiatrie hoch 2. München: Elsevier, 2018.

17 Endokrinologische Erkrankungen

Überblick

Die Endokrinologie ist die Lehre von den Erkrankungen der hormonbildenden Organe. Hormone sind als Botenstoffe des Körpers für die physiologische Zusammenarbeit aller Organe verantwortlich. Bei Kindern und Jugendlichen unterscheiden sich die Abläufe und Funktionen der Hormone teilweise deutlich von denen bei Erwachsenen. Hormonstörungen im Kindes- und Jugendalter können z. B. das Wachstum, den Pubertätsverlauf oder die Schilddrüsenfunktion beeinflussen. Bei behandelbaren endokrinologischen Erkrankungen ist eine frühzeitige Diagnosestellung notwendig, um eine bleibende Schädigung durch die Erkrankung zu vermeiden. Pflegefachpersonen erhalten aus diesem Grund einen Überblick über häufige Erkrankungen der Schilddrüse (▸ 17.1), der Nebennierenrinde (▸ 17.3) sowie über Wachstums- (▸ 17.4) und Entwicklungsstörungen (▸ 17.5) und deren Behandlungsmöglichkeiten. Zu finden sind dabei z. B. Antworten auf folgende Fragen:

- Welche Symptome sind typisch für eine angeborene Hypothyreose beim Neugeborenen? (▸ 17.1.1)
- Was versteht man unter dem Cushing-Syndrom? (▸ 17.3.2)
- Wie ist der Kleinwuchs definiert? (▸ 17.4.1)

17.1 Erkrankungen der Schilddrüse

In der Schilddrüse werden **Trijodthyronin (T3)** und **Thyroxin (T4)** gebildet. Beide Hormone liegen sowohl in freier Form als auch an Proteine gebunden vor. In der Schilddrüsendiagnostik wird die Konzentration an freiem Hormon (fT3 und fT4) bestimmt. Im Hormonkreislauf ist die **Hypophyse** der Schilddrüse übergeordnet. Die Hypophyse setzt das **thyreoideastimulierende Hormon (TSH),** frei. Dies veranlasst die Freisetzung von Trijodthyronin und Thyroxin, die wiederum rückwirkend die weitere Freisetzung von TSH hemmen. Bei einer **Unterfunktion** der Schilddrüse wird vermehrt TSH vom Kontrollzentrum Hypophyse ausgeschüttet, um die Schilddrüse zur Hormonproduktion anzuregen. Bei einem erhöhten TSH-Wert besteht daher der Verdacht auf eine **Hypothyreose,** der durch weitere Untersuchungen, z. B. Bestimmung der Schilddrüsenhormonkonzentration im Blut, bestätigt werden muss.

17.1.1 Hypothyreose

Ursachen

Die häufigste Ursache der **angeborenen Hypothyreose** (Schilddrüsenunterfunktion) ist eine Fehlentwicklung bzw. eine Störung der Schilddrüsenanlage in der Embryonalperiode (▸ 1.1.2). Außerdem kann ein autosomal-rezessiv vererbter (▸ 2.2.1) Enzymdefekt vorliegen, der die Synthese von Schilddrüsenhormonen unmöglich macht. Die angeborene Hypothyreose bedroht ernsthaft die gesamte Entwicklung des Kindes. Daher ist es wichtig, dass sie bereits in den ersten Lebenstagen diagnostiziert und schnellstmöglich behandelt wird.

Ursachen **erworbener primärer Hypothyreosen** sind die Schilddrüsenentzündung (z. B. **Hashimoto-Thyreoiditis**), extremer Jodmangel, Bestrahlungen und Operationen mit Entfernung der Schilddrüse. Auch eine Insuffizienz der übergeordneten Organe wie Hypophyse oder Hypothalamus können zur sekundären bzw. tertiären Hypothyreose führen.

Klinik

Zahlreiche Stoffwechselvorgänge sowie Wachstum und Reifung, vor allem von Gehirn und Knochen, werden von Schilddrüsenhormonen beeinflusst. Eine angeborene Hypothyreose hat daher weitreichende Folgen, die z. T. bereits in den ersten Lebenstagen auffallen können:

- Muskuläre Hypotonie mit Bewegungsarmut, verzögerte motorische Entwicklung, Trinkschwäche, heiseres Schreien, Apathie („brave Kinder")
- Verlangsamter Stoffwechsel mit Obstipation, verlängerter Neugeborenenikterus (▸ 3.5), Hypothermie
- Myxödem, das auf Einlagerung pathologischer Mukopolysaccharide (▸ 16.2.1) im Gewebe beruht, mit teigiger Haut und großer Zunge
- Immunschwäche
- Dysproportionaler Kleinwuchs (▸ 17.4.1), der vor allem die Extremitäten betrifft

- Verspäteter Zahndurchbruch, Pubertas tarda (► 1.4.3)
- Geistige Retardierung (► 20.5)

Das Vollbild der Erkrankung, der **Kretinismus,** wird wegen des konsequent durchgeführten Stoffwechselscreenings bei Neugeborenen (► 3.1.3) heute nur noch selten beobachtet.

Diagnostik

Beim Neugeborenen-Stoffwechselscreening wird bei jedem Neugeborenen zwischen dem 3. und 10. Lebenstag u. a. der TSH-Wert im Blut bestimmt. Ist dieser erhöht, erfolgt nach einer Kontrolle auch die Bestimmung der Schilddrüsenhormone. Diese sind bei einer manifesten Hypothyreose erniedrigt.

Therapie

Um eine Hirnschädigung zu verhindern, muss so früh wie möglich mit der oralen Substitution von Schilddrüsenhormonen begonnen werden. Unter dieser Behandlung, die lebenslänglich erfolgen muss, entwickeln sich die Kinder völlig normal. Bei einem späteren Therapiebeginn kann ein aufgetretenes Wachstumsdefizit ausgeglichen werden, jedoch nicht die geistige Retardierung.

17.1.2 Hyperthyreose

Ursachen

Die **Hyperthyreose** (Schilddrüsenüberfunktion) tritt im Kindesalter sehr selten auf. Ursache ist dann häufig eine Stimulation der Schilddrüse durch Autoantikörper, z. B. beim **Morbus Basedow** mit Exophthalmus (► 10.1.2) und Hyperthyreose.

Klinik

Die Überfunktion der Schilddrüse führt zu einem deutlich gesteigerten Stoffwechsel. Die Kinder fallen durch Unruhe, Nervosität und Konzentrationsschwäche auf. Die schulischen Leistungen fallen ab, das Schriftbild verändert sich. Weiterhin zeigen sich Gewichtsverlust, Durchfälle, Tachykardie, Haarausfall, Schwitzen und Muskelschwäche.

Diagnostik

Die Labordiagnostik zeigt, dass die Schilddrüsenhormone fT3 und fT4 erhöht und das stimulierende Hormon TSH erniedrigt ist; beim Morbus Basedow lassen sich ggf. Autoantikörper nachweisen. Zusätzlich wird eine Sonografie der Schilddrüse durchgeführt.

Therapie

- Hemmung der Schilddrüsenfunktion durch Medikamente, z. B. Carbimazol
- Bestrahlung
- Operative (Teil-)Entfernung

Nach Bestrahlung und Operation ist eine lebenslange **Hormonsubstitution** erforderlich.

17.2 Erkrankungen der Nebenschilddrüsen

Grundlagen des Kalzium-Phosphat-Stoffwechsels

Der **Kalzium-Phosphat-Stoffwechsel** des Menschen wird von Parathormon und Vitamin D beeinflusst. Das **Parathormon (PTH)** wird in den vier Nebenschilddrüsen (Epithelkörperchen) gebildet. Diese befinden sich an der Rückseite der Schilddrüse. **Vitamin D** wird mit der Nahrung aufgenommen und kann außerdem vom Körper selbst gebildet werden. Die Haut synthetisiert bei UV-Bestrahlung Vorstufen, die von Leber und Niere zum wirksamen Vitamin D_3 umgebaut werden.

Wirkungen des Parathormons

- Erhöhte Freisetzung von Kalzium und Phosphat aus den Knochen
- Hemmung der Kalziumausscheidung in der Niere
- Förderung der Phosphatausscheidung in der Niere
- Förderung der Vitamin-D-Bildung in der Niere

Wirkungen von Vitamin D

- Erhöhte Resorption von Kalzium und Phosphat im Darm
- Hemmung der Kalziumausscheidung in der Niere
- Erhöhter Einbau von Kalzium in den Knochen

Ein Vitamin-D-Mangel führt zur Rachitis bzw. Osteomalazie (► 13.2).

17.2.1 Hypoparathyreoidismus

Eine verminderte Freisetzung bzw. Wirkung von PTH wird als **Hypoparathyreoidismus** bezeichnet.

Ursachen

- **Primäre Formen** des Hypoparathyreoidismus treten sporadisch im Kindesalter auf, meist im Rahmen von Syndromen wie z. B. beim Di-George-Syndrom (T-Zell-Immundefekt und Hypokalzämie, ► 18.2.3)

- **Sekundäre Formen** entstehen z.B. nach Operationen der Schilddrüse, die zum Verlust der Epithelkörperchen geführt haben.

Klinik, Diagnostik und Therapie

Die verminderte Freisetzung von PTH führt zur **Hypokalzämie** (▸ 8.3.2), dem Hauptmerkmal des Hypoparathyreoidismus, und kann mithilfe einer Labordiagnostik festgestellt werden. Die Kinder neigen zu Tetanie mit Krämpfen, Pfötchenstellung der Hände, Spitzfußstellung und Laryngospasmus (Krampf der Kehlkopfmuskulatur). Des Weiteren kommt es zur perioralen Parästhesie und anderen Organschäden.
Die Therapie besteht aus der Kalziumsubstitution und der Gabe von Vitamin D. Parathormon kann nicht substituiert werden.

17.2.2 Hyperparathyreoidismus

Bei einer vermehrten Freisetzung von Parathormon spricht man von **Hyperparathyreoidismus.**

Ursachen

- **Primär:** Adenom (gutartiger Tumor mit Hormonproduktion), familiär im Rahmen multipler endokriner Neoplasien (MEN I und II)
- **Sekundär:** als Folge einer Rachitis (▸ 13.2) oder Hypokalzämie (▸ 8.3.2), bei Niereninsuffizienz (▸ 7.5.4)

Klinik, Diagnostik und Therapie

Die erhöhte Freisetzung von Parathormon führt zur **Hyperkalzämie** mit den typischen Symptomen (▸ 8.3.2). Bei der Labordiagnostik wird das erhöhte Parathormon, die Hyperkalzämie, eine Hypophosphatämie und eine erhöhte alkalische Phosphatase nachgewiesen.
Bei einem Verdacht auf einen familiären primären Hyperparathyreoidismus sollte zur Abklärung der MEN eine Familienuntersuchung durchgeführt werden.
Ein Adenom (gutartiger Tumor) der Nebenschilddrüsen wird operativ entfernt.

17.3 Erkrankungen der Nebennierenrinde

Die Nebenniere besteht aus einer Rinde und dem Mark. In der Nebennierenrinde werden **Mineralokortikoide** (Aldosteron), **Glukokortikoide** (Kortisol) und **Androgene** produziert. Die Nebennierenrinde steht unter der Kontrolle der **Hypophyse** durch ACTH (adrenocorticotropes Hormon). Wird ausreichend Kortisol gebildet, hemmt dies über eine Rückkopplung die Ausschüttung von ACTH. Bei verminderter Freisetzung von Kortisol wird vermehrt ACTH ausgeschüttet. Störungen der Hormonsynthese verursachen die im Folgenden aufgeführten Krankheitsbilder adrenogenitales Syndrom, Cushing-Syndrom und Morbus Addison.

17.3.1 Adrenogenitales Syndrom (AGS)

Ursache des **adrenogenitalen Syndroms (AGS)** sind verschiedene autosomal-rezessiv vererbte (▸ 2.2.1) Enzymdefekte. Am häufigsten ist der Defekt der 21-Hydroxylase. Dadurch werden Kortisol und Aldosteron vermindert gebildet, und es entsteht eine Nebenniereninsuffizienz. Über die negative Rückkopplung kommt es zur Erhöhung von ACTH. Unter dieser Stimulation vergrößert sich die Nebenniere. Es werden vermehrt Androgene gebildet.

Klinik

Genitalveränderungen

Bei Geburt fallen die **Mädchen,** die ein normales inneres Genitale (Eierstöcke, Eileiter und Gebärmutter) haben, durch die Maskulinisierung *(Virilisierung)* des äußeren Genitales auf. Typisch ist eine Klitorishypertrophie (▸ Abb. 17.1). Bei schwerer Ausprägung der Genitalveränderungen werden Mädchen irrtümlich als Jungen mit Hypospadie (▸ 7.7.1) verkannt.
Bei **Jungen** besteht eine Hyperpigmentierung des Genitales, ggf. zeigt sich eine Vergrößerung des Penis.

Salzverlust

Durch den Aldosteronmangel und Hypokortisolismus gedeihen Neugeborene ab der 2. Lebenswoche aufgrund von Emesis und Diarrhö nicht ausreichend. Die Kinder verlieren Gewicht, sind dehydriert (▸ 8.1.2), apathisch und entwickeln meist hohes Fieber. Die Dehydratation kann bis zu **Hypotonie** und **Schock** führen. Es kann sich eine Addison-Krise (▸ 17.3.3) anschließen.

Diagnostik

Die klinischen Zeichen sind richtungweisend. In der Laboruntersuchung zeigen sich aufgrund der hypotonen Dehydratation eine Hyperkaliämie (▸ 8.3.1), eine Hyponatriämie und eine metabolische Azidose (▸ 8.2.1). In der Hormondiagnostik

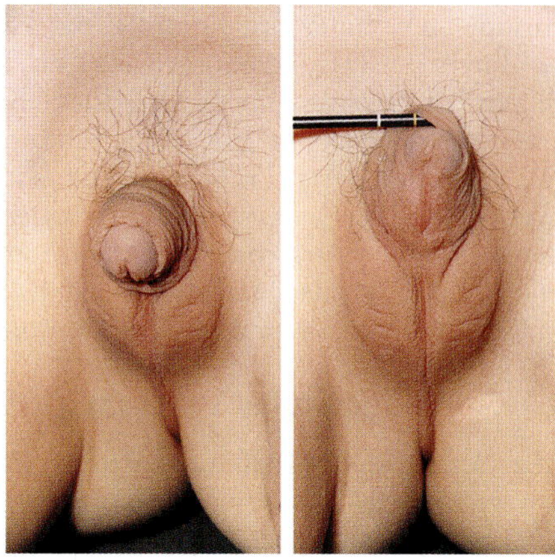

Abb. 17.1 Virilisiertes Genitale bei einem Mädchen mit Klitorishypertrophie, Verschmelzung der Labien („Pseudopenis") und einer gemeinsamen Öffnung von Vagina und Harnleiter. [O530]

sind ein erhöhtes ACTH und erhöhte Androgene sowie ein erniedrigtes Kortisol auffällig.
Aufgrund der Schwere der Erkrankung ist das AGS Bestandteil des Neugeborenen-Stoffwechselscreenings (▶ 3.1.3). In betroffenen Familien ist eine Chromosomenanalyse pränatal möglich.

Therapie

Die Therapie besteht in der lebenslangen Substitution mit einem **Kortison** (Hydrokortison) und einem **Mineralokortikoidpräparat** (z. B. Astonin H®). Darunter normalisiert sich der Stoffwechsel. Bei Stress oder akuten Erkrankungen muss die Kortisoldosis um das 2- bis 5-Fache erhöht werden. Bei starker Virilisierung des Genitales beim Mädchen ist eine operative Korrektur möglich.
Eltern und Kind brauchen eine regelmäßige ambulante Betreuung, das Kind erhält einen Notfallausweis.

17.3.2 Cushing-Syndrom

Als **Cushing-Syndrom** werden die Auswirkungen eines chronisch erhöhten Kortisolspiegels bezeichnet.

Ursachen

- Medikamentöse Langzeitbehandlung mit Glukokortikoiden
- Vermehrte Kortisolausschüttung durch die Nebenniere selbst, z. B. bei Adenom oder Hyperplasie der Nebenniere

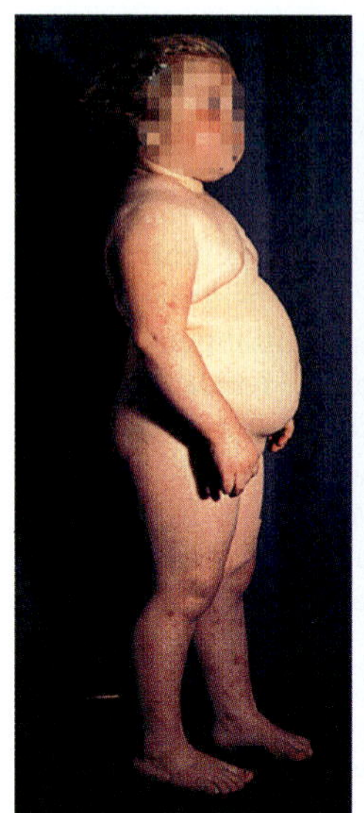

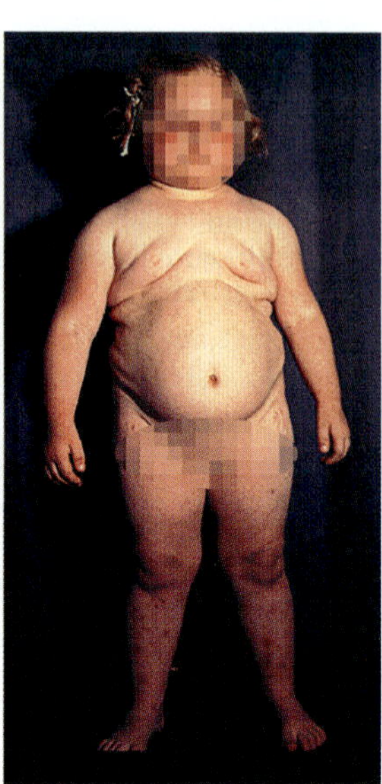

Abb. 17.2 Kleinkind mit Cushing-Syndrom. [T409]

- Vermehrte Kortisolausschüttung durch erhöhte Stimulation durch die Hypophyse oder den Hypothalamus, der der Hypophyse übergeordnet ist
- Kortisolbildung im Rahmen paraneoplastischer Syndrome, im Kindesalter sehr selten

Klinik

Die Symptome (▶ Abb. 17.2) sind eindeutig und erlauben eine klinische Diagnosestellung:

- Hochrotes „Vollmondgesicht"
- Stammfettsucht
- „Büffelnacken"
- Dünne Haut (Pergamenthaut) mit Striae distensae (Hautstreifen bei Bindegewebsschwäche)
- Wachstumsstillstand mit Osteoporose und Knochenschmerzen
- Hyperglykämie bzw. steroidinduzierter Diabetes mellitus (▶ 16.1.1)
- Arterieller Hypertonus

Diagnostik

Die Kortisolwerte im Blut werden über einen Tag mehrmals zu festen Zeiten ermittelt. Dabei zeigt sich, dass der normale Tagesrhythmus mit einem deutlichen Anstieg am Morgen aufgehoben ist und insgesamt alle Werte deutlich erhöht sind. Weiterhin werden ACTH, Testosteron, bestimmte Vorstufen des Testosterons und den Ursachen entsprechend weitere Blutwerte bestimmt. Zudem wird eine Sonografie der Nebennieren durchgeführt.

Therapie

Die Therapieentscheidung ist abhängig von der Ursache: Eine medikamentöse Therapie mit Glukokortikoiden muss ggf. reduziert oder beendet werden. Ein hormonproduzierender Tumor der Nebenniere oder der Hypophyse wird operativ entfernt.

Pflege

- Betroffene Kinder benötigen Unterstützung bei der **Körperpflege.** Diese bekommt eine hohe Bedeutung insbesondere an den Stellen, wo Haut auf Haut liegt oder aneinanderreibt (z. B. Zwischenzehenräume, Leistenfalten), besteht die Gefahr einer Intertrigo (Hautwolf). Außerdem muss die Haut mit rückfettenden Wasser-in-Öl-Emulsionen versorgt werden, damit sie nicht austrocknet und rissig wird.
- Ist das Kind **dekubitusgefährdet,** werden rechtzeitig prophylaktische Maßnahmen zur Vermeidung eines Dekubitus eingeleitet.
- Der **Blutdruck** wird mehrmals täglich kontrolliert, um rechtzeitig Veränderungen zu erkennen.
- Eine **ausgeglichene Ernährung** ist sehr wichtig, bei Kindern mit Übergewicht auch mit Reduktionskost.
- Für die meisten Kinder bedeutet die Erkrankung eine sehr starke psychische Belastung. Sie und ihre Familien benötigen daher auch eine gute und einfühlsame **Betreuung.**

17.3.3 Morbus Addison

Die **primäre Nebennierenunterfunktion** wird auch als **Morbus Addison** bezeichnet.

Fallbeispiel

Was bedeutet Morbus Addison?

Bei der morgendlichen Übergabe auf einer pädiatrischen Station unterhalten sich die Pflegefachpersonen über eine 6-jährige Patientin. Die beiden Auszubildenden Lejla Babic und Tobias Urban hören aufmerksam zu. Von dem Krankheitsbild der Patientin haben sie allerdings noch nie gehört.

Eine Hypoplasie oder Aplasie der Nebennieren kann neben einer Autoimmunerkrankung die Ursache eines Morbus Addison sein. Es kann auch eine selektive Minderproduktion eines der Hormone vorliegen.

Vorsicht

Addison-Krise

Das Vorliegen einer **akuten Nebenniereninsuffizienz,** z. B. bei einer Blutung oder im Rahmen einer Sepsis, ist ein Notfall und bedarf einer sofortigen Therapie und intensivmedizinischer Überwachung.

Klinik

Die Kinder fallen durch unspezifische Allgemeinsymptome wie Gewichtsverlust, Emesis, Übelkeit und Diarrhö, Hypotonie, aber auch durch Müdigkeit und Konzentrationsschwäche auf. An den Handinnenflächen zeigen sich Hyperpigmentierungen.

Diagnostik

In der Laboruntersuchung zeigen sich:

- Erniedrigte Werte für Natrium, Chlorid, Blutzucker, Kortisol, Aldosteron
- Erhöhte Werte für Kalium, ACTH, ggf. Nebennierenantikörper

Therapie

Die Therapie besteht wie beim AGS (► 17.3.1) in der lebenslangen Substitution mit einem Kortison- (Hydrokortison) und Mineralokortikoidpräparat (z. B. Astonin H®). Eine Erhöhung der Kortisoldosis um das 2- bis 5-Fache ist bei Stress und Erkrankungen erforderlich. Die Kinder erhalten einen Notfallausweis.

Erläuterungen zum Fallbeispiel

Was bedeutet Morbus Addison?

„Was bedeutet Morbus Addison?", fragt Lejla nach der Übergabe. Die für die Patientin zuständige Pflegefachperson, Anne Herzog, antwortet: „Morbus Addison ist eine Nebennierenunterfunktion. Die Patienten leiden an typischen Symptomen einer Nebenniereninsuffizienz. Im schlimmsten Fall kann es sogar zu einer lebensbedrohlichen akuten Nebenniereninsuffizienz kommen. Deshalb müssen unbedingt die fehlenden Hormone zugeführt werden …" Lejla erwidert: „Das bedeutet also, dass die Patientin lebenslang die fehlenden Hormone als Tabletten einnehmen muss?" Anne Herzog nickt.

17.4 Wachstumsstörungen

17.4.1 Kleinwuchs

Kleinwüchsige Kinder liegen mit ihrer Körperlänge unter der 3. Perzentile (► 1.4.2).

Differenzialdiagnosen

Normvarianten

- **Konstitutionelle Verzögerung** von Wachstum und Entwicklung: Knochenalter zurückgeblieben und verzögerter Pubertätsbeginn (► 1.4.3), dann normale Endgröße
- **Familiärer Kleinwuchs:** bei kleinen Eltern perzentilenparalleles Wachstum unter der 3. Perzentile, altersentsprechendes Knochenalter, Endgröße entsprechend der errechneten Zielgröße anhand der Elterngröße

Hormonelle Ursachen

- Wachstumshormonmangel durch eine Störung der Hypophyse oder des Hypothalamus, z. B. bei Hirntumor, nach perinatalem Trauma; Therapie der Grunderkrankung und Wachstumshormontherapie
- Wachstumshormonrezeptordefekt, wobei das vorhandene Wachstumshormon nicht adäquat wirken kann
- Hypothyreose (► 17.1.1)
- Pubertätsstörungen (► 1.4.3)
- Cushing-Syndrom (► 17.3.2)

Andere Ursachen

- Skelettfehlbildungen, z. B. Achondroplasie (► 13.1.1)
- Chromosomenstörungen und Syndrome, z. B. Turner-Syndrom (► 2.1.1), Prader-Willi-Syndrom (► 2.1.2)
- Psychosoziale Probleme, z. B. bei Fehlernährung und tiefgreifenden Konflikten, normales Wachstum nach Auflösung der Konfliktsituation möglich
- Iatrogen, z. B. bei Therapie mit Glukokortikoiden, Bestrahlung, Zytostatikatherapie (► 15.5)
- Chronische Erkrankungen, z. B. Mukoviszidose (► 4.8), Herzerkrankungen (► Kap. 5), chronisch entzündliche Darmerkrankungen (► 6.4.5), Zöliakie (► 6.4.2), chronische Niereninsuffizienz (► 7.5.4)

Therapie

Eine Behandlung mit biosynthetisch hergestelltem Wachstumshormon ist zugelassen für den Wachstumshormonmangel, bei der chronischen Niereninsuffizienz, beim Turner- und Prader-Willi-Syndrom und unter bestimmten Vorgaben auch beim intrauterinen Kleinwuchs (► 3.2, ► 3.3, ► 3.7).
Bei anderen Ursachen steht die Therapie der Grunderkrankung im Vordergrund.

17.4.2 Hochwuchs

Eine Körperlänge über der 97. Perzentile wird als **Hochwuchs** bezeichnet.

Differenzialdiagnosen

Normvarianten

- **Konstitutionelle Beschleunigung** von Wachstum und Entwicklung: früher Pubertätsbeginn (► 1.4.3) und Knochenalter höher als chronologisches Alter, Eltern ebenfalls mit zeitigem Pubertätsbeginn, dann normale Endgröße
- **Familiärer Hochwuchs:** bei großen Eltern; Wachstumsgeschwindigkeit und Knochenalter sind altersentsprechend, häufig schlanke Kinder, Gewichtsperzentile liegt unter Längenperzentile, Endgröße über der Norm

Hormonelle Störungen

- Wachstumshormonüberschuss bei Erkrankung der Hypophyse
- Temporärer Hochwuchs bei Hyperthyreose (► 17.1.2)
- Pubertas praecox (► 1.4.3): durch zeitigen Pubertätsbeginn erhöhte Wachstumsgeschwindigkeit und damit auch vorzeitiger Schluss der Epiphysenfugen, Endgröße bei Erreichen der Adoleszenz verringert

Andere Ursachen

- Marfan-Syndrom (vererbbare Bindegewebskrankheit)
- Klinefelter-Syndrom (► 2.1.1)
- Fragiles-X-Syndrom (► 2.1.2)

Therapie

Es besteht die Möglichkeit, sowohl Jungen als auch Mädchen mit Geschlechtshormonen (Jungen: Testosteron, Mädchen: Östrogene/Gestagene) zu behandeln. Meist wird die Therapie bei spontanem Pubertätsbeginn begonnen und 6 Monate oder bis zum Abschluss des Längenwachstums fortgeführt, um eine akzelerierte Pubertätsentwicklung auszulösen. Dabei verschließen sich die Epiphysenfugen vorzeitig und die errechnete Endgröße wird verringert.

17.5 Störung der Geschlechtsentwicklung

Aufgrund einer **Störung der Geschlechtsentwicklung** (*engl.* Disorders of Sex Development, DSD, häufig auch Differences of Sex Developement, um den fehlenden Krankheitswert zu verdeutlichen) fehlt die Übereinstimmung von chromosomalem Geschlecht und Ausbildung vom inneren und äußeren Geschlecht. Man spricht auch von **Intersexualität.**

Gegebenenfalls kann das Neugeborene phänotypisch nicht eindeutig einem Geschlecht zugeordnet werden. Eine Geschlechtszuordnung kann auf der Grundlage der Diagnostik unter Einbeziehung eines multidisziplinären Teams und der Eltern erfolgen. Das deutsche Personenstandsgesetz ermöglicht es jedoch mittlerweile, eine Geschlechtszuordnung zu unterlassen oder zu einem späteren Zeitpunkt vorzunehmen.

Ein uneindeutiges Genitale kann eine erhebliche psychosoziale Belastung der Eltern und der Familie darstellen. Einige Formen können mit einer Nebenniereninsuffizienz (▸ 17.3) einhergehen und stellen damit eine lebensbedrohliche Erkrankung dar. Daraus ergibt sich die Notwendigkeit einer zügigen Diagnostik.

Einteilung

- **46, XX-DSD:** chromosomal weibliches Geschlecht (46, XX, ▸ 2.1), Ausbildung eines „vermännlichten" oder zwittrigen Genitales, z. B. beim adrenogenitalen Syndrom (▸ 17.3.1)
- **46, XY-DSD:** chromosomal männliches Geschlecht (46, XY, ▸ 2.1), Ausbildung eines weiblichen oder zwittrigen Genitales, z. B. bei Störungen der Androgensynthese
- **DSD mit Aberrationen der Geschlechtshormone,** z. B. Turner-Syndrom (▸ 2.1.1), Klinefelter-Syndrom (▸ 2.1.1)

Betreuungskonzept

- Ein Neugeborenes mit einem intersexuellen Genitale wird in einem entsprechenden Kompetenzzentrum betreut.
- Störungen der Geschlechtsentwicklung können die sexuelle Integrität körperlich und psychisch beeinflussen. In Abhängigkeit von der zugrunde liegenden Ursache liegen Empfehlungen bezüglich der Geschlechtszuordnung vor. Unter Umständen sind in diesem Zusammenhang hormonelle Behandlungen und genitale Operationen notwendig. Besteht keine akute medizinische Notwendigkeit für derartige Therapien, sollte abgewartet werden, bis das Kind angemessen an den möglichen Therapieentscheidungen beteiligt werden kann.
- Nicht selten treten psychosexuelle Entwicklungsstörungen auf. Daher sollten Kinder mit DSD und deren Familien durch ein multidisziplinäres Team aus Kinderendokrinologinnen, -chirurgen und -urologinnen, Humangenetikern, Gynäkologinnen und Psychologen betreut werden.

Praxistipp

Patienten- und Angehörigeninformation

Umfassende Informationen und Beratungsangebote finden Betroffene und ihre Angehörigen u. a. beim Bundesverband Intergeschlechtliche Menschen e. V., www.im-ev.de.

Wiederholungsfragen

1. Wie wird eine angeborene Hypothyreose beim Neugeborenen diagnostiziert?
2. Welche Symptome sind typisch für eine angeborene Hypothyreose beim Neugeborenen?
3. Erklären Sie die Grundlagen des Kalzium-Phosphat-Stoffwechsels.
4. Beschreiben Sie die klinischen Symptome des adrenogenitalen Syndroms.
5. Beschreiben Sie die klinischen Symptome beim Cushing-Syndrom.
6. Welche Aspekte müssen bei der Pflege eines Kindes mit Cushing-Syndrom beachtet werden?
7. Wie wird der Morbus Addison behandelt?
8. Wie ist Kleinwuchs definiert?
9. Nennen Sie die Ursachen für Kleinwuchs.
10. Wie kann Hochwuchs behandelt werden?

LITERATUR

AWMF – Arbeitsgemeinschaft der Wissenschaftlichen Medizinischen Fachgesellschaften

S1-Leitlinie: Kleinwuchs. 2016. Aus: https://register.awmf.org/assets/guidelines/174-004l_S1_Kleinwuchs_2017-03-abgelaufen_02.pdf (letzter Zugriff: 11.2.2023).

Hidding A, Oesingmann S, Schneider F. Pflege bei endokrinologischen und stoffwechselbedingten Erkrankungen. In: Fley G, Schneider F (Hrsg.). PflegeHeute. Pädiatrische Pflege. München: Elsevier, 2019. S. 253–282.

Muntau AC. Pädiatrie hoch 2. München: Elsevier, 2018.

Schweizer K, Richter-Appelt H. Intersexualität/DSD: Neue Perspektiven auf geschlechtliche Körpervielfalt. Stuttgart: Thieme, 2013.

18 Immunologische Erkrankungen

Überblick

In diesem Kapitel steht die Immunologie, die Abwehrmechanismen des menschlichen Körpers gegenüber äußeren und inneren Schadensfaktoren, im Fokus. Das menschliche Immunsystem ist ein komplexes Zusammenspiel verschiedener Organe und Zellsysteme. Unterschieden werden das unspezifische und das spezifische Abwehrsystem (► 18.1). Wichtig ist dabei ein gutes Gleichgewicht zwischen kontrollierter Immunabwehr und Toleranz.

Da jedes komplexe System anfällig für Störungen ist, kommen Immundefekte (► 18.2) und verschiedene Autoimmunerkrankungen wie beispielsweise die juvenile idiopathische Arthritis (► 18.4.1) oder das Di-George-Syndrom (► 18.2.3) vor. Die Vaskulitiden, Entzündungen der kleinen und mittleren Gefäße (► 18.3), sind Folgen einer unerwünschten immunologischen Reaktion.

Das Kapitel gibt zudem Antworten auf folgende Fragen:

- Was sind Anzeichen für einen Immundefekt? (► 18.2.1)
- Welche Therapie wird bei einem IgA-Mangel durchgeführt? (► 18.2.2)
- Welches sind die fünf Hauptsymptome des Kawasaki-Syndroms? (► 18.3.2)

18.1 Physiologische Grundlagen

Das unspezifische Abwehrsystem wird vom spezifischen Abwehrsystem unterschieden. An der Wirkung beider Teilsysteme sind sowohl zelluläre als auch humorale (nicht zelluläre) Faktoren beteiligt.

Unspezifische Abwehr

Die Faktoren der **unspezifischen Abwehr** stehen unabhängig von einer vorherigen Auseinandersetzung mit einem Auslöser zur Verfügung. Haut und Schleimhäute stellen eine natürliche Barriere für Krankheitserreger dar. Ist es Keimen dennoch gelungen, ins Gewebe einzudringen, dann zerstören **Makrophagen** (aus Monozyten hervorgegangene Riesenfresszellen, größte phagozytotische Aktivität) und **neutrophile Granulozyten** eingedrungene Krankheitserreger, indem Fremdpartikel wie Bakterien von ihnen umflossen, eingeschlossen und im Inneren der Zelle verdaut werden. Unterstützt werden sie von weiteren Immunzellen, die z. B. Botenstoffe *(Zytokine)* freisetzen, um weitere Faktoren zu aktivieren. Komplementfaktoren wirken ebenfalls unterstützend. Makrophagen und neutrophile Granulozyten sind **zelluläre Faktoren.** Zu den **humoralen Faktoren** gehören z. B. Komplementfaktoren und Zytokine wie Interleukine.

Spezifische Abwehr

Neben der unspezifischen benötigt der Körper auch die **spezifische Abwehr.** Diese ist gekennzeichnet durch die Funktion der **Lymphozyten,** die in T- und B-Zellen unterteilt werden.

- **T-Zellen** reifen in den lymphatischen Geweben. Dabei lernen sie, körpereigene von körperfremden Strukturen zu unterscheiden. Sie sind u. a. beteiligt an der spezifischen Bindung von Antigenen, Aktivierung von weiteren zytotoxischen T-Zellen und der Präsentation an die B-Zellen.
- **B-Zellen** sind verantwortlich für die Bildung von spezifischen Antikörpern und von Gedächtniszellen, die im Knochenmark reifen.

Die Auseinandersetzung des Organismus mit eingedrungenen Mikroorganismen **(Antigenen)** führt zur Aktivierung von B-Zellen. Nach dem Erstkontakt mit Antigenen verändern sich die B-Lymphozyten und werden zu Plasmazellen. Diese produzieren spezifische Immunglobuline **(Antikörper),** die die humorale Abwehr darstellen. Antigen und Antikörper binden sich aneinander, es entsteht ein **Antigen-Antikörper-Komplex** (sog. Schlüssel-Schloss-Prinzip). Der Antikörper ist eine „immunologische Antenne", die andere Zellen des Abwehrsystems, z. B. **Makrophagen** (Fresszellen) aktiviert. Diese erkennen und beseitigen das eingedrungene Antigen.

Ein Teil der B-Lymphozyten wird zu **Gedächtniszellen.** Diese enthalten den Bauplan der Immunglobuline. Bei erneutem Antigenkontakt kann somit eine deutlich schnellere Immunantwort durch Bildung der passenden Antikörper erfolgen. Diesen Booster-Effekt nutzt man bei der aktiven Impfung (► 14.4.2).

Antikörper

Die **Antikörper,** auch **Immunglobuline** genannt, werden von den B-Zellen gebildet. Die Immunglobuline werden in Klassen eingeteilt:

- **Immunglobulin G (IgG):** häufigste Immunglobulinklasse, wird erst verzögert nach der Auseinandersetzung des Immunsystems mit einem Erreger gebildet. IgG können Komplementsystem aktivieren und sind plazentagängig, sodass sie den Fetus und das Neugeborene vor Infektionen schützen.
- **Immunglobulin A (IgA):** wichtigster Antikörper, der sich im Sekret der Schleimhäute befindet und diese vor der Besiedelung mit Mikroorganismen schützt.
  Immunglobulin M (IgM): wird sofort im Rahmen einer Infektionserkrankung gebildet und eignet sich daher für die Diagnose einer Erstinfektion. Die Anzahl der IgM sinkt mit der Bildung von IgG-Antikörpern wieder ab.
- **Immunglobulin E (IgE):** Bildung im Rahmen von Erkrankungen mit Parasiten und bei Allergien (► 19.1).

18.2 Immundefekte

Immundefekte sind Störungen des Immunsystems mit fehlender Immunabwehr gegen bedrohliche äußere Substanzen. Lassen sich in B-Zell- und T-Zell-Defekte, kombinierte Immundefekte sowie in primäre und sekundäre Immundefekte einteilen.

18.2.1 Leitsymptome

Folgende Symptome sollten hinsichtlich eines **primären,** also angeborenen, **Immundefekts** abgeklärt werden:

- Gedeihstörung im Säuglingsalter
- Dermatitiden mit Infektionszeichen, z. B. chronische Candida-Infektion
- Minderentwickelte Tonsillen und Lymphknoten trotz akuter Infektion
- Bei Säuglingen fehlender Thymusschatten im Röntgenbild
- Unklare Gelenkentzündungen
- Autoimmunerkrankungen (► 18.4)
- Rezidivierende tiefe Haut- und Organabszesse
- Rezidivierende bakterielle Infektionen
- Infektionen durch ungewöhnliche Erreger, wie z. B. Pneumocystis carinii

> **Merke**
>
> **Keine Anzeichen für einen Immundefekt**
>
> Oft berichten Eltern von der Infekthäufung bei ihrem Kind und wünschen den Ausschluss eines Immundefekts. Bei den folgenden Symptomen besteht **kein Hinweis** auf einen Immundefekt:
>
> - Häufige banale Infekte: Kleinkinder erkranken 10- bis 12-mal pro Jahr an banalen Infekten, Kinder in Betreuungseinrichtungen sind oft noch häufiger betroffen.
> - Lange Hustenepisoden als Zeichen eines hyperreagiblen Bronchialsystems (► 4.6).
> - Häufige Erkrankung eines Säuglings mit älteren Geschwistern. Durch die Geschwister besteht mehr Kontakt zu Erregern, die Kinder sind deutlich häufiger krank als das erste Kind.

Sekundäre, also erworbene, **Immundefekte** sind wesentlich häufiger und können in jedem Lebensalter aufgrund von iatrogenen Maßnahmen oder anderen Grunderkrankungen auftreten. Die Ursachen hierfür können eine Proliferationsstörung der T- und B-Lymphozyten aufgrund von Malignomen oder Medikamenten, eine verminderte Antikörperproduktion aufgrund von Eiweißmangel oder eine Störung der T-Zell-Funktion durch Infektions- oder Stoffwechselerkrankungen sein.

18.2.2 B-Zell-Defekte

Ursachen

Störungen der B-Lymphozyten führen zu einem Mangel an Immunglobulinen. Der häufigste **Immunglobulinmangel** ist der selektive IgA-Mangel. Seltener bestehen Störungen in der Bildung von IgG *(IgG-Subklassen-Defekt)* oder eine Verminderung aller Immunglobulinklassen *(Agammaglobulinämie).*

Klinik

Bei einem Immunglobulinmangel treten bei den betroffenen Kindern vermehrt bakterielle Infektionen, z. B. durch Haemophilus influenzae oder Pneumokokken auf, die einen besonders schweren und langen Verlauf haben. Meist fallen die Kinder mit 5–7 Monaten auf, wenn der Nestschutz der Mutter schwindet. Betroffen sind vor allem die oberen und unteren Atemwege, aber auch der Verdauungstrakt. Schwere Störungen der Antikörperbildung sollten bei Kindern mit ausgeprägten bakteriellen Infektionen wie Meningitis (► 9.6) und Osteomyelitis (► 13.3.1) abgeklärt werden. Autoimmunerkrankungen und Malignome treten gehäuft auf.

Diagnostik

Im Serum werden die Konzentrationen der Immunglobuline IgG, IgA, IgM und IgE und der Gesamtlymphozytenzahl bestimmt. Bei V.a. auf einen IgG-Subklassendefekt werden auch diese bestimmt.
Nach einer aktiven Impfung zeigt sich kein Titeranstieg, da keine Antikörper gebildet werden können.

Therapie

Es besteht die Möglichkeit der lebenslangen Ersatztherapie mit Immunglobulinen. Weiterhin werden bakterielle Infektionen antibiotisch behandelt. Lebendimpfungen (► 14.4.2) sollten bei gestörter Antikörperbildung nicht durchgeführt werden.

Selektiver IgA-Mangel

Antikörper vom Typ der Immunglobuline A (IgA) befinden sich natürlicherweise in allen Körpersekreten und bilden so eine Schutzbarriere vor eindringenden Keimen, z.B. im Respirations- und Magen-Darm-Trakt.

Ursachen und Klinik

Der isolierte IgA-Mangel betrifft eines von 600 Kindern in Mitteleuropa und ist somit der häufigste Immundefekt (Grenzwürker et al. 2014). Der IgA-Mangel kann ohne Folgen bleiben, da andere Immunglobuline die IgA-Funktion übernehmen können. Er kann aber auch zu schweren Atemwegsinfektionen und chronischen Durchfallerkrankungen führen. Außer einer Infektanfälligkeit sind bei den betroffenen Patienten häufiger Autoimmunerkrankungen (► 18.4) und Allergien (► Kap. 19) zu beobachten.

Therapie

Die Therapie ist rein symptomatisch und beschränkt sich auf die Behandlung der Folgeerkrankungen.

18.2.3 T-Zell- und kombinierte Immundefekte

Aufgrund genetischer Veränderungen sind Funktion und Differenzierung der T-Zellen gestört, z.B. beim DiGeorge-Syndrom. In der Folge kommt es oft auch zu einer Störung der humoralen Immunität und des B-Zell-Systems. Daher sind die Grenzen zwischen **T-Zell-Defekten** und **kombinierten Immundefekten** oft fließend.

Klinik

Die Kinder fallen aufgrund schwerer Infektionen schon in den ersten Lebenswochen auf. T-Zell-Defekte führen zu viralen, parasitären und Pilzinfektionen. Diese nehmen oft einen komplizierten Verlauf und enden nicht selten letal.

DiGeorge-Syndrom

Aufgrund einer Mikrodeletion auf dem Chromosom 22 (► 2.1.2) kommt es beim **DiGeorge-Syndrom** zu einer kongenitalen Thymushypo- oder Thymusaplasie in Kombination mit Hypoparathyreoidismus (► 17.2.1), kongenitalen Herzfehlern (► 5.2) und typischen Gesichtsanomalien. Die Thymushypo- oder Thymusaplasie führt zum T-Zell-Defekt, da die Reifung der T-Zellen im Thymus stattfindet.

Klinik

Bei der Geburt fallen die Kinder mit ihrem typischen Gesichtsdeformitäten – dysplastische (fehlgebildete) Ohren (► Abb. 18.1), großer Augenabstand, kleines Kinn *(Mikrognathie)*, Gaumenspalte und nach lateral ansteigende Lidachse – auf. Aufgrund des Hypoparathyreoidismus entwickeln sie eine Hypokalzämie mit Tetanie (► 8.3.2). In der Säuglingsperiode treten aufgrund des T-Zell-Immundefekts gehäuft schwere Infektionen wie Soorinfektionen des gesamten Gastrointestinaltrakts oder Pneumonien durch Pneumocystis carinii auf.

Diagnostik

In der Blutuntersuchung lässt fällt die verminderte Zahl reifer T-Zellen auf, und es lassen sich unreife Vorstufen der T-Zellen nachweisen. In entsprechenden Funktionstests wird eine verminderte oder fehlende Funktion der T-Zellen nachgewiesen. Oft kommt es aber mit zunehmendem Alter der Patienten zu einer Regeneration der Funktion der T-Zellen und der Epithelkörperchen.

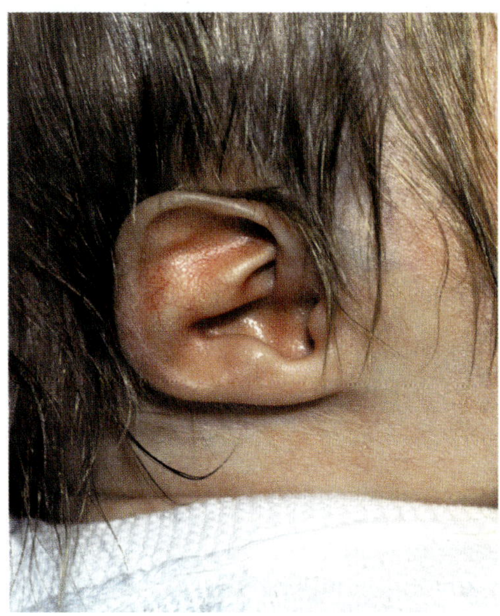

Abb. 18.1 Fehlgebildete Ohrmuschel bei einem Säugling mit DiGeorge-Syndrom. [O530]

Therapie

Es besteht die Möglichkeit der Transplantation von Thymusgewebe oder Knochenmark. Ohne diese Therapien versterben 80 % der Kinder im 1. Lebensjahr (Muntau 2018). Bei milderen Verlaufsformen heilt der Defekt bis zum 2. Lebensjahr aus. Relevant ist der vorliegende Herzfehler.

Schwere kombinierte Immundefekte

Schwere angeborene kombinierte Immundefekte sind gekennzeichnet durch ein vollständiges Fehlen der T- und B-Zell-Funktion. Somit kommt es zu einer ausgeprägten Infektneigung schon im frühen Säuglingsalter. Die Häufigkeit wird mit 1 : 50.000 bis 1 : 100.000 Neugeborenen in Mitteleuropa angegeben (Huang, Manton 2005).

Klinik

Bei fehlenden Tonsillen, Lymphknoten und Thymus wird der V. a. einen schweren kombinierten Immundefekt gestellt. Die Kinder werden typischerweise im 2.–3. Lebensmonat mit schweren Infektionen mit Pilzen oder Viren auffällig. Chronische und rezidivierende Infektionen des Gastrointestinaltrakts führen zur Gedeihstörung, Infektionen der Atemwege zur respiratorischen Insuffizienz.

Diagnostik

In der Laboruntersuchung zeigen sich eine Lymphozytopenie, verminderte T-Zell-Zahlen und T-Zell-Funktion sowie extrem niedrige Immunglobulinwerte.

Therapie

Durch die Knochenmarktransplantation (► 15.5.2) besteht die Möglichkeit der Bildung eines kompetenten Immunsystems. Weitere wichtige Therapiemaßnahmen sind die Vorbeugung und Behandlung von Infektionen. Bei zeitiger Diagnosestellung ist diese Therapie in den meisten Fällen erfolgreich, ansonsten verlaufen die Infektionen in den ersten Lebensmonaten letal.

18.3 Vaskulitiden

Die Purpura Schönlein-Henoch und das Kawasaki-Syndrom sind Beispiele für **Vaskulitiden** (Gefäßentzündungen), die auf dem Boden einer immunologischen Reaktion entstehen.

18.3.1 Purpura Schönlein-Henoch

Diese allergische Gefäßerkrankung betrifft Jungen häufiger als Mädchen und tritt typischerweise im 2.–8. Lebensjahr auf. Oft waren die Kinder vorher an einem Infekt der oberen Luftwege (► 4.3) erkrankt. Die Entzündung der kleinen Gefäße und Kapillaren führt zur Durchlässigkeit der Gefäßwände und zu Blutungen.

Klinik und Diagnostik

Die Diagnose wird aufgrund der klinischen Symptome gestellt:

- Fieber und starkes Krankheitsgefühl
- Schwellungen und Schmerzen großer Gelenke, z. B. der Sprunggelenke
- Hautblutungen in Form von Petechien (► Abb. 18.2), Ekchymosen (größere Hauteinblutungen) und palpable (unter der Haut tastbare) Purpura typischerweise an den Unterschenkeln und am Gesäß
- Bauchschmerzen, Blut im Stuhl, Invagination (► 6.4.6) bei Beteiligung der Gefäße im Gastrointestinaltrakt *(Purpura abdominalis)*
- Hämaturie und Proteinurie (► 7.1.2), bei Nierenbeteiligung ggf. Glomerulonephritis (► 7.5.2)

Therapie

Die Gelenkbeschwerden werden analgetisch behandelt. Bei einer Purpura abdominalis besteht die

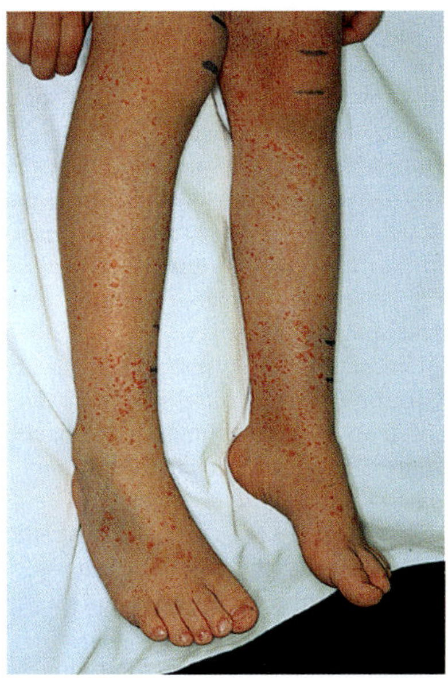

Abb. 18.2 Petechien bei Purpura Schönlein-Henoch. [R190-005]

Möglichkeit einer Therapie mit Kortikosteroiden. Die seltene Beteiligung der Nieren spricht dagegen oft nicht auf eine Therapie mit Kortikosteroiden an. Insgesamt ist die Prognose der Purpura Schönlein-Henoch im Kindesalter jedoch gut.

Pflege

- Bei der Aufnahme des Kindes sind die passenden Pflegeassessments durchzuführen und die entsprechenden Pflegediagnosen zu erheben.
- Bei der täglichen Körperpflege ist die Beobachtung der Haut auf neue Effloreszenzen wichtig.
- Urin und Stuhl werden auf Blutbeimengungen untersucht.
- Die Kinder sind, bedingt durch Blutungen in den Magen-Darm-Trakt und die daraus resultierenden Bauchschmerzen, oft appetitlos. Hier können die Pflegenden z. B. versuchen, durch „gelenkte Wunschkost" (Lebensmittelauswahl aus der leichten Schonkost) und kleine Portionen den Appetit wieder anzuregen. Außerdem sollen die Kinder für den Erhalt der Nierenfunktion viel trinken.
- Werden Bauchwickel akzeptiert, können kalte Wickel den Bauchschmerzen entgegenwirken. Gegen die Gelenkschmerzen werden auf ärztliche Anordnung Schmerzmedikamente verabreicht.
- Sind Ödeme an Hand- und Fußrücken erkennbar, werden die entsprechenden Körperteile erhöht positioniert.

18.3.2 Kawasaki-Syndrom

Fallbeispiel

Anne und das Aki-Syndrom

„Du musst mir unbedingt helfen, Kathi!" Ein wenig verzweifelt steht die Auszubildende Anne im Pausenraum auf der Kinderkardiologie vor ihrer Mitschülerin. Annes Augen sind gerötet und sie wartet ungeduldig auf Kathis Reaktion.

„Hallo, Anne! Was ist passiert?", fragt Kathi betont ruhig. „Passiert?" Anne holt tief Luft. Das kann ja was werden. „Ja, natürlich ist was passiert, Kathi! Ich habe vorhin meine Patienten für mein praktisches Examen bekommen. Es sind ganz tolle, die ich auch gut von der Zeit und dem Ablauf hinbekommen werde. Aber ich habe einfach keinen Plan mehr, was dieses Aki-Syndrom ist. Kannst du mir da mal helfen?"

Das **Kawasaki-Syndrom** *(mukokutanes Lymphknotensyndrom)* ist eine akute systemische Erkrankung der kleinen und mittleren Gefäße. Es lagern sich Entzündungszellen an der Gefäßwand an, die die Gefäßwandschichten zerstören können. Auch Organe können betroffen sein. Die Ursache ist unklar. Die erkrankten Kinder sind oft jünger als 4 Jahre, Jungen erkranken häufiger als Mädchen.

Klinik und Diagnostik

Typischerweise finden sich **fünf Hauptsymptome,** anhand derer die Diagnose gestellt wird:

- Hohes Fieber > 5 Tage
- Beidseitige Konjunktivitis (► 10.3.2) mit deutlicher Gefäßzeichnung ohne eitriges Exsudat
- Schleimhautveränderungen der Lippen (Lacklippen) und der Mundhöhle (Himbeerzunge, Enanthem, ► Abb. 18.3)
- Mittelfleckiges makulopalulöses Exanthem (► 12.1) sowie Rötung der Handinnenflächen und Fußsohlen mit Ausbildung einer Schuppung, vor allem auch der Fingerkuppen in der 2.–3. Krankheitswoche (Rekonvaleszenzphase), Hand- und Fußrückenödeme
- Schwellung der Halslymphknoten

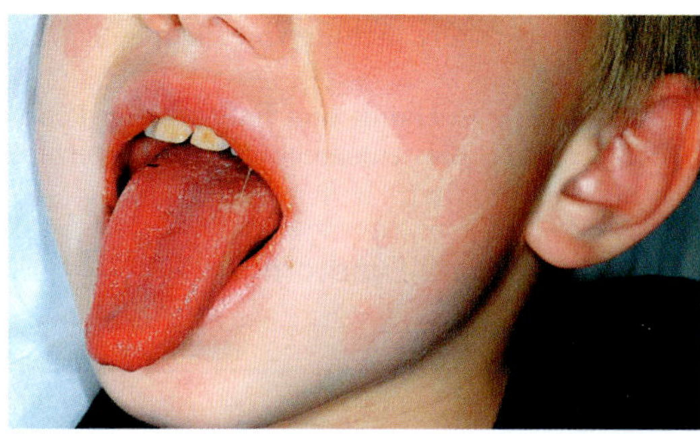

Abb. 18.3 Schleimhautveränderungen der Lippen (Lacklippen) und der Mundhöhle (Himbeerzunge) bei Kawasaki-Syndrom. [E473-005]

Weiterhin können Gelenkbeschwerden, nicht eitrige Meningitis (► 9.6), Pankarditis, Diarrhö und Emesis, Nierenbeteiligung mit Proteinurie (► 7.1.2), Husten, deutlich erhöhte Entzündungszeichen und Thrombozytose in der Rekonvaleszenzphase auftreten.

Erläuterungen zum Fallbeispiel

Anne und das Aki-Syndrom

Von einem Aki-Syndrom hat Kathi auch noch nichts gehört. Anne bemerkt wohl Kathis Unwissen, denn ihr Gesichtsausdruck wird noch verzweifelter. Da Kathi ihr weiterhelfen will, fordert sie Anne auf, ihr doch mal was über die Symptome des Patienten mit dem Aki-Syndrom zu berichten.

„Nojus ist 2 Jahre alt und wurde mit seit über einer Woche bestehendem Fieber, das sich schwer senken lässt, stationär aufgenommen. Er hat ganz glänzende Lippen und eine große Zunge, die sehr nach einer Himbeere aussieht. Außerdem ist Nojus' Hals ganz geschwollen und …" Kathi hebt die Hand, um Annes Redefluss zu stoppen. Als der Begriff „Himbeerzunge" fällt, weiß sie sofort, wovon Anne spricht. „Du meinst das Kawasaki-Syndrom!"

Anne ist erleichtert. „Oh. Ja, na, klar! Stimmt. Das habe ich mir in der Eile falsch aufgeschrieben." Kathi lacht und bietet Anne an, gemeinsam Nojus' Patientendokumentation durchzugehen.

Komplikation

Eine schwerwiegende Komplikation kann die Beteiligung der Herzkranzgefäße sein. Es entstehen Aussackungen *(Aneurysmen)*, die zu Thromben, Herzinfarkten und Rhythmusstörungen führen können, daher ist meist eine Durchführung einer Echokardiografie zur Beurteilung der Koronararterien des Herzens notwendig.

Pflege

- Bei der Aufnahme des Kindes passende Pflegeassessments durchführen und entsprechende Pflegediagnosen auswählen
- Kontinuierliche Überwachung der Herzfrequenz, öfter am Tag verteilt RR-Messungen
- Puls auch manuell auszählen, um eine Herzrhythmusstörung zu erkennen
- Auf die genannten Nebensymptome achten und diese adäquat versorgen
- Auf Schmerzen achten und ggf. nach ärztlicher Anordnung Schmerzmittel verabreichen
- Patienten auf Gelenkschmerzen beobachten und geeignete Positionierungsmaßnahmen durchführen
- Auf Fieber achten und ggf. Antipyretika nach ärztlicher Anordnung verabreichen
- Tägliche Pflegemaßnahmen bündeln, um den Patienten nicht übermäßig zu belasten
- Psychologische Betreuung des Patienten und der Eltern

Therapie

Die Kinder erhalten einmalig hochdosierte Immunglobuline i.v., um den Krankheitsverlauf abzumildern und Veränderungen der Herzkranzgefäße zu verhindern. Bei einer Beteiligung der Koronararterien wird eine Therapie mit Acetylsalicylsäure über 2 Wochen durchgeführt, bei einem Koronaraneurysma ggf. über 1 Jahr. Bei einer Herzbeteiligung ist strenge Bettruhe indiziert. Die Prognose ist im Allgemeinen gut.

18.4 Autoimmunerkrankungen

Autoimmunerkrankungen entstehen, wenn die Toleranz des Immunsystems gegen sich selbst **(Selbsttoleranz)** aufgehoben ist. Es gibt systemische (z. B. systemischer Lupus erythematodes, ► 18.4.2) und organspezifische (z. B. juvenile idiopathische Arthritis, ► 18.4.1) Erkrankungen.

18.4.1 Juvenile idiopathische Arthritis (JIA)

Unter einer **juvenilen idiopathischen Arthritis (JIA)** versteht man verschiedene Erkrankungen mit Gelenkentzündungen, die folgende Merkmale aufweisen:

- Beginn vor dem 16. Lebensjahr
- Mehr als 6 Wochen Dauer
- Keine andere Ursache diagnostizierbar

Der zugrunde liegende Autoimmunprozess richtet sich hauptsächlich gegen die Synovia (Gelenkinnenhaut) großer und kleiner Gelenke, die mit entzündlichen Veränderungen reagiert. Neben einer **Synovitis** (Entzündung der Gelenkinnenhaut) kommt es in unterschiedlichem Ausmaß zu einer Beteiligung innerer Organe und des Auges. Die Häufigkeit der JIA liegt bei vier bis fünf Erkrankungen pro 100.00 Kindern (Högemann et al. 2021). Die genaue Ätiologie bleibt unklar, die Prognose ist jedoch viel besser als die der idiopathischen Arthritis im Erwachsenenalter.

Einteilung

Die JIA wird in sechs Subgruppen eingeteilt:

1. **Systemische Arthritis** mit Fieber, Exanthem, Lymphknotenschwellung, Hepato- oder Splenomegalie und Serositis (Entzündung seröser Haut, Still-Syndrom)
2. **Polyarthritis** (Rheumafaktor negativ): symmetrische Polyarthritis an fünf oder mehr Gelenken ohne Nachweis des Rheumafaktors
3. **Polyarthritis** (Rheumafaktor positiv): symmetrische Polyarthritis an fünf oder mehr Gelenken mit Nachweis des Rheumafaktors
4. **Oligoarthritis:** Arthritis an einem bis vier Gelenken, zudem häufig Uveitis
5. **Enthesitis-assoziierte Arthritis:** Arthritis und Entzündung der Sehnenansätze *(Enthesitis)*, häufig HLA-B27-assoziiert
6. **Psoriasisarthritis:** Arthritis und Psoriasis (► 12.9)

Klinik

Arthritis

Eine Synovitis, die länger als 6 Wochen anhält, führt zu den typischen Entzündungszeichen der betroffenen Gelenke wie Schwellung, Schmerzen, Rötung, Überwärmung und Bewegungseinschränkungen, insbesondere Morgensteifigkeit. Bei chronischen Verläufen sind Knorpel- und Knochenveränderungen sowie Versteifungen, Knochenwachstumsstörungen und damit Achsfehlstellungen möglich.

Extraartikuläre Manifestationen

Das Auftreten der Erkrankung an anderen Organen ist vom Subtyp der Erkrankung abhängig. Eine schwere Organbeteiligung liegt bei der systemischen Arthritis vor.

- Beteiligung innerer Organe, Serositis, vor allem Perikarditis und Myokarditis, Pleuritis sowie Hepatosplenomegalie
- Lymphknotenvergrößerung
- Anämie
- Fieber
- Müdigkeit, Leistungsschwäche
- Hautveränderungen im Fieberschub: stammbetontes, blasses, nicht juckendes Exanthem
- Rheumaknötchen: harte, verschiebbare, nicht schmerzhafte, bis zu erbsengroße Knötchen an den Streckseiten der Extremitäten und im Verlauf der langen Sehnen
- Uveitis (Entzündung der Aderhaut und der Iris), die noch Jahre nach einer ausgeheilten Arthritis auftreten und zur Erblindung führen kann
- Wachstumsverzögerung

Diagnostik

Die Diagnose wird klinisch gestellt. Das Ausmaß des Gelenkschadens wird durch die Sonografie und durch Röntgenuntersuchungen dokumentiert. Mithilfe von Laborparametern lassen sich die Subtypen differenzieren. Die diagnostischen Maßnahmen müssen auch die extraartikulären Manifestationen berücksichtigen, z. B. augenärztliche Untersuchung, EKG etc.

Laborparameter

- **Entzündungsparameter:** BSG, CRP.
- **Rheumafaktor:** Es handelt sich um einen IgM-Antikörper, der sich gegen IgG richtet. Diese Antikörper lassen sich nur bei wenigen der Kinder mit JIA nachweisen (seropositiv), während die meisten Erwachsenen mit einer IA seropositiv sind. Seropositivität lässt eine ungünstige Prognose hinsichtlich der Gelenke erwarten. Rheumafaktoren sind nicht krankheitsspezifisch, denn sie können auch bei anderen entzündlichen oder bei malignen Erkrankungen auftreten.
- **Antinukleäre Antikörper (ANA):** Autoantikörper, die gegen Bestandteile des Zellkerns wirken. Der Nachweis gelingt bei ca. 30 % der JRA-Patienten (Krumrey-Langkammerer et al. 2019), aber auch bei anderen Autoimmunkrankheiten sowie einigen Infektionskrankheiten. Bei ANA-positiven Kindern tritt gehäuft eine Uveitis (Entzündung der mittleren Augenhaut) auf.
- **HLA-B27:** Leukozyten lassen sich durch verschiedene Membraneigenschaften, die humanen Leukozytenantigene (HLA), typisieren. Humane Leukozytenantigene der Klasse B27 (HLA-B27) treten besonders bei der Enthesitis-assoziierten Arthritis auf.

Therapie

Ziel der Behandlung ist es, die Entzündung im akuten Schub möglichst rasch zu hemmen und weitere Schübe zu verhindern, um die Gelenkfunktion zu erhalten bzw. wiederherzustellen. Bleibende Schäden an Augen und inneren Organen sollen verhindert werden.

Zur **medikamentösen Therapie** stehen folgende Präparate zur Verfügung:

- Nichtsteroidale Antirheumatika (NSAR): antientzündlich, schmerzlindernd und fiebersenkend, z. B. Ibuprofen, Indometacin, Diclofenac, Naproxen
- Glukokortikoide, intraartikulär, systemisch: wirken antientzündlich
- Immunsuppressiva: hemmen die Autoimmunreaktion, z. B. Azathioprin, Methotrexat (MTX)
- Biologika (► 6.4.5), z. B. Antikörper gegen Zytokine wie Adalimumab, Etanercept

Zur **nicht medikamentösen Therapie** stehen sowohl Physio- und Ergotherapie als auch eine Hilfsmittelversorgung zur Verfügung. Gegebenenfalls werden operative Maßnahmen, z. B. eine Entfernung der Gelenkinnenhaut oder Operationen zur Sehnenverlängerungen, durchgeführt.

Pflege

Bei Kindern mit JRA stehen mehrere Probleme im Mittelpunkt (Assessments durchführen und entsprechende Pflegediagnosen auswählen) und sollten von den Pflegenden einfühlsam begleitet werden:

- Die Kinder leiden gerade im akuten Schub unter starken Schmerzen, sodass die Compliance für die tägliche Körperpflege und andere Pflegemaßnahmen eingeschränkt ist. Zur Schmerzbehandlung können zusätzlich zur medikamentösen Therapie physikalische Maßnahmen angewendet werden, wobei im akuten Schub die Wärmebehandlung kontraindiziert ist.
- Die Kinder haben aufgrund der Nebenwirkungen der Medikamente (z. B. Gewichtszunahme unter Kortison) und durch orthopädische Hilfsmittel häufig Körperbildstörungen. Eine psychische Begleitung und der Kontakt zu Selbsthilfegruppen können den Patienten bei der Verarbeitung helfen.
- Manche Medikamente können Magenbeschwerden auslösen. Daher sollten die Medikamente nicht auf nüchternen Magen und stets mit reichlich Flüssigkeit und ggf. mit medikamentösen Magenschutz eingenommen werden.
- Da manche Antirheumatika gerinnungshemmende Wirkungen haben und es dadurch zu Blutungen kommen kann, erfolgt eine systematische Hautbeobachtung.
- Vor allem bei einer immunsuppressiven Therapie sind die hygienischen Richtlinien zur Infektionsprophylaxe streng zu befolgen.
- Um die Beweglichkeit zur erhalten, ist es hilfreich, die Gelenke zu bewegen und Kontrakturen vorzubeugen. Bei Schmerzen werden vor den Bewegungsübungen Schmerzmittel angeboten. Behutsame Physiotherapie kann vor unphysiologischen Bewegungsabläufen schützen.
- Bei häufigen Krankenhausaufenthalten werden die erkrankten Kinder am Krankenbett mit Unterrichtsunterlagen der jeweiligen Schule oder, falls die Klinik darüber verfügt, in der Klinikschule durch Krankenhauslehrer unterrichtet.

Praxistipp

Angehörigeninformation und Selbsthilfegruppen

Informationen und Selbsthilfegruppen unter: www.hilfefuermich.de/kinderrheuma

18.4.2 Systemischer Lupus erythematodes (SLE)

Der **systemische Lupus erythematodes (SLE)** ist eine Autoimmunerkrankung, bei der Autoantikörper gegen Bestandteile der Zellkerne und Immunkomplexe gebildet werden. Dadurch entstehen eine Vaskulitis und eine indirekte Gewebeschädigung durch die Immunkomplexbildung an verschiedenen Organen. Typisches Manifestationsalter der Erkrankung ist die frühe Pubertät und die Adoleszenz. Mädchen sind 4-mal häufiger betroffen als Jungen (Muntau 2018).

Klinik und Diagnostik

Fast jedes Organsystem kann im Rahmen des SLE erkranken. Typische Manifestationen sind:

- Allgemeinsymptome: Abgeschlagenheit, Fieber, Müdigkeit, Gewichtszunahme
- Schmetterlingsförmiges Exanthem der Wangen
- Scheibenförmige Hautveränderungen (Lupusherde): gerötete, schuppende Plaques

- Lichtempfindlichkeit der Haut
- Veränderungen der Nasen- oder Mundschleimhaut
- Gelenkentzündung (Arthritis, Polyarthritis)
- Entzündung der Muskulatur (Myositis) und serösen Häute wie Perikarditis oder Pleuritis
- Beteiligung der Niere (Nephritis) oder des Herzmuskels (Myokarditis)
- Beteiligung des ZNS (zerebrale Krampfanfälle, ▶ 9.4, Psychosen, Depression)
- Hämatologische Symptome, z. B. Anämie (▶ 15.2.1), Leukopenie (▶ 15.3) und Thrombozytopenie (▶ 15.4.3)
- Nachweis von Autoantikörpern, z. B. antinukleäre Antikörper (ANA), Antikörper gegen Doppelstrang-DNA (dsDNA-AK), Smith-Antigen-Antikörper (Sm-AK).

Das Vorhandensein von vier der obigen Symptome ist mit einer systemischen Erkrankung im Sinne eines SLE vereinbar. Unter anderem folgen: Labordiagnostik inkl. Autoantikörper, Röntgenaufnahmen, Arthrosonografien, Nierensonografie, ggf. Röntgen-Thorax, Angiografie, Biopsien, CT oder MRT.

Pflege

- Bei der täglichen Körperpflege die Haut auf Exantheme beobachten
- Auf Übelkeit, Erbrechen oder Magenschmerzen achten und ggf. nach ärztlicher Anordnung Medikamente verabreichen
- Herzfrequenz kontinuierlich überwachen (manuell Puls über 1 Minute auszählen, um Herzrhythmusstörungen zu erkennen), regelmäßige RR-Kontrolle
- Atemfrequenz dokumentieren und auf Atemgeräusche achten
- Neurologischen Status (Bewusstseinslage, evtl. Krampfanfälle, Wesens- und Verhaltensänderungen) beobachten
- Urin- und Stuhlausscheidung überwachen
- Psychologische Betreuung von Kind und Eltern

Therapie

Die Therapie sollte in Zusammenarbeit mit einem kinderrheumatologischen Zentrum erfolgten. Mittel der ersten Wahl sind Kortikosteroide. Leichte Verläufe können analgetisch mit NSAR (▶ 18.4.1) behandelt werden. Reicht eine Steroidtherapie nicht aus oder können deren Nebenwirkungen nicht länger toleriert werden, wird eine immunsuppressive Therapie durchgeführt.

Wiederholungsfragen

1. Welche Teilsysteme gehören zum menschlichen Abwehrsystem?
2. Bei welchen anamnestischen Angaben besteht ein Verdacht auf einen Immundefekt?
3. Welche Therapie wird beim IgA-Mangel durchgeführt?
4. Beschreiben Sie die klinischen Symptome bei T-Zell- und bei kombinierten Immundefekten.
5. Wie ist die Purpura Schönlein-Henoch definiert?
6. In welchem Alter tritt die Purpura Schönlein-Henoch typischerweise auf?
7. Welches sind die fünf Hauptsymptome des Kawasaki-Syndroms?
8. Wie wird eine juvenile rheumatoide Arthritis behandelt?
9. Welche typischen Autoantikörper werden beim systemischen Lupus erythematodes gebildet?
10. Wie setzt sich die Therapie beim systemischen Lupus erythematodes zusammen?

LITERATUR

eular – European Alliance of Associations for Rheumatology. Aus: www.eular.org (letzter Zugriff: 11.2.2023)

Högemann A et al. Juvenile idiopathische Arthritis. DocCheck Flexikon. 2021. Aus: https://flexikon.doccheck.com/de/Juvenile_idiopathische_Arthritis (letzter Zugriff: 11.2.2023).

Huang H, Manton KG. Newborn screening for severe combined immunodeficiency (SCID): a review. Frontiers in Bioscience. 2005; 10: 1024–1039.

Krumrey-Langkammerer M, Leitenbauer I. Pflege bei chronisch-entzündlichen Systemerkrankungen. In: Fley G, Schneider F (Hrsg.). PflegeHeute. Pädiatrische Pflege. München: Elsevier, 2019. S. 348–360.

Muntau AC. Pädiatrie hoch 2. München: Elsevier, 2018.

Weber J, Weber D, Tzaribachev N. High Frequency of Temporomandibular Joint-Isolated Juvenile Idiopathic Arthritis in Children with Orthodontic Treatment Need. Vortrag auf dem 87th Congress of the European Orthodontic Society (EOS), Istanbul, 19.–23. Juni 2011.

19 Allergische Erkrankungen

Überblick

Da zunehmend mehr Kinder und Jugendliche Allergien aufweisen, ist für Pflegefachpersonen, die im pädiatrischen Bereich tätig sind, ein umfassendes Wissen über allergische und atopische Krankheitsbilder grundlegend. Das Kapitel gibt eine Übersicht über Reaktionstypen (▸ 19.1), diagnostische (▸ 19.2) und therapeutische (▸ 19.3) Möglichkeiten sowie verschiedene Krankheitsbilder (▸ 19.4) und beantwortet u. a. folgende Fragen:

- Welche vier unterschiedlichen allergischen Reaktionstypen nach Coombs und Gell gibt es? (▸ 19.1)
- Mit welchen diagnostischen Maßnahmen wird eine Allergie abgeklärt? (▸ 19.2)
- Welche Erkrankungen gehören zum atopischen Formenkreis? (▸ 19.4)
- Welche Therapieformen gibt es bei der atopischen Dermatitis? (▸ 19.4.2)

Allergien zeigen in der westlichen Bevölkerung eine steigende Tendenz, etwa 16 % der Kinder und Jugendlichen sind davon betroffen (Fley, Schneider 2019). Eine **Allergie** ist eine angeborene oder erworbene Erkrankung, bei der eine veränderte Reaktionslage des Organismus gegenüber bestimmten Fremdstoffen *(Allergene)* vorliegt. Da das Abwehrsystem verstärkt auf diese reagiert, handelt es sich um eine Überempfindlichkeitsreaktion. Der Zustand einer Überempfindlichkeit von Haut und Schleimhäuten auf natürliche Umweltstoffe wird als **Atopie** bezeichnet.

19.1 Reaktionstypen

Grundsätzlich werden Erkrankungen, die durch eine Überempfindlichkeitsreaktion hervorgerufen werden, unterschieden in:

- Allergische Erkrankungen, bei denen das Immunsystem übersteigert auf **körperfremde** Substanzen reagiert
- Autoimmunerkrankungen, bei denen das Immunsystem fehlgeleitet ist und gegen **körpereigene** Strukturen vorgeht

Nach Coombs und Gell werden diese Überempfindlichkeitsreaktionen in **vier Haupttypen** eingeteilt (▸ Tab. 19.1).

Typ-I-Reaktion

Die **Typ-I-Reaktion,** die auch als **Sofortreaktion** oder **anaphylaktische Reaktion** bezeichnet wird, beschreibt den Pathomechanismus wichtiger allergischer Erkrankungen:

- Bei entsprechender genetischer Veranlagung *(Disposition)* reagiert das Immunsystem auf bestimmte Antigene mit einer besonders starken Bildung von spezifischen **Immunglobulinen** (Antikörpern, ▸ 18.1) des Typs IgE, die sich an die Oberfläche von Mastzellen heften. Die Mastzelle speichert Mediatorsubstanzen wie Histamin.
- Kommt die sensibilisierte Mastzelle erneut mit dem Allergen in Kontakt, kann dieses zwei benachbarte IgE-Moleküle überbrücken. Somit werden die gespeicherten Substanzen freigesetzt *(Degranulation).* Histamin und andere Mediatorsubstanzen wirken lokal oder generalisiert innerhalb weniger Minuten.
- In der Folge kommt es vor allem zu einer Ödembildung durch die Erweiterung der Gefäße und durch die gesteigerte Kapillardurchlässigkeit. Weiterhin bewirkt die Freisetzung von Histamin eine Engstellung der Bronchien.

Vorsicht

Anaphylaktischer Schock

Eine gefürchtete Komplikation einer Typ-I-Reaktion ist der anaphylaktische Schock (▸ 21.1.3), bei dem es durch Histamin zu einer generalisierten Gefäßweitstellung und damit zum lebensbedrohlichen Blutdruckabfall kommt.

Typ-II-Reaktion

Bei **Typ-II-Reaktionen** binden Immunglobuline vom Typ IgG oder IgM an Antigene, die sich an der Oberfläche von Zellen befinden. Innerhalb weniger Stunden wird die so markierte Zielzelle durch das

Tab. 19.1 Allergische Reaktionstypen.

Typ	Kurzbezeichnung	Pathomechanismus	Klinische Beispiele
I	• Sofortreaktion • Anaphylaktische Reaktion	Degranulation von IgE-beladenen Mastzellen	• Allergisches Asthma bronchiale (► 4.6) • Allergische Rhinokonjunktivitis (► 19.4.3) • Urtikaria (► 19.4.4) • Anaphylaktischer Schock (► 21.1.3) • Nahrungsmittelallergien (► 19.4.1)
II	Zytotoxischer Typ	IgG- bzw. IgM-markierte Zielzelle wird durch aktiviertes Komplementsystem zerstört	• Blutgruppenunverträglichkeit (► 1.3.3) • Diabetes mellitus Typ 1 (► 16.1.1) • Nahrungsmittelallergien (► 19.4.1)
III	Immunkomplex-Typ	Antigen-Antikörper-Komplexe bedingen durch Komplementaktivierung lokale oder generalisierte Entzündung	• Zöliakie (► 6.4.2) • Vaskulitis (► 18.3) • Exogen-allergische Alveolitis (Entzündung der Lungenbläschen) • Systemischer Lupus erythematodes (► 18.4.2) • Nahrungsmittelallergien (► 19.4.1)
IV	• Spätreaktion • Tuberkulintyp	Freisetzung von Mediatoren aus sensibilisierten T-Lymphozyten aktiviert Entzündungszellen	• Tuberkulintest • Transplantatabstoßung • Allergische Kontaktdermatitis • Nahrungsmittelallergien (► 19.4.1)

aktivierte Komplementsystem, das eine besondere Einheit des humoralen Immunsystems darstellt, zerstört. Man spricht daher auch von einer **zytotoxischen Reaktion.**

Typ-III-Reaktion

Typ-III-Reaktionen werden durch im Blut zirkulierende Antigen-Antikörper-Komplexe ausgelöst. Diese Immunkomplexe aktivieren das Komplementsystem und lösen in kurzer Zeit entzündliche Reaktionen aus.

- Zu einer **lokalen Entzündung** an der Eintrittsstelle des Antigens kommt es bei Antikörperüberschuss, z. B. bei der Zöliakie (► 6.4.2).
- Zu einer **generalisierten Entzündung** kommt es, wenn das Antigen im Überschuss vorhanden ist, z. B. bei einer Vaskulitis (► 18.3).

Typ-IV-Reaktion

Während die Typ-I- bis Typ-III-Reaktionen durch Antikörper, die aufgrund des Kontakts mit Antigenen gebildet wurden, hervorgerufen werden, wird die **Typ-IV-Reaktion** durch sensibilisierte **T-Lymphozyten** vermittelt.

Bei erneutem Antigenkontakt setzen die T-Lymphozyten Mediatoren frei, die als **Lymphokine** bezeichnet werden. Diese aktivieren wie neutrophile Granulozyten und Makrophagen Entzündungszellen. Der daraus resultierende Gewebeschaden tritt bei der Typ-IV-Reaktion erst nach Tagen auf, sodass sie auch als **Spätreaktion** bezeichnet wird.

19.2 Allergiediagnostik

Zu einer ganzheitlichen **Allergiediagnostik** gehören eine Anamnese, Hauttests, Laboruntersuchungen sowie Provokationstests.

Anamnese

Eine ausführliche **Eigen-, Familien-** und **Umweltanamnese** steht im Zentrum der diagnostischen Abklärung. Gezielte Fragen ergeben Hinweise auf:

- Familiäre Disposition
- Verdächtige Allergene
- Beschwerdezeitraum

Hauttests

- **Prick-Test**: Mit diesem Test wird eine allergische Sofortreaktion erfasst. Dazu wird ein Tropfen eines Allergenextrakts auf die Innenseite des Unterarms gegeben und die Haut durch den Tropfen mit einer Prick-Lanzette kurz angestochen. Bei positivem Prick-Test bildet die Haut nach 10–20 Minuten eine Quaddel. Zusätzlich kann eine Negativ- und Positivkontrolle mit einer Test- bzw. Histaminlösung durchgeführt werden.

- **Intrakutantest**: Bei diesem Test werden maximal 0,05 ml einer Allergenlösung in die Lederhaut injiziert. Der Intrakutantest kommt bei V. a. Insektengift- oder Penicillinallergie zum Einsatz. Er löst ebenfalls eine Sofortreaktion aus.
- **Epikutantest**: Mit diesem Test wird eine allergische Spätreaktion erfasst. Er dient der Allergendiagnostik, z. B. beim allergischen Kontaktekzem oder bei Nahrungsmittelallergien. Auf die obere Rückenhälfte, die frei von entzündlichen Hautveränderungen sein muss, werden für 48 Stunden Teststreifen mit potenziellen Allergenen geklebt. Nach 48, 72 und 96 Stunden werden die Hautreaktionen (Erythem, Bläschen) abgelesen.

Laboruntersuchungen

- **Gesamt-IgE im Serum**: Eine deutliche Erhöhung *(Eosinophilie)* lenkt den Verdacht auf eine allergische Erkrankung, ein Normalwert schließt aber eine solche nicht aus. Jedoch gehen auch andere Erkrankungen mit einem erhöhten Gesamt-IgE einher, z. B. parasitäre Infektionen.
- **Allergenspezifisches IgE im Serum**: Bestimmung spezifischer IgE-Antikörper gegen zahlreiche Inhalations- und Nahrungsmittelallergene. Dieser Nachweis belegt die erfolgte Sensibilisierung, aber nicht die klinische Bedeutung für den Patienten.

Provokationstests

Provokationstests werden direkt am betroffenen Organ durchgeführt. Damit kann gezeigt werden, ob eine nachgewiesene Sensibilisierung tatsächlich krankheitsauslösend ist, z. B. durch:

- **Konjunktivale Provokation**: Ein Extrakt des verdächtigen Allergens wird in den medialen Augenwinkel getropft. Nach ca. 10 Minuten erwartet man Juckreiz, Tränenfluss, Rötung der Bindehaut sowie ein Lidödem.
- **Nasale Provokation**: Das potenzielle Allergen wird in die untere Nasenmuschel gesprüht. Nach etwa 10 Minuten wird die Reaktion beurteilt und der Strömungswiderstand des Atemflusses gemessen.
- **Bronchiale (inhalative) Provokation**: Wird notwendig, wenn konjunktivale und nasale Provokation ergebnislos durchgeführt wurden.
- **Nahrungsmittelprovokation**: Das verdächtige Nahrungsmittel wird in steigender Konzentration verabreicht. Die Beobachtung erfolgt auf Sofortreaktionen sowie verzögerte Reaktionen in den nächsten 72 Stunden, z. B. Diarrhö, Erbrechen, Hauterscheinungen oder die Verschlechterung einer Neurodermitis (▸ 19.4.2).

19.3 Therapieprinzipien

Prävention

Verschiedene Maßnahmen können bei gefährdeten Kindern mit einer entsprechenden Prädisposition die Wahrscheinlichkeit verringern, dass eine allergische Erkrankung ausbricht:

- Stillen über 4–6 Monate, Beginn von Beikostgabe ab dem 5. Lebensmonat (▸ 1.7.2)
- Minimierung potenzieller Allergene im Umfeld des Kindes, z. B. Entfernung von Hausstaubmilben
- Ggf. Ernährung mit hydrolysierter Säuglingsnahrung (HA-Nahrung, ▸ 1.7.2)
- Kein passives Rauchen

Karenzmaßnahmen

Wenn bei nachgewiesener Sensibilisierung die verantwortlichen Allergene aus dem Lebensbereich des Kindes eliminiert werden können, ist das Kind ohne weitere Behandlung beschwerdefrei. So sollten z. B. bei einer **Tierhaarallergie** keine Haustiere gehalten werden.

Bei einer **Hausstaubmilbenallergie** wird zu einer Sanierung des häuslichen Milieus geraten. Dabei gilt es, Staubfänger wie Vorhänge und Teppiche zu beseitigen und Matratzen, Bettdecken und Kissen mit milbendichten Bezügen *(Encasing)* zu versehen.

Entsprechende **Nahrungsmittel** sollten im Sinne einer Eliminationsdiät (Verzicht auf spezifische Nahrungsmittel) vermieden werden, dabei ist auf einen entsprechenden Ersatz der Nährstoffe zu achten. Bei einer Kuhmilcheiweißallergie wird im Säuglingsalter eine Hydrolysatnahrung (▸ 1.7.2) empfohlen. Nach dem 1. Lebensjahr kann auch auf Sojamilch umgestellt werden.

Können Allergene nicht vollständig gemieden werden, z. B. Pollen, sollte über eine spezifische Immuntherapie *(Hyposensibilisierung)* nachgedacht werden.

Spezifische Immuntherapie (Hyposensibilisierung)

Eine **spezifische Immuntherapie (SIT,** *Hyposensibilisierung*) wird insbesondere bei allergischem Asthma bronchiale (► 4.6) und Heuschnupfen (► 19.4.3) durchgeführt, wenn Karenzmaßnahmen nicht möglich sind.

Über etwa 3 Jahre werden die ermittelten Allergene in ansteigender Konzentration **subkutan** injiziert oder **sublingual** verabreicht. Somit werden neben den abnorm gebildeten IgE-Antikörpern auch vermehrt IgG-Antikörper produziert. Diese reagieren aber nicht mit den Mastzellen, sondern fangen die Allergene ab, sodass eine Typ-I-Reaktion verhindert wird.

- Die **subkutane Immuntherapie (SCIT)** führt bereits im 1. Behandlungsjahr zu einer deutlichen Symptomverbesserung, geringerem Medikamentenverbrauch und Zunahme der Lebensqualität. Des Weiteren können Neusensibilisierungen und die Ausbildung eines Asthmas bronchiale als Folgeerkrankung eines Heuschnupfens verhindert werden.
- Die **sublinguale Immuntherapie (SLIT)** ist aufgrund des einfachen Handlings besonders im Kindesalter geeignet; ggf. sollte später auf eine s. c. Gabe gewechselt werden.

Medikamente

Medikamente, die zur Behandlung des Asthmas bronchiale eingesetzt werden, sind in ► 4.6 dargestellt. Weitere Medikamente zur Behandlung von Allergien:

- **Antihistaminika** verhindern, dass aus Mastzellen freigesetztes Histamin einen Bronchospasmus und eine entzündliche Reaktion auslösen kann; orale Gabe von Cetirizin, Loratidin oder Desloratidin.
- **Dinatriumcromoglicinsäure (DNCG)** stabilisiert die Mastzellen und erschwert so die Ausschüttung von Histamin und anderen Mediatorsubstanzen; Verabreichung vor allem als Nasenspray oder Augentropfen.

19.4 Atopische Krankheitsbilder

Atopiker sind Menschen, die aufgrund einer genetischen Disposition zu immunologisch bedingten Überempfindlichkeitsreaktionen neigen (multifaktorielle Vererbung, ► 2.2.2). In Abhängigkeit von zusätzlichen Provokationsfaktoren wie Klimaeinflüssen, Infekten, Umwelteinflüssen und psychischen Belastungen werden sie mindestens ein atopisches Krankheitsbild entwickeln. Schätzungen gehen davon aus, dass in Deutschland jeder vierte Bürger Atopiker ist (RKI o. J.). Das Atopierisiko eines Neugeborenen erhöht sich, wenn bei einem Verwandten ersten Grades eine Atopie vorliegt.

Wichtige Erkrankungen des atopischen Formenkreises sind:

- Nahrungsmittelallergien (► 19.4.1)
- Atopische Dermatitis (*Neurodermitis,* ► 19.4.2)
- Allergisches Asthma bronchiale (► 4.6)
- Rhinitis allergica (Heuschnupfen, ► 19.4.3)
- Urtikaria (Nesselsucht, ► 19.4.4)

19.4.1 Nahrungsmittelallergien

Allergische Reaktionen auf Nahrungsmittel, die im Sinne einer Sofortreaktion (Typ I) oder auch als zellvermittelte Typ-IV-Reaktion (► Tab. 19.1) auftreten können, manifestieren sich oft schon im Säuglingsalter. Die Prognose der Nahrungsmittelallergien ist gut. Bei der Hälfte der Patienten mit sehr hohen IgE-Werten bleibt die Nahrungsmittelallergie bestehen. Gegebenenfalls kommen später auch Reaktionen auf Inhalationsallergene dazu.

Die häufigsten Nahrungsmittelallergene im Kindesalter sind:

- Hühnerei
- Kuhmilch
- Weizen
- Soja
- Nüsse, besonders Erdnüsse
- Fisch

Klinik

Mögliche Symptome nach der oralen Aufnahme dieser Allergene sind:

- Anaphylaktische Sofortreaktion mit Lippenschwellung, Laryngospasmus, Urtikaria, Erbrechen, Durchfall, Asthma bis zum anaphylaktischen Schock (► 21.1.3)
- Hauterscheinungen im Sinne einer atopischen Dermatitis (► 19.4.2) oder Urtikaria (► 19.4.4)

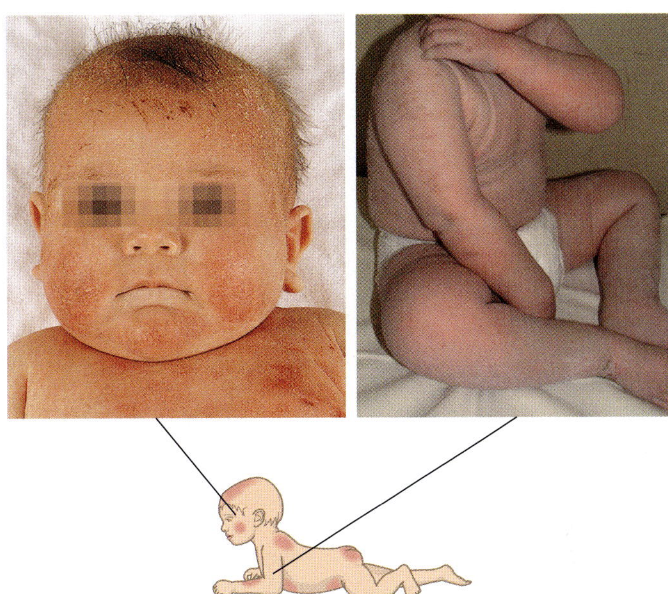

Abb. 19.1 Prädilektionsstellen der Neurodermitis im Säuglingsalter. [L138/E722–002]

- Gastrointestinale Symptome wie Erbrechen, Koliken, Durchfall und Gedeihstörung
- Respiratorische Symptome wie allergische Rhinokonjunktivitis (► 19.4.3) und Asthma (► 4.6)

19.4.2 Atopische Dermatitis

Etwa 10 % der Kinder leiden an einer **atopischen Dermatitis,** die auch als **atopisches Ekzem** oder als **Neurodermitis** bezeichnet wird (Fley, Schneider 2019). Diese chronisch-rezidivierende entzündliche Hauterkrankung manifestiert sich häufig schon im Säuglingsalter.

Ursachen

Neben der genetischen Veranlagung sind zahlreiche Provokationsfaktoren am Ausbruch und der Ausprägung einer atopischen Dermatitis beteiligt, z. B.:

- Klima, sehr häufig verschlechtert sich das Bild in den trockenen Wintermonaten
- Infektionskrankheiten
- Allergenexposition
- Nahrungsmittelunverträglichkeit
- Hautirritation, z. B. durch Wolle
- Emotionale Faktoren

Klinik

Die Symptomatik kann erheblich variieren. Typisch jedoch sind:

- Symmetrisches Befallsmuster; ► Abb. 19.1 und ► Abb. 19.2 zeigen die bevorzugten Stellen *(Prädilektionsstellen)* bei Säuglingen und Kleinkindern
- Juckreiz
- Extrem trockene und schuppige Haut
- Ggf. Superinfektionen

Die Hautveränderungen im Sinne eines **Ekzems** beginnen oft bereits im 3.–4. Lebensmonat. Bei einem Ekzem handelt es sich um eine Entzündung der Haut *(Dermatitis).* Diese wird nicht durch Keime ausgelöst und ist daher nicht ansteckend. Zunächst treten umschriebene Rötungen mit Bläschen und Knötchen auf, die sehr stark jucken und häufig aufgekratzt werden. Die betroffenen Areale nässen und bilden gelbbraune Krusten. Diese erinnern an angebrannte Milch und werden daher als **Milchschorf** bezeichnet. Jenseits des 2. Lebensjahrs zeigt die trockene Haut stellenweise ein vergröbertes Faltenrelief, eine sog. **Lichenifikation.**

Der Schweregrad des Ekzems sollte regelmäßig mit dem **SCORAD (SCORing Atopic Dermatitis)** eingeschätzt werden (< 25 Punkte leichtes, 25–60 Punkte mittelschweres, > 60 Punkte schweres Ekzem).

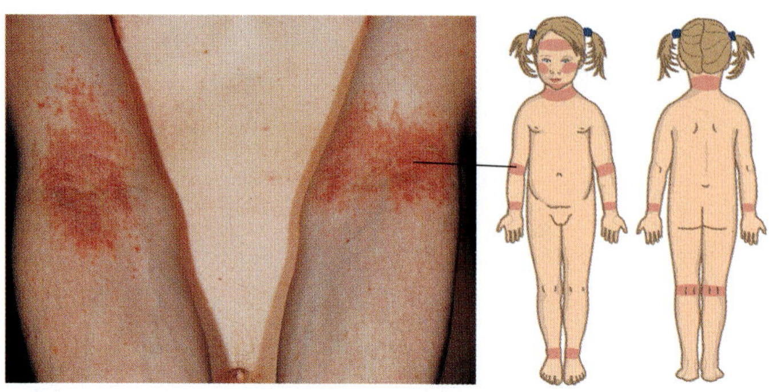

Abb. 19.2 Prädilektionsstellen der Neurodermitis im Kindesalter. [L138/E722–002]

Fallbeispiel

Claras juckende Haut

Die Auszubildende Chau Nguyen hat heute ihren 3. Arbeitstag in der Ambulanz einer Kinderklinik. Sie misst die Vitalwerte der Patienten, unterstützt die behandelnden Ärzte bei den körperlichen Untersuchungen und begleitet die Familien zu Beratungsgesprächen. Als Chau das Untersuchungszimmer betritt, begutachtet gerade die Ärztin Annika Eisenberger den Unterarm der 9-jährigen Clara. Sie zeigt auf die Ellenbeuge des Mädchens und erklärt: „Clara hat Neurodermitis. Die Haut an der Ellenbeuge ist trocken, rissig und stark gerötet. Weißt du schon etwas über Neurodermitis, Chau?"

Komplikationen

- Bakterielle Superinfektion mit Staphylokokken oder Streptokokken.
- Virale Superinfektion:
  - Herpes-simplex-Viren (► 12.4.1). Das resultierende Ekzema herpeticatum kann für Säuglinge lebensbedrohlich sein.
  - Dellwarzen *(Mollusca contagiosa).*
  - Warzen *(Verruca vulgaris).*
- Infektionen mit Pilzen wie Trichophytum rubrum als Tinea.

Therapie

Die Behandlung der atopischen Dermatitis ist eine langwierige Aufgabe, da bei den Betroffenen eine lebenslängliche Hautempfindlichkeit besteht. Die Therapie baut auf einem Stufenplan auf.

- Wichtige Basistherapie ist eine konsequente **rückfettende Hautpflege** mit urea- oder glyzerinhaltigen Präparaten, die auch bei erscheinungsfreier Haut erfolgen muss. Diese Therapie stellt die beste Rezidivprophylaxe dar.
- **Lokale Kortikosteroiden** kommen bei sehr aktiver atopischer Dermatitis sparsam zur Anwendung: Stärker betroffene Areale werden 2 × tgl. über 3–4 Tage behandelt, dann wird die der Therapie schleichend reduziert. Bei weiterhin bestehendem Bedarf über eine Behandlungsdauer von 4 Wochen erfolgt der Wechsel auf topische Immunsuppressiva.
- **Topische Immunsuppressiva** wie Pimecrolimus und Tacrolimus (ab dem 2. Lebensjahr) vor allem im Gesicht, Genitale und zur proaktiven Therapie mit Behandlungen 1–2 x pro Woche.
- Systemische Therapie mit **Kortikosteroiden,** kurzfristige Stoßtherapie bei schweren Schüben
- **UV-Therapie.**
- Therapie mit **Antihistaminika** bei ausgeprägtem Juckreiz.
- Weitere Maßnahmen:
  - Diät bei nachgewiesener Nahrungsmittelallergie
  - Kleidung aus leichter Baumwolle
  - Psychologische Betreuung

Erläuterungen zum Fallbeispiel

Claras juckende Haut

Chau überlegt und erwidert: „Neurodermitis ist eine Hauterkrankung, und die Patienten leiden häufig an Ekzemen und Juckreiz der Haut." Die Ärztin erklärt weiter: „Weil sich Claras Neurodermitis in den letzten Wochen verschlechtert hat und die normale Hautpflege aktuell nicht ausreicht, empfehle ich für die nächsten 4 Wochen eine Lokaltherapie mit einer kortisonhaltigen Creme …" Da unterbricht Clara die Ärztin: „Diese Creme kenne ich schon. Ich habe sie schon mal im letzten Winter benutzt, und sie hat gut geholfen. Ich musste mich dann viel weniger kratzen."

Pflege

Es gibt verschiedene Ansätze der Pflege von Patienten mit atopischer Dermatitis. Die folgenden Maßnahmen sollen irritative Reize vom Kind fernhalten.

- Die Unterwäsche muss aus reiner Baumwolle bestehen. Der Kontakt mit tierischer Wolle ist zu meiden. Sind Hände und Unterarme befallen, darf das Kind keine Kleidung aus Wolle tierischer Herkunft tragen. Bei Befall des Gesichts dürfen auch die Bezugspersonen keine Kleidung aus tierischer Wolle tragen, da schon durch das Anlehnen eine Ekzemreaktion ausgelöst werden kann. Bei einem Befall der Kniekehlen kann ein Baumwolleinsatz in die Hosenbeine eingenäht werden. Scheuernde Kleidungsstücke werden unterpolstert oder umgenäht. Die Kleidung sollte langsam ausgezogen werden, da bereits ein ruckartiges Ausziehen den Juckreiz auslösen kann.
- Beim Kauf von Kleidungsstücken sollten die Eltern auf farbechte Kleidungsstücke, insbesondere Hosen, achten. Die Wäsche muss gründlich gespült werden, bis das Spülwasser klar ist. Auf Waschmittel mit Duftstoffen und aggressiven Waschsubstanzen sowie Weichspüler sollte verzichtet werden. Empfehlenswert sind spezielle Waschmittel für Allergiker oder Waschnüsse.
- Der Kontakt mit Wasser sollte möglichst eingeschränkt werden. Vor allem ist auf heißes Wasser zu verzichten, da auch dies eine Reaktion auslösen kann. Stark gechlorte Hallen- oder Freibäder sind mögliche Auslöser für einen neuen Schub.
- Wenn die Füße befallen sind, sollte das Kind möglichst viel barfuß laufen oder Baumwollsöckchen und nach Möglichkeit Halbschuhe oder Sandalen tragen.
- Die Fingernägel des Kindes sind möglichst kurz zu halten, um das Kratzen zu erschweren. Bei starkem Befall können nachts Baumwollhandschuhe angezogen werden.
- Der Haarschnitt bzw. die Frisur sollte so gewählt werden, dass die Haare die ekzematische Haut nicht berühren.
- Alle weiteren möglichen Auslöser müssen beseitigt oder so weit wie möglich gemieden werden.

19.4.3 Allergische Rhinokonjunktivitis

Die **allergische Rhinokonjunktivitis** *(Heuschnupfen)* kann sich in jedem Lebensalter manifestieren, meist jedoch zwischen dem 10. und 20. Lebensjahr. Die Erkrankungshäufigkeit hat in den letzten Jahren zugenommen und liegt jetzt bei etwa 15 % der Bevölkerung (Allergieinformationsdienst 2019).

Allergene

- **Ganzjährige Beschwerden** werden meistens durch Hausstaubmilben, Schimmelpilze oder Tierhaare hervorgerufen.
- **Saisonale Beschwerden** sind häufig auf eine Pollenallergie zurückzuführen, z. B. Gräser-, Getreide-, Birken-, Erlen- bzw. Haselnusspollen.

Klinik

Nach Allergenkontakt kommt es über eine Typ-I-Reaktion (▸ 19.1) zur Anschwellung der Nasenschleimhaut mit:

- Juckreiz der Nase
- Häufigen Niesanfällen
- Fließschnupfen
- Erschwerter Nasenatmung
- Begleitender Bindehautentzündung

Therapie

- Gabe steroidhaltiger Nasensprays
- Lokale Therapie am Auge mit Antiallergika
- Systemische Therapie mit Antihistaminika
- Ggf. spezifische Immuntherapie

19.4.4 Urtikaria

Bei der **Urtikaria** *(Nesselsucht)* verursacht Histamin ein Ödem im Bereich der Lederhaut. Dieses äußert sich in Form von kurzzeitig bestehenden, meist rötlichen, unscharf begrenzten, erhabenen und juckenden Hautveränderungen unterschiedlicher Größe (Quaddeln, ▸ 12.1).

Ursachen

Mögliche Auslöser:

- Allergene
- Infektionen
- Physikalische Faktoren wie Reibung, Druck, Wärme, Kälte, UV-Licht
- Körperliche Anstrengung
- Selten Autoimmunprozesse oder maligne Erkrankungen

Komplikation

Anaphylaktischer Schock (▸ 21.1.3).

Therapie

- Allergenkarenz
- Bei Bedarf Antihistaminika (lokal oder systemisch), ggf. auch Steroide.

Wiederholungsfragen

1. Nennen Sie die vier allergischen Reaktionstypen nach Coombs und Gell.
2. Was ist die gefürchtete Komplikation einer allergischen Reaktion vom Soforttyp?
3. Mit welchen diagnostischen Maßnahmen wird eine Allergie abgeklärt?
4. Nach welchen Therapieprinzipien werden Allergiker behandelt?
5. Was ist ein Atopiker?
6. Welche Erkrankungen gehören zum atopischen Formenkreis?
7. Beschreiben Sie die Hautveränderungen bei der atopischen Dermatitis.
8. Welche Therapieformen gibt es bei der atopischen Dermatitis?
9. Erklären Sie den Unterschied zwischen ganzjähriger und saisonaler allergischer Rhinokonjunktivitis.
10. Welche Ursachen der Urtikaria kennen Sie?

LITERATUR

Allergieinformationsdienst. Wie verbreitet ist Heuschnupfen? 2019. Aus: www.allergieinformationsdienst.de/krankheitsbilder/heuschnupfen/verbreitung.html#:~:text=Heuschnupfen bei Erwachsenen und Kindern,als Männer (13 Prozent) (letzter Zugriff: 13.2.2023).

AWMF – Arbeitsgemeinschaft der Wissenschaftlichen Medizinischen Fachgesellschaften (AWMF). S2k-Leitlinie Neurodermitis. 2015. Aus: https://013-027l_S2k_Neurodermitis_2020-06-abgelaufen.pdf (letzter Zugriff: 13.2.2023).

AWMF – Arbeitsgemeinschaft der Wissenschaftlichen Medizinischen Fachgesellschaften (AWMF). S3-Leitlinie Allergieprävention. 2022. Aus: https://register.awmf.org/assets/guidelines/061-016l_S3_Allergiepraevention_2022-11.pdf (letzter Zugriff: 23.01.2023).

Fley G, Schneider F. Pflege bei Hauterkrankungen. In: Fley G, Schneider F (Hrsg.). PflegeHeute. Pädiatrische Pflege. München: Elsevier, 2019. S. 402–422.

Muntau AC. Pädiatrie hoch 2. München: Elsevier, 2018.

RKI – Robert Koch-Institut. Allergien und atopische Erkrankungen. Aus: www.rki.de/DE/Content/Gesundheitsmonitoring/Themen/Chronische_Erkrankungen/Allergien/Allergien_node.html (letzter Zugriff: 13.2.2023).

RKI – Robert Koch-Institut. KiGGS Welle 2 – Erste Ergebnisse aus Querschnitt- und Kohortenanalyse. 2018. Aus: www.rki.de/DE/Content/Gesundheitsmonitoring/Gesundheitsberichterstattung/GBEDownloadsJ/Journal-of-Health-Monitoring_01_2018_KiGGS-Welle2_erste_Ergebnisse.pdf?__blob=publicationFile (letzter Zugriff: 13.2.2023).

20 Psychische Störungen im Kindes- und Jugendalter

Überblick

Pflegefachpersonen, die als Teil eines multiprofessionellen Teams Kinder und Jugendliche mit psychischen Störungen betreuen, haben u. a. die Aufgabe, die Betroffenen sowie deren Familien bei therapeutischen Prozessen zu begleiten. Dementsprechend erhalten sie in diesem Kapitel einen Überblick über verschiedene psychische Erkrankungen im Kindes- und Jugendalter und können anschließend folgende Fragen beantworten:

- Welche Symptome gehören zu den Leitsymptomen des frühkindlichen Autismus? (► 20.1.1)
- Welche Komplikationen können im Rahmen einer Bulimie auftreten? (► 20.5.2)
- Welche Aspekte sollten bei der Pflege eines Patienten mit Depression berücksichtigt werden? (► 20.6)
- Welche klinischen Zeichen können Hinweise auf eine Kindesmisshandlung sein? (► 20.7)

Psychische Störungen im Kindes- und Jugendalter sind komplexe Krankheitsbilder, die sich von somatischen Erkrankungen abgrenzen lassen. Je nach Alter können sich im Rahmen einer psychischen Erkrankung spezifische Symptome entwickeln, häufig z. B. Beeinträchtigungen in der sozialen Interaktion, Ängste oder Konzentrationsschwierigkeiten.

20.1 Autismus-Spektrum-Störungen (ASS)

Autismus-Spektrum-Störungen (ASS) sind tiefgreifende Entwicklungsstörungen, denen eine komplexe Störung des zentralen Nervensystems zugrunde liegt. Gemeinsames Symptom der ASS ist eine schwere Beziehungs- und Kommunikationsstörung. Folgende Krankheitsbilder gehören zu den ASS:

- Frühkindlicher Autismus
- Asperger-Syndrom
- Atypischer Autismus (sehr selten bei Kindern und daher im Folgenden nicht weiter erwähnt)

20.1.1 Frühkindlicher Autismus

Fallbeispiel

Ein außergewöhnlicher Praxiseinsatz

Als die Auszubildende Nora Weber ihren ersten Arbeitstag in der Kinder- und Jugendpsychiatrie antritt, hat sie ein mulmiges Gefühl im Bauch und ihre Gedanken kreisen. Was wird sie dort erwarten? Nora weiß, dass dort Kinder im Alter bis zu 12 Jahren betreut werden. Nora kann sich allerdings nicht vorstellen, an welchen psychischen Erkrankungen Kinder in diesem Alter leiden. Auf dem Weg zum Stationszimmer kommt die Auszubildende an einem Spielzimmer vorbei. Dort sitzt ein etwa vierjähriger Junge alleine auf dem Fußboden. Nora streckt vorsichtig ihren Kopf durch die geöffnete Tür. Als sie freundlich „Guten Morgen" sagt, reagiert der Junge nicht. Er sieht nicht mal auf und wirkt völlig in ein Spiel versunken. Es scheint, als würde er verschiedene Spielsachen akkurat der Größe nach in eine Reihe legen. Dabei bewegt er unablässig seinen Kopf hin und her. Nora wendet sich ab und setzt ihren Weg zum Stationszimmer fort. Sie denkt: „Die nächsten Wochen hier werden sicher außergewöhnlich werden …"

Der **frühkindliche Autismus** *(Kanner-Syndrom)* beginnt in der Regel vor dem 36. Lebensmonat. Diese psychische Störung kommt in allen gesellschaftlichen Schichten bei etwa 3 : 1.000 Kindern vor (Muntau 2018). Jungen erkranken häufiger als Mädchen.

Ursachen

Die Ursachen sind noch unklar. Man geht davon aus, dass genetische Ursachen eine Rolle spielen. Somatische Erkrankungen, bei denen der frühkindliche Autismus gehäuft beobachtet wird, sind z. B.

- Chromosomenaberrationen (► 2.1)
- Muskeldystrophie Typ Duchenne (► 9.5.4)
- Rötelnembryopathie (► 14.2.3)
- Hypothyreose (► 17.1.1)
- Phenylketonurie (► 16.4.1)
- Fragiles-X-Syndrom (► 2.1.2)
- West-Syndrom (zerebrale Krampfanfälle, ► 9.4)

Klinik

- Betroffenen Kindern ist es kaum möglich, **soziale Bindungen** einzugehen und aufrechtzuerhalten. Sie suchen keinen Kontakt zu ihren primären Bezugspersonen, zeigen kaum Blickkontakt und wirken emotional nicht erreichbar. Obwohl sich diese Auffälligkeiten mit beginnendem Schulalter teilweise zurückbilden können, entwickeln Betroffene nur selten Freund- oder Partnerschaften.
- Kennzeichnend ist auch eine **Kommunikationsstörung** im sprachlichen und nicht sprachlichen Bereich. Mimik und Gestik werden nur spärlich eingesetzt, Sprachverständnis sowie Sprache entwickeln sich gar nicht oder deutlich später. Falls die betroffenen Kinder sprechen, fallen Eigentümlichkeiten auf: Sie wiederholen die Worte ihres Gesprächspartners *(Echolalie)*, benutzen „du" statt „ich" *(Pronominalumkehr)* und kreieren neue Wörter *(Neologismen)*.
- Es zeigen sich **stereotype Verhaltensweisen** (z.B. Pendelbewegungen mit dem Kopf) sowie ein eingeschränktes Spektrum an Interessen und Aktivitäten, insbesondere eingefahrenes, fantasieloses Spielverhalten. Ältere Kinder beschäftigen sich zwanghaft mit Fahrplänen, Farben, Zahlen oder Mustern und reagieren mit heftigen Affektstürmen auf eine Veränderung der Lebensgewohnheiten.
- Außer diesen Leitsymptomen können bei einigen frühkindlichen Autisten Wahrnehmungsstörungen wie Hypo- bzw. Hypersensibilität einzelner Sinnessysteme sowie Intelligenzminderungen (► 20.2) beobachtet werden. Bei etwa 75 % der Patienten liegt der IQ unter 65 (AWMF 2016).

Erläuterungen zum Fallbeispiel

Ein außergewöhnlicher Praxiseinsatz

Nora hat ein Kind mit frühkindlichem Autismus beobachtet. Der Junge zeigt trotz Noras Begrüßung keinen Blickkontakt und wirkt emotional nicht erreichbar. Die Pendelbewegung des Kopfs und das besondere Spielverhalten sind ebenfalls typische Verhaltensweisen bei frühkindlichem Autismus. Während ihres Einsatzes wird Nora erfahren, dass beim Umgang mit betroffenen Kindern und Jugendlichen die nonverbale Kontaktaufnahme und eine konkrete, direkte Ansprache, aber auch die Wahrung von körperlicher Distanz hilfreich sind. Zudem wird auf der Station darauf geachtet, dass die Umgebung strukturiert gestaltet ist und die Kinder möglichst wenigen sensorischen Reizen (Geräuschen, Gerüchen, Lichtquellen etc.) ausgesetzt sind.

Therapie

Die Behandlungsschwerpunkte liegen im Aufbau sozialer und sprachlicher Fertigkeiten. Es ist wichtig, die Eltern über das Krankheitsbild zu informieren und sie in den Behandlungsplan einzubeziehen. Dieser beinhaltet folgende Elemente:

- Verhaltenstherapie
- Heilpädagogik
- Psychomotorische Übungen
- Musiktherapie
- Logopädie
- Ergotherapie
- Physiotherapie
- Pharmakotherapie
- Elternberatung

Prognose

Trotz umfassender Langzeitbehandlung ist die Mehrheit der Patienten stark beeinträchtigt, sodass eine selbstständige Lebensführung und die Ausübung eines Berufs nur selten möglich sind. Beziehungsschwierigkeiten und ungewöhnliche Verhaltensmuster können das gesamte Leben bestehen bleiben.

20.1.2 Asperger-Syndrom

Das **Asperger-Syndrom** manifestiert sich in der Regel erst im 2.–5. Lebensjahr und kommt mit einer Häufigkeit von ca. 3 auf 1.000 Kinder vor. Auch von dieser Störung sind Jungen häufiger als Mädchen betroffen (8 : 1) (Muntau 2018).

Klinik

Die charakteristische Beziehungsstörung ist beim Asperger-Syndrom milder ausgeprägt als beim frühkindlichen Autismus. Die sozialen Defizite werden häufig erst im Schulalter problematisch. Sie äußern sich in einem Mangel an Einfühlungsvermögen (mangelnde Empathiefähigkeit), Distanz- und Humorlosigkeit.

Die Intelligenz ist eher überdurchschnittlich. Die Sprachentwicklung setzt relativ früh ein und erreicht ein hohes Niveau, wobei die Patienten nicht auf ihren Gesprächspartner eingehen können. Sie entwickeln ausgefallene Sonderinteressen, zeigen zwanghaft-pedantische Züge und fallen durch motorische Ungeschicklichkeit auf.

Therapie und Prognose

Bei der Behandlung steht das Training von sozialen und motorischen Fertigkeiten im Vordergrund.

Im Verlauf halten viele Patienten an ihren sonderbar wirkenden Interessen und Aktivitäten fest. Sie gehen weniger Partnerbeziehungen ein und entwickeln überdurchschnittlich häufig schizophrene Psychosen.
Die Unterschiede zwischen frühkindlichem Autismus und Asperger-Syndrom sind in ► Tab. 20.1 zusammengefasst.

20.2 Intelligenzminderungen

Die Einschränkung der geistigen Fähigkeiten wird als **Intelligenzminderung** bezeichnet. Diese kann angeboren oder erworben sein. Entsprechend dem Intelligenzquotienten (Normbereich 85–115) werden folgende Einteilungen vorgenommen:

- **Niedrige Intelligenz** (IQ 70–84): Die Kinder erlangen trotz einer leichten Intelligenzminderung häufig einen mittleren Schulabschluss.
- **Leichte Intelligenzminderung** (IQ 50–69): Die Betroffenen besuchen eine Förderschule für Kinder mit Lernschwierigkeiten. Die praktische Intelligenz ist oft besser ausgebildet als die theoretische.
- **Mittelgradige Intelligenzminderung** (IQ 35–49): Durch den Besuch einer Sonderschule für Kinder mit geistiger Beeinträchtigung kann die praktische Intelligenz gefördert werden.
- **Schwere Intelligenzminderung** (IQ 20–34): Ein Teil der Betroffenen besucht eine Sonderschule für Kinder mit geistiger Beeinträchtigung, sofern der Besuch durch weitere Beeinträchtigungen nicht eingeschränkt ist.
- **Schwerste Intelligenzminderung** (IQ < 20): Diese Störung führt zu einer komplexen geistigen Einschränkung, und es bestehen schwere neurologische Defizite (z. B. Epilepsie, Paresen, Beeinträchtigung der Seh- und Hörfähigkeit), welche eine Verständigung stark erschweren.

Mit zunehmendem Schweregrad steigt das Risiko von psychiatrischen Begleitstörungen sowie das Risiko, Opfer sexueller Übergriffe oder Misshandlungen (► 20.7) zu werden.

Tab. 20.1 Unterschiede zwischen dem frühkindlichen Autismus und dem Asperger-Syndrom.

Kriterien	Frühkindlicher Autismus	Asperger-Syndrom
Häufigkeit	Ca. 3 : 1.000 (Muntau 2018)	Ca. 3 : 1.000 (Muntau 2018)
Manifestationsalter	Vor dem 36. Lebensmonat	2.–5. Lebensjahr
Intelligenz	Häufig gemindert	Durchschnittlich bis überdurchschnittlich
Sprachentwicklung	Verzögert, teilweise gar nicht	Eher früh und auf hohem Niveau
Motorik	Stereotypien	Ungeschicklichkeit

Diagnostik

Neben der Anamnese und der klinischen, neurologischen und psychiatrischen Untersuchung werden bildgebende, laborchemische und molekulargenetische Verfahren zur Diagnosestellung eingesetzt; ggf. ist eine pränatale Diagnostik möglich.

Ursachen

Die Ursache einer Intelligenzminderung kann auf unterschiedliche Erkrankungen zurückzuführen sein:

- Chromosomenstörungen, z. B. Trisomie 21 (► 2.1.1)
- Stoffwechselstörungen, z. B. Phenylketonurie (► 16.4.1)
- Hormonelle Störungen, z. B. Hypothyreose (► 17.1.1)
- Perinatale Infektionen, z. B. Zytomegalieinfektion (► 1.3.1)
- Medikamenteneinnahme und Alkoholkonsum während der Schwangerschaft
- Perinatale Asphyxie (► 3.3), Geburtstraumata
- Kernikterus
- Verletzungen, z. B. Schädel-Hirn-Trauma (► 9.7)
- Entzündungen, z. B. Masernenzephalitis (► 14.2.1)
- Intoxikationen, z. B. mit Knollenblätterpilz (► 21.2.4)

Therapie

Nur selten kann eine Therapie der Grunderkrankung die Intelligenzminderung verbessern. Die Therapie erfolgt meist als symptomatische Behandlung. Bestandteile sind Frühförderung, verhaltenstherapeutische Maßnahmen, sonderpädagogische Maßnahmen, Elternberatung und ggf. eine medikamentöse Therapie, z. B. mit Neuroleptika.

20.3 Hyperkinetische Störungen

Hyperkinetische Störungen (HKS) werden auch als **Aufmerksamkeitsdefizit- und Hyperaktivitäts-Syndrom (ADHS)** bezeichnet. Sie werden bei 3–5 % der Kinder und Jugendlichen beobachtet. Jungen erkranken häufiger als Mädchen (Martach, Schönborn 2019). Die Erkrankung wird häufiger bei Jungen diagnostiziert, weil diese in der Regel eine ausgeprägtere Hypermotorik aufweisen, und aus diesem Grund bei Mädchen häufig gar nicht oder erst sehr spät.

Ursachen

Die Ursache der Erkrankung ist noch immer umstritten. Folgende Einflussfaktoren spielen eine Rolle:
- Veränderungen im Neurotransmittersystem
- Genetische Faktoren
- Einflüsse in der Schwangerschaft und bei der Geburt, wie Alkohol, Nikotin oder Infektionskrankheiten (► 1.3)
- Familiäre und schulische Einflüsse

Klinik

Das hyperkinetische Syndrom manifestiert sich vor dem 6. Lebensjahr. Charakteristische Leitsymptome sind:
- **Unaufmerksamkeit:** Die Kinder können sich nur abnorm kurz auf einen Zusammenhang konzentrieren und lassen sich sehr leicht ablenken.
- **Impulsivität:** Die Kinder sind ungeduldig, handeln unüberlegt und planlos und wechseln permanent ihre Aktivität.
- **Überaktivität:** Anfangs fällt im grobmotorischen Bereich, z. B. Laufen und Klettern, später eher im feinmotorischen Bereich ein gesteigerter Bewegungsdrang auf. Die Kinder sind ruhelos und „zappelig".

Mögliche Begleitsymptome sind:
- Teilleistungsstörungen, z. B. Legasthenie (Lese-Rechtschreib-Störung)
- Koordinationsstörungen
- Unangemessenes Sozialverhalten wie störendes Verhalten, Aggressivität
- Emotionale Auffälligkeiten, z. B. starke Stimmungsschwankungen (Affektlabilität), niedrige Frustrationstoleranz sowie Jähzorn

Merke

Abgrenzung von Lebhaftigkeit zu HKS/ADHS

Konstitutionell lebhafte Kinder unterscheiden sich von Kindern mit HKS oder ADHS dadurch, dass
- sie keine Aufmerksamkeitsstörung haben,
- die überschießende motorische Aktivität bei ihnen meist situationsabhängig auftritt.

Therapie

Die Behandlung setzt sich aus verschiedenen Therapieformen zusammen:
- Aufklärung und Beratung der Eltern sowie der Lehrkräfte.
- Sorgfältige Wahl der sozialen Umgebung, z. B. heilpädagogischer Kindergarten, Schule mit gezielten Förderungsmöglichkeiten.
- Verständnisvoller und konsequenter Erziehungsstil mit klaren und festen Regeln.
- Medikamentöse Therapie: Bevorzugt werden Psychostimulanzien eingesetzt, z. B. Methylphenidat (Ritalin®). Diese erhöhen die Dopaminkonzentration im Gehirn und sollen so die Aufmerksamkeit steigern und das Vermögen, zwischen Wichtigem und Unwichtigem zu unterscheiden, verbessern.
- Verhaltenstherapie, die gewünschtes Verhalten belohnt und unangemessene Verhaltensweisen sanktioniert.
- Psychomotorik und Ergotherapie als ergänzende Maßnahmen.

Prognose

Einige Patienten werden bis zur Pubertät asymptomatisch. Bei den übrigen bildet sich im Verlauf die Hyperaktivität zurück, während sich Aufmerksamkeitsdefizite und Impulsivität eher noch verstärken. Im Erwachsenenalter zeigt sich gehäuft eine Alkohol- und Drogenabhängigkeit.

20.4 Zwangsstörungen

Unter einer **Zwangsstörung** versteht man eine psychische Erkrankung mit gleichzeitig vorhandenen Zwangsgedanken, Zwangsimpulsen und Zwangshandlungen, die als unangenehm empfunden werden und für die Betroffenen eine deutliche Einschränkung im Alltag bedeuten.

Ursachen

Die genaue Krankheitsentstehung ist nicht geklärt. Es können sowohl genetische als auch neurobiologische Veränderungen ursächlich sein. Ein Ungleichgewicht zwischen stimulierenden und hemmenden Regelkreisen im Gehirn führt dabei zu einer geringeren Unterdrückung von Impulsen.

Klinik

Zwangsgedanken:
- Quälende Gedanken, die den Betroffenen immer wieder beschäftigen
- Gedanken mit obszönen oder gewalttätigen Inhalten
- Grübelzwänge

Zwangshandlungen- und rituale:
- Stereotype und sich wiederholende Tätigkeiten zur innerpsychischen Stressregulation
- Waschen (Kontaminationsangst)
- Kontrollieren und Rückversichern (Sicherheitsängste)
- Ordnen und Sortieren von Gegenständen („Just-right-Phänomen“)
- Zählen und Wiederholen von Wörtern
- Mehrfaches Berühren von Gegenständen

Ein Nichterfüllen der Handlung kann zu vegetativen Angstsymptomen führen, z. B. Unruhe, Herzklopfen und Schwitzen.

Zwanghafte Persönlichkeitszüge, z. B. starkes Pflichtbewusstsein oder Perfektionismus, können bereits vor dem Krankheitsausbruch beobachtet werden.

Therapie

- Beratung: Gespräche mit dem Betroffenen selbst und seinen Bezugspersonen hinsichtlich der Symptomatik und Informationen über Behandlungsmöglichkeiten
- Motivation: Intensive Motivierung des Betroffenen zur Bewältigung der Erkrankung, z. B. mit Pro- und Kontralisten („Was spricht dafür, den Zwang zu behalten?“)
- Psychotherapie:
  - Kognitive Verhaltenstherapie
  - Reizkonfrontationstherapie
- Pharmakotherapie: gut belegte Wirksamkeit der Kombination aus Verhaltenstherapie und medikamentöser Therapie mit Serotoninwiederaufnahmehemmern, z. B. Sertralin oder Fluoxetin

20.5 Essstörungen

20.5.1 Anorexia nervosa

Die **Anorexia nervosa** *(„Magersucht“)* kommt in zunehmendem Maße in allen industrialisierten Gesellschaften und in allen sozialen Schichten vor. Unter 150–200 weiblichen Jugendlichen erkrankt ein Mädchen an Anorexia nervosa. Obwohl Mädchen insgesamt häufiger betroffen sind, steigt die Häufigkeit der Erkrankung insbesondere auch bei Jungen. Das Hauptmanifestationsalter liegt zwischen dem 14. und 16. Lebensjahr (Muntau 2018).

Klinik

Die Symptomatik der Anorexie ist komplex und überlappt sich teilweise mit der einer Bulimie (► 20.5.2), da es auch bei der Anorexia nervosa zu Heißhungerattacken kommen kann. Die verschiedenen Symptome führen zu einem Sistieren (Stopp) der psychischen und körperlichen Entwicklung.

- Ein **Gewichtsverlust** wird in der Regel durch folgende Maßnahmen selbst herbeigeführt:
  - Einerseits Verweigerung der Nahrungsaufnahme, andererseits intensive Beschäftigung mit dem Thema Essen, Sammeln von Rezepten, Kochen für andere
  - Selbst herbeigeführtes Erbrechen
  - Übertriebene körperliche Aktivität
  - Verwendung von Appetitzüglern, Diuretika, Laxanzien oder Schilddrüsenhormonen
- Neben der ausgeprägten Angst vor Gewichtszunahme besteht eine schwere **Körperwahrnehmungsstörung** (Körperschemastörung):
  - Unrealistische Wahrnehmung des eigenen Körpers. Die Patientinnen halten sich vielmehr für normalgewichtig oder gar für zu übergewichtig
  - Abnahme des Sättigungs- bzw. des Hungergefühls mit zunehmender Abmagerung
- Weitere somatische Symptome sind Ausdruck einer endokrinen Störung:
  - Ausbleiben der Monatsblutung *(Amenorrhö)* bei Mädchen
  - Libido- und Potenzverlust bei Jungen
  - Bradykardie, Hypotonie sowie Hypothermie infolge einer Schilddrüsenfunktionsstörung
  - Herzrhythmusstörungen durch Elektrolytstörungen

- Pseudohirnatrophie mit Liquorraumerweiterung
- Wachstumsstörung mit sekundärer Osteoporose

Ursachen

Die Ursachen für eine Anorexie sind vielschichtig. Krankheitsauslösende Faktoren lassen sich auf individueller, familiärer, soziokultureller sowie biologischer Ebene vermuten:

- Viele Patienten mit Anorexia nervosa haben ein **verringertes Selbstwertgefühl.** Dies erschwert die Ablösung von der Familie und die Entwicklung einer autonomen Persönlichkeit. Außerdem sind konformistisch-angepasste Züge typisch. Dadurch sind die Betroffenen unfähig, ihre eigenen Bedürfnisse zu spüren.
- Oftmals geht der Erkrankung bereits eine Körperschema- oder eine Gewichtsstörung voraus.
- Die Patienten kommen oft aus übermäßig behüteten Familienverhältnissen mit rigiden Vorstellungen und einem Mangel an Konfliktlösungsmöglichkeiten. In der Familienanamnese finden sich überdurchschnittlich häufig affektive Störungen und Alkoholismus.
- Begünstigend kann auch sein, dass sich Familienmitglieder über bestimmte Schönheitsideale definieren und Diät- und Fitnessprogramme vorleben. Ähnlichen Druck übt auch die Gesellschaft aus, die das Schlanksein als Körperideal durch (soziale) Medien, Werbung etc. propagiert.
- Aus der Zwillingsforschung geht hervor, dass genetische Faktoren eine Anorexie begünstigen können. Auch wird eine Störung im Bereich der Hypothalamus-Hypophysen-Achse diskutiert – der Hirnregion, die die Nahrungsaufnahme reguliert und das Sättigungsgefühl vermittelt.

Therapie

Wichtige Bestandteile der mehrdimensionalen Therapie sind die medizinisch-diätetische Behandlung, die Psychotherapie sowie Beratungs- und Schulungsmaßnahmen. Bei deutlichem Untergewicht wird die stationäre Aufnahme in eine jugendpsychiatrische oder jugendpsychosomatische Klinik empfohlen. An die stationäre Therapie schließt sich eine ambulante Nachsorge an.

- Durch die **medizinisch-diätetische Behandlung** wird eine tägliche Gewichtszunahme von 100–200 Gramm angestrebt. Dabei weicht das Zielgewicht nicht mehr als 10 % vom altersentsprechenden Normgewicht ab. Bei schwer kranken Patientinnen kann Bettruhe unter täglicher Kontrolle des Gewichts, der Kalorienaufnahme, der Flüssigkeitsbilanz und bei Erbrechen auch der Elektrolyte angezeigt sein. Eventuell wird bei drohender Lebensgefahr kurzzeitig eine Art „Zwangsernährung" mittels Magensonde oder Infusionen notwendig.
- Die begleitende individuelle **Psychotherapie** hat stützenden Charakter. Ein verhaltenstherapeutisches Prinzip ist, Gewichtszunahme und normales Essverhalten positiv zu verstärken. Nach vorausgegangenem Entzug von Privilegien werden soziale Kontakte, Fernsehen, Rundfunk, Ausgang etc. als Belohnung eingesetzt. Weitere wichtige Bestandteile der Psychotherapie sind die Familientherapie sowie Gruppen-, Körper- und Gestaltungstherapien.
- Psychotherapeutisch erfolgt die kognitive Umstrukturierung bezüglich der Körperschemastörung, der Angst vor der Gewichtszunahme und Konfliktbewältigung.
- Ein Beratungs- und Schulungsprogramm unterrichtet die Patientinnen sowie ihre Bezugspersonen über eine angemessene Ernährung und berät Eltern in Erziehungsfragen.
- Systemische Familientherapie und psychoanalytische Therapie.
- Pharmakotherapie.

Verlauf

Der Verlauf der Anorexia nervosa ist sehr unterschiedlich:

- Trotz der umfangreichen Therapie können nur ca. 70 % der Patientinnen geheilt werden (Muntau 2018).
- Chronische Krankheitsverläufe zeichnen sich durch soziale Isolation und eine hohe psychiatrische und somatische Komorbidität aus.
- Auch genesene Patienten können leichte Auffälligkeiten beim Essverhalten beibehalten.
- 10–20 % der Betroffenen versterben an den Folgen der Magersucht (Muntau 2018).

Als ungünstige Prognosefaktoren haben sich Emesis, Bulimie, hoher Gewichtsverlust, männliches Geschlecht sowie Entwicklungsstörungen und Verhaltensauffälligkeiten vor Beginn der Magersucht herausgestellt.

Pflege

- Durch das starke Untergewicht treten Veränderungen der Vitalzeichen auf. Bei Hypotonie oder Bradykardie werden regelmäßig Blutdruck und Puls kontrolliert. Durch die eingeschränkte Stoffwechselfunktion haben Betroffene oft eine Hypothermie. Temperaturmessungen werden bei Bedarf durchgeführt.
- Bei der Ernährung wird in mehreren Phasen vorgegangen:
  - Als Erstes wird das Gewicht ermittelt und überwacht. Anfangs erfolgen die **Gewichtskontrollen** täglich zu unterschiedlichen Zeiten, sodass Manipulationen (z. B. reichlich Wasser trinken vor dem Wiegen) nicht möglich sind. Danach kann mit der Infusionstherapie begonnen werden, um Elektrolyte, Kalorien und Flüssigkeit zuzuführen. Dabei muss auf Manipulationen an der Einlaufgeschwindigkeit geachtet werden.
  - Die zweite Phase beginnt bei leichter Gewichtszunahme und bei stabilem Kreislauf mit dem oralen Nahrungsaufbau.
  - In der dritten Phase wird der orale Nahrungsaufbau gesteigert. Meist werden sechs bis acht kleine Mahlzeiten täglich eingenommen. Eine Pflegefachperson bleibt während des Essens bei der Patientin. Nachttisch, Abfalleimer und Toilette werden kontrolliert, um das Entsorgen oder Erbrechen der Nahrung feststellen zu können.
  - In der vierten Phase wird die Patientin in die Durchführung der Ernährungsplanung und die Vorbereitung der Mahlzeiten integriert. Die Gewichtskontrolle erfolgt nur noch einmal wöchentlich. Die Patientin soll so immer selbstständiger werden.
- Wegen des möglichen Laxanzien- und Diuretikamissbrauchs wird die Stuhl- und Urinausscheidung beobachtet. Viele Patientinnen neigen nach Absetzen der Laxanzien zur Obstipation. Hier wird mit geeigneten Maßnahmen versucht, die regelmäßige Stuhlentleerung zu ermöglichen.
- Auch die Bewegung wird überwacht. Die Patientin sollte in der ersten Phase bis zum Erreichen eines festgelegten Gewichts strenge Bettruhe einhalten und ggf. keinen Besuch empfangen. Aufgrund des fehlenden Fettpolsters ist eine Dekubitusprophylaxe angezeigt. In der zweiten Phase wird langsam mit Gymnastik im Bett mobilisiert. Ab der dritten Phase darf die Patientin in Begleitung spazieren gehen, ab der vierten Phase wieder Sport treiben.
- Die Hautbeobachtung und die Hautpflege entsprechen der Pflege einer sehr trockenen Haut mit reduziertem Hautturgor. Durch Schulung der Körperwahrnehmung und entsprechende Kleidung wird versucht, der Patientin das Bewusstsein für ihren Körper wieder zu vermitteln.
- Die gesamte Therapie wird durch Gespräche mit Psychologinnen, Ärzten, Pflegefachpersonen usw. begleitet. Die Betreuung und Beratung der gesamten Familie haben ebenso einen besonderen Stellenwert.

20.5.2 Bulimia nervosa

Bulimia nervosa (kurz: *Bulimie*) steht für ein Krankheitsbild, das umgangssprachlich auch Ess-Brech-Sucht genannt wird. Diese Erkrankung geht mit regelmäßigen Heißhungerattacken einher. Im Gegensatz zur Anorexia nervosa sind die Betroffenen häufig normalgewichtig, können aber auch über- oder untergewichtig sein.

Diese Essstörung betrifft in 99 % der Fälle Frauen. In der Altersgruppe der 18- bis 35-Jährigen leiden etwa 2,5 % an einer Bulimie (van Eeden, van Hoeken, Hoek 2021). Die Erkrankung manifestiert sich meistens am Übergang vom Jugend- zum Erwachsenenalter zwischen dem 16. und 19. Lebensjahr.

Ursachen

Das Ursachenspektrum ähnelt dem der Anorexia nervosa (▸ 20.5.1). Dabei ist die Frage, warum in einem Fall eine Anorexie und im anderen eine Bulimie resultiert, noch weitgehend ungeklärt.

Klinik

Die Anzahl der charakteristischen **Heißhungerattacken** variiert von einmal wöchentlich bis zu mehrmals täglich. Während der Essanfälle nehmen die Betroffenen in kurzer Zeit große Mengen hochkalorischer Nahrung von meist weicher Konsistenz zu sich, ohne das Gefühl zu haben, ihr Verhalten kontrollieren zu können. Pro Episode werden bis zu 3.500 Kalorien zugeführt. Die tägliche Nahrungsmenge kann die empfohlene Menge bis zum 27-Fachen übersteigen. Als Auslöser werden innere Anspannung, Langeweile, Einsamkeit und Angst genannt. Die Heißhungerattacke führt zu einer vorübergehenden Erleichterung. Im Verlauf

stellen sich jedoch Scham, Schuldgefühle und Wut ein.
Betroffene beschäftigen sich permanent mit ihrem Gewicht und ihrer Figur. Somit wird die nach einem Essanfall befürchtete Gewichtszunahme als äußerst bedrohlich erlebt. Die **Gewichtskontrolle** erfolgt meistens durch Erbrechen, das bis zu 15-mal pro Tag selbst herbeigeführt wird. Bei vielen Patienten liegt ein Missbrauch von entwässernden bzw. abführenden Medikamenten (Diuretika und Laxanzien) vor, andere zeigen eine Hyperaktivität zur Gewichtsreduktion. Infolge der Bulimie entwickeln viele Patientinnen auch depressive Züge.

> **Merke**
>
> **Emesis bei Bulimia nervosa**
>
> Nicht alle bulimischen Patientinnen erbrechen. Doch selbst induziertes Erbrechen ist fast immer ein Hinweis auf eine Bulimie.

Komplikationen

Die Bulimie kann zu zahlreichen somatischen Folgeschäden führen:

- **Elektrolytverschiebungen:** Beim Erbrechen verlieren die Patientinnen hauptsächlich Kalium. Folge der resultierenden Hypokaliämie (► 8.3.1) sind z. B. Herzrhythmusstörungen, Muskelschwäche, seltener zerebrale Krampfanfälle (► 9.4).
- **Schädigung des oberen Verdauungstrakts und der Atemwege:** Die einwirkende Magensäure kann zu Entzündungen der Speiseröhre sowie des Rachens führen und den Zahnschmelz schädigen. Seltener kommt es zu einer Aspirationspneumonie (► 4.5).
- **Mangelernährung:** Häufig leiden bulimische Patientinnen an einer Unterernährung und Avitaminose, die u. a. zu Osteoporose, Polyneuropathie und hormonellen Störungen mit Amenorrhö führen kann.

Therapie

Die Patientinnen suchen durchschnittlich erst 5 Jahre nach Erkrankungsbeginn therapeutische Hilfe. Die Prinzipien der Anorexia-nervosa-Behandlung (► 20.5.1) gelten auch für die Therapie der Bulimie:

- Zunächst soll durch verhaltenstherapeutische Ansätze eine Veränderung des Essverhaltens erzielt werden. Häufig ist dafür anfangs eine stationäre Kontrolle notwendig. Die Betroffenen lassen sich zwar scheinbar auf die Ernährungsumstellung ein, erbrechen aber häufig weiterhin aus Angst vor einer Gewichtszunahme.
- Ein langfristiger Therapieerfolg ist nur zu erwarten, wenn zugrunde liegende Faktoren erkannt und behandelt werden.

Prognose

Je früher eine professionelle Beratung und Behandlung beginnt, umso größer sind die Heilungschancen. Etwa 50 % der Betroffenen können geheilt werden. Bei etwa 20 % tritt keine Verbesserung auf und bei etwa 30 % kommt es zu einem chronischen Verlauf (van Eeden et al. 2021).

20.5.3 Adipositas

Unter **Adipositas** versteht man eine krankhafte Zunahme des Körperfettanteils. Nach den Ergebnissen der bundesweiten Studie zur Gesundheit von Kindern und Jugendlichen in Deutschland (KiGGS-Basiserhebung) waren 2014–2017 15 % der Mädchen und Jungen im Alter von 3 bis 17 Jahren adipös (RKI 2018). Dies hat nachhaltige Konsequenzen für das öffentliche Gesundheitswesen, denn adipöse Kinder wachsen zu übergewichtigen Erwachsenen mit entsprechenden Folgeerkrankungen heran.

> **Merke**
>
> **Body-Mass-Index**
>
> Mit dem **Body-Mass-Index (BMI),** der das Körpergewicht auf die Körpergröße bezieht, lässt sich der Körperfettanteil einfach abschätzen:
>
> **BMI = Körpergewicht/Körpergröße² (kg/m²)**
>
> Bei Erwachsenen sind Werte zwischen 18 und 25 kg/m² normal. Bei Kindern wird der BMI mit geschlechts- und altersspezifischen Referenzwerten verglichen (► 1.4.2). Die Grenzwerte für Übergewicht und Adipositas zeigt ► Tab. 20.2.

Ursachen

Die Adipositas ist multifaktoriell bedingt (► 2.2.2), d. h., dass neben genetischen Faktoren Umwelteinflüsse auslösend sind.

- Beobachtungen aus der Zwillingsforschung zeigen, dass genetische Faktoren eine Adipositas begünstigen. So sind getrennt aufwachsende ein-

Tab. 20.2 Grenzwerte für Übergewicht und Adipositas.

Alter	Kinder und Jugendliche	Erwachsene
Übergewicht	BMI oberhalb der 90. Perzentile	BMI > 25 kg/m²
Adipositas	BMI oberhalb der 97. Perzentile	BMI > 30 kg/m²

eiige Zwillinge hinsichtlich des Körpergewichts ähnlicher als zweieiige Zwillinge, die getrennt aufwachsen. Auch die Tatsache, dass bei 70 % der adipösen Kinder mindestens ein Elternteil ebenfalls fettleibig ist, weist auf genetische Ursachen hin (RKI 2018).
- Eine weitere entscheidende Rolle spielt das Essverhalten. Viele Kinder haben durch Aufforderungen wie „Iss deinen Teller leer!" das Hunger- und Sättigungsgefühl verloren. Sie essen zu viel, insbesondere zu fetthaltig. Häufig wird auch körperliche oder seelische Zuwendung durch Nahrungsmittelaufnahme ersetzt.
- Bewegungsmangel ist sowohl Ursache als auch Folge von Übergewicht.
- Eine **sekundäre Adipositas** liegt vor, wenn der Auslöser eine andere Grunderkrankung ist, z. B. eine hormonelle Störung wie einer Hypothyreose (▸ 17.1.1) oder bei Syndromen wie dem Prader-Willi-Syndrom (▸ 2.1.2).

Folgen

Bereits in der Kindheit führt Adipositas zu einem hohen Leidensdruck. Übergewichtige Kinder sind bei vielen Gleichaltrigen sowie Erwachsenen unbeliebt, werden gehänselt und erfahren Abneigung und ggf. Mobbing. Unbehandelt können aus adipösen Kindern auch adipöse Erwachsene werden. Diese leiden dann infolge des sog. Wohlstandssyndroms (metabolisches Syndrom) an Erkrankungen wie Diabetes mellitus Typ-2 (▸ 16.1.1), arterieller Hypertonie und Fettstoffwechselstörungen (▸ 16.3). Diese begünstigen die Entstehung einer Arteriosklerose, die sich als koronare Herzkrankheit, periphere arterielle Verschlusskrankheit und in Form zerebraler Ischämien manifestieren kann.

Therapie

Nur durch eine mehrdimensionale Behandlung kann eine langfristige Gewichtsreduktion erzielt werden. Die **drei Säulen** der Therapie sind:
- Diät
- Bewegung
- Verhaltenstherapie

Praxistipp

Patienten- und Angehörigeninformation

Auf der Internetseite der Bundeszentrale für gesundheitliche Aufklärung (BZgA) finden Betroffene, Angehörige und Interessierte weitere Informationen über Essstörungen und Hilfsmöglichkeiten: bzga-essstoerungen.de

20.6 Depression und Anpassungsstörungen

Unter **Depression** versteht man eine affektive Störung mit gedrückter Stimmung, Interessenverlust, Antriebslosigkeit und verminderter Leistungsfähigkeit.

Ursachen

Die Entstehung einer Depression umfasst neurobiologische sowie psychosoziale Ursachen:
- Genetische Disposition
- Ungleichgewicht der Botenstoffe Serotonin und Noradrenalin
- Neuroendokrine Faktoren
- Pessimistische Denkmuster (z. B. negatives Denken, erlernte Hilflosigkeit, Katastrophisieren, Verallgemeinerungen, Perfektionismus)
- Kognitive Trias aus negativem Selbstbild, negativem Bild der Umwelt und negativen Erwartungen an die Zukunft
- Belastende Lebensereignisse
- Chronische Überlastung

Klinik

Je nach Alter unterscheiden sich die Symptome einer Depression.
- **Kleinkinder:**
  - Traurigkeit
  - Zurückgezogenheit
  - Müdigkeit
  - Körperliche Schmerzen
  - Erhöhte Reizbarkeit, unerklärbare Wutanfälle
  - Angst vor dem Tod

- **Schulkinder und Jugendliche:**
  - Niedergeschlagenheit
  - Sozialer Rückzug
  - Verschiebung des Tag-Nacht-Rhythmus
  - Selbstverletzendes Verhalten
  - Leistungsabfall in der Schule
  - Appetitlosigkeit, Gewichtsverlust

Vorsicht

Selbstverletzendes Verhalten

Selbstverletzendes Verhalten kann bei verschiedenen Krankheitsbildern als Begleitsymptom auftreten (z. B. Essstörungen, posttraumatische Belastungsstörungen, Persönlichkeitsstörungen oder Depressionen). Die Verletzungen werden als Mittel zur Regulation von Emotionen initiiert und sind klar von Verletzungen mit der Absicht zur Selbsttötung abzugrenzen. Formen der Selbstverletzung sind u. a.:

- Oberflächliches oder tiefes Schneiden der Haut („Ritzen")
- Brandverletzungen
- Mit dem Kopf oder der Faust gegen die Wand schlagen
- Haare ausreißen

Falls die Symptome nicht länger als 6 Monate bestehen, kann auch eine **Anpassungsstörung** vorliegen. Dabei handelt es sich um eine psychische Störung, die als Reaktion auf stark belastende Erlebnisse (z. B. Trennung, Tod) auftritt.

Therapie

Bei der Therapie einer Depression wirken psychotherapeutische und pharmakotherapeutische Maßnahmen zusammen.

- **Psychotherapie:** Vereinbarung konkreter Therapieziele, Erarbeitung eines „Behandlungsvertrags", in dem Patient und Therapeut gemeinsam Erwartungen, Therapieziel etc. festhalten, Erarbeitung einer Tagesstruktur, Stressregulation, Selbstwertaufbau, ggf. bei Suizidalität stationäre Therapie.
- **Pharmakotherapie:** Die Verwendung von Antidepressiva bei Kindern und Jugendlichen ist umstritten. Gegebenenfalls Gabe von Fluoxetin, alternativ von Escitalopram, Citalopram oder Sertralin.

Pflege

Da sich Betroffene häufig von wichtigen Menschen zurückziehen, ist der **Beziehungsaufbau** zwischen Pflegefachperson und Patient besonders wichtig. Ein sensibler und feinfühliger Umgang vermittelt Betroffenen, dass jemand für die da ist. Bei der Pflege von Patienten mit Depressionen sollten folgende Aspekte berücksichtigt werden:

- Gemeinsame Vereinbarung von Zielen
- Aktivierung und enge Begleitung zur Teilnahme an einer geregelten Tagesstruktur
- Gemeinsames Erarbeiten eines Wochenplans
- Ressourcenarbeit (Herausfinden von Stärken und Interessen)
- Beobachtung auf selbstverletzendes Verhalten oder suizidale Äußerungen

Vorsicht

Suizidalität

Suizidalität ist als Komplikation einer psychischen Erkrankung (z. B. Depressionen) zu verstehen und in jedem Fall ernst zu nehmen!

Als Suizidversuch werden potenziell lebensbedrohliche Handlungen bezeichnet, die mit der Absicht zur Selbsttötung durchgeführt werden. Kann sich der Patient nicht glaubhaft von suizidalen Gedanken abgrenzen oder hat der Betroffene konkrete Handlungsabsichten zur Selbsttötung, ist eine Aufnahme in eine geschlossene Psychotherapiestation als Krisenintervention notwendig.

Als **psychopathologische Warnsymptome** gelten:

- Gefühl von Hoffnungslosigkeit und Resignation
- Angst
- Innere Unruhe
- Gestörte Realitätswahrnehmung
- Sozialer Rückzug
- Schuldgefühle
- Autoaggression
- Todeswunsch

Hilfsangebote und weitere Informationen sind u. a. auf der Internetseite der Deutschen Gesellschaft für Suizidprävention e. V. zur finden: www.suizidprophylaxe.de

20.7 Kindesmisshandlung

Insbesondere Säuglinge und Kleinkinder können Opfer von **Misshandlungen** werden. Diese werden in der Regel von Erziehungsberechtigten oder nahen Verwandten ausgeübt und hinterlassen oft bleibende physische und psychische Schäden. Formen der Kindesmisshandlung sind:

- Aktive Kindesmisshandlung durch körperliche Gewaltanwendung

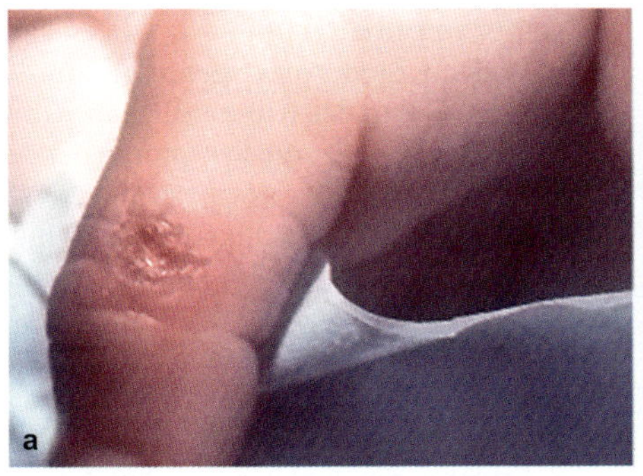
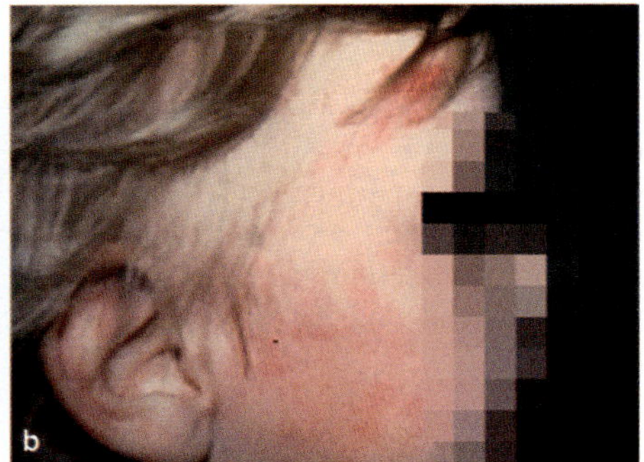

Abb. 20.1 Körperliche Anzeichen möglicher Kindesmisshandlungen:
a) Scharf abgegrenzter, blasiger Hautdefekt, ausgelöst durch eine Verbrennung mit einer Zigarette
b) Stumpfförmiges Verbrennungsmuster ohne Spritzmarken, das den Verdacht einer Kindesmisshandlung nahelegt. [G223]

- Passive Kindesmisshandlung durch Vernachlässigung
- Sexueller Missbrauch von Kindern
- Seelische Misshandlung

Ursachen

Folgende Aspekte können eine Kindesmisshandlung begünstigen:
- Soziale und ökonomische Schwierigkeiten in der Familie.
- Eltern kennen Konfliktlösung nur durch Gewalt oder wurden selber als Kind misshandelt.
- Alkoholismus oder andere Suchterkrankungen in der Familie.
- Psychische Erkrankungen der Eltern.
- Überforderung der Eltern.
- Kind als Ventil für Ärger und Frust.

Klinik

Folgende **körperliche Symptome** können möglicherweise auf eine Kindesmisshandlung hinweisen und müssen aufmerksam registriert werden:
- Unterschiedlich alte Hämatome, Wunden und Narben
- Hämatome an (für das Alter) atypischen Stellen (Ohren, Rücken, Gesäß, Genitale, Oberarme, Beinrückseite)
- Striemen, Biss- und Würgespuren
- Verletzungen der Mundhöhle
- Ausgerissene Haare
- Verbrühungen, Verbrennungen (▸ Abb. 20.1), kreisrunde Abdrücke brennender Zigaretten
- Zirkulär scharf abgegrenzte Verbrühungen der Extremitäten
- Analfissur und Genitalverletzungen
- Gedeihstörung und Entwicklungsverzögerung
- Multiple, ggf. unterschiedlich alte Frakturen
- Subdurale Hämatome, neurologische Defizite und Krampfanfälle
- Kind wirkt verängstigt, verschlossen oder übermäßig angepasst

Seelischer Missbrauch ist gekennzeichnet durch fehlende emotionale Zuwendung durch die engsten Bezugspersonen, Entbehrung von Nahrung, Kleidung, adäquater Bildung und Unterkunft.

Formen

- **Shaken-Baby-Syndrom:** Schütteltrauma eines Säuglings mit nachweisbaren retinalen sowie subduralen Blutungen und Krampfanfällen. Betroffene Säuglinge überleben mit starker physischer und psychischer Beeinträchtigung oder versterben.
- **Battered-Child-Syndrom:** subdurale Hämatome, Frakturen.
- **Münchhausen-by-Proxy-Syndrom:** absichtliches Herbeiführen von Krankheitssymptomen beim Kind durch eine nahestehende Bezugsperson, um Aufmerksamkeit oder eine medizinische Behandlung zur erhalten. Dies kann bis zum Versterben des Kindes führen.
- **Sexueller Missbrauch:** willentliche sexuelle Handlungen mit, an oder vor Kindern mit Verletzungen der Genital- oder Analregion, Nachweis von Sperma oder Fremdkörpern in Vagina oder Anus, Nachweis von sexuell übertragbaren Erkrankungen, sexuell auffälligem Verhalten des Kindes. Häufig sind posttraumatische Belastungsstörungen, Essstörungen (▸ 20.5), Depression (▸ 20.6) oder Borderlinepersön-

lichkeitsstörungen (emotionale Instabilität) die Folge.

Vorgehen bei Verdacht

Professionelle Ansprechpartner bei Verdacht auf Kindesmisshandlung sind:

- Kinderärzte und Kinderkliniken
- Örtliches Jugendamt und Allgemeiner Sozialer Dienst (ASD)
- Kinderschutzbund (https://kinderschutzbund.de)

Diese Einrichtungen werden dem Verdacht nachgehen und versuchen, durch ein Hilfsangebot für die gesamte Familie einer Wiederholung bzw. Eskalation der Kindesmisshandlung vorzubeugen. Das Konzept **„Hilfe statt Strafe"**, das staatliche Organisationen zusammen mit Kinderärzten, Psychologinnen, privaten Organisationen und freiwilligen Helferinnen verfolgen, scheint in vielen Fällen erfolgreicher zu sein als eine strafrechtliche Verfolgung.

Die Einschaltung der Polizei und damit eine **strafrechtliche Verfolgung** ist angezeigt, wenn die gesetzlichen Möglichkeiten von Jugendamt und ASD nicht ausreichen und damit das Tätigwerden der Polizei zum Schutz der Kinder und Jugendlichen zwingend erforderlich ist. Bei akuter Gefährdung werden die Kinder ggf. in Obhut durch das Jugendamt genommen, um sie vor weiteren Schädigungen zu schützen.

Merke

Unentdeckte Misshandlungen

Im Jahr 2021 haben die Jugendämter in Deutschland bei über 59.900 Kindern und Jugendlichen eine Kindeswohlgefährdung durch Vernachlässigung, psychische, körperliche oder sexuelle Gewalt festgestellt (Destatis 2022). Allgemein gilt jedoch für Kindesmisshandlung, dass die Dunkelziffer (unentdeckte Misshandlungen) enorm hoch ist. Aus diesem Grund sind eine erhöhte Aufmerksamkeit sowie Hinweise von betreuenden Kontaktpersonen wie Lehrkräften, Erzieherinnen und Betreuungspersonen ausgesprochen wichtig.

Wiederholungsfragen

1. Welche Symptome gehören zu den Leitsymptomen des frühkindlichen Autismus?
2. Beschreiben Sie die Symptome des Asperger-Syndroms.
3. Wie werden Intelligenzminderungen eingeteilt?
4. Nennen Sie die Leitsymptome der Anorexia nervosa.
5. Welche Komplikationen können im Rahmen einer Bulimie auftreten?
6. Erklären Sie die Ursachen der Adipositas.
7. Warum ist eine (kindliche) Adipositas therapiebedürftig?
8. Beschreiben Sie die Symptome einer Depression bei Kleinkindern.
9. Welche Aspekte sollten bei der Pflege eines Patienten mit Depression berücksichtigt werden?
10. Welche klinischen Zeichen können Hinweise auf eine Kindesmisshandlung sein?

LITERATUR

AWMF – Arbeitsgemeinschaft der Wissenschaftlichen Medizinischen Fachgesellschaften. S3-Leitlinie Autismus-Spektrum-Störungen im Kindes-, Jugend- und Erwachsenenalter. Teil 1: Diagnostik. 2016. Aus: 028-018l_S3_Autismus-Spektrum-Stoerungen_ASS-Diagnostik_2016-05-abgelaufen.pdf (letzter Zugriff: 13.2.2023).

AWMF – Arbeitsgemeinschaft der Wissenschaftlichen Medizinischen Fachgesellschaften. Langfassung der interdisziplinären evidenz- und konsensbasierten S3-Leitlinie Aufmerksamkeitsdefizit-/Hyperaktivitätsstörung (ADHS) im Kindes-, Jugend- und Erwachsenenalter. 2018. Aus: https://register.awmf.org/assets/guidelines/028-045l_S3_ADHS_2018-06.pdf (letzter Zugriff: 13.2.2023).

AWMF – Arbeitsgemeinschaft der Wissenschaftlichen Medizinischen Fachgesellschaften. S3-Leitlinie Autismus-Spektrum-Störungen im Kindes-, Jugend- und Erwachsenenalter. Teil 2: Therapie. 2021. Aus: 028-047l_S3_Autismus-Spektrum-Stoerungen-Kindes-Jugend-Erwachsenenalter-Therapie_2021-04_1.pdf (letzter Zugriff: 13.2.2023).

Destatis – Statistisches Bundesamt. Kinderschutz: Kindeswohlgefährdungen bleiben auch 2021 auf hohem Niveau. 2022. Aus: www.destatis.de/DE/Presse/Pressemitteilungen/2022/08/PD22_340_225.html (letzter Zugriff: 13.2.2023).

DGS – Deutsche Gesellschaft für Suizidprävention. Suizidprävention. Forschung, Fortbildung, Vernetzung. Aus: www.suizidprophylaxe.de (letzter Zugriff: 13.2.2023).

Martach F, Schönborn M. Pflege bei psychischen Erkrankungen. In: Fley G, Schneider F (Hrsg.). PflegeHeute. Pädiatrische Pflege. München: Elsevier, 2019. S. 510–539.

Muntau AC. Pädiatrie hoch 2. München: Elsevier, 2018.

RKI – Robert Koch-Institut. Übergewicht und Adipositas im Kindes- und Jugendalter in Deutschland – Querschnittergebnisse aus KiGGS Welle 2 und Trends. Journal of Health Monitoring; 2018; 3(1): 16–23. Aus: www.rki.de/DE/Content/Gesundheitsmonitoring/Gesundheitsberichterstattung/GBEDownloadsJ/FactSheets/JoHM_01_2018_Adipositas_KiGGS-Welle2.pdf?__blob=publicationFile#:~:text=Nach den Ergebnissen der bundesweiten,und Jugendlichen [14] (letzter Zugriff: 13.2.2023).

van Eeden A, van Hoeken D, Hoek HW. Incidence, prevalence and mortality of anorexia nervosa and bulimia nervosa. Current Opinion Psychiatry. 2021; 34: 515–524. Aus: www.ncbi.nlm.nih.gov/pmc/articles/PMC8500372/pdf/coip-34-515.pdf (letzter Zugriff: 13.2.2023).

21 Notfälle

Überblick

cABCDE-Schema, Vergiftungen, Trauma – mit diesen Themen beschäftigt sich dieses Kapitel, denn Notfälle bei Kindern unterscheiden sich von denen bei Erwachsenen, was in den Entwicklungsphasen begründet liegt. Weitere Inhalte dieses Kapitels sind die verschiedenen Schockformen (► 21.1) und Vergiftungen (► 21.2), und Lesende erhalten u. a. Informationen über:

- Die Neunerregel nach Wallace bei Verbrennungen und Verbrühungen (► 21.3)
- Reanimationsmaßnahmen bei Säuglingen und Kindern (► 21.5)
- Giftnotrufzentralen (► 21.2.1)
- Die Ursachen eines kardiogenen Schocks (► 21.1.4)

Die Maßnahmen, die bei Kindern in Notfällen ergriffen werden müssen, unterscheiden sich von denen bei Erwachsenen aufgrund der wachstums- und entwicklungsbedingten Besonderheiten:

- Säuglinge und Kleinkinder sind notorische Nasenatmer, eine verlegte Nasenatmung wird somit schneller problematisch als bei größeren Kindern oder Erwachsenen. Atemnot bzw. O_2-Mangel führt schnell zu Folgeschäden, da der Stoffwechselumsatz stark erhöht ist. Viele der kindlichen Organe haben einen erhöhten O_2-Bedarf – vor allem das Gehirn ist sehr sensibel in Bezug auf einen O_2-Mangel *(Hypoxie).*
- Das Nervensystem befindet sich bei Kindern noch in der Entwicklung und ist daher sehr anfällig für eventuelle Störungen.
- Säuglinge und Kleinkinder geraten schneller in eine Hypothermie, da die Körperoberfläche in Bezug auf das Körpergewicht größer ist.
- Die engste Stelle der Trachea liegt beim Erwachsenen oberhalb des Larynx, bei Kindern < 10 Jahren liegt sie tiefer, etwa auf Höhe des Ringknorpels. Daher führt ein Bolusgeschehen (Fremdkörperaspiration) schneller zum Ersticken. Die Zunge ist im Verhältnis wesentlich größer als bei Erwachsenen, deshalb wird bei der Beatmung von Kindern der Kopf nicht überstreckt, da dadurch die Atemwege verlegt würden.
- Eine Deyhdratation führt ebenfalls schnell zum Notfall, da die Elektrolyte bei Kindern schneller entgleisen. Da Säuglinge und Kleinkinder im Verhältnis deutlich mehr Flüssigkeit zum Ausscheiden benötigen, führt ein anhaltender akuter Durchfall oder rezidivierendes Erbrechen schnell zur Dehydratation oder zur lebensbedrohlichen Exsikkose (► 8.1.2).

Merke

Kinder sind keine kleinen Erwachsenen!

21.1 Schock

21.1.1 Allgemeines

Das generalisierte Kreislaufversagen mit einer ausgeprägten Störung der Mikrozirkulation und die Sauerstoffunterversorgung von Organen wird als **Schock** bezeichnet.

Formen und Ursachen

- **Hypovolämischer Schock:** Volumenmangel durch Wasser- und Elektrolytverlust, Blutung oder Plasmaverlust (► 21.1.2)
- **Distributiver Schock** (► 21.1.3)
  - **Septischer Schock:** relativer Volumenmangel durch generalisierte Gefäßerweiterung und erhöhte Gefäßdurchlässigkeit aufgrund von Bakterientoxinen und körpereigenen Botenstoffen
  - **Anaphylaktischer Schock:** relativer Volumenmangel durch akute allergische Reaktion mit generalisierter Gefäßerweiterung und Bronchienverengung
  - **Neurogener Schock:** relativer Volumenmangel durch neurogenen Ausfall der Kreislaufregulation aufgrund einer schweren Schädigung des ZNS

- **Kardiogener Schock:** akute Herzinsuffizienz mit Pumpversagen bei Herzerkrankungen oder als Folge aller anderen Schockformen (► 21.1.4)
- **Obstruktiver Schock:** durch die Blockade großer Gefäße oder vom Herzen verursachter Schock (► 21.1.5)

Klinik

Fallbeispiel

Simon und der Legostein

Simon Bayerwald befindet sich wenige Wochen vor seinem praktischen Examen zum Pflegefachmann in seinem Wunscheinsatz auf einer pädiatrischen Intensivstation. Er tritt gerade seine Nachmittagsschicht an, als ihm vom Pflegestützpunkt aus sein Praxisanleiter Manfred Hallbauer entgegenkommt. „Simon, im Frühdienst ist ein Legostein gekommen – natürlich im Kind! Das heißt, irgendwo in den Bronchien." Sie gehen zusammen Richtung Pflegestützpunkt. „Der Rettungsdienst hat den Kleinen zunächst ins Notfallzentrum gebracht und nun ist er bei uns gelandet."
Manfred drückt Simon eine Patientenkurve in die Hand. Neugierig blättert Simon darin. Das Kind heißt Liam Williams, ist 4 Jahre alt, und Simon findet in der Dokumentation auch einen Einsatzbericht des Rettungsdienstes:
c nicht relevant
A Atemweg frei
B rechtsseitiger exspiratorischer Stridor, AF 30/min
C HF: 115/min, RR 100/65 mmHg
D Pupillen seitengleich, prompt, pGCS 15, BZ 87 mg/dl
E Temperatur 37,1 °C, Wohnung warm
Fragend schaut Simon zu Manfred.

Die schwer kranken Kinder zeigen folgende klinische Zeichen des Schocks:

- Kühle und marmorierte Haut, blass-zyanotische Hautfarbe, verminderter Hautturgor, verlängerte Kapillarfüllungszeit (*Rekapillarisierungszeit, Rekap-Zeit,* normal 2–3 Sekunden)
- Tachykardie, Tachypnoe und Dyspnoe (► 4.1.1)
- Angst, Unruhe, Apathie bis zur Bewusstlosigkeit
- Hypotonie

Therapie

- Erster Schritt in der Behandlung von Kindern im Schockzustand ist die Sicherung der Vitalparameter gemäß dem **cABCDE-Schema.**
- Eine ausreichende **Sauerstoffzufuhr** ist zu gewährleisten. Bei Kindern im Schockzustand wird die Indikation zur Intubation und Beatmung großzügig gestellt.
- Ein oder besser mehrere **intravenöse Zugänge** werden zur Gabe von Medikamenten und Flüssigkeit benötigt.
- Eine **Hypothermie** der erkrankten Kinder ist zu vermeiden oder zu behandeln.

Merke

cABCDE-Schema

Das cABCDE-Schema ist eine Strategie zur Untersuchung und Versorgung von verletzten Menschen nach Priorität. Zuerst wird es präklinisch durch den Rettungsdienst angewandt, später bei der klinischen Versorgung, z. B. im Schockraum, wird es je nach Zustand des Patienten, wiederholt.

c = Control Catastrophic Bleeding (Kontrolle lebensbedrohlicher Blutungen)

Lebensbedrohliche Blutungen noch vor der Beurteilung des Atemwegs kontrollieren

A = Airway (Atemweg)

Freimachen und Freihalten des Atemwegs

B = Breathing (Atmung)

Sauerstoffgabe, assistierte oder kontrollierte Beatmung

C = Circulation (Kreislauf)

Kontrolle von Haut (Kolorit und Beschaffenheit), Puls, Rekapillarisierungszeit, äußeren Blutungen

D = Disability (neurologischer Status)

Pupillenkontrolle, Erhebung des Bewusstseinszustands, BZ-Bestimmung

E = Exposure/Environment (Entkleiden/Umweltfaktoren)

Entkleiden des Patienten nach Situation, an Wärmeerhalt denken

Erläuterungen zum Fallbeispiel

Simon und der Legostein

Der Pflegefachmann versteht: „Das ist das cABCDE-Schema, nach dem der Rettungsdienst jeden Patienten beurteilt. AF bedeutet Atemfrequenz, HF Herzfrequenz, RR kennst du, und pCGS ist die Abkürzung für die pädiatrische Glasgow-Coma-Scale, mit der der Bewusstseinszustand des verunfallten Kindes beurteilt wird. Im Fall von Liam sieht man, dass AF und HF leicht erhöht sind, was darauf zurückzuführen ist, dass er Angst hatte und ihn der Fremdkörper, also der Legostein, stört."

21.1.2 Hypovolämischer Schock

Der **hypovolämische Schock** entsteht durch einen ausgeprägten Volumenmangel *(Volumenmangelschock).* Aufgrund von Flüssigkeitsverlusten kommt es zu einer Abnahme der zirkulierenden Blutmenge. Die Organe werden nicht mehr ausreichend durchblutet und erleiden einen Sauerstoffmangel.

Ursachen

- Wasser- und Elektrolytverluste (Dehydratation, ► 8.1.2) durch z. B. Erbrechen, Diarrhö, Verbrennungen (► 21.3), Hitzschlag, adrenogenitales Syndrom (AGS) mit Salzverlust (► 17.3.1)
- Blutungen, z. B. nach Trauma oder Operationen
- Plasmaverluste, z. B. beim nephrotischen Syndrom (► 7.5.1) oder Sepsis

Klinik

Die klinischen Zeichen des Volumenmangelschocks entsprechen den in ► 21.1.1 dargestellten Symptomen.

Therapie

Nach den allgemeinen Therapiemaßnahmen stehen, falls vorhanden, das Stoppen einer Blutungsquelle und der Ausgleich des Flüssigkeitsmangels mit physiologischer Kochsalz- oder Ringerlösung an erster Stelle. Bei schwerem Schock oder einer Hypoproteinämie erfolgt der Ausgleich über die zusätzliche i. v. Gabe von Humanalbumin. Besteht der Volumenmangel aufgrund einer Blutung, werden Erythrozytenkonzentrate gegeben. Bei andauernder Hypotonie sind ggf. eine Katecholamintherapie sowie eine weitere intensivmedizinische Überwachung notwendig.

21.1.3 Distributiver Schock

Beim **distributiven Schock,** der als septischer, anaphylaktischer oder neurogener Schock auftreten kann, besteht ein relativer Volumenmangel.

Septischer Schock

Beim **septischen Schock** bewirken Bakterientoxine und anschließend freigesetzte körpereigene Botenstoffe eine Erweiterung und erhöhte Durchlässigkeit der Gefäße, durch die Flüssigkeitsverluste ins Gewebe entstehen. Daraus resultiert ein relativer Volumenmangel mit den Folgen der Minderdurchblutung und des Sauerstoffmangels der Organe. Die anfängliche Steigerung der Herzleistung zur besseren Durchblutung der Organe erschöpft sich rasch, und die Gefäßverengung zur Kompensation des Schockgeschehens reicht dann nicht mehr aus. Die Prognose des septischen Schocks in dieser Phase ist schlecht.

Klinik

Der Beginn des septischen Schocks ist gekennzeichnet durch eine gute Mikrozirkulation mit warmer Haut mit Tachykardie, Fieber, Schüttelfrost, Tachypnoe und Azidoseatmung. Im weiteren Verlauf wird die Haut kalt und blass. Die Rekap-Zeit ist deutlich verzögert. Tachykardie, Tachypnoe, Hypothermie, Hypotonie und Oligurie können zur Bewusstlosigkeit und zur Reanimationspflichtigkeit (► 21.5) führen.

Therapie und Komplikationen

Neben den allgemeinen Therapiemaßnahmen erfolgen die sofortige antibiotische Therapie sowie eine hohe Flüssigkeitssubstitution. Häufige Komplikationen beim septischen Schock sind die Verbrauchskoagulopathie (► 15.4.4) und das Multiorganversagen.

Anaphylaktischer Schock

Der **anaphylaktische Schock** beschreibt die schwerste Komplikation einer allergischen Typ-I-Reaktion (► 19.1). Die IgE-vermittelte Wirkung des Immunsystems auf Allergene führt zur Histaminfreisetzung. Diese bewirkt innerhalb weniger Minuten eine Ödembildung durch die Erweiterung der Gefäße und die erhöhte Gefäßdurchlässigkeit. Daraus resultiert ein beträchtlicher intravasaler Volumenmangel. Andererseits bewirkt das Histamin eine Engstellung der Bronchien mit Atemnot und Sauerstoffmangel.

Ursachen

Jede Substanz kann ein potenzielles Allergen sein und bei entsprechender allergischer Prädisposition einen anaphylaktischen Schock auslösen. Auslöser schwerer allergischer Reaktionen sind:

- Insektengifte, die durch einen Insektenstich in den Körper gelangen
- Medikamente wie Penicilline oder Röntgenkontrastmittel
- Blut und Blutbestandteile bei Transfusionen oder als Medikamente
- Nahrungsmittel (► 19.4.1) oder Inhalationsallergene (Asthma bronchiale ► 4.6)

Klinik

Typische klinische Zeichen eines anaphylaktischen Schocks sind:

- Juckreiz und Urtikaria (► 19.4.4) an der Haut
- Inspiratorischer Stridor (► 4.1.5) beim Larynxödem
- Exspiratorischer Stridor, verlängertes Exspirium (Ausatmung), Tachydyspnoe bis zur Zyanose durch die Engstellung der Bronchien (► 4.6)
- Erbrechen, Bauchschmerzen und Durchfall als Reaktion des Gastrointestinaltrakts
- Tachykardie, Blutdruckabfall und Bewusstlosigkeit aufgrund der kardialen Reaktion auf den ausgeprägten Volumenmangel

Therapie

Die Antigenzufuhr ist sofort zu stoppen. Die allgemeinen Schockmaßnahmen dienen der Stabilisierung des Kindes. Neben einem ausreichenden Flüssigkeitsausgleich erhält das Kind im anaphylaktischen Schock Adrenalin, hoch dosierte Glukokortikosteroide und Antihistaminika i. v., bei ausgeprägtem Bronchospasmus auch Theophyllin i. v. (Therapie des Asthmas bronchiale, ► 4.6). Gegebenenfalls werden eine Sedierung, Intubation oder sogar kardiopulmonale Reanimation notwendig.

Neurogener Schock

Der **neurogene Schock** entsteht bei einem neurologischen Ausfall der Kreislaufregulation, es kommt zu einer Kreislaufinsuffizienz.

Ursachen

Läsionen des Rückenmarks und Traumata oder auch Intoxikationen des ZNS, z. B. bei einem Schädel-Hirn-Trauma nach einem Verkehrsunfall. Selten entsteht ein neurogener Schock isoliert, z. B. bei sehr starken Schmerzreizen.

Infolge der Unterbrechung der nervalen Versorgung der Blutgefäße entsteht eine Vasoparalyse. Die Gefäße sind maximal weitgestellt, und es kann keine Gegenregulation des Symphatikus erfolgen, die Folge ist eine funktionelle Hypovolämie.

Klinik

Typische Symptome eines neurogenen Schocks:

- Ausgeprägte Hypotonie
- Anhidrose oder Hypohidrose (fehlende oder verminderte Schweißsekretion) durch Ausfall des Sympathikus
- Verlust oder Einschränkung der Wärmeregulation
- Neurologische Symptome, z. B. Paresen

Therapie

Wichtig ist die Suche nach der Ursache. Bei Polytraumen mit Bewusstseinsstörung und einer Querschnittssymptomatik erfolgt zunächst eine Polytraumaversorgung mit Sicherung der Atemwege, ggf. einer Beatmung und Kreislaufunterstützung durch Volumengabe. Bei einem Schädel-Hirn-Trauma *(Commotio)* müssen relativ hohe Blutdrücke erreicht werden, um eine ausreichende Perfusion des Gehirns zu erreichen. Bei einer traumatischen Schädigung des ZNS werden vor allem Glukokortikoide in hoher Dosierung gegeben.

21.1.4 Kardiogener Schock

Beim **kardiogenen Schock** führt ein akutes Herzversagen über eine verminderte Herzleistung zur Minderdurchblutung und zum Sauerstoffmangel in den Organen.

Ursachen

Primäre Ursachen

- Angeborene Herzfehler (► 5.2)
- Entzündliche Herzerkrankungen (► 5.3.1)
- Herzrhythmusstörungen
- Nach Herzoperationen

Sekundäre Ursachen

Alle anderen Schockformen können durch die Erschöpfung der Herzmuskulatur zum kardiogenen Schock führen. Weitere Ursachen sind ausgeprägte Azidose (► 8.2.1), Sauerstoffmangel und Hypothermie (Unterkühlung).

Klinik

Neben den allgemeinen Schockzeichen (► 21.1.1) stehen herzspezifische Befunde im Vordergrund:

- Tachykardie oder Bradykardie
- Herzgeräusche aufgrund der zugrunde liegenden Herzerkrankung
- Zeichen der Herzinsuffizienz (► 5.1)

Diagnostik

Zur weiteren Diagnostik und Überwachung werden folgende Untersuchungen durchgeführt:

- EKG
- Echokardiografie
- Röntgenthorax zur Bestimmung der Herzgröße und Feststellung ursächlicher Lungenerkrankungen
- Herzspezifische Laboruntersuchungen wie Kreatinkinase (CK, CK-MB) und Troponin T oder Troponin I, LDH.

Therapie

Die allgemeinen Maßnahmen (▸ 21.1.1) werden ergänzt durch:

- Erhöhte Oberkörperpositionierung
- Flüssigkeitsrestriktion zur Entlastung des Herzvolumens, Gabe von Diuretika
- Herzleistungssteigernde Medikamente wie Katecholamine
- Mögliche Senkung des peripheren Gefäßwiderstands, z. B. durch Nitroglyzerin
- Therapie einer Rhythmusstörung mit entsprechenden Medikamenten, z. B. Adenosin
- Ausgleich von Elektrolytstörungen, z. B. Hypokaliämie, Hyperkaliämie (▸ 8.3.1)

21.1.5 Obstruktiver Schock

Sind das Herz oder große Blutgefäße zusammengedrückt, verlegt oder verstopft, beeinträchtigt dies die Herzleistung und den Kreislauf, man spricht von einem **obstruktiven Schock.** Früher wurde dieser auch als kardiogener Schock (▸ 21.1.4) bezeichnet.

Therapie

Die Therapie richtet sich nach der zugrunde liegenden Ursache, z. B. traumatische Verletzungen wie der Spannungspneumothorax.

21.2 Vergiftungen

21.2.1 Allgemeines

Definition

Ingestion

Aufnahme eines Stoffs über den Mund mit Weiterleitung in den Verdauungstrakt.

Häufiger als **Vergiftungen** *(Intoxikationen)* sind im Kindesalter **Ingestionsunfälle,** bei denen es nach Aufnahme einer giftigen oder ungeeigneten Substanz nicht zu Vergiftungserscheinungen kommt. Daher reicht eine Überwachung und Beratung häufig aus. Ingestionsunfälle und Vergiftungen ereignen sich am häufigsten bei Kindern zwischen dem 6. Lebensmonat und dem 3. Lebensjahr im Sinne einer akzidentiellen (zufälligen) Einnahme. Vergiftungen bei älteren Kindern und Jugendlichen können in suizidaler Absicht geschehen.

Diagnostik und Klinik

- Anamnestische Angaben der Eltern/Betreuungspersonen bezüglich Ingestionszeitpunkt, beobachtete leere Verpackungen, wahrscheinlich aufgenommene Menge und generelle Dauermedikation (Achtung: Wechselwirkungen sind möglich!). Aber nicht alle Ingestionsunfälle und Vergiftungen werden beobachtet.
- Symptome treten im Normalfall innerhalb der ersten 4 Stunden nach Ingestion auf. Ist das Kind anschließend beschwerdefrei, genügt im Normalfall eine kurzfristige klinische oder ambulante Überwachung.
- Klinische, vor allem auch neurologische Untersuchung des Kindes bei Ingestionsunfall, bei Vergiftungen zusätzlich Kontrolle der Laborwerte, weitere Untersuchungen in Abhängigkeit vom Giftstoff.

Merke

5-Finger-Regel bei Vergiftungen

Die 5-Finger-Regel ist eine Strategie für die Durchführung von Erste-Hilfe-Maßnahmen bei Vergiftungen.

1. Elementarhilfe

Atmung

- Freimachen und Freihalten der Atemwege
- Assistierte/kontrollierte Beatmung
- Ggf. PEEP-Beatmung (Überdruckbeatmung)
- Intubations- und Absaugbereitschaft

Kreislauf

- Kontinuierliches Monitoring
- Positionierung
- Schockbekämpfung
- Wärmeerhalt

2. Giftentfernung

- Abwaschen der Haut, Ausziehen von kontaminierter Kleidung
- Medizinische Kohle nach ärztlicher Anordnung

3. Antidotgabe

- Toxische Wirkung der Substanz mindern
- Umwandlung von aufgenommenem Gift
- Substanz vom Wirkort verdrängen
- Bindung der Substanz
- Verstoffwechslung beschleunigen

4. Asservierung

- Verpackungen
- Verdächtige Substanzen
- Erbrochenes
- Nahrungsreste

5. Transport
- Wahl einer geeigneten Zielklinik
- Detaillierte Voranmeldung
- Kontinuierliche Überwachung

Wichtig in der Klinik

Erbrochenes oder andere Körperflüssigkeiten für die toxikologische Untersuchung asservieren.

Praxistipp

Giftnotrufzentralen und Giftinformationszentren

In Berlin, Bonn, Erfurt, Freiburg, Göttingen, Mainz und München gibt es eine Giftnotrufzentrale oder ein Giftinformationszentrum: Alle diese Institutionen sind unter der jeweiligen Vorwahlnummer des Orts und der Durchwahl **192 40** rund um die Uhr zu erreichen. Weitere Infos zu den Giftnotrufzentralen, Vergiftungen und entsprechenden Maßnahmen gibt es auf der Website des Bundesamts für Verbraucherschutz und Lebensmittelsicherheit: www.bvl.bund.de/DE/Arbeitsbereiche/01_Lebensmittel/03_Verbraucher/09_InfektionenIntoxikationen/lm_LMVergiftung_node.html

Weiterführende Informationen

Bilder und Beschreibungen von (giftigen) Pilzen und Pflanzen sind unter www.123pilzsuche.de und http://gifte.de zu finden.

Therapie

An erster Stelle steht die Sicherung der Vitalfunktionen nach dem „cABCDE-Schema" (► 21.1.1). Eine wichtige Maßnahme zur Giftentfernung ist die Anwendung von **Antidoten** (Gegengiften). In speziellen Fällen kann die Durchführung einer Dialyse, Hämofiltration oder Austauschtransfusion notwendig sein.

Magenentleerungsmaßnahmen und die Gabe von Aktivkohle oder Laxanzien zum Zweck der primären der Giftentfernung sind ggf. notwendige Einzelfallentscheidungen, abhängig von Anamnese, Giftart und Behandlungsbeginn.

Pflege

Die Labordiagnostik erfolgt auf Anweisung der Giftnotrufzentrale. Für alle Fälle werden bei unklaren Vergiftungserscheinungen die erste Urinprobe und Erbrochenes aufgehoben. Eventuell vorhandene Giftreste im Mund oder auf der Haut sollten mit reichlich Wasser abgespült bzw. ausgespült werden.

Häufig müssen Giftstoffe durch die Gabe von Flüssigkeit verdünnt werden. Hierfür wird Wasser benutzt, auf keinen Fall Milch oder kohlensäurehaltige Getränke verabreichen.

Nach Abschluss der Entgiftung müssen Pflegefachpersonen ermitteln, ob das Kind oder die Eltern psychosoziale Hilfe benötigen. Für das Kind, aber auch für die Eltern ist die Entgiftung je nach Therapiemaßnahme ein sehr traumatisches Ereignis. Viele Eltern oder Betreuungspersonen fühlen sich schuldig, weil sie ihre Aufsichtspflicht verletzt haben. Darum gehen die Pflegenden sehr behutsam mit dem Kind und den Angehörigen um. Bei älteren Kindern und Jugendlichen muss auch berücksichtigt werden, ob sie die Vergiftung in suizidaler Absicht selbst herbeigeführt haben, und ggf. psychotherapeutische Begleitung und Therapie benötigen.

21.2.2 Medikamentenvergiftung

Vergiftungserscheinungen aufgrund von Medikamenten sind abhängig vom Wirkstoff und von der eingenommenen Menge. Eine häufige **Medikamentenvergiftung** erfolgt im Kindesalter mit Paracetamol.

Paracetamol

Klinik

Bei Überdosierungen mit **Paracetamol** können klinische Symptome ab einer Tagesmenge von 150 mg/kg KG auftreten. Dies geschieht häufig durch die versehentliche Gabe eines zu hoch dosierten Zäpfchens, z. B. wenn Säuglinge ein Zäpfchen für Schulkinder oder Erwachsene erhalten. Aber auch eine korrekte Dosierung des Medikaments kann bei zu häufiger Anwendung zur Vergiftung führen.

Anfänglich liegen eher unspezifische Allgemeinsymptome wie Emesis und Übelkeit, Schwitzen und Bauchschmerzen vor. Nach 48 Stunden, die eher symptomarm verlaufen, kann es zum fulminanten Leberversagen kommen. Ein tödlicher Ausgang ist möglich.

Therapie

Bei großer Tablettenmenge kann in der 1. Stunde nach Ingestion eine Magenspülung durchgeführt werden. Durch die Gabe von Aktivkohle kann eine primäre Giftentfernung versucht werden. Zur Verhinderung der Leberschädigung wird das Antidot **Acetylcystein** (**ACC,** Schleimlöser) i. v. oder oral gegeben. Bei einer oralen Behandlung mit Acetylcystein wird auf eine vorherige Therapie mit Aktivkohle verzichtet.

21.2.3 Chemikalienvergiftung

Haushalts- und Reinigungsmittel sollten für Kleinkinder unzugänglich aufbewahrt werden. Dennoch kommt es immer wieder zu Ingestionsunfällen und Vergiftungen. Die Folgen der Ingestion von säure- oder laugenhaltigen Chemikalien werden in ▸ 21.2.7 dargestellt.

Nikotin

Die Ingestion einer Zigarette ist oft unbedenklich. Bei einer größeren Nikotinmenge, beispielsweise aus Zigarren oder Pfeifentabak, klagen die Kinder über Erbrechen, Übelkeit, Kopfschmerzen, Durchfall, Schwitzen, Blässe und Tachykardie. Gegebenenfalls treten Krampfanfälle oder eine zentrale Atemlähmung auf.

Meist ist jedoch keine Therapie nötig. Sind 4 Stunden nach Ingestion keine Symptome aufgetreten, besteht kein Grund für weitere Maßnahmen. Bei klinischen Symptomen wird eine primäre Giftentfernung empfohlen.

Knopfbatterie

Bei Verschlucken einer Knopfbatterie mit Steckenbleiben in der Speiseröhre *(Ösophagus)* kann es aufgrund des Entladungsstroms bei Inkontaktkommen mit der feuchten Schleimhaut zu Verätzungen, Löchern oder Schwellungen, die zu Atemnot führen, kommen. Ein letaler Verlauf ist möglich, weshalb umgehend eine Klinik aufgesucht werden muss. Eine Röntgenaufnahme von Thorax und Abdomen zeigt die Lokalisation der Knopfbatterie. Eine kurzfristig im Magen liegende Batterie ist meist ungefährlich, befindet sie sich länger als 1 Woche im Magen, sollte sie endoskopisch entfernt werden.

21.2.4 Pflanzenvergiftung

Einige **Zierpflanzen,** z. B. Goldregen, Pfaffenhütchen und Tollkirsche, und **Pilze** wie der Knollenblätterpilz sind giftig. Bei Ingestion ist die primäre Giftentfernung entscheidend. Die klinischen Symptome und weiteren Maßnahmen sind abhängig von Menge und Art der Pflanze.

Blattteile sind bis auf die Blätter der Eibe (sehr toxisch) meistens ungiftig bzw. bis zu einer Länge von 10 cm unbedenklich. Auch **Blumenwasser** ist nicht giftig.

21.2.5 Drogenintoxikation

Drogenintoxikationen spielen je nach Wohnort und Umfeld bei Jugendlichen eine größere Rolle. Die Jugendlichen sind dabei nicht immer nur mit einem illegalen Rauschgift „high“, sondern auch oft in Kombination mit Alkohol (▸ 21.2.6). Dies führt zu **Mischintoxikationen.**

- **Kokain** wirkt stark gefäßverengend und versetzt in eine euphorische Stimmung. Die Gefahren reichen von Aspiration, Status epilepticus, Selbst- und Fremdgefährdung bis zum Atem- und Kreislaufstillstand.
- **Cannabis** bewirkt eine Veränderung der Wahrnehmung (optisch und akustisch) und ist aphrodisierend. Es kann Selbst- und Fremdgefährdung, zerebrale Krampfanfälle, latente Psychosen sowie ein Herz-Kreislauf-Versagen auslösen.
- **Amphetamine** wirken stark stimulierend auf das ZNS, haben eine halluzinogene Wirkung und das gleiche Gefahrenpotenzial wie Kokain und Cannabis.
- **Heroin** wirkt sehr auf die Stimmungslage (euphorisierend, beruhigend und angstlösend). Die akuten Gefahren sind Bradypnoe, Übelkeit, Emesis, Juckreiz, Hypotonie, Bradykardie, Desorientiertheit, Verwirrung.
- **Methamphetamin,** z. B. Crystal, stimuliert das ZNS, indem es die Ausschüttung von Dopamin und Noradrenalin anregt. Diese losgelöste Stimmung kann jedoch sehr schnell in Reizbarkeit, Aggressivität oder diffuse Ängste umschlagen, begleitet von Mydriasis (Pupillenweitstellung), Herzrasen, Hypertonie, Hyperventilation, Thoraxschmerzen, Fieber und Lungenödem.

21.2.6 Alkoholintoxikation

Bei der **Alkoholintoxikation** unterscheidet man verschiedene Stadien:

- **Euphorie** (0,5–1,5 Promille): Hochgefühl, Benommenheit, verwaschene Sprache, leichte Gangunsicherheit, Enthemmung
- **Rausch** (1,5–2,5 Promille): schwere Gangunsicherheit, ggf. Aggressionen oder beginnende Müdigkeit, ggf. Übelkeit und Erbrechen

- **Narkose** (2,5–3,5 Promille): Bewusstseinsverlust, Somnolenz bis Bewusstlosigkeit, ggf. Hypoglykämie, „Schmerzfreiheit“
- **Asphyiktisches Stadium** (> 3,5 Promille): komatös mit Ausfall der Schutzreflexe, Atemlähmung möglich, ggf. Cheyene-Stokes-Atmung, ggf. Herz-Kreislauf-Versagen

Klinik und Maßnahmen

- Hypoglykämie (► 16.1.1): BZ frühzeitig bestimmen
- Hypothermie (Alkohol führt zur Erweiterung der peripheren Gefäße): an Wärmeerhalt denken
- Hypovolämie (Alkohol fördert Wasserausscheidung über Urin, außerdem meist Erbrechen): frühzeitige und großzügige Volumengabe
- Aspiration: frühzeitig Atemwege frei machen und sichern

21.2.7 Ingestion von Laugen und Säuren

Ingestionen von Laugen und Säuren führen zur Verätzung der Schleimhaut des Munds, des Rachens und der Speiseröhre und ggf. des Magens. Als Sofortmaßnahme bekommt das Kind reichlich Wasser oder Milch zu trinken, ein Erbrechen darf jedoch nicht herbeigeführt werden, denn dies würde die Schleimhaut erneut verätzen. Eine endoskopische Untersuchung sollte frühzeitig Aufschluss über den Grad der Schädigung geben.

Therapie

Die Kinder erhalten flüssige Kost bis zum Abheilen der Schädigung. Kortikosteroide mindern ggf. die Ausbildung von Verengungen. Bei schweren Verätzungen werden die Kinder vorübergehend über eine durch die Bauchdecke direkt in den Magen eingebrachte Sonde (PEG-Sonde) ernährt.

21.3 Verbrennungen und Verbrühungen

Einteilung und Klinik

Verbrennungen und Verbrühungen werden anhand ihrer Eindringtiefe in der Haut in vier Grade eingeteilt (► Tab. 21.1). Verbrennungen werden durch heiße Gegenstände, Verbrühungen durch heiße Flüssigkeiten oder Wasserdampf verursacht.

Tab. 21.1 Einteilung der Verbrennung und Verbrühung.

Gradeinteilung	Klinik
I	Rötung und Schwellung der Haut, lokale Schmerzen
II a und b	Rötung mit Blasenbildung und deutlichen Schmerzen, Epidermis und obere Dermis (Lederhaut) betroffen (II a), zusätzlich tiefe Dermis, Abheilung mit Narbengewebe (II b)
III	Weiße Hautverfärbung ohne Blasenbildung, kaum schmerzhaft
IV	Verkohlung, schwarz, lederartig, trocken, keine Schmerzwahrnehmung

Einschätzung des Schweregrads

Die Ausdehnung der Schäden sollte möglichst genau abgeschätzt werden. Dazu gibt es zwei bei Kindern anwendbare Faustregeln:

- Die Hand des Patienten einschließlich der Finger entspricht ca. 1 % der Körperoberfläche.
- Die altersgemäß modifizierte **Neunerregel nach Wallace.** In ► Abb. 21.1 ist die Anwendung der Neunerregel bei einem Säugling, einem 5-jährigen Kind und einem Erwachsenen dargestellt.

Komplikationen

Neben dem lokalen Befund, der in ► Tab. 21.1 entsprechend dem Grad der Schädigung angegeben ist, kann es zu systemischen Symptomen kommen.
Dies betrifft großflächige Schädigungen ab Grad II. Aufgrund der Schädigung kommt es zu Flüssigkeitsverlust ins Gewebe, da die Gefäßdurchlässigkeit deutlich erhöht ist. Folge kann ein hypovolämischer Schock (► 21.1.2) sein. Die daraus folgende Schädigung anderer Organe wird als **Verbrennungskrankheit** bezeichnet. Auch die Gefahr einer Hypothermie besteht. Eine weitere Komplikation ist die bakterielle Superinfektion von großflächigen Wunden.

Therapie

Auch bei Verbrennungen und Verbrühungen steht die Sicherung der Vitalfunktionen (► 21.5) des schwer kranken Kindes im Vordergrund.

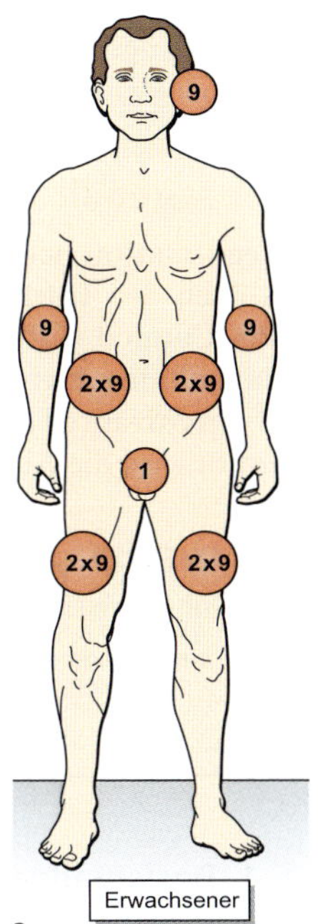

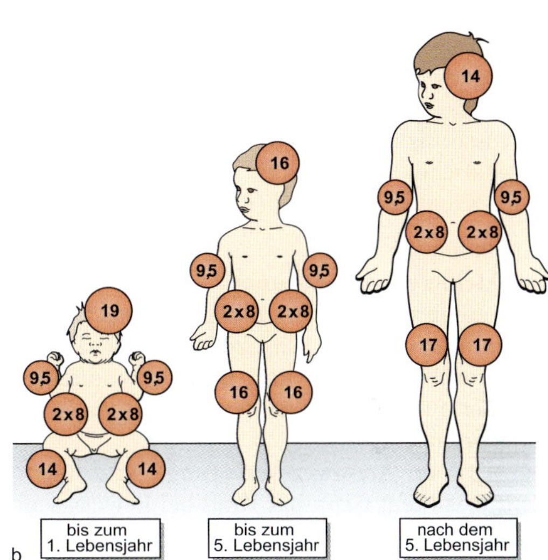

Abb. 21.1 Neunerregel nach Wallace. [A300–157]

Akute Maßnahmen:

- Nur bei **kleinflächigen Verbrennungen/Verbrühungen** (nicht größer als die Handfläche des Kindes) der Extremitäten kann zur Schmerzlinderung die geschädigte Haut mit lauwarmem, fließendem (Leitungs-)Wasser gekühlt werden. Dabei ist eine generelle Unterkühlung des Kindes unbedingt zu vermeiden.
- Bei **großflächigen Schädigungen** (≥ 5–10 % der Körperoberfläche) ab Grad II wird ein i. v. Zugang zur Volumensubstitution (Verhinderung der Verbrennungskrankheit) und Gabe von Schmerzmedikamenten gelegt. Gegebenenfalls wird das Kind sediert und intubiert.
- Stationäre Aufnahme bei ≥ 5–10 % der Körperoberfläche Schädigungen ab Grad II oder ≥ 2 % bei Grad III.

  Schwere Verbrennungen werden in klimatisierten Verbrennungseinheiten in speziellen Zentren versorgt. Die Lokaltherapie beinhaltet das Abtragen von großen Blasen. Kleine Blasen, vor allem an Handtellern, im Gesicht oder an der Fußsohle bleiben bestehen. Die lokale Therapie erfolgt in Absprache mit den Chirurginnen, ggf. mit einer spezialisierten Verbrennungsambulanz.

21.4 Sonstige Notfälle

- Meningitis (► 9.6)
- Pseudokrupp (► 11.5.2)
- Hodentorsion (► 7.7.6)
- Commotio cerebri (► 9.7)
- Hypoglykämie (► 16.1.1)
- Frakturen (► 13.8.1)
- Plötzlicher Kindstod (SIDS, ► 3.1.4)
- Shuntdysfunktion bei Hydrozephalus (► 9.3)

Stumpfes Bauchtrauma

Ein **stumpfes Bauchtrauma** tritt als Folge einer physikalischen Gewalteinwirkung auf das Abdomen auf, ggf. sind Läsionen der Bauchdecke (Hämatome oder Hautverletzungen). Die inneren Organe des Abdominalraums können stark geschädigt werden, Milz, Leber, Nieren und Pankreas betroffen sein und lazerieren (einreißen). Im schlimmsten Fall muss die operative Therapie mit Entfernung des Organs oder Teile dessen stattfinden.

Fremdkörperaspiration

Die **Aspiration** (häufiger) oder **Ingestion** (Verschlucken) eines Fremdkörpers gehört zu den relativ häufigsten Verdachtsdiagnosen im Kindesalter.

Symptome

Je nach Größe und Konsistenz können Symptome auftreten:

- Hustenattacken
- Ggf. Atemnot
- Stridor (in- und exspiratorisch, meist exspiratorisch, ► 4.1.5)
- Verlegung der Bronchien, meist rechtsseitig aufgrund des steileren Abgangs
- Bewusstlosigkeit
- Hypoxisches Kreislaufversagen
- Herz-Kreislauf-Stillstand *(Bolustod)*

Maßnahmen

- Bei **kleineren Aspirationen** ohne wesentliche Symptome wird der Fremdkörper zunächst belassen, und das Kind wird zur kontinuierlichen Monitorüberwachung und Bronchoskopie, bei der der Fremdkörper entfernt wird, stationär aufgenommen.
- Bei **schwerer Atemwegsverlegung** und drohendem Ersticken, wenn das Kind bei Bewusstsein ist (und falls durch die Eltern noch nicht erfolgt):
  - Kind < 1 Jahr: 5-malige Thoraxkompression (► Abb. 21.2 a)
  - Kind > 1 Jahr: Heimlich-Handgriff (Oberbauchkompression, ► Abb. 21.2 b)
  - Kontrolle des Mundraums, ggf. Vorgang wiederholen
- Bei **nicht atmenden Patienten:**
  - Fünf initiale Beatmungen (wenn erfolglos, 15 Thoraxkompressionen)
  - Dann Mundraum auf Fremdkörper untersuchen (wenn erfolglos, zwei Beatmungen und Beginn Reanimation, ► 21.5.1)

Die Bewusstseinskontrolle erfolgt mithilfe der pädiatrischen Glasgow-Coma-Scale (► 9.7).

21.5 Reanimation bei Kindern und Jugendlichen

Die **Reanimation bei Kindern und Jugendlichen** findet nach den **Leitlinien des European Resuscitation Council (ERC)** 2021 statt. Dabei werden die Maßnahmen in einen Basic Life Support (BLS) und einen Advanced Life Support (ALS) eingeteilt. Weiterhin wird die ABC-Regel angewendet.

> **Praxistipp**
>
> **Weiterführende Informationen**
>
> Informationen zu den Leitlinien und der Arbeit des ERC bzw. des GRC (German Resuscitation Council) unter: grc-org.de

21.5.1 Basismaßnahmen (BLS)

Die **Basismaßnahmen der Reanimation** (**BLS,** *engl.* Basic Life Support) sind in ► Abb. 21.3 dargestellt. Beim Auffinden eines leblos wirkenden Kindes erfolgt zuerst eine Kontrolle der Bewusstseinslage mittels der **3 As** (Ansehen, Ansprechen, Anfassen). Bei eingeschränktem oder fehlendem Bewusstsein des Kindes wird nach Absetzen eines Hilferufs mit der Reanimation begonnen.

A = Atemwege frei machen

Bei bewusstlosen Kindern sind die oberen Atemwege durch das Zurückfallen des Unterkiefers

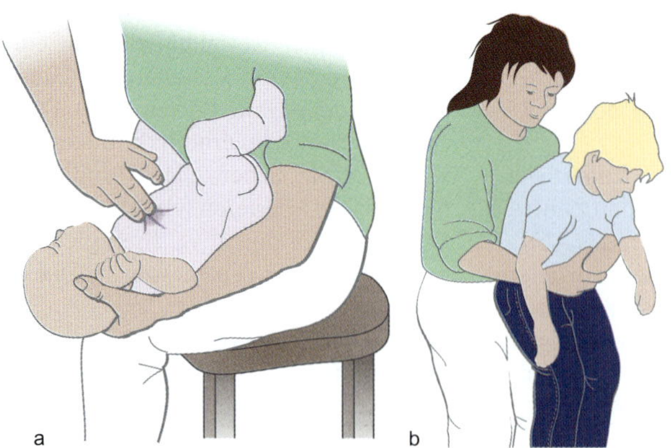

Abb. 21.2 Entfernung eines aspirierten Fremdkörpers a) bei Kind < 1 Jahr durch Thoraxkompression und b) bei Kind > 1 Jahr durch Anwendung des Heimlich-Handgriffs. [R394]

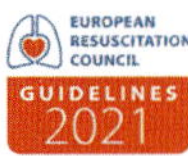

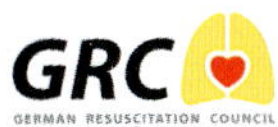

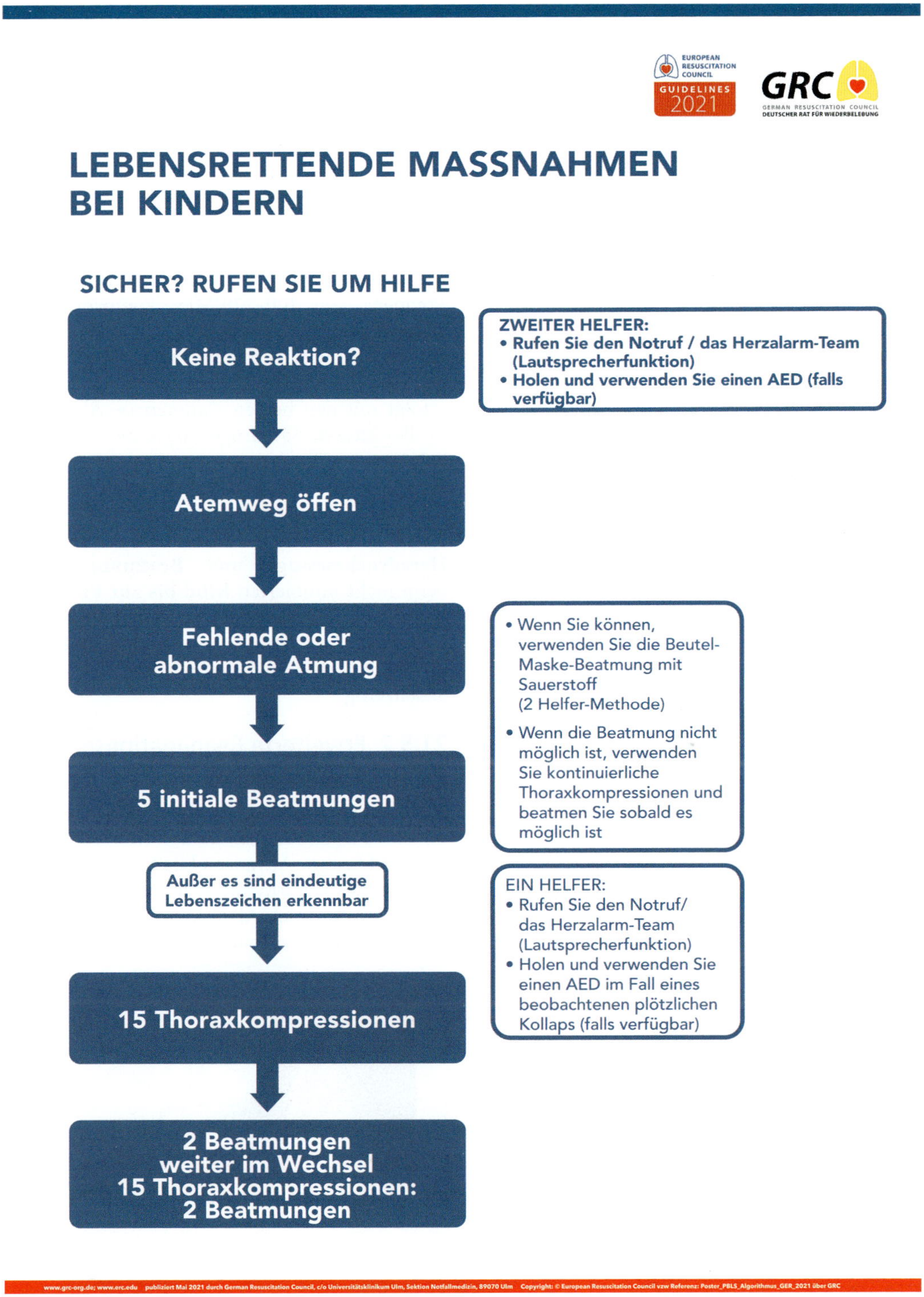
EUROPEAN RESUSCITATION COUNCIL
GUIDELINES 2021
GRC
GERMAN RESUSCITATION COUNCIL
DEUTSCHER RAT FÜR WIEDERBELEBUNG
LEBENSRETTENDE MASSNAHMEN BEI KINDERN
SICHER? RUFEN SIE UM HILFE
Keine Reaktion?
ZWEITER HELFER:
• Rufen Sie den Notruf / das Herzalarm-Team (Lautsprecherfunktion)
• Holen und verwenden Sie einen AED (falls verfügbar)
Atemweg öffen
Fehlende oder abnormale Atmung
5 initiale Beatmungen
• Wenn Sie können, verwenden Sie die Beutel-Maske-Beatmung mit Sauerstoff (2 Helfer-Methode)
• Wenn die Beatmung nicht möglich ist, verwenden Sie kontinuierliche Thoraxkompressionen und beatmen Sie sobald es möglich ist
Außer es sind eindeutige Lebenszeichen erkennbar
EIN HELFER:
• Rufen Sie den Notruf/ das Herzalarm-Team (Lautsprecherfunktion)
• Holen und verwenden Sie einen AED im Fall eines beobachtenen plötzlichen Kollaps (falls verfügbar)
15 Thoraxkompressionen
2 Beatmungen
weiter im Wechsel
15 Thoraxkompressionen: 2 Beatmungen
www.grc-org.de; www.erc.edu publiziert Mai 2021 durch German Resuscitation Council, c/o Universitätsklinikum Ulm, Sektion Notfallmedizin, 89070 Ulm Copyright: © European Resuscitation Council vzw Referenz: Poster_PBLS_Algorithmus_GER_2021 über GRC

Abb. 21.3 Basic Life Support (BLS) bei Kindern (GRC 2021). [F781-041]

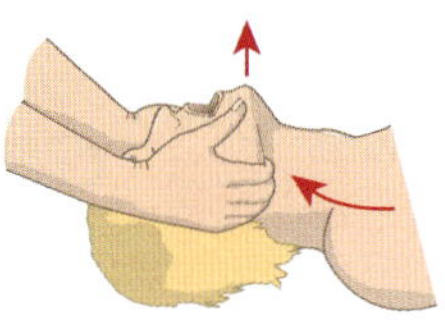

Abb. 21.4 Esmarch-Handgriff zur Freilegung der Atemwege: Beide Hände fassen das Kinn des Kindes und ziehen den Unterkiefer nach vorn. [L138]

und der Zunge verlegt. Ein leichtes Zurückkippen des Kopfs und Anheben des Nackens, ggf. auch Anheben des Unterkiefers führt zum Öffnen der Atemwege. Sekret im Nasen-Mund-Rachen-Raum sollte abgesaugt werden. Fremdkörper müssen entfernt werden.
Bei ausreichender Spontanatmung reicht das Offenhalten der oberen Atemwege mit einem Guedeltubus aus. Sonst kann eine Beatmung mit Maske oder Sauerstoffgabe über einen nasalen Rachentubus erfolgen.

B = Beatmung

Reicht das Freimachen der Atemwege für eine ausreichende Spontanatmung nicht aus, muss eine **Beatmung** erfolgen:

- Mund-zu-Mund- und/oder Mund-zu-Nase-Beatmung
- Verwendung von Atembeutel und Maske
- Intubation und Beatmung über den Tubus

Bei erfolgloser Beatmung folgen eine **Inspektion des Rachenraums** auf einen möglichen Fremdkörper, ggf. eine Reposition des Kopfs, ein Esmarch-Handgriff (► Abb. 21.4) oder der Beginn von Thoraxkompressionen.

Bei ausreichender Spontanatmung wird das Kind in die **stabile Seitenlage** gebracht.

C = Circulation, Zirkulation

Mit der **Herzdruckmassage** muss begonnen werden, wenn unter Beatmung keine ausreichende Herzaktion nachweisbar ist. Die Kinder müssen auf einer harten Unterlage liegen. Der Druckpunkt befindet sich in der unteren Sternumhälfte. Dabei wird der Brustkorb um ca. ein Drittel der Brustkorbtiefe (ca. 4–5 cm je nach Alter) mit einer Frequenz von 100–120/Min. komprimiert. Die Technik der Herzmassage richtet sich nach dem Alter des Kindes. Bei **Säuglingen** wird der Thorax mit beiden Händen umfasst, die Druckausübung erfolgt mit den beiden Daumen (► Abb. 21.5 b, c). Bei **älteren Säuglingen** oder nur einem Ersthelfer erfolgt die Druckausübung mit zwei Fingern (► Abb. 21.5 a), bei **Kleinkindern** mit dem Handballen, bei **Schulkindern** mit einer oder beiden Händen wie beim Erwachsenen.
Herzdruckmassage und Beatmung erfolgen beim nicht intubierten **Kind bis zur Pubertät** im Verhältnis 15 : 2. **Kinder ab dem Pubertätsalter** werden im Verhältnis 30 : 2 reanimiert. Intubierte Kinder erhalten Beatmung und Herzmassage gleichzeitig.

21.5.2 Erweiterte Reanimationsmaßnahmen (ALS)

Nach Durchführung der Basismaßnahmen schließt sich im Rahmen der **erweiterten Maßnahmen** (**ALS**, *engl.* Advanced Life Support) zügig die Analyse des Herzrhythmus mittels EKG erfolgen. Dabei werden nicht defibrillierbare von defibrillierbaren Herzrhythmusstörungen unterschieden.

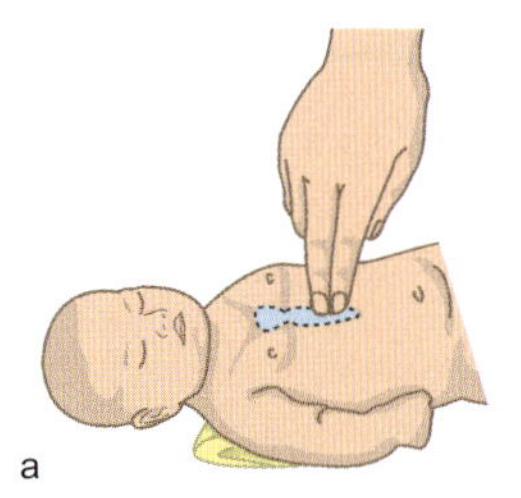

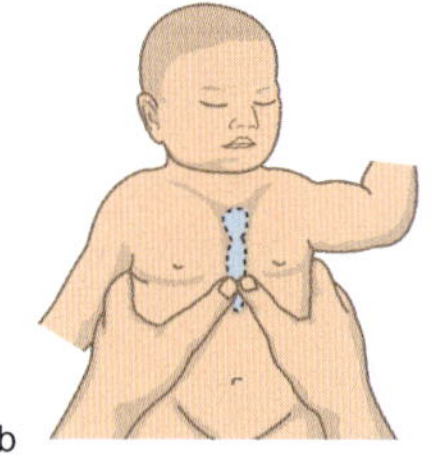

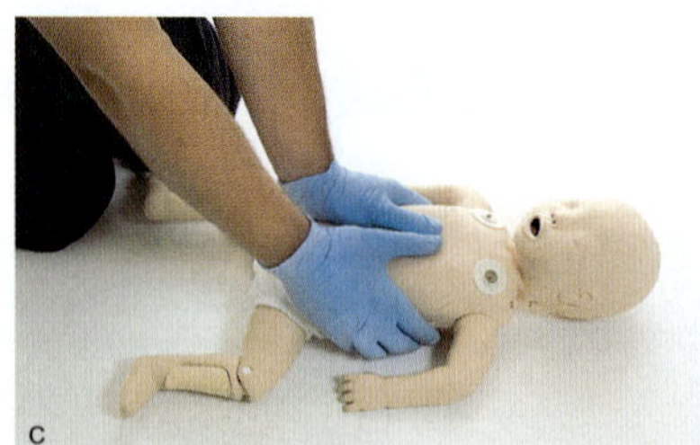

Abb. 21.5 Herzdruckmassage beim Säugling:
a) Mit Zwei-Finger-Technik (bei älteren Säuglingen)
b), c) Mit thoraxumfassender Zwei-Daumen-Technik. [L138/J747]

Bei nicht defibrillierbaren Störungen erfolgt eine Adrenalingabe, ansonsten wird die Defibrillation durchgeführt.

Medikamente

Wichtigstes **Notfallmedikament** ist **Adrenalin.** Dieses kann sowohl i. v. als auch intraossär gegeben werden. Weitere Notfallmedikamente sind:

- Isotone kristalline Infusionslösung
- Natriumbikarbonat, z. B. bei nachgewiesener Azidose (▸ 8.2.1)
- Kalzium, z. B. bei Hypokalzämie (▸ 8.3.2), Hyperkaliämie (▸ 8.3.1), Hypermagnesiämie
- Amiodaron oder Lidocain, z. B. bei Herzrhythmusstörungen

Defibrillation

Eine **Defibrillation** wird im Kindesalter selten notwendig. Indikationen sind Kammerflimmern und pulslose ventrikuläre Tachykardien. Die Elektrodengröße ist abhängig von der Körpergröße des Kindes, die Schockstärke vom Körpergewicht (4 J/kg KG). Die mit Elektrodengel bestrichenen Elektroden werden am Defibrillator entsprechend aufgeladen. Eine Elektrode wird über der Herzspitze, die andere Elektrode über der Herzbasis fest an den Körper des Kindes angedrückt. Beim Auslösen der Defibrillation dürfen andere Personen keinen Kontakt zum erkrankten Kind haben. Ggf. wird anschließend die Reanimation fortgesetzt.

Weitere Maßnahmen

Kinder nach einer erfolgreichen Reanimation werden in der Regel intensivmedizinisch betreut. Dabei erfolgen weitere diagnostische und therapeutische Maßnahmen entsprechend der Grunderkrankung.

Komplikationen

- Rippenfrakturen
- Aspiration von Magensaft mit Ausbildung einer Aspirationspneumonie und/oder einer akuten Lungenfunktionsstörung
- Überblähung des Magens und folgende Atembehinderung
- Verletzung von Leber und Milz
- Hirnschädigung durch Sauerstoffmangel

Beendigung der Reanimation

Die Reanimation sollte nach mehr als 30 Minuten korrekter Durchführung beendet werden bei:

- Weiten, lichtstarren Pupillen
- Bewusstlosigkeit
- Fehlender Spontanmotorik
- Fehlender Spontanatmung
- Asystolie (Nulllinie im EKG)

> **Merke**
>
> **Fortführen von Reanimationsmaßnahmen > 30 Minuten**
>
> Die Reanimation wird auch länger als 30 Minuten fortgeführt, wenn der Kreislaufstillstand auf reversible Ursachen zurückzuführen ist wie:
>
> - 4 Hs
>   - Hypoxie
>   - Hypovolämie
>   - Hypothermie, z. B. bei Ertrinkungsunfall
>   - Hypo- oder Hyperkaliämie (▸ 8.3.1)
> - Hypoglykämie (▸ 16.1.1)
> - 4 Ts:
>   - Toxine (Vergiftungen in Abhängigkeit von der Substanz)
>   - Tamponade, z. B. Herzbeuteltamponade
>   - Thrombose der Lungenarterien bei Embolie
>   - Tension (*engl.* Spannung; Spannungspneumothorax)

Pflege

Ein lebensbedrohlicher Notfall mit notwendiger Reanimation bedeutet für ein Kind in der Regel die Aufnahme auf einer Intensivstation. Die Behandlung an einem unbekannten Ort mit ihm fremden Menschen, die Geräuschkulisse und die Behandlungsmaßnahmen sowie die Krankheitssymptome an sich sind für das Kind starke Stressoren. Daher sind Kinder in dieser Situation meist stark verängstigt. Oft sind sie nicht in der Lage, ihre Ängste, Schmerzen und Befindlichkeiten mitzuteilen. Dieser akuten Stresssituation müssen die Pflegenden Rechnung tragen.

Auch die Eltern sind mit einem solch lebenseinschneidenden Ereignis und dessen Folgen oft völlig überfordert. Darum benötigen die Kinder sowie die Eltern eine sehr einfühlsame, ruhige und qualifizierte Betreuung durch die Pflegenden und ggf. psychologische Unterstützung. Bei einer Reanimation sollte es den Eltern ermöglicht werden, bei ihrem Kind zu bleiben, sofern sie es möchten und eine Pflegefach- oder eine andere Person sollte sich ausschließlich um die Eltern kümmern.

Kritischer Blick

Pro und Contra: Anwesenheit der Eltern bei lebensrettenden Maßnahmen

Pro:

- Angehörige können es als emotionale Stütze empfinden, wenn sie bei der Reanimation anwesend sind. Egal, wie erfolgreich diese ist, die Angehörigen haben erfahren, dass alles getan wurde, um das Leben des Familienmitglieds zu retten, und können so Verständnis für die Situation erlangen.
- Sind die ergriffenen Maßnahmen nicht erfolgreich und der Patient stirbt, wird sowohl den Angehörigen als auch der reanimierten Person durch die Nähe der Abschied erleichtert. Dies kann zudem den Angehörigen bei der Verarbeitung des Ereignisses helfen.

Contra:

- Angehörige können während der Durchführung lebensrettender Maßnahmen in der Regel nicht qualifiziert betreut werden, und somit besteht die Gefahr, dass sie psychisch traumatisiert werden.
- Die Anwesenheit Angehöriger wird von mitunter von Pflege- und ärztlichem Personal als störend und ablenkend wahrgenommen. Zudem besteht die Befürchtung, dass Angehörige gerichtlich gegen medizinisches Personal vorgehen könnten, wenn sie der Meinung sind, dass die ergriffenen Maßnahmen unzureichend waren.

Wiederholungsfragen

1. Nennen Sie die verschiedenen Schockformen und die entsprechenden Ursachen.
2. Wie entsteht ein septischer Schock?
3. Erklären Sie den Unterschied zwischen Vergiftungen und Ingestionsunfällen.
4. Warum ist induziertes Erbrechen kontraindiziert bei der Ingestion von Laugen und Säuren?
5. Zu welchen Komplikationen kann es bei großflächigen Verbrennungen oder Verbrühungen kommen?
6. Erklären Sie kurz das cABCDE-Schema.
7. Erklären Sie die Basismaßnahmen der Reanimation.
8. Wie heißt das wichtigste Notfallmedikament?
9. Welche Komplikationen können nach einer Reanimation auftreten?

LITERATUR

Bayerisches Rotes Kreuz. 5-Finger-Regel bei Vergiftungen. Fachlehrgang Angehende Rettungssanitäter (ehemals Rettungsdiensthelfer-Lehrgang). 2018.

Blättler T, Schläppi B, Senn B. Erfahrungen von Angehörigen, die während der kardiopulmonalen Reanimation oder während invasiver Prozeduren in lebensbedrohlichen Situationen an der Seite ihres Nächsten anwesend waren oder in einem Nebenraum warteten. Pflege. 2014; 27(2): 93–104.

GRC – Deutscher Rat für Wiederbelebung German Resuscitation Council e.V. Arbeitsgruppen und Projekte des GRC. Aus: www.grc-org.de/arbeitsgruppen-projekte (letzter Zugriff: 14.2.2023).

Kemper M, Schneider F, Schawe K. Pflege bei lebensbedrohlichen Situationen. In: Fley G, Schneider F (Hrsg.). PflegeHeute. Pädiatrische Pflege. München: Elsevier, 2019. S. 544–559.

Lennartz C et al. Schock. DocCheck Flexikon. 2023. Aus: flexikon.doccheck.com/de/Schock (letzter Zugriff: 14.2.2023).

Muntau AC. Pädiatrie hoch 2. München: Elsevier, 2018.

Procter LD. Schock. 2020. MSD Manual. Aus: www.msdmanuals.com/de-de/profi/intensivmedizin/schock-und-volumenersatz/schock#:~:text=Ein distributiver Schock entsteht aus,arteriovenöse Shunts am Kapillarbett vorbeigeleitet (letzter Zugriff: 14.2.2023).

22 Lernsituationen

22.1 Einführung

Im Rahmen der vorangegangenen Kapitel wurden anatomische und physiologische Grundlagen sowie Krankheitsbilder der Pädiatrie und deren pflegerelevanten Inhalte dargestellt. Dieses Wissen bildet die Basis für eine berufliche Handlungskompetenz in verschiedenen pädiatrischen Einrichtungen.
Die nachfolgenden Lernsituationen sind dafür geeignet, Auszubildende und Studierende auf Prüfungssituationen, die im Verlauf der berufsfachschulischen oder hochschulischen Ausbildung zu absolvieren sind, vorzubereiten (► Tab. 22.1). Die dargestellten Lernsituationen sind dabei nicht als Prüfungsaufgaben zu verstehen, sondern als Hilfe zur Festigung und Vertiefung des in diesem Buch erlangten Wissens. Die Lernsituationen sind wie folgt aufgebaut:

- Zunehmende Steigerung der Komplexität
- Unterschiedliche Versorgungsbereiche der Pädiatrie
- Unterschiedliche Altersgruppen der zu pflegenden Kinder und Jugendlichen

Tab. 22.1 Prüfungen mit ergänzenden Erläuterungen gemäß PflAPrV.

Prüfung	Zeitpunkt und Zielsetzung	Kompetenzbereiche	Konsequenzen
Zwischenprüfung	Dient zur Prüfung und Ermittlung des Ausbildungsstands zum Ende des zweiten Ausbildungsdrittels	Siehe Anlage 1 (zu § 7 Satz 2) Kompetenz für die Zwischenprüfung nach § 7	Die Ausbildung kann zunächst unabhängig vom Ergebnis der Zwischenprüfung fortgesetzt werden. Lässt das Ergebnis allerdings darauf schließen, dass das Erreichen des Ausbildungsziels gefährdet ist, prüfen die Träger der praktischen Ausbildung und der Pflegeschule gemeinsam, welche Maßnahmen zum Erreichen des Ausbildungserfolgs erforderlich sind, und ergreifen diese
Abschlussprüfung	Dient der Ermittlung des Ausbildungserfolgs am Ausbildungsende. Sie umfasst je einen schriftlichen, mündlichen und praktischen Teil	Siehe Anlage 2 (zu § 9 Abs. 1 Satz 2) Kompetenzen für die staatliche Prüfung nach § 9 zur Pflegefachfrau oder zum Pflegefachmann	Die staatliche Prüfung ist dann bestanden, wenn alle Prüfungsbestandteile mit mindestens „ausreichend" benotet wurden. Jede Aufsichtsarbeit kann einmal wiederholt werden. Es ist dann eine Ausbildungsverlängerung erforderlich, wenn: • Alle schriftlichen Aufsichtsarbeiten nicht bestanden wurden • Die praktische Prüfung nicht bestanden wurde • Alle Teile der Prüfung nicht bestanden wurden • Im Einvernehmen zwischen dem Vorsitzenden des Prüfungsausschusses und den Fachprüfern eine solche als sinnvoll erscheint
Bachelorprüfung	Dient der Ermittlung des Studienerfolgs am Ende des Studiums. Sie umfasst einen schriftlichen, mündlichen und praktischen Teil	Siehe Anlage 5 (zu § 35 Abs. 2, § 36 Abs. 1, § 37 Abs. 1) Kompetenzen für die Prüfung der hochschulischen Pflegeausbildung nach § 32	Die hochschulische Pflegeausbildung ist erfolgreich abgeschlossen, wenn sowohl der hochschulische als auch der staatliche Prüfungsteil bestanden sind. Jede Modulprüfung, die Teil der staatlichen Prüfung ist, kann einmal wiederholt werden, wenn die zu prüfende Person die Note „mangelhaft" oder „ungenügend" erhalten hat

22.2 Zwischenprüfung

Lernsituation „Das blaue Spray"

In der **Lernsituation „Das blaue Spray"** werden Sie mit unterschiedlichen Aspekten einer Erkrankung der Atemwege konfrontiert. Im Pflegealltag ist die Lebenssituation des Patienten besonders wichtig für die Versorgung. Lesen Sie daher zunächst aufmerksam die Lernsituation und bearbeiten Sie den Fall und die damit verbundenen Fragestellungen nacheinander. Nehmen Sie sich die Zeit, die Sie brauchen. Wenn Sie jedoch neben der inhaltlichen Auseinandersetzung auch den zeitlichen Aspekt berücksichtigen möchten, können Sie sich an der Zeitempfehlung von etwa *60 Minuten* orientieren.

Fallbeispiel

Das blaue Spray

Die Mutter des zehnjährigen Jorgos schildert dem neuen Kinderarzt Folgendes: „Jorgos ist gern mit seinen Freunden unterwegs, zusammen durchstreifen sie oft den nahen Wald und erkunden die Gebäuderuinen am Waldrand. Jorgos ist in der Schule aktiv dabei und lässt sich nur ungern einschränken. Er mag sehr gern Sport, aber er kann zeitweise nicht so gut mitmachen, weil ihn ein beklemmendes Gefühl beim Atmen und viel Husten davon abhalten. Dann zieht er sich zurück, weil es ihn zu sehr anstrengt zu erklären, was los ist. Die Erkrankung hat im Alter von 3 Jahren zunächst mit einer Allergie gegen Hausstaubmilben angefangen. Vor 3 Jahren ist dann eine Allergie gegen Haselnüsse hinzugekommen, das hat die Situation verschlimmert. Bis jetzt hat Jorgos Hilfe von seinem ehemaligen Kinderarzt und dem – laut Jorgos – tollen Physiotherapeuten in der Praxis,um die Ecke' bekommen. Und außerdem hat er ein blaues Spray."

Aufgaben

Das blaue Spray
Lernangebot „Krankheiten der Atemwege"
(► Kap. 4)

1. Lesen Sie das Fallbeispiel „Das blaue Spray". Versetzen Sie sich in die Lage von Jorgos. Haben Sie bereits einen Patienten in einer ähnlichen Situation kennengelernt?
2. Zu den Leitsymptomen bei Atemwegserkrankungen zählen u.a. Dyspnoe, Tachypnoe, Zyanose und veränderte Atemgeräusche. Definieren Sie die genannten Leitsymptome und beschreiben Sie diese genau.
3. Definieren Sie das Krankheitsbild Asthma bronchiale und beschreiben Sie fünf typische Zeichen, die bei dieser Erkrankung in Erscheinung treten können.
4. Erklären Sie die Ursachen der bronchialen Obstruktion beim Asthma bronchiale.
5. Jorgos bekommt wegen seiner Erkrankung Hilfe von seinem Kinderarzt. Beschreiben Sie die medikamentöse Dauertherapie bei Asthma bronchiale und erklären Sie die Wirkungsweise der unterschiedlichen Medikamente.
6. Jorgos besitzt ein „blaues Spray" zur Inhalation. Erläutern Sie, was im Umgang mit Inhalationen, vor allem mit Kortikoiden, zu beachten ist.
7. Trotz der medikamentösen Dauertherapie kann starke körperliche Belastung bei Jorgos zu einem Asthmaanfall führen. Nennen Sie fünf Notfallmaßnahmen, die bei einem akuten Asthmaanfall notwendig sind.
8. Jorgos bekommt zusätzlich Unterstützung von einem Physiotherapeuten. Nennen Sie vier Übungen, die bei Jorgos Erkrankung sinnvoll sind.
9. Beschreiben Sie Jorgos Verhalten beim Sport. Erkennen Sie Bewältigungsmechanismen?

Lernsituation „Höchste Alarmbereitschaft"

In der **Lernsituation „Höchste Alarmbereitschaft"** werden Sie mit zwei unterschiedlichen Krankheitsbildern, die in Verbindung miteinander stehen, konfrontiert. Sie ergibt sich im Rahmen einer pädiatrischen Notfallversorgung. Lesen Sie zunächst aufmerksam die Lernsituation und bearbeiten Sie den Fall und die damit verbundenen Fragestellungen nacheinander. Nehmen Sie sich die Zeit, die Sie brauchen. Wenn Sie jedoch neben der inhaltlichen Auseinandersetzung auch den zeitlichen Aspekt berücksichtigen möchten, können Sie sich an der Zeitempfehlung von etwa *45 Minuten* orientieren.

Fallbeispiel

Höchste Alarmbereitschaft

Die vierjährige Lena befindet sich mit ihrem Vater in der Kindernotaufnahme. Ihre Mutter ist durch ihre Berufstätigkeit immer sehr beschäftigt, weshalb sich der Vater im Alltag viel kümmert. Das mache er sehr gerne, erzählt er voll Stolz seinen Freunden. Lena sei eine brave Tochter. Lena ist nun in der Kindernotaufnahme, weil sie schon seit mehr als 2 Wochen erkältet ist. Sie hat teilweise

Fieber bis 38,6 °C und trockenen Reizhusten. Normalerweise sei sie lebhaft und kaum vom Basteltisch im Kindergarten wegzubekommen. Seit Lena rote Flecken im Mundbereich habe, sei sie jedoch kaum wiederzuerkennen. Schlapp, müde und ausgelaugt sitzt sie auf dem Schoß von ihrem Vater. Bei der Untersuchung zeigt sich, dass Lena einen geröteten Rachen hat, die Tonsillen jedoch ohne Befund sind. Außerdem kann das Mädchen während der Untersuchung den Kopf nicht mehr bewegen. Lenas Vater ist in höchster Alarmbereitschaft. „Davon hab' ich schon gelesen!", meint er zum behandelten pädiatrischen Arzt. „Das könnte diese Hirnhautentzündung sein. Das ist doch schlimm, oder?"

Aufgaben

Höchste Alarmbereitschaft

Lernangebot „Krankheiten des Nervensystems" (▸ Kap. 9, ▸ Kap. 11)

1. Lesen Sie das Fallbeispiel „Höchste Alarmbereitschaft". Versetzen Sie sich in die Lage von Lenas Vater. Beschreiben Sie, welche Emotionen durch die Notfallsituation ausgelöst werden könnten.
2. Beschreiben Sie die Symptome von Lena. Nennen Sie drei weitere Symptome, die bei einer Stomatitis aphthosa auftreten können.
3. Der pädiatrische Arzt diagnostiziert bei Lena eine Meningitis. Erklären Sie den Zusammenhang zwischen Stomatitis und Meningitis.
4. Beschreiben Sie fünf Symptome, die Lena aufgrund der Meningitis noch entwickeln könnte.
5. Erläutern Sie ausführlich, warum eine Meningitis frühzeitig diagnostiziert werden sollte.
6. Lena muss stationär aufgenommen werden. Bei der stationären Aufnahme führen Sie ein Aufnahmegespräch mit Lena und ihrem Vater. Welche Assessmentinstrumente sind für die Einschätzung von Lena sinnvoll?
7. Nennen Sie fünf Aspekte, die bei der pflegerischen Versorgung von Lena wichtig sind.
8. Beschreiben Sie kurz das therapeutische Vorgehen und die Prognose.
9. Da Lena mehrere Tage stationär behandelt werden muss, ist es die Aufgabe der Pflegefachperson, den Vater über altersgerechte und adäquate Beschäftigungsmöglichkeiten zu beraten. Nennen Sie fünf mögliche Tätigkeiten.

22.3 Abschlussprüfung

Lernsituation „Ben und die Sache mit den Bauchschmerzen"

In der **Lernsituation „Ben und die Sache mit den Bauchschmerzen"** werden Sie mit unterschiedlichen Aspekten einer Erkrankung des Verdauungstrakts konfrontiert. Darüber hinaus werden Störungen des Wasser- und Elektrolythaushalts thematisiert. Im Pflegealltag ist die individuelle Anamnese des Patienten besonders wichtig für die Versorgung. Lesen Sie daher zunächst aufmerksam die Lernsituation und bearbeiten Sie den Fall und die damit verbundenen Fragestellungen nacheinander. Nehmen Sie sich die Zeit, die Sie brauchen. Wenn Sie jedoch neben der inhaltlichen Auseinandersetzung auch den zeitlichen Aspekt berücksichtigen möchten, können Sie sich an der Zeitempfehlung von etwa *60 Minuten* orientieren.

Fallbeispiel

Ben und die Sache mit den Bauchschmerzen

„Mama, der Bauch tut weh!", weint Ben. Er war heute in der Kita, und seit er zurück ist, geht es ihm immer schlechter. Sein Gesicht ist sehr blass, und er hat gerötete Wangen. Bens Mutter misst die Temperatur in Bens Ohr. Das Thermometer zeigt 38 °C. Sie beschließt, in der Kita anzurufen. Beim Telefonat mit der Erzieherin erfährt Bens Mutter, dass vor wenigen Minuten ein Kind in Bens Gruppe aufgrund von Noroviren krankgemeldet wurde. Das kennt Bens Mutter schon von seinen beiden Geschwistern, Charlotte und Stefan. Charlotte war damals sogar kurz im Krankenhaus, weil sie eine Elektrolytentgleisung hatte.

Bens Mutter vermutet, dass Ben heute noch sehr übel riechenden Durchfall bekommen wird. Tatsächlich bekommt Ben im Verlauf des Abends Fieber. Einen Tag und eine schlaflose Nacht später trinkt Ben nichts mehr. Die gesamte Nacht hat er mehrmals erbrochen, auch das schluckweise getrunkene Wasser. Der Stuhlgang ist mittlerweile flüssig. Das Fieber ist unverändert und lässt sich durch Medikamente nur kurz senken. Ben wirkt lustlos und seine Spielsachen interessieren ihn kaum. Vielleicht hat Ben auch eine solche Elektrolytentgleisung wie damals seine große Schwester, befürchtet seine Mutter und ruft den Kinderarzt an.

Aufgaben

Ben und die Sache mit den Bauchschmerzen Lernangebot „Krankheiten des Verdauungstrakts", „Störungen des Wasser- und Elektrolythaushalts" (▸ Kap. 6, ▸ Kap. 8, ▸ Kap. 14)

1. Lesen Sie das Fallbeispiel „Ben und die Sache mit den Bauchschmerzen". Haben Sie bereits ein Kind in einer ähnlichen Situation erlebt?
2. Bens Gastroenteritis wird durch Noroviren ausgelöst. Welche Viren können ebenfalls typischerweise zu einer Gastroenteritis führen? Nennen Sie zwei Virusvarianten.
3. Emesis ist eines der Leitsymptome gastrointestinaler Erkrankungen. Nennen Sie vier weitere Ursachen, die im Kindesalter zu Emesis führen können.
4. Ben muss im Rahmen seiner Gastroenteritis mehrmals erbrechen. Beschreiben Sie fünf pflegerische Maßnahmen, die bei Erbrechen notwendig sind.
5. Neben Erbrechen, Fieber und Bauchschmerzen entwickelt Ben auch eine Diarrhö. Nennen Sie fünf pflegerische Aspekte, die im Rahmen einer Diarrhö zu beachten sind.
6. Bens Schwester Charlotte wurde aufgrund ihrer Gastroenteritis im Krankenhaus stationär behandelt. Wie gestaltet sich die Therapie bei Kindern mit einer schweren Gastroenteritis? Beschreiben Sie diese.
7. Im Falle einer stationären Behandlung einer Gastroenteritis müssen zur Sicherheit der anderen Patienten geeignete Schutzmaßnahmen durchgeführt werden. Erläutern Sie genau, welche Isolierungsmaßnahmen in diesem Fall Anwendung finden.
8. Durch Bens Gastroenteritis kann eine Dehydratation entstehen. Definieren Sie den Begriff „Dehydratation" und nennen Sie fünf Symptome einer Dehydratation, die Sie bei Ben beobachten könnten.
9. Bens Mutter befürchtet, dass bei Ben eine Elektrolytentgleisung entstehen könnte. Erläutern Sie kurz vier Arten der Elektrolytentgleisung und nennen Sie die ausschlaggebenden Faktoren in deren Diagnostik.
10. Im Verlauf zeigt sich bei Ben ein Kaliummangel. Begründen Sie, zu welcher Komplikation das führen könnte.

Lernsituation „Claude erklärt"

In der **Lernsituation „Claude erklärt"** werden Sie mit einer onkologischen Erkrankung im Kindes- und Jugendalter konfrontiert. Krebserkrankungen stellen nach Unfällen die zweithäufigste Todesursache im Kindes- und Jugendalter dar. Die medizinische und pflegerische Versorgung dieser Patientengruppe ist besonders komplex. Lesen Sie daher zunächst aufmerksam die Lernsituation und bearbeiten Sie den Fall und die damit verbundenen Fragestellungen nacheinander. Nehmen Sie sich die Zeit, die Sie brauchen. Wenn Sie jedoch neben der inhaltlichen Auseinandersetzung auch den zeitlichen Aspekt berücksichtigen möchten, können Sie sich an der Zeitempfehlung von etwa *75 Minuten* orientieren.

Fallbeispiel

Claude erklärt

„Ich bin Claude, 15 Jahre alt und sportbegeistert. Am liebsten spiele ich Basketball." – So stellt sich Claude in der Therapiesitzung den anderen Jugendlichen vor. Im Moment geht das alles nicht, denn Claude hat ALL und ist stationär auf einer pädiatrischen Onkologiestation aufgenommen. „Dieses Krankenhaus liegt 50 km von meiner Heimatstadt entfernt. Meine Eltern müssen beide arbeiten und können mich nur am Wochenende besuchen. Dass etwas nicht stimmt, habe ich gemerkt, weil ich immer müde war und so abgeschlagen, obwohl ich viel geschlafen habe – nur nicht so gut, denn ich habe nachts oft viel geschwitzt. Als ich dann schlecht Luft bekommen habe, ist meine Mutter mit mir ins Krankenhaus. Dort war dann die Ursache bald gefunden. Mama durfte die ersten Tage als Begleitperson mit auf der Station bleiben. Ich will so schnell es geht wieder nach Hause und mein normales Leben wiederhaben …"
Mitfühlend nicken einige aus der Gruppe. „Ich habe mich natürlich schon mit der Leukämie beschäftigt. Es ist eine Erkrankung des blutbildenden Systems. Es kann das Blut, das Knochenmark oder das lymphatische System krank machen. Und dann funktioniert der ganze Prozess der Blutbildung nicht mehr richtig. Und ich", Claude blickt in die Runde, „ich habe ALL. Die akute lymphatische Leukämie."
Frau Sommerhorn, die Therapeutin, nickt. Claude hat sich ernsthaft mit dem Thema beschäftigt. Nun sprechen auch andere Jugendliche aus der Therapiegruppe und beschreiben ihren Alltag auf der Station und mit welchen Einschränkungen sie zurechtkommen müssen, wie die Pflegefachfrauen und Pflegefachmänner dort arbeiten und sie bei ihren Erkrankungen unterstützen und begleiten. Die Jugendlichen aus der Therapiegruppe sprechen auch über den Tod von Emilia aus Zimmer 7 vor 2 Tagen. Frau Sommerhorn wird schnell klar, dass die Gruppe gern intensiver darüber reden möchte. Emilia war 10 Jahre alt und auch sie hatte – wie Claude – ALL.

Aufgaben

Claude erklärt

Lernangebot „Krankheiten der blutbildenden Organe, Gerinnungsstörungen und Krebserkrankungen" (▶ Kap. 15)

1. Lesen Sie das Fallbeispiel „Claude erklärt". Versetzen Sie sich in die Lage von Claude und den anderen Jugendlichen in der Therapiegruppe. Überlegen Sie, welche Emotionen bei den Jugendlichen im Rahmen des Gesprächs ausgelöst werden könnten.
2. Claude ist an einer akuten lymphatischen Leukämie erkrankt. Definieren Sie den Begriff „akute Leukämie" und erläutern Sie den Pathomechanismus dieser Erkrankung.
3. Claude erzählt, wie er bemerkt hat, dass etwas nicht stimmt. Nennen Sie die beschriebenen Symptome und fünf weitere Zeichen, die auf eine Leukämie hindeuten könnten.
4. Die Ursache für Claudes Beschwerden konnte im Rahmen unterschiedlicher Untersuchungen schnell gefunden werden. Welche Untersuchungen werden zur Diagnostik einer Leukämie angewendet? Nennen Sie diese.
5. Claudes Mutter wurde zunächst als Begleitperson im Krankenhaus mit aufgenommen. Begründen Sie, warum eine stationäre Aufnahme einer Bezugsperson während der Diagnostik und zu Beginn der Behandlung sinnvoll ist.
6. Claude schildert auch, dass durch seine Erkrankung der Prozess der Blutbildung gestört ist. Definieren Sie folgende Bestandteile des Blutbilds und erläutern Sie deren Funktionen: Erythrozyten, Hämoglobin, Leukozyten und Thrombozyten.
7. Beschreiben Sie das therapeutische Vorgehen bei einer akuten Leukämie und gehen Sie dabei auf die Begriffe „Induktionsbehandlung" und „Dauerbehandlung" ein. Was lässt sich zur Prognose der Erkrankung sagen?
8. Die Behandlung einer onkologischen Erkrankung führt zu zahlreichen Nebenwirkungen, die eine komplexe pflegerische Versorgung erfordern. Erstellen Sie eine Übersicht mit drei relevanten Pflegediagnosen und jeweils drei pflegerischen Maßnahmen, die Claude während der Behandlung unterstützen.
9. Neben der massiven Belastung der Behandlung sind Betroffene und deren Familien mit Trauer und der Angst vor dem Sterben konfrontiert. Beschreiben Sie, wie Sie Claude und seine Familie diesbezüglich psychosozial unterstützen könnten.

22.4 Bachelorprüfung

Lernsituation „Frau Kufner sieht schwarz"

In der **Lernsituation „Frau Kufner sieht schwarz"** werden Sie mit einer Erkrankung des Herz-Kreislauf-Systems im Kindes- und Jugendalter konfrontiert. Die medizinische und pflegerische Versorgung dieser Patientengruppe ist häufig besonders komplex. Lesen Sie daher zunächst aufmerksam die Lernsituation und bearbeiten Sie den Fall und die damit verbundenen Fragestellungen nacheinander. Nehmen Sie sich die Zeit, die Sie brauchen. Wenn Sie jedoch neben der inhaltlichen Auseinandersetzung auch den zeitlichen Aspekt berücksichtigen möchten, können Sie sich an der Zeitempfehlung von etwa *75 Minuten* orientieren.

Fallbeispiel

Frau Kufner sieht schwarz

„Mein Mann und ich werden uns trennen. Es gibt einfach unüberwindbare Grenzen." Frau Kufner schluckt und ringt sichtbar nach Fassung. „Er kann und will mich und unser Kind einfach nicht mehr unterstützen." Innerlich seufze ich. Ich habe es bereits geahnt. Denn so, wie die Dinge seit Wochen liegen, kann dies das einzige mögliche Ergebnis sein.

„Frau Brettenheim? Sie hören mir doch zu?" Frau Kufner schnieft. Als ich sie aufmunternd ansehe, kommt sie so richtig in Fahrt. „Sie wissen doch, dass seit der Geburt vieles so anstrengend ist. Liane ist so stark. Ohne diese Herzkrankheit, dieser TGA, wäre es doch nie so weit gekommen. Ich meine, Manfred – er wusste doch genauso wie ich, was auf uns zukommt. Als wir Lianes bläuliche Finger gesehen haben und ihr Herz so gerast ist. Die Diagnostik war sehr schnell und ist in kurzer Zeit erfolgt, sodass wir kaum Zeit für andere Dinge hatten. Zum Glück hat Liane dann gleich dieses Medikament bekommen. Und dann kamen noch weitere Untersuchungen. Unter anderem die Echokardiografie …" Frau Kufner schaut auf die Uhr. „Ich muss bald zurück zu Liane. Sie bekommt um 16 Uhr ihre Milchnahrung. Inzwischen kann Sie schon fast die gesamte Menge der Flaschennahrung trinken und muss nur noch selten sondiert werden. Ich bin unglaublich stolz auf sie."

Liane ist bereits die 3. Woche nach der Operation auf der kinderkardiologischen Intensivstation. Als Frau Kufner gegangen ist, lege ich den Block samt Stift beiseite. Als Psychologin in diesem Bereich erlebe ich viele schwierige Situationen. Gleich treffe ich mich mit der zuständigen Pflegefachfrau von Liane und berichte ihr von dem heutigen Gespräch. Wird sie meine Einschätzung teilen?

Aufgaben

Frau Kufner sieht schwarz
Lernangebot „Krankheiten des Herz-Kreislauf-Systems" (▸ Kap. 5)

1. Lesen Sie das Fallbeispiel „Frau Kufner sieht schwarz". Versetzen Sie sich in die Lage von Lianes Mutter, Frau Kufner. Welche Emotionen sind bei ihr erkennbar?
2. Frau Kufner spricht von einer Erkrankung namens TGA. Was versteht man unter diesem Begriff? Definieren Sie kurz das Krankheitsbild.
3. Nennen Sie die drei Kurzschlüsse im fetalen Kreislauf und beschreiben Sie, wie sich diese physiologisch bei der Geburt verändern.
4. Beschreiben Sie die Problematik, die durch die TGA im Herzen entsteht.
5. Welche Symptome ergeben sich aus der zuvor von Ihnen beschriebenen Problematik? Nennen Sie neben den im Fallbeispiel erwähnten Zeichen zwei weitere Symptome.
6. Bei Liane zeigte sich eine Tachykardie. Definieren Sie den Begriff „Tachykardie", und nennen Sie die physiologische Herzfrequenz eines Neugeborenen.
7. Liane hat zur Therapie ihrer Erkrankung rasch ein Medikament erhalten, und innerhalb der ersten Lebenswochen wurde eine Operation durchgeführt. Nennen Sie das Medikament und beschreiben Sie kurz das notwendige Operationsverfahren.
8. Welche angeborenen Herzfehler kennen Sie noch? Nennen Sie vier davon.
9. Beschreiben und begründen Sie ein geeignetes pflegerisches Konzept im Umgang mit Liane und leiten Sie daraus zwei pflegerische Maßnahmen ab.
10. Liane trinkt inzwischen die gesamte Menge der Milchnahrung und muss nur noch selten sondiert werden. Beschreiben Sie drei pflegerische Aspekte, die bei der Verabreichung von Nahrung über die Magensonde zu beachten sind.
11. Sie kennen nun die emotionale Ausnahmesituation, in der sich Frau Kufner befindet. Als Pflegefachperson können Sie Lianes Eltern dahingehend beratend unterstützen. Welche fünf Maßnahmen erscheinen hier sinnvoll?

22.5 Lösungsvorschläge

22.5.1 „Das blaue Spray"

Lösungsvorschlag

„Das blaue Spray"

Lernangebot Krankheiten der Atemwege (▸ Kap. 4)

1. Ankommen in der Lernsituation, Reflexion eigener Erfahrungen.
2. Zu den Leitsymptomen bei Atemwegserkrankungen zählen u. a. Dyspnoe, Tachypnoe, Zyanose und veränderte Atemgeräusche:
   - **Dyspnoe:** Als Dyspnoe wird die erschwerte Atmung verbunden mit dem Gefühl der Atemnot bezeichnet. Das subjektive Gefühl der Atemnot geht einher mit Zeichen der erschwerten Atmung. Bei größeren Kindern zeigen sich dabei juguläre und epigastrische Einziehungen, der Einsatz der Atemhilfsmuskulatur bei aufrechter Körperhaltung (Orthopnoe) und eine erhöhte Atemfrequenz (Tachypnoe).
   - **Tachypnoe:** Als Tachypnoe wird die beschleunigte Atemfrequenz bezeichnet. Bei Schulkindern beträgt die physiologische Atemfrequenz im Wachzustand etwa 15–30.
   - **Zyanose:** Unter der Zyanose versteht man die blaurote Färbung von Haut und Schleimhäuten, welche sich zuerst im Bereich der Finger bzw. Zehen, Nasen, Ohren und Lippen (Akrozyanose) zeigt. Diese ist Ausdruck eines verringerten Sauerstoffgehalts im Blut.
   - **Veränderte Atemgeräusche:** Häufige pathologische Atemgeräusche sind Stridor und Giemen. Ein Stridor ist ein auf Distanz hörbares pfeifendes Atemgeräusch, das bei verengten Atemwegen oft kombiniert mit einer Dyspnoe auftritt. Entsteht das Geräusch bei der Einatmung, spricht man von einem inspiratorischen Stridor. Ein exspiratorischer Stridor resultiert aus einer Einengung der Bronchien wie beim Asthma bronchiale und ist ein Geräusch bei der Ausatmung. Giemen ist ein pfeifendes oder quietschendes Atemnebengeräusch, das beim Abhören der Lunge mit dem Stethoskop, eventuell auch auf Distanz wahrnehmbar ist. Es kommt durch schwingende Sekretfäden bzw. durch Obstruktion (Verengung) zustande.
3. Beim Krankheitsbild Asthma bronchiale handelt es sich um eine **anfallsweise auftretende Atemwegsobstruktion,** die mit einer **Hyperreagibilität des Bronchialsystems** einhergeht. Typische Krankheitszeichen:
   - Die anfallsweise auftretende **Dyspnoe** mit erschwerter und verlängerter Ausatmung ist begleitet von einem exspiratorischen **Stridor** und **Erstickungsangst.**
   - Durch die erschwerte Atmung kann es zu jugulären und inter- oder subkostalen **Einziehungen** kommen.
   - Bei einem schweren **Asthmaanfall** sitzen größere Kinder aufrecht und stützen die Arme ab, um die Atemhilfsmuskulatur besser einsetzen zu können.
   - Außerdem treten häufig eine **Tachykardie** und eventuell eine **Zyanose** auf.
4. Ursachen der bronchialen Obstruktion beim Asthma bronchiale:
   - Die bronchiale Obstruktion resultiert aus den Faktoren **Bronchospasmus,** ödematöse **Schwellung** der Bronchialschleimhaut und der vermehrten Produktion eines zähen **Schleims** (Hyperkrinie, Dyskrinie).
   - Das Asthma bronchiale wird häufig durch **Allergien** oder durch nicht allergische Ursachen wie **Infektionen** oder **unspezifische Reize** hervorgerufen.
5. Medikamentöse Dauertherapie bei Asthma bronchiale:
   - **β_2-Sympathomimetika** (β-Mimetika) verstärken den Einfluss des Sympathikus und bewirken eine Bronchodilatation. Sie werden vornehmlich als inhalative Therapie eingesetzt. Es besteht auch die Möglichkeit der oralen systemischen Therapie.
   - **Glukokortikosteroide** (Kortison oder Steroide) haben antiallergische sowie antientzündliche Eigenschaften und erhöhen außerdem die Empfindlichkeit der β-Rezeptoren, sodass β-Sympathomimetika besser wirken können. Sie werden als inhalative oder ggf. auch als systemische Therapie (oral oder i. v.) eingesetzt.
   - **Leukotrienrezeptorantagonisten** (Antileukotriene) sind Entzündungsmediatoren mit bronchokonstriktorischer Wirkung und Förderung der Schleimsekretion. Sie hemmen die Synthese der Leukotriene oder deren Wirkung an den entsprechenden Rezeptoren. Der Einsatz erfolgt als orale Therapie.
   - Der **Anti-IgE-Antikörper (Omalizumab)** ist ein monoklonaler humanisierter, gegen IgE gerichteter Antikörper, der für Kinder ab 6 Jahren, Jugendliche und Erwachsene mit schwergradigem allergischem Asthma, das zudem medikamentenresistent ist, empfohlen wird. Omalizumab bindet freies IgE, re-

duziert die weitere Ausbildung von IgE-Rezeptoren auf den Mastzellen und reduziert damit die IgE-vermittelten allergischen Reaktionen. Die Therapie erfolgt alle 2–4 Wochen als s. c. Gabe.
- Lang wirkende **Anticholinergika** hemmen die bronchokonstriktorische Wirkung des Parasympathikus.
- **Theophyllin** bewirkt die zentrale Atemstimulation und die Bronchospasmolyse.

6. Inhalationen mit Kortikoiden:
   - Bei der Verwendung eines Dosieraerosols immer eine **Inhalationshilfe** einsetzen, da dadurch eine weitaus geringere Menge des Wirkstoffs im Mund zurückbleibt und mehr Wirkstoff gezielt die tiefen Atemwege erreicht.
   - **Vor der Mahlzeit** inhalieren lassen, nach der Inhalation **Zähne putzen** oder den **Mund ausspülen** lassen.
   - Nach der Verabreichung mittels Vernebler das **Gesicht** des Kindes **mit Wasser reinigen.**
   - Nach der Verabreichung die Inhalette oder das Dosieraerosol nach Standard nachbereiten.
7. Notfallmaßnahmen bei einem akuten Asthmaanfall:
   - **Beruhigung** des Patienten, **Oberkörperhochpositionierung**
   - Zeitige zusätzliche **Sauerstoffgabe** über Maske oder Nasensonde bei Sauerstoffsättigung < 92 %
   - **Inhalatives β_2-Sympathomimetikum,** ggf. in Kombination mit Parasympatholytikum
   - **Steroide** i. v.
   - Ggf. **Theophyllin** i. v.
   - Rehydratation mittels **Infusionstherapie**
8. Sinnvolle Körperübungen:
   - **Atemerleichternde Positionen:** Oberkörperhochpositionierung, Kutschersitz, Hängebauchpositionierung
   - Positionen zur **Thoraxweitstellung:** Torwartstellung, Stuhllehnensitz, Wandstellung
   - Atemtechniken zur **Verlängerung der Ausatmung:** Lippenbremse, Wattepusten, Luftballon aufpusten
9. Bewältigungsmechanismen:
   - Jorgos macht generell gerne **Sport** und ist **aktiv.**
   - Bei körperlicher Anstrengung kommt es u. a. zu Dyspnoe, und Jorgos kann beim Sport nicht mehr teilnehmen. Jorgos **zieht sich zurück,** da Erklärungen in solchen Situationen zu anstrengend sind.
   - Man erkennt, dass Jorgos in diesen Situationen dem **Problem aus dem Weg geht** und versucht, **sich abzulenken.** Mit dem Vermeidungsverhalten wird das Problem jedoch nicht gelöst und die Situation verbessert sich nicht. Diese Art von Bewältigungsmechanismus könnte auch dazu führen, dass Jorgos zukünftig ganz auf sportliche Aktivitäten verzichtet.

22.5.2 „Höchste Alarmbereitschaft"

Lösungsvorschlag

Höchste Alarmbereitschaft

Lernangebot „Krankheiten des Nervensystems" (▸ Kap. 9, ▸ Kap. 11)

1. Ankommen in der Lernsituation, mögliche **Emotionen:** Angst, Besorgnis, Trauer, Wut, Gereiztheit, Neugier, Entschlossenheit, Verwirrtheit.
2. Symptome einer Stomatitis aphthosa:
   - Fieber, Müdigkeit und Abgeschlagenheit
   - **Bläschen** im Mund und Rachenraum
   - Schwellung der Halslymphknoten
   - **Schmerzen** im Mund und Rachenraum
   - Verweigerung der Nahrungsaufnahme
3. Zusammenhang zwischen der Stomatitis aphthosa und der Meningitis: Die Stomatitis entsteht als Folge einer **Erstinfektion** mit dem **Herpes-simplex-Virus.** Hirnhautentzündungen werden ebenfalls durch Viren (z. B. Herpesviren) hervorgerufen. Die Keime gelangen als Tröpfcheninfektion in den **Nasen-Rachen-Raum** und von dort auf dem **Blutweg** zu den **Hirnhäuten.**
4. Symptome der Meningitis:
   - Hohes Fieber
   - Kopfschmerzen
   - Übelkeit und Erbrechen
   - Zeichen der meningealen Reizung wie **Nackensteifigkeit** und **Opisthotonus** (Überstreckung der Wirbelsäule)
   - Unruhe
   - **Benommenheit** bis zum Koma
   - **Zerebrale Krampfanfälle**
5. Die frühzeitige Diagnostik hilft, **akute Komplikationen** zu vermeiden:
   - Betrifft die Entzündung das Gehirn und weitet sich zu einer **Meningoenzephalitis** aus, fallen außer den typischen Krankheitszeichen Herdsymptome wie Paresen oder Sprachstörungen auf.
   - Besonders gefürchtet ist die **Meningokokkensepsis.** Dabei treten punktförmige und flächige Einblutungen in die Haut, Schockzeichen und eine zunehmende Bewusstseinseintrübung auf.
   - Als weitere Folgen können z. B. Hirnnervenausfälle (z. B. Hörstörungen), Epilepsie oder Entwicklungsverzögerungen auftreten.
6. Mögliche Assessments für die Einschätzung von Lena:
   - Schmerzassessment
   - Pediatric Glasgow Coma Scale (pGCS)
   - Sturzassessment
7. Pflegerische Versorgung:
   - Überwachung der Vitalparameter
   - Neurologische Kontrollen (z. B. Pediatric Glasgow Coma Scale, pGCS)
   - Beobachtung der Haut auf Petechien
   - Analgetische Maßnahmen und Minimal Handling bei Kopfschmerzen
   - Ggf. Isolierungsmaßnahmen
8. Therapeutisches Vorgehen und Prognose:
   - Durchführung einer **Lumbalpunktion** und **Liquoruntersuchung** zum Nachweis des Erregers (virale oder bakterielle Ursache).
   - **Bakterielle Meningitis:** sofortige i. v. Gabe eines **Antibiotikums** und ggf. Verabreichung eines **Kortisons.**
   - **Virale Meningitis:** symptomatische Behandlung.
   - Durch eine zügige Diagnosestellung und sofortige Therapie kann die **Letalität** bei einer bakteriellen Meningitis auf 1–8 % gesenkt werden. Bei einigen Patienten bleiben jedoch **Folgeschäden** zurück. Eine virale Meningitis hat eine gute Prognose.
9. Beschäftigungsmöglichkeiten sind Vorlesen von Büchern, Malen, Basteln, Brett- und Kartenspiele, Hörspiele oder Puzzle. Die **Mitaufnahme einer Bezugsperson** ist zu empfehlen.

22.5.3 „Ben und die Sache mit den Bauchschmerzen"

Lösungsvorschlag

Ben und die Sache mit den Bauchschmerzen

Lernangebot „Krankheiten des Verdauungstrakts", „Störungen des Elektrolythaushalts" (▸ Kap. 6, ▸ Kap. 8, ▸ Kap. 14)

1. Ankommen in der Lernsituation, Reflexion eigener Erfahrungen
2. Virusvarianten, z. B.:
   - Rotaviren
   - Adenoviren
3. Ursachen, die im Kindesalter zu Emesis führen können, z. B.:
   - **Vergiftungen,** z. B. Chemikalien, verdorbene Lebensmittel
   - **Nebenwirkungen** von Medikamenten, z. B. Antibiotika
   - **Stoffwechselstörungen,** z. B. Diabetes mellitus
   - Neurologische Erkrankungen mit **Beeinträchtigung des Brechzentrums,** z. B. durch erhöhten Hirndruck
4. Pflegerische Maßnahmen bei Erbrechen:
   - Erkennen von Vorboten des Erbrechens, z. B. Übelkeit, vermehrte Speichelabsonderung, Schweißausbruch, Bauchschmerzen, Schwindel oder blasses Hautkolorit
   - Unterstützung des Kindes und Einleiten von Schutzmaßnahmen, z. B. Bereitlegen von Nierenschale und Zellstoff
   - Bei wiederholtem Erbrechen Beobachtung auf Exsikkose
   - Nach dem Erbrechen Durchführung von Mundpflege
   - Lüften des Raums
   - Bei Bedarf Bettwäschewechsel und Körperpflege
   - Beobachtung und Dokumentation des Brechvorgangs
   - Kontrolle von Menge, Konsistenz, Farbe, Geruch und Beimengungen des Erbrochenen
5. Pflegerische Aspekte, die im Rahmen einer Diarrhö zu beachten sind:
   - Hautbeobachtung und ggf. Hautpflege im Gesäßbereich
   - Ggf. häufiges Wickeln
   - Anbieten von stillem Wasser oder Tee
   - Anbieten von ballaststoffarmer Kost
   - Kontrolle von Häufigkeit, Menge, Konsistenz, Farbe, Geruch und Beimengungen des Stuhlgangs
6. Therapie einer Gastroenteritis:
   - **Symptomatische** Therapie
   - **Ausgleich des Wasser- und Elektrolytverlusts** durch Gabe von oralen Rehydratationslösungen
   - In schweren Fällen intravenöse Rehydratation
   - Aufbau einer normalen Nahrungszufuhr
   - Antibiotikatherapie bei bakteriellem Infekt nur in seltenen Ausnahmefällen
7. Isolierungsmaßnahmen:
   - Unterbringung in einem **Einzelzimmer**
   - Versorgung mit **Schutzkittel** und **Schutzhandschuhen**
   - **Händehygiene und -desinfektion** mit geeignetem Händedesinfektionsmittel
   - **Aufklärung der Eltern** über Hygiene- und Isolationsmaßnahmen
8. Unter **Dehydratation** versteht man einen **Wasser- und Volumenmangel** des Körpers. Es wird die isotone von der hypertonen und der hypotonen Dehydratation unterschieden. Symptome sind z. B.:
   - Trockene Haut und Schleimhäute
   - **Verminderter Hautturgor,** „stehende" Hautfalten
   - Halonierte Augen
   - Abnahme der Urinproduktion (Oligurie oder Anurie)
   - Gewichtsverlust
9. Arten der Elektrolytentgleisung und ausschlaggebende Faktoren in deren Diagnostik:
   - **Respiratorische Azidose:** Eine verminderte Abatmung von CO_2 führt zum Anstieg der H^+-Ionen. In der Blutgasanalyse zeigen sich ein erniedrigter pH-Wert, ein erhöhter pCO_2-Wert sowie ein positiver BE.
   - **Metabolische Azidose:** Verlust von Bikarbonat über den Darm, z. B. bei akuter Gastroenteritis, Zunahme der Säuren oder eine verminderte Ausscheidung von Säuren. In der Blutgasanalyse zeigen sich ein erniedrigter pH-Wert, ein normaler oder erniedrigter pCO_2-Wert sowie ein negativer BE.
   - **Respiratorische Alkalose:** Eine vermehrte Abatmung von CO_2 führt zur Abnahme der H^+-Ionen-Konzentration. In der Blutgasanalyse zeigen sich ein erhöhter pH-Wert, ein erniedrigter pCO_2-Wert sowie ein negativer BE.
   - **Metabolische Alkalose:** Verlust an Säure durch Erbrechen, vermehrte Ausscheidung von H^+-Ionen oder eine verminderte Ausscheidung von Bikarbonat. In der Blutgasanalyse zeigen sich ein erhöhter pH-Wert, ein normaler oder erhöhter pCO_2-Wert und ein positiver BE.

10. Komplikation bei Kalium-Mangel: Kalium ist wichtig für die neuromuskuläre **Erregungsübertragung.** Emesis und Diarrhö führen im Rahmen einer Elektrolytentgleisung und einer Störung des Säure-Basen-Haushalts zu einer **Hypokaliämie.** Die Veränderung des Kaliumspiegels verursacht Störungen der neuromuskulären Erregbarkeit. Bei einer unbehandelten Hypokaliämie können **Muskelschwäche** und lebensbedrohliche **Herzrhythmusstörungen** auftreten. Die sofortige Kaliumsubstitution (oral oder i. v.), ggf. unter EKG-Kontrolle, ist dabei der wichtigste Therapiebestandteil.

22.5.4 „Claude erklärt"

Lösungsvorschlag

Claude erklärt

Lernangebot „Krankheiten der blutbildenden Organe, Gerinnungsstörungen und Krebserkrankungen" (▸ Kap. 15)

1. Ankommen in der Lernsituation, mögliche **Emotionen:** Angst, Besorgnis, Trauer, Neugier, Betroffenheit, Wut
2. Unter der akuten Leukämie ist die **Entartung eines Blutzellklons** zu verstehen, bei der unreife pathologische Zellen in das Blut und in die blutbildenden Organe gestreut werden und die folgendem **Pathomechanismus** unterliegt:
   - Entstehung im **Knochenmark**
   - Störung des normalen Reifungsprozesses der Leukozyten
   - **Zunahme** unreifer weißer Blutkörperchen, sog. **Leukoblasten**
   - Keine normale Blutbildung möglich
   - **Abnahme** der funktionstüchtigen Leukozyten, Erythrozyten und Thrombozyten
3. Von Claude beschriebene Symptome:
   - Müdigkeit und Abgeschlagenheit
   - Nächtliches Schwitzen
   - Atemnot

   Weitere Symptome, z. B.:
   - Appetitlosigkeit
   - Bauchschmerzen
   - Gewichtsverlust
   - Unklares Fieber
   - Anämie
   - Leukopenie
   - Thrombozytopenie
   - Vergrößerte Lymphknoten
   - Leber- und Milzvergrößerung
   - Gelenk- und Knochenschmerzen
4. Diagnostik einer Leukämie:
   - Blutuntersuchungen
   - Knochenmarkpunktion
   - Lumbalpunktion
   - Bildgebende Verfahren
5. Die stationäre Aufnahme einer Bezugsperson während der Diagnostik und zu Beginn der Behandlung ist sinnvoll, weil u. a.
   - sich das **Wohlbefinden** des Patienten durch die Anwesenheit einer vertrauten Person verbessert,
   - die Bezugsperson den Patienten ggf. bei einer emotionalen Schockstarre **unterstützen** kann,
   - die Bezugsperson bezüglich hygienischer Verhaltensregeln, Umgang mit implantierten Kathetern, Haut- und Mundpflege, Ernährung etc. kompetent **geschult** werden muss.
6. Bestandteile des Blutbilds:
   - **Erythrozyten:** rote Blutkörperchen; transportieren O_2 und CO_2 durch Bindung an Hämoglobin
   - **Hämoglobin (Hb):** roter Blutfarbstoff; besteht zu einem großen Teil aus Eisen
   - **Leukozyten:** weiße Blutkörperchen; zuständig für Immunabwehr und Entzündungsreaktionen
   - **Thrombozyten:** Blutplättchen; sind an der Blutstillung beteiligt
7. Therapeutisches Vorgehen bei einer akuten Leukämie:
   - **Induktionsbehandlung:** hoch dosierte, kombinierte Chemotherapie; Durch den Einsatz von Zytostatika Zerstörung von 99 % der Leukämiezellen, Erreichen der Remission und Rückgang der Krankheitszeichen, Rezidiv möglich; ggf. Chemotherapie auch über Spinalkanal; ggf. Bestrahlung
   - **Dauerbehandlung:** ambulante Behandlung mit oraler Chemotherapie und regelmäßigen Kontrolluntersuchungen; Ziel ist Vermeidung eines Rezidivs; bei Rezidiv Knochenmarktransplantation oder periphere Stammzelltransplantation
8. Pflegediagnosen und pflegerische Maßnahmen:
   - Risiko einer **Infektion** durch Leukozytopenie: Bedingt durch eine verminderte Leukozytenzahl besteht eine erhöhte Infektanfälligkeit. Darum ist auf eine sorgfältige Körperhygiene mit guter Haut- und Schleimhautbeobachtung zu achten. Viele Zytostatika schädigen die Schleimhäute. Durch eine gute Mundinspektion und Mundpflege können Infektio-

nen im Mund verhindert oder rechtzeitig erkannt und behandelt werden.
- **Schmerzen:** Oft hilft es schon, während der Therapie als Ansprechpartner in der Nähe zu sein und zuzuhören. Neben medikamentöser Analgesie können auch schmerzlindernde Maßnahmen, z. B. schmerzlindernde Positionierung und Positionswechsel, Kälte- oder Wärmeanwendungen, unterstützen.
- **Unzureichende Ernährung:** Intensive Chemotherapien gehen meist mit fehlender Geschmacksempfindung, Appetitlosigkeit, Übelkeit und Erbrechen einher. Ulzerationen und Infektionen der Mundschleimhaut führen zu Schluckstörungen. Diese Probleme ziehen meist Gewichtsverlust, Müdigkeit, Erschöpfung und eine psychische Beeinträchtigung nach sich. Eine zeitlich gut geplante, ärztlich angeordnete antiemetische Therapie ist strikt zu befolgen. Um Betroffene zum Essen zu motivieren, ist es wichtig, dass ihre Wünsche und Bedürfnisse berücksichtigt werden. Die Ernährung sollte ausgewogen sein.

9. Psychosoziale Unterstützung: **Einzelgespräche** oder Gespräche mit der ganzen Familie, Zuhören, Empfehlung von **Selbsthilfegruppen** für betroffene Jugendliche, Selbsthilfegruppen für Angehörige, Miteinbeziehen der Angehörigen in die pflegerische Versorgung, **Beratung** zu Schwerbehinderung und Pflegebedürftigkeit, Erstattung von Fahrtkosten, Mitaufnahme einer Begleitperson, Anspruch auf Arbeitsfreistellung, Haushaltshilfe

22.5.5 „Frau Kufner sieht schwarz"

Lösungsvorschlag

Frau Kufner sieht schwarz

Lernangebot „Krankheiten des Herz-Kreislauf-Systems" (▸ Kap. 5)

1. Ankommen in der Lernsituation, **Emotionen:** Angst, Besorgnis, Trauer, Wut, Ärger, Entschlossenheit, Hoffnung.
2. TGA: **T**ransposition der **g**roßen **A**rterien; Der Ursprung der beiden großen Gefäße ist vertauscht. Die Pulmonalarterie verlässt den linken Ventrikel und die Aorta geht aus dem rechten Ventrikel ab.
3. Physiologische Umstellung des fetalen Kreislaufs:
   - Durch die einsetzende Atmung nimmt der O_2-Partialdruck im Blut zu, und der Gefäßwiderstand in den Lungengefäßen sinkt. Die Lungen werden nun vermehrt durchblutet, der Druck und das Volumen im linken Vorhof sowie in der linken Herzkammer nehmen zu. Dadurch kommt es zum klappenartigen Verschluss des **Foramen ovale,** in den ersten Lebensmonaten verwachsen die Wandstrukturen.
   - Der **Ductus arteriosus (Botalli)** und der **Ductus venosus Arantii** verschließen sich innerhalb der ersten Lebensstunden, indem sich die Wandmuskulatur kontrahiert. Mit der Lungenfunktion erfolgt nun die Sauerstoffversorgung des Körperkreislaufs über das linke Herz.
4. Problematik, die durch die TGA entsteht:
   - Lungen- und Körperkreislauf sind voneinander getrennt, und es findet **kein Blutaustausch** zwischen dem Lungen- und dem Körperkreislauf statt.
   - Betroffene Neugeborene sind nur lebensfähig, wenn die beiden Kreisläufe durch einen zusätzlichen Septumdefekt oder einen offenen Ductus arteriosus verbunden sind, damit sich das sauerstoffreiche Blut des linken Herzens mit dem sauerstoffarmen Blut des rechten Herzens mischen kann.
   - Das Kind ist sofort nach der Geburt **zyanotisch** und sein Zustand verschlechtert sich rasch, wenn sich der Ductus arteriosus als Querverbindung zwischen beiden Kreisläufen verschließt.
5. Von Frau Kufner beschriebene Symptome:
   - Zyanose
   - Tachykardie

   Weitere Symptome:
   - Hypoxie
   - Azidose
   - Tachydyspnoe
   - Trinkschwäche
6. Unter Tachykardie versteht man eine **erhöhte Herzfrequenz.** Die physiologische Herzfrequenz beim Neugeborenen beträgt **120–160 Schläge/Min.**
7. **Notfallmedikation:** Bei entsprechendem Verdacht ist der Ductus arteriosus vorübergehend medikamentös durch **Prostaglandine** offen zu halten und eine Herzkatheteruntersuchung durchzuführen.

   Operationsverfahren: Bei der Switch-Operation werden Aorta und Pulmonalarterie ausgetauscht, sodass nach der Korrektur die Aorta wieder aus dem linken Ventrikel und die Pulmonalarterie wieder aus dem rechten Ventrikel abgeht. Zusätzlich erfolgt eine Umimplantation der Koronargefäße.

8. Weitere angeborene Herzfehler, u. a.:
   - Ventrikelseptumdefekt (VSD)
   - Vorhofseptumdefekt (ASD)
   - Persistierender Ductus arteriosus (PDA)
   - Fallot-Tetralogie (TOF)
   - Pulmonalstenose (PS)
   - Aortenisthmusstenose (ISTA)
9. Ein pflegerisches Konzept mit möglichen pflegerischen Maßnahmen ist z. B. das **Minimal Handling** als Maßnahme zur Reduzierung unnötiger, belastender Berührungen. Dadurch wird der Stress (Folgen: Abfallen von Sauerstoffsättigung und Blutdruck, Auftreten von Bradykardien und/oder Apnoen) für das kranke Neugeborene reduziert:
   - Nicht zwingend erforderliche Maßnahmen werden unterlassen und Routinemaßnahmen hinterfragt, z. B. das tägliche Waschen und Wiegen.
   - Eine **Absprache** im interdisziplinären Team ermöglicht eine vorausschauende Abstimmung aller diagnostischer und pflegerischer Maßnahmen.
10. Pflege bei Magensonde:
    - **Überprüfung der korrekten Lage:** Fixierung und Markierung der Magensonde überprüfen, Magensaft mittels einer geeigneten Spritze aspirieren (pH-Wert-Kontrolle zeigt einen Wert von etwa 4), ggf. wenig Luft über die Magensonde verabreichen und gleichzeitig mit Stethoskop Magen auskultieren (Geräusch hörbar)
    - **Steigerung der Nahrungsmenge:** langsame Nahrungssteigerung nach Schema der Klinik, vor dem Sondieren darauf achten, ob sich noch unverdaute Nahrung im Magen befindet, Abdomen auf Veränderungen beobachten (z. B. gebläht)
    - **Fixierung** der Magensonde unter Berücksichtigung von möglichen Hautläsionen
11. Beratende Maßnahmen:
    - Keine Partei ergreifen
    - Professionell in Pflegehandlungen und Gesprächen bleiben
    - Verständnis für die Situation zeigen
    - Betonen, dass das Kind der Patient ist und die Eltern die Begleitpersonen sind
    - Aktives Zuhören (z. B. Spiegeln)
    - Eltern darauf hinweisen, nicht vor dem Kind zu diskutieren
    - Getrennte Besuchszeiten für die Eltern einführen
    - Psychologische Hilfe für Eltern und Angehörige anbieten

Register

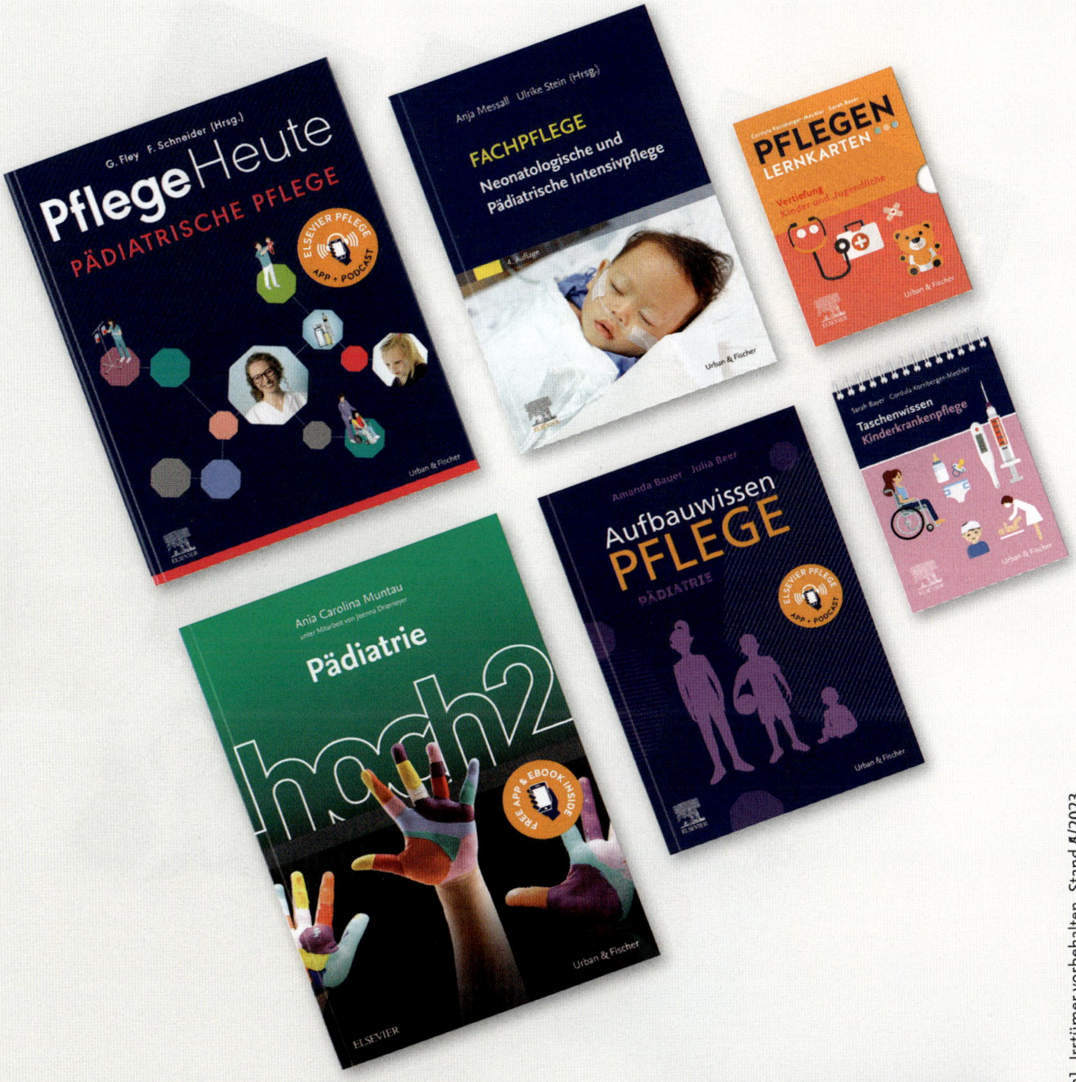

Fit für die generalistische Pflegeausbildung!

Melden Sie sich für unseren Newsletter an unter www.elsevier.de/newsletter

20230426b2 Irrtümer vorbehalten. Stand 5/2023

ELSEVIER

Diese und viele weitere Titel sowie die aktuellen Preise finden Sie in Ihrer Buchhandlung vor Ort und unter **shop.elsevier.de**

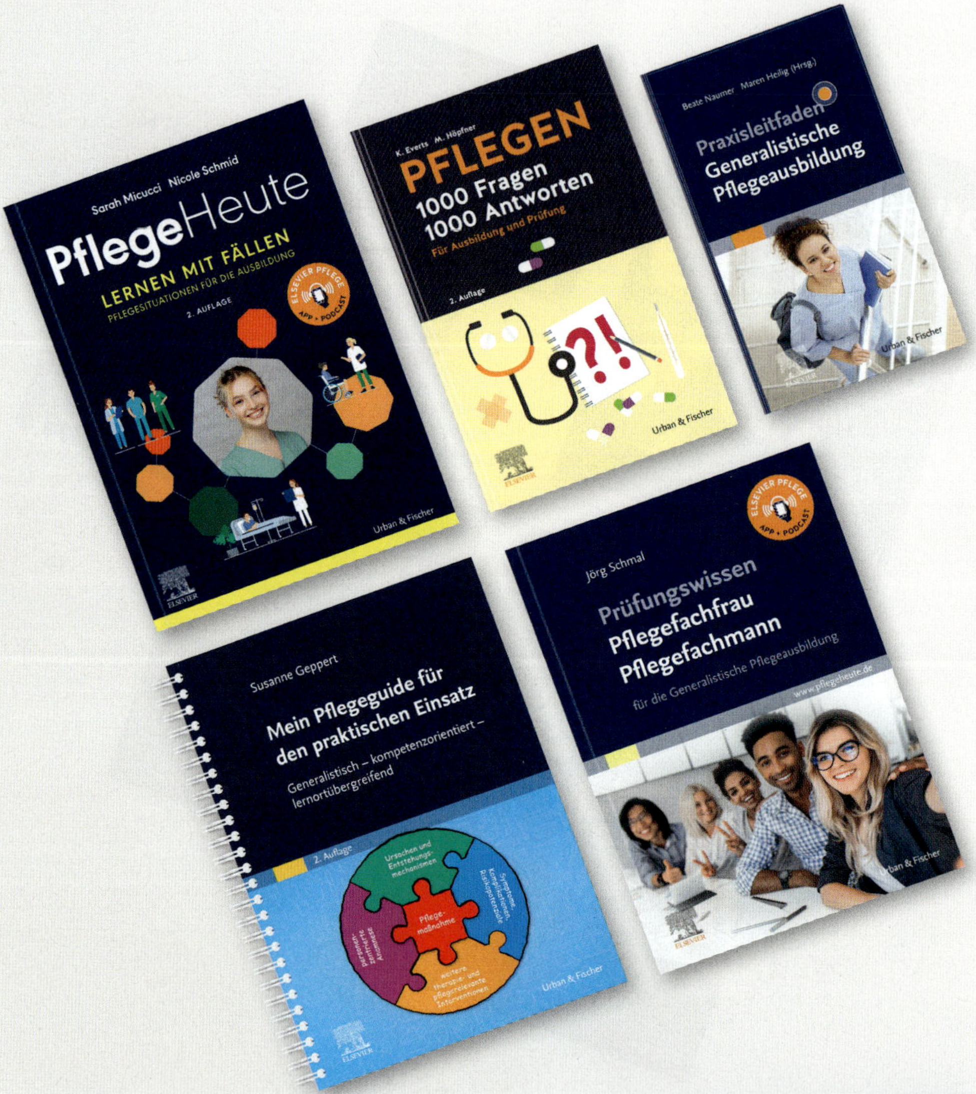